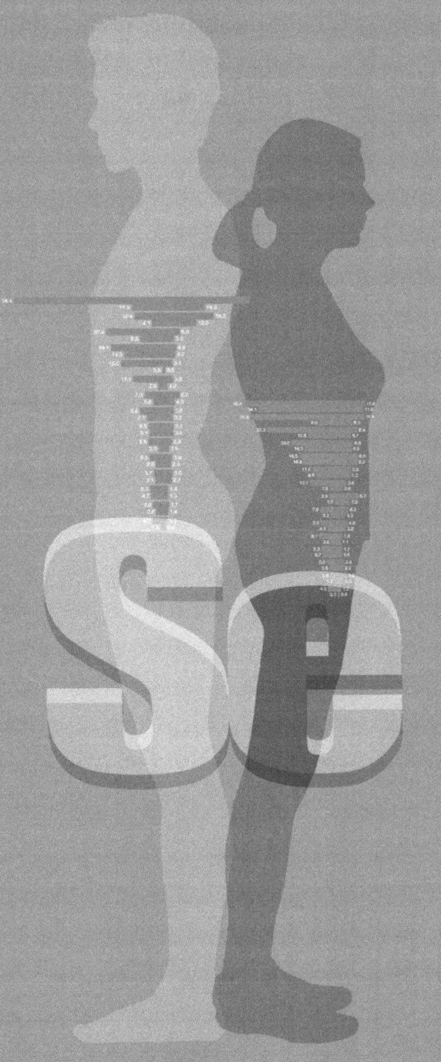

Selenium and Cancer

硒与癌症

冯书晓　编著　　王治伦　主审

化学工业出版社
·北京·

内 容 提 要

《硒与癌症》全书共17章，主要包括：硒的基础知识（第1章）；硒与癌症概论（第2章）；硒与肺癌（第3章）、硒与乳腺癌（第4章）、硒与结直肠癌（第5章）、硒与前列腺癌（第6章）、硒与胃癌（第7章）、硒与肝癌（第8章）、硒与食管癌（第9章）、硒与宫颈癌（第10章）、硒与甲状腺癌（第11章）、硒与白血病（第12章）、硒与其他癌（第13章）的研究各论；硒与癌症干细胞（第14章）；硒与放化疗辅助（第15章）；硒的毒性与剂量（第16章）；抗癌含硒化合物（第17章）。本书旨在突出对硒与癌症关系的认识及其临床防治效果；评价与总结硒产品的化学形式与剂量以及其在临床试验中的有效性，包括给药方式、联合使用、放化疗辅助等，从抗肿瘤疗效和毒副作用等方面探讨了硒在癌症防治中的临床使用价值。

《硒与癌症》既可作为预防医学、基础医学、临床医学、药学、化学、生命科学等科研工作者的参考资料，也可作为大众健康的科普知识读本。

图书在版编目（CIP）数据

硒与癌症/冯书晓编著．—北京：化学工业出版社，2020.6（2024.4重印）
ISBN 978-7-122-35809-7

Ⅰ.①硒…　Ⅱ.①冯…　Ⅲ.①硒-关系-癌　Ⅳ.①R591.1②R73

中国版本图书馆CIP数据核字（2020）第052941号

责任编辑：褚红喜　　文字编辑：药欣荣　陈小滔
责任校对：盛　琦　　装帧设计：张　辉

出版发行：化学工业出版社（北京市东城区青年湖南街13号　邮政编码100011）
印　　装：北京天宇星印刷厂
787mm×1092mm　1/16　印张17　字数410千字　2024年4月北京第1版第8次印刷

购书咨询：010-64518888　　售后服务：010-64518899
网　　址：http://www.cip.com.cn
凡购买本书，如有缺损质量问题，本社销售中心负责调换。

定　　价：88.00元

序

硒元素是世界卫生组织确定的人体必需微量元素。国内外研究表明，硒的基本作用是抗氧化、清除自由基、参与新陈代谢。因此，硒元素在提高免疫力、延缓衰老、促进生长发育、拮抗毒素、协助预防人类多种疾病等方面具有十分重要而独特的作用。我从事了五十多年硒与健康关系研究，和莫东旭教授等完成的“硒与大骨节病关系研究”获得了硒研究最高奖克劳斯·施瓦茨奖，我深深体会到硒对健康的重要作用！尤其是近年来，硒与癌症关系研究已成为硒元素研究的热点领域之一。我国科学家在江苏省启东市关于“硒与肝癌的关系研究”也获得了克劳斯·施瓦茨奖，这充分说明了硒对癌症的重要作用。

目前国内外对硒预防和协助治疗癌症的作用及其抗癌作用机制等方面进行了广泛和深入研究，取得了许多进展。然而，硒与癌症的关系研究资料浩瀚如海，缺乏系统和完整的归纳整理，硒在癌症防治中的作用需要科学总结，而且目前还没有关于防治癌症和癌症放化疗中补充硒的指导方针，缺少补硒所适用的癌症类型、纳入和排除标准、补硒产品的化学形式、补硒剂量、补硒持续时间以及可能出现的副作用等方面的标准和规范。而这既是广大医务工作者应该掌握的科学知识，更是广大人民群众迫切需要知道的科普知识！

习近平总书记在全国卫生与健康大会上强调：“把人民健康放在优先发展战略地位，努力全方位全周期保障人民健康。”本书从微量元素硒与癌症的关系入手，深入细致地研究和总结了硒与十余种发病率和死亡率排名靠前的癌症的关系，较系统地介绍了这些癌症的病因、发病机制，以及硒与这些癌症相关的流行病学调查研究，动物实验，人体内外的细胞学、分子生物学实验，综述了硒协助进行防治癌症的效果和案例。本书尤其注重科学地对协助防治癌症的硒产品化学形式和剂量的引用和推荐，期望对大家在硒协助防治癌症时提供具体可行的帮助。

本书资料翔实、内容丰富、观点新颖、参考文献出处明确，科学求实，能够帮助读者迅速了解硒协助防治癌症的发展史及最新进展。书稿文笔流畅、深入浅出、通俗易懂，既适合预防医学、基础医学、临床医学、药学、化学、生物学等教学、科研工作者参考和借鉴，也是关注健康人群十分渴求的科普知识读本。我十分乐意把该书推荐给广大读者。

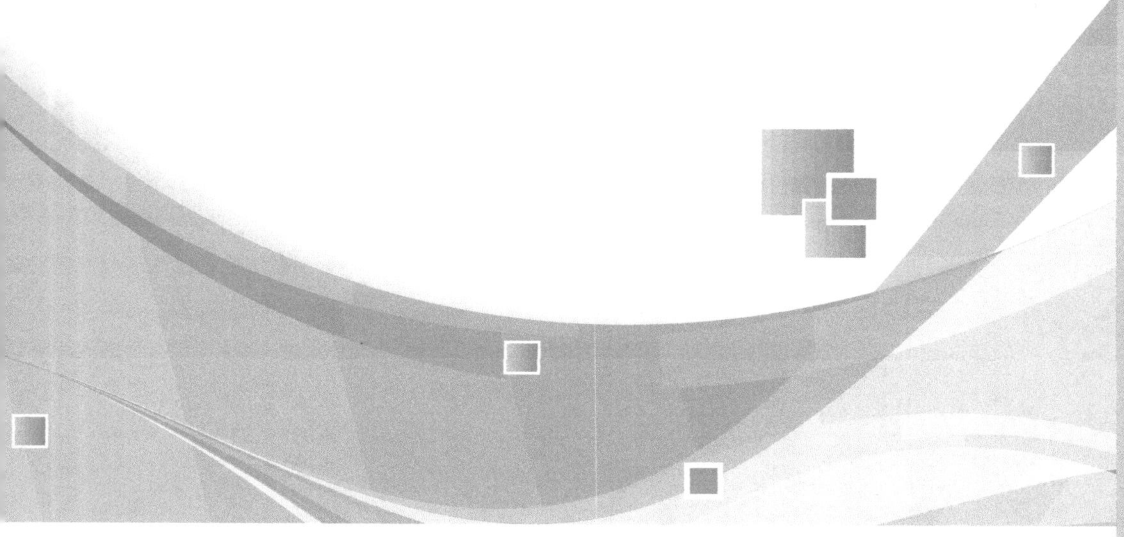

雄关漫道真如铁，而今迈步从头越。本书对硒与癌症关系的研究仅仅是开始，硒与癌症的关系还有许多问题需要研究和解决，只要我们在硒与癌症关系研究方面继续努力、不断创新，一定会取得更大的成绩，使硒为人民健康做出更大的贡献！

王治伦

2020年1月22日

（王治伦是国家卫生健康委微量元素与地方病重点实验室主任、二级教授、博士生导师、享受国务院政府特殊津贴的专家、我国著名地方病学专家和硒研究专家，获硒研究最高奖——克劳斯·施瓦茨奖。）

前言

硒，于1817年被贝采里乌斯发现，至今已有200多年的历史。由于受硒“有毒论”的错误认识的影响，在硒被发现后的100多年里，人们未对其进行过多研究和关注。直到1935年，我国黑龙江省克山县暴发克山病疫情，我国科学界才逐渐揭开硒与克山病的神秘面纱，由此也奠定了我国科学界在世界硒研究领域的重要地位。1957年，施瓦茨(Schwarz)首次发现硒是营养性肝坏死的重要保护因子，才正式拉开硒与健康的研究序幕，那时距离硒被发现已经过去了140年。1983～1996年，克拉克（Clark）开展了为期13年的补硒双盲干预试验，该试验被称为“硒防癌里程碑”研究，首次提出了硒在癌症防治中的作用，此时距离硒被发现已将近180年。从此人类进入硒与癌症关系研究的活跃时期，一系列大型的临床试验相继开展（例如PreCISe试验、SELECT试验以及我国林县食管癌试验、启东肝癌试验等），硒与癌症的关系研究所涉及的范围也更加广泛，包括动物/细胞/分子生物学水平、临床试验和流行病学调查等，硒产品的化学形式、剂量、毒理学及其作用机制的研究也日益深入。

更多的动物实验数据、流行病学数据和干预试验表明，硒化合物在预防特定癌症和癌症起始阶段的抗肿瘤效果方面具有明确的作用。然而，硒在肿瘤癌变调控中作用机制的详细情况尚未完全阐明。目前还不清楚自身缺乏硒是否是增加癌症风险的因素，也不清楚硒是否有助于癌症治疗。此外，其他因素如年龄、性别、生活方式、地理位置、并发症及用药等的影响尚不清楚。尽管补充硒有一些积极的结果，但有必要在包括临床研究在内的更多试验模型中验证这些结果。在硒与癌症关系被阐明之前，现有的研究结论足以让人们普遍推荐硒化合物作为癌症化学预防的有效药物。

写作本书的目的在于突出对硒与癌症关系的认识及其临床防治效果。对于所采用的试验模型，编者们特别注意硒产品的化学形式与剂量，以及在临床试验中的有效性，对给药方式、联合使用、放化疗辅助等方面进行了评价和总结。本书从抗肿瘤疗效和毒副作用等方面探讨了硒在癌症防治中的临床使用价值。

本书由河南科技大学化工与制药学院冯书晓博士主持编著。第1章

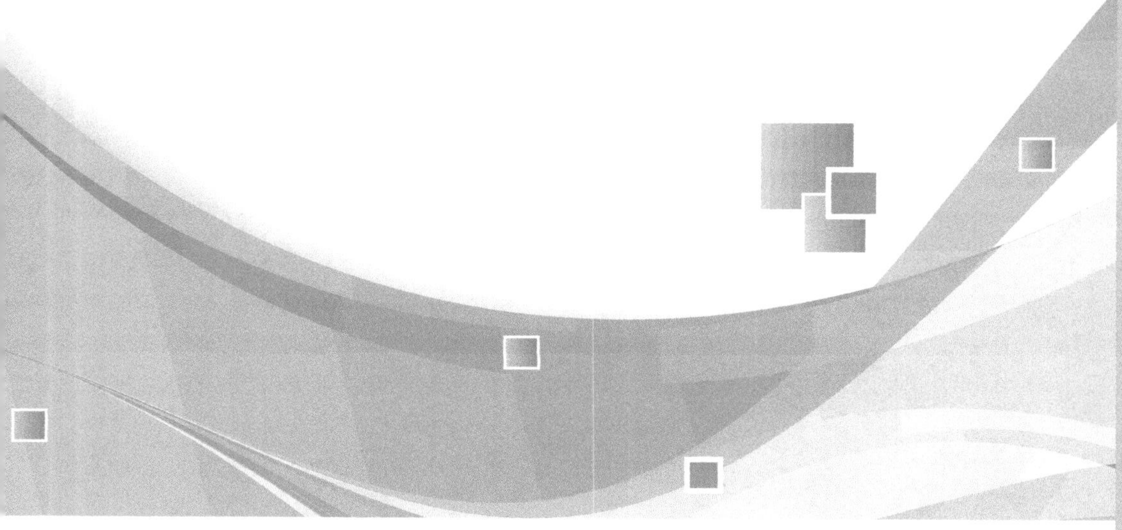

由芦雷鸣撰写；第 2 章由刘普撰写；第 3 章～第 13 章由冯书晓撰写；第 14 章由郑州大学第二附属医院程瑜撰写；第 15 章由河南科技大学校医院杨春梅撰写；第 16 章由希健生物医药科技发展有限公司姚一撰写；第 17 章由姚永强和济源职业技术学院卢鑫共同撰写。全书由西安交通大学王治伦教授主审。感谢河南科技大学化工与制药学院提供了办公和时间上的支持，感谢济源希健生物医药科技发展有限公司的资助。在编写过程中，参考了一些相关文献资料，在此对有关作者深表诚挚谢意。由于时间仓促和水平有限，书中疏漏和不妥之处在所难免，敬请读者批评指正。

作者

2020 年 3 月

目录

第 1 章　硒的基础知识 / 1

第 2 章　硒与癌症概论 / 19

第 4 章　硒与乳腺癌 / 54

第 5 章　硒与结直肠癌 / 71

第 10 章 硒与宫颈癌 / 146

第 11 章 硒与甲状腺癌 / 162

第 16 章 硒的毒性与剂量 / 221

第 17 章 抗癌含硒化合物 / 231

第1章　硒的基础知识

硒，英文名称 selenium，元素符号 Se，元素周期表中原子序数 34，ⅥA 族非金属元素。密度为 4.809g/cm^3，熔点 221℃，沸点 684.9℃。硒是一种有灰色金属光泽的单质，性脆，有毒，能导电、导热，其导电性随光照强度急剧变化。硒是生物体必需的微量元素，地壳中呈稀散点状分布，含量仅为 0.05μg/g。硒的用途涉及电子、玻璃、冶金、化工、医疗保健、农业等领域。

1.1　硒的理化性质

1.1.1　物理性质

硒位于元素周期表中第四周期第六主族（ⅥA）元素，位于金属和非金属元素的过渡区。原子序数为 34，原子量 78.96。稳定同位素有^{74}Se、^{76}Se 和^{77}Se。氧化态有－2 价、＋2 价、＋4 价、＋6 价。硒单质是红色或灰色粉末，带灰色金属光泽的准金属，能导电、导热，金属性介于硫和碲之间。硒有 6 种同素异形体，分别是六方灰硒、两种单斜（α 和 β）硒、无定形硒（红硒）、玻璃状硒（黑硒）和胶状硒。胶状硒溶于二硫化碳、苯、喹啉等溶剂，能导电，且其导电性随光照强度急剧变化，可制半导体和光敏材料。晶体硒中以灰色六方晶系最为稳定。

1.1.2　化学性质

硒的第一电离能为 9.752eV。硒在空气中燃烧，火焰呈蓝色，生成二氧化硒（SeO_2）。硒能与氢、卤素直接作用，与多种金属能直接化合生成硒化物。硒不能与非氧化性的酸作用，但它溶于浓硫酸、硝酸和强碱。硒经氧化作用可得到二氧化硒。易溶于水的硒化氢

（H_2Se）中硒的氧化态为－2价，能使许多重金属离子沉淀成为微粒的硒化物。硒与氧化态为＋1价的金属可生成两种化合物，即硒化物（M_2Se）和酸性硒氢化物（MHSe），前者的M为碱金属和碱土金属时，其水溶液会使元素硒溶解，生成多硒化物（M_2Se_n），这与硫能形成多硫化物相似。在自然界中，硒元素的许多化学特性（外层电子构型、原子大小、化学键能等）与硫元素相似，常见化合价分别为－2价（硒化物）、0价（元素硒）、＋4价（亚硒酸盐）和＋6价（硒酸盐）等，因而可形成多种有机和无机硒化合物。

硒与硫一样容易与某些氨基酸结合生成肽（peptide），从而参与广泛的生物化学过程。硒代半胱氨酸（Sec）是蛋白质中硒的主要存在形式，密码子UGA可介导Sec在经过特殊和复杂的翻译过程后共价结合到蛋白质中，通常我们将Sec和多肽链共价结合的蛋白质称为硒蛋白（selenoprotein）。Sec位于硒蛋白的酶活性中心，可直接参与硒蛋白的催化反应。Sec的催化功能在生物学中至关重要，因此有研究人员又将具有催化功能的硒蛋白称为硒酶。

1.2 硒的发现历程

1817年，瑞典化学家琼斯·雅各比·贝采里乌斯（J. J. Berzelius，1779—1848年）从硫酸厂铅室中的红色废泥中发现了一种微量的元素，根据希腊神话中“月亮女神”Selene一词取名为selenium，汉译为“硒”，希腊文原意是“月亮”的意思。

1837年，贝采里乌斯的学生德国化学家维勒及其学生西蒙发现有机硒的第二个同系物乙硒醇。此后有机硒化学的研究十分艰难，直到1930年，有机硒系列的第一个同系物——甲硒醇才由英国科学家瑞德及其同行制备出来。

1936年，美国达科他州的羊、牛等牲畜患上了罕见的土磷病。主要表现为牙齿、四蹄等发软，发育不良。原因是当地的土壤中含有大量的硒，硒被植物吸收后再被食用进入牲畜体内，从而引起硒中毒。当时科学家们认为，过量的硒对动物有害。

在西方科学家全力研究硒元素的同时，1935年我国在黑龙江省克山县发现了克山病（KD）。它是一种地方性心肌病，在东北地区发生率非常高。在周恩来总理的指示下，我国营养学家及微量元素研究专家对克山病进行了多年研究，发现缺硒是诱发克山病的主要原因。他们对10多个省区、310个病区的居民进行补硒，使流行于缺硒地区的克山病得到了控制。这一研究第一次充分证实了硒与克山病的关系，同时也奠定了我国科学界在世界硒研究领域的重要地位。

1950年，欧洲科学家发现低浓度的硒能防止实验动物的肝坏死，减少各种因营养不良引起的病症。自此，西方开始使用无机硒化物及有机硒醇治疗家畜疾病。

1957年，美国科学家施瓦茨（Schwarz）在关于营养与肝脏的研究中发现，硒对肝脏有明显的保护作用。这是人类第一次发现硒是营养性肝坏死的重要保护因子，从此拉开了研究硒与健康的序幕。施瓦茨教授因此被载入史册，国际上为了纪念施瓦茨，特别设立了一个专门的科学奖项——克劳斯·施瓦茨奖，以奖励那些在硒研究领域中做出杰出贡献的科学家们。中国科学家由于在硒方面的研究贡献曾三次获得克劳斯·施瓦茨奖：硒与克山病的关系（1984年），硒与肝癌的关系（1996年），硒与大骨节病关系研究（1996年）。

1966年，第一届“硒在生物和医学中的研究和进展”国际讨论会在美国召开。这也是第一个以单一元素作为议题而举行的国际讨论会。

1969～1971 年，Shamberger 等经过一系列流行病学实验及临床研究后指出，在低硒地区及血硒低的人群中癌症发病率高，其中消化道癌及乳腺癌尤为显著。这是最早的有关硒与癌症关系的研究。

1972 年，John Rotruck 博士等在第 56 届美国实验生物学会联合会（FASEB）年会上提出，硒是谷胱甘肽过氧化物酶分子的一个重要组成部分（每一分子酶中含有四个硒原子），该酶与免疫、抗衰老、抗氧化、抗癌密切相关，从而在分子机制上确定硒是人体必需的微量元素，并且全文发表于 1973 年的《科学》杂志上。

John Rotruck 博士等的研究结果，使人们进一步认识了硒元素在人体内的重要性，并带动了对相关含硒酶的研究。在随后的几年中，先后发现了二十余种在人体内起重要作用的含硒酶，其中包括：硫氧还蛋白还原酶、碘化甲状腺原氨酸脱碘酶（iodothyronine deiodinase，ID）、硒蛋白 P、硒蛋白 W、硒代磷酸合成酶。

1973 年，世界卫生组织（WHO）确认：硒是人类和动物生命中必需的微量元素。

1978 年，美国 Forstrom 和 Tappel 鉴别出谷胱甘肽过氧化物酶的活性中心是硒代半胱氨酸（Sec），由于其在人体内的重要作用，硒代半胱氨酸被称为第 21 个氨基酸。

1982 年，在我国《营养学报》上，中国科学院地理科学与资源研究所环境与地方病组首次报道：我国 72%的地区属于缺硒或低硒地区，2/3 的人口存在不同程度的硒摄入不足。

1987 年，Frost 发表论文，说明了硒的含量在人类的食物链中不断下降，并解释了下降的主要原因：①由于工业污染、酸雨等，大量的二氧化硫会与硒化合物反应，形成不利于植物吸收的元素硒，从而使食物链中硒含量在不断下降；②某些现代化种植方式，使食物链中的硒含量不断下降，造成人体缺硒。

1982～1990 年，我国科学家杨光圻教授等在低硒的克山病地区和高硒的湖北恩施地区进行了长达 8 年的硒需要量和安全量研究工作。研究结果如下：硒的生理需要量为 40μg/d，硒的界限中毒量为 800μg/d，由此建议硒膳食供给量为每日 50～250μg，硒最高安全摄入量为每日 400μg。以上数据已被 FAO、WHO、IAEA 三个国际组织所采用。

1988 年，中国营养学会把硒列为 15 种每日必须摄入的膳食营养素之一，建议成人每天摄入硒 50～250μg。

1986～1994 年，我国医学专家于树玉等在历经数年的肝癌高发区流行病学调查中发现，肝癌高发区的居民血液中的硒含量均低于肝癌低发区，肝癌的发生率与硒水平呈负相关。在饲料中补硒可使鸭子的乙肝病毒感染率及肝癌癌前病变率下降 77%。在江苏启东市 13 万居民中进行补硒预防肝癌试验证实，补硒可使肝癌发生率下降 35%；使有肝癌家族史者发病率下降 50%。此外还观察到补硒可增强人体免疫力，阻挡人群中病毒性肝炎的传播。

1994 年，国家卫生部把硒列入《食品营养强化剂使用卫生标准》（GB 14880—94），允许向食品和食盐中添加亚硒酸钠来补充人体所需的硒。

1983～1996 年，美国亚利桑那大学亚利桑那癌症中心 Clark 教授进行了为期 13 年的补硒双盲干预试验，受试者为 1312 名患者，其中 653 人每天服用硒。结果表明，每日补充硒 200μg，癌的总发生率和死亡率分别降低了 37%和 50%，其中硒对前列腺癌、肺癌和直肠癌防治作用十分明显，其发生率分别降低了 63%、46%、58%。此项开拓性的研究被称为“硒防癌里程碑”研究。

1994～1997 年，Taylor 等根据大量基础研究和临床研究结果，总结出“病毒硒蛋白”理论，其主要内容为：一些由病毒（艾滋病病毒、流感病毒、埃博拉病毒、肝炎病毒）引发的疾病的患者体内存在硒缺乏的情况，补硒有利于抑制病毒的复制，其原因不仅仅是通过提高机体免疫力来起到保护作用，更重要的是硒可以直接作用于病毒。这一理论也同时解释了硒预防和治疗肝炎、克山病（柯萨奇病毒病）、口腔溃疡（多数为病毒性侵染所致）的机制。

1996 年，继 Clark 有关硒的开拓性试验之后，各国进行了两项大规模的人群试验，以进一步验证硒与癌症之间的关系。

① PreCISe 试验：其目的是验证 NPC（Clark 1312 人试验）试验的结果能否被重复，以及对在一般人群中通过补充硒可以降低总的癌症发病率和局部癌症发病率这一假说进行检验。因此，它是一个随机双盲安慰剂控制的癌症预防试验，总共有 40000 名受试者，分别来自美国、英国、丹麦、瑞典以及芬兰 5 国。此试验也被称之为“硒将改变世界”的试验。

② SELECT 试验（硒和维生素 E 癌症预防试验）：超过 32000 人参加本次试验，主要是验证硒和维生素 E 是否能够预防人前列腺癌的发生。

2003 年，全球非典型肺炎（SARS）爆发，美国乔治尼亚大学 Taylor 教授和中国科学技术大学张劲松博士等经研究发现，SARS 患者体内全血硒大幅上升，由此推断硒与 SARS 病毒关系密切。

2004 年，美国用超大剂量硒与伊立替康联用的方式抗癌，取得惊人效果。伊立替康是最新的肠癌化疗药物，它对敏感性肠癌和头颈部癌的治愈率为 20%～30%，对不敏感性肠癌和头颈部癌的治愈率为 0～10%。当与超大剂量硒联用后，敏感性肠癌和头颈部癌的治愈率达到 100%，不敏感性肠癌和头颈部癌的治愈率达到 40%～80%。

2004 年，美国的一些厂家在富硒食品中标明硒的抗癌抑癌作用并被美国 FDA 认可。且越来越多的人体临床试验结果表明：硒可以抑制癌变，降低癌症发病率。至此，硒越来越多地被国际权威组织和营养学家所重视，对富硒药品和食品的发展起到了很大的鼓舞作用。

2005 年，在我国硒具有防癌抗癌作用已被写入化学教科书以及高等院校医药教材，如“硒能抑制癌细胞生长及其 DNA、RNA 和蛋白质合成，抑制癌基因的转录，干扰致癌物质的代谢”。

2012 年 11 月，在国家卫生部发布的《食品安全国家标准　食品中污染物限量》（GB 2762—2012）中，明确取消了对食物中硒含量的限定。

2017 年是硒发现 200 周年。国际硒研究学会为促进公众对硒的科学认识，加强各界之间的充分交流，推进硒学研究服务于产业发展与公众健康，联合瑞典政府在硒的发现地斯德哥尔摩，举办“第 11 届硒与生物学和医学国际研讨会”暨“第 5 届国际硒与环境和人体健康国际会议”庆祝硒发现 200 周年。

近二十年来，科学家们开展了硒对动物体影响的研究，逐渐认识到了微量元素硒对生命过程的重要性。尤其是硒与癌症的关系研究已经成为微量元素研究领域最为关注的焦点之一。从最新的报道可知，动物体内有 28 种硒蛋白，已经克隆并测定哺乳动物 9 种硒蛋白的 DNA 序列，其他硒蛋白的结构和生物学功能将是今后研究的课题。

1.3　硒的自然分布

1.3.1　岩石中的硒

地壳中硒的丰度极低，平均硒含量为 0.13μg/g，其中下地壳硒含量为 0.17μg/g，中地壳硒含量为 0.064μg/g，上地壳硒含量为 0.09μg/g。一般沉积岩硒含量高于火成岩，但是灰岩和砂岩中硒含量高于 0.1μg/g 的也较为罕见。岩石沉积层位是控制硒富集程度的关键因素。

“世界硒都”湖北恩施的渔塘坝富硒地层为二叠系茅口组顶部的碳质硅质岩，杨光圻等曾于此采集到硒含量高达 84123μg/g 的石煤，宋成祖等和郑宝山等也分别发现了硒含量高达 8390μg/g 和 6471μg/g 的富硒碳质硅质岩。中国第二大富硒区陕西紫阳地区出露的富硒地层主要为下寒武系鲁家坪组的含碳硅质板岩和碳质板岩，目前已报道的硒含量较高的是黑色页岩（303μg/g）和碳质硅质岩（278μg/g），而碳质板岩的硒含量为 128μg/g。在临近陕西紫阳县的四川万源市，其岩石硒含量平均值仅为 0.145μg/g，最高含量也只有 1.349μg/g。

岩石硒含量高低按不同地层排序为：震旦系＞寒武系＞二叠系＞三叠系＞侏罗系＞白垩系＞志留系；按不同岩性排序依次为：页岩＞碳酸盐＞砂岩。同一类型不同岩性的岩石中硒含量也具有较大的差别，火成岩和火山岩硒含量均为 0.35μg/g，花岗岩中硒含量仅为 0.01～0.05μg/g，但在火山凝灰岩中硒含量则高达 9.15μg/g。在沉积岩中，灰岩和砂岩的硒含量分别为 0.03～0.08μg/g 和小于 0.05μg/g，而页岩中硒含量一般为 0.05～0.06μg/g。

1935～1941 年，美国农业部在对美国西部 10 个州和东海岸的海相沉积岩和土壤中硒的调查工作中，发现白垩纪 Pierre 页岩中硒含量最高达到 103μg/g，正是这片页岩发育的富硒土壤，最终导致南达科他州、内布拉斯加州和怀俄明州的牲畜在 1933 年发生硒中毒症。Kulp 等（2004）的研究数据显示，上白垩纪的白垩岩中硒含量为 1.06～70.7μg/g，页岩中硒含量为 0.42～40.91μg/g，而韩国的页岩硒含量范围为 0.1～41μg/g，可见同一类岩石中硒的含量差异性较大。Bech 等（2010）在研究了秘鲁 Bayovar-Sechura 磷灰岩矿床后，得出磷灰岩硒含量为 0.5～6μg/g。冯彩霞等（2010）发现遵义地区的磷块岩含硒量与国际报道值在同一数量级（1～300μg/g），并发现了富硒的钾质斑脱岩（11.4～219μg/g）和 Ni-Mo 金属层（＜1006μg/g）。此外，岩石中硒含量与有机质含量、黄铁矿含硫量及含硅量之间存在一定的关联。恩施富硒岩石中硒含量高低大小为：碳质硅质岩、碳质页岩（90.66μg/g）＞含碳石灰岩、白云岩、含碳硅质岩（39.02μg/g）、含碳页岩＞不含碳石灰岩、泥岩、页岩（24.39μg/g）。中国煤中硒含量均值为 3.91μg/g，与美国煤中硒的平均含量（4.10μg/g）相近，远远高于世界煤中硒含量（1.51μg/g，n＝19154），比如褐煤为（1.0±0.15）μg/g、无烟煤和烟煤为（1.6±0.1）μg/g。澳大利亚煤中硒含量为 0.21～2.5μg/g，低于中国煤和美国煤中硒含量。

1.3.2　土壤中的硒

世界土壤硒分布极不均匀，其含量在 0.01～2.0μg/g 之间，平均含量为 0.4μg/g。全球硒的分布具有明显的条带状特点，低硒带在南北半球各自呈纬向性分布，且基本都在 30°以上的中高纬度。世界上缺硒地区比富硒地区更加广泛，全球范围内，有 5000 万到 1 亿人口直接受到缺硒的影响。印度旁遮普周边地区、塞尔维亚缺硒区、伊朗、瑞典等地土壤硒含量均小于世界土壤硒平均值（0.4μg/g），分别为 0.22～0.39μg/g、0.20μg/g、0.23μg/g、0.30μg/g。

中国部分地区严重缺硒，主要分布在黑龙江、吉林、辽宁、河北、河南、云南、贵州、四川、西藏、山西、山东，自东北向西南方向形成了一条明显的低硒带。据统计，中国有将近 20%的人口受到硒不足带来的健康影响。中国土壤硒含量在 0.022～3.806μg/g，其算术平均值为 0.239μg/g，比世界土壤硒均值低 40%，而且中国大多数类型的土壤中硒含量偏低。砖红壤和黄壤硒含量高于 0.40μg/g，属于富硒水平；而黄棕壤、棕壤、黑棕壤、褐土、红褐土、黄绵土、栗钙土、棕钙土、草甸土、紫色土、沼泽土中硒含量均低于临界值（0.175μg/g），属于低硒土壤；而其中黄棕壤、黑棕壤、褐土、红褐土、黄绵土、草甸土、紫色土、沼泽土的硒含量低于 0.125μg/g，这些土壤的地区是发生硒缺乏病的潜在地区。

当以水溶性作为判断标准时，仅有 7 类土壤中水溶性硒含量高于 6μg/kg 的足硒临界值，分别为干旱区耕作土、砖红壤、黄壤、黑钙土、棕钙土、荒漠土和盐土。由此推测，富硒土壤中水溶性硒含量并不一定高，而低硒土壤中水溶性硒含量也可能处于较高水平，因此评判土壤富硒与否的标准应该综合考虑总硒和水溶性硒，同时在特定地区，还应该考虑当地动物和人群对硒的吸收情况。

例如，大骨节病流行的四川阿坝和青海兴海等地区土壤硒含量分别为 0.156μg/g 和 0.12μg/g，远远低于中国表层土壤硒含量平均值。而湖北恩施渔塘坝硒矿区表层土壤平均硒含量为（4.75±7.43）μg/g（n=150），远远高于全球土壤硒平均值（0.4μg/g）。陕西紫阳闹热村硒中毒区土壤硒含量均值为 8.36μg/g（n=57）。湖北恩施和陕西紫阳均属于硒过剩地区，是硒中毒的潜在发生区。然而不同国家对于土壤、作物硒的划分界限存在差异，比如在印度富硒区，认为硒含量小于 0.1μg/g 的土壤为缺硒土壤，在 0.1～0.5μg/g 之间的土壤为正常土壤，在 0.5～2.0μg/g 之间的土壤则为中等毒性土壤，而当硒含量大于 2.0μg/g 时为高度毒性土壤。

世界范围内存在着一些以星点状分布的富硒土壤，包括印度西北的旁遮普地区，美国加利福尼亚的圣华金河谷、怀俄明州和南达科他州，爱尔兰、英格兰及威尔士西北部，挪威，俄罗斯，澳大利亚等地区，这些土壤中硒的平均含量在 3μg/g 以上，部分地区硒含量达到 1200μg/g。日本耕作土壤中硒含量平均值为 0.51μg/g，也略高于印度富硒土壤的临界值。不同国家富硒土壤的形成机制各不相同，其中美国富硒土壤主要由白垩纪页岩、凝灰岩，侏罗纪页岩、砂岩以及三叠纪砂岩风化而成；加拿大富硒土壤主要由白垩纪页岩发育而来；哥伦比亚土壤中硒主要来源于黑色板岩；波多黎各富硒土壤的形成则与火山有关；英国和爱尔兰富硒土壤主要与富含碳质的页岩、板岩和火山岩有关；南非和澳大利亚的富硒土壤主要由白垩纪页岩、砂岩或灰岩风化而成；俄罗斯的侏罗纪砂岩则被认为是富硒土壤的成土母质。

1.3.3　植物和水体中的硒

人体摄入硒的主要方式为饮食，主要来源为植物和水体。植物聚硒能力主要由作物的种属控制，根据植物中硒含量的高低，可以将植物大致分为 3 种类型：①超聚硒植物，能够从富硒土壤中吸收累积大量的硒，使其总硒含量高达 1000μg/g 以上；②次级聚硒植物，通常其吸收硒的能力在 50～100μg/g；③非聚硒植物，包括谷类和牧草等，一般其聚硒能力小于 50μg/g。

植物硒含量差别非常大，从缺硒区植物的 0.005μg/g 到超聚硒植物的大于 5000μg/g，但通常植物中硒含量为 0～10μg/g。也有报道称超聚硒植物的聚硒能力可达 1000～10000μg/g（干重），而非聚硒植物样品干重中的硒含量不超过 20μg/g。菊科、十字花科、藜科、玉蕊科、蝶形花科、茜草科和玄参科中均有超聚硒植物的发现，如美国的双槽紫云英（*Astragalus bisulcatus*）和王子羽（*Stanleya pinnata*）等硒含量一般为 1000～5000μg/g，另外巴西坚果（*Bertholletia excelsa*）是一种聚硒果树，果实中含硒量可达 0.02～512μg/g，是目前世界上作为食物的最富硒的作物。巴西坚果属于玉蕊科植物，该种属植物均属于超聚硒植物，据报道此种植物干重硒含量可达 22g/kg。

根据在英国开展的为期 17 年的采样调查，英国自然生长的小麦谷粒干重中硒含量非常低，仅为 0.025～0.033μg/g。即便是在富硒区种植的小麦，其硒含量最大也不超过 6μg/g，同时水果和蔬菜中硒含量大多数低于 0.01μg/g。而在印度富硒区，小麦的根和茎中硒含量（干重）分别为 196μg/g 和 191μg/g，其叶中硒含量最高为 387μg/g；此外芸薹属植物芥菜根和茎中硒含量（干重）分别为 186μg/g 和 133μg/g，而芥菜的叶和花中硒含量较高，分别为 931μg/g 和 541μg/g。由此可知，同一种属作物的聚硒水平在不同地区也存在差异，这主要与其所生长的土壤的有效性、理化性质等有关，而且同一作物中不同器官的聚硒能力也各不相同。大米作为重要的食物之一，其总硒含量为 0.084～9.67μg/g，且各组织器官吸收累积硒的能力高低依次为：秸秆＞麸＞谷米＞抛光米＞皮。

西藏及周边省份的高寒地区是缺硒病——大骨节病盛行的地区之一，通过对当地 75 个青稞粒和 63 个糌粑主粮样品进行测定，发现其总硒含量仅为 2.21～29.77μg/kg 和 4.41～34.93μg/kg。四川阿坝、青海兴海典型地区各类农产品的调查结果显示，其硒含量平均水平分别为 23.8μg/kg 和 27.1μg/kg，这些结果说明缺硒地区主要粮食作物硒含量不足是人们患病的主要因素。在中国硒中毒区，湖北恩施玉米粒中平均硒含量为 8.07μg/g，高于陕西紫阳地区玉米粒平均硒含量 3.83～5.01μg/g，同时它们均高于中国玉米粒硒含量的平均值 0.029μg/g。

海洋水体中硒的平均含量为 0.17μg/L，但是这些硒大多数时间都存留在深海内，因此海洋是自然界中硒的重要储库。在自然界大部分水体中，硒的含量非常低，在 0.1～100μg/L 之间，且基本不超过 3μg/L。世界卫生组织规定，饮用水中的硒标准安全上限为 10μg/L，这一标准被澳大利亚、日本、加拿大等国家认可，而美国环境保护署也将 10μg/L 定为最大安全标准值。当水中硒含量为 10～25μg/L 时，它会有一种大蒜的气味；而硒含量高于 100～200μg/L 的水会让人产生极不愉快的口感。

1.3.4　我国的硒资源分布与储备

在全国微量元素普查中发现，我国是一个缺硒大国（全国均值 0.239μg/g），低硒地带占国土面积的 70%左右，其中 30%为严重缺硒地区，而这片区域涵盖了中国 22 个省区市的行政区域。其中达到国际公布的正常临界值（0.1μg/g）的县只有 1/3，即 2/3 的地区属缺硒地区；硒含量小于或等于 0.02μg/g 的占 29%，为严重缺硒地区。我国经济相对发达的珠三角、长三角以及京津唐区域都属于缺硒地区，例如江苏省土壤耕作层平均硒含量仅为 0.13μg/g；我国粮食主产区的黑龙江、吉林两省更是严重缺硒区，土壤耕作层平均硒含量也仅为 0.16μg/g 和 0.12μg/g。但同时在湖北恩施、江西丰城、陕西安康等地，存在着大量的天然富硒区，土壤硒含量均在 0.5μg/g 以上。如湖北恩施渔塘坝为迄今为止“世界罕见的唯一独立工业硒矿床”所在地，该矿核心矿区范围长 6 千米，宽 1.5 千米，面积 0.88 平方千米，含硒量均值 3637.5μg/g，含硒品位为 230～6300μg/g，硒矿储量达50多亿吨，探明具有工业开采价值的硒金属（工业纯硒）45.699吨，渔塘坝岩石中硒的含量最高达6300μg/g，是国外已发现最高含硒岩石的11倍，攻破了“硒不能形成独立工业矿床”的学术界论断，填补了全球无独立硒矿床的空白。湖北恩施也因此在2011年9月召开的第十四届国际人与动物微量元素大会上，被来自30个国家的245名微量元素专家授予“世界硒都”的称号。而随着科学技术的发展，越来越多的富硒区域被发现。据不完全统计，我国的硒元素储备占全球的33%左右，这也为我国的富硒农业技术推广奠定了资源基础。

1.4 硒的赋存形态

1.4.1 岩石中硒的形态

自然界中硒可以多种形式赋存在不同的矿物、有机质、化合物等载体中。页岩中主要矿物相有硫化物、硅酸盐类和有机质等，而其中的硒不仅以无机硒形式存在，还以有机硒化合物形式存在。硒通常以类质同象形式进入硫化物中，如黄铁矿等。虽然硒的独立矿物非常罕见，但目前已发现的硒矿物超过百种，主要以硒化物、硒硫盐及含氧酸盐为主。虽然硒在有机质中的赋存方式依然没有明确的定论，但有机质也是其重要的载体之一。微生物的还原作用在硒形态的转化中具有十分重要的作用，它可以将高氧化态的亚硒酸盐、硒酸盐异化还原为较低价态的元素硒，或同化还原为硒蛋白、硒代氨基酸，也可以通过甲基化作用产生挥发性的二甲基硒化合物等。

地质环境中硒的形态，大致有水溶态、可交换态、有机结合态（碱溶态）、元素态、碳酸盐结合态（酸溶态）、硫化物/硒化物结合态以及残渣态，而且通常水溶态硒和可交换态硒被认为是生物有效硒。在湖北恩施渔塘坝碳质页岩和碳质硅质岩中，硒主要以有机结合态和硫化物/硒化物结合态硒为主，其次为可交换态、水溶态和元素态硒。而残渣态硒含量较低，碳酸盐结合态硒可忽略不计，二者水溶态硒的平均含量分别仅为5.5%和5.7%。陕西紫阳富硒区富硒岩石中硒主要以硫化物/硒化物结合态、有机结合态和残渣态为主，水溶态硒含量极低，一般少于3%，而其水溶态和可交换态硒之和仅为5%～8%。湖北恩施富硒区4类土壤中硒主要形态一般为有机结合态、元素态或有机结合态加硫化物/硒化物结合态，而水溶态硒含量大多数小于1%，可交换态硒含量差异较大；在陕西紫阳双安富硒区土壤中硒的主要形态为铁锰氧化物结合态和有机结合态，其中表层土壤中有效硒含量不超过1%，稻田土中有效硒含量较高为16.1%。不同地区和不同类型的岩石/土壤中硒的形态之间存在明显区别，也正是这些复杂多变的形态特征，使得富硒区内农作物中硒含量有较大差异，进而影响人们的健康。

1.4.2 土壤中硒的形态

土壤中硒的来源途径主要有成土母质、降水、降尘、灌溉、施肥等。根据硒元素在自然界的存在价态，土壤硒的赋存形态通常可以分为元素态硒（Se^0）、硒化物（Se^{2-}）、亚硒酸盐（SeO_3^{2-}）、硒酸盐（SeO_4^{2-}）、有机态硒以及挥发态硒。其中亚硒酸盐、硒酸盐和有机态硒有利于植物的吸收和利用。

元素态硒（Se^0）是土壤微生物还原亚硒酸盐或硒酸盐的产物，大多难溶于水，可在深层土壤或缺氧条件下稳定赋存，但是在土壤表层含量甚微，化学性质稳定，难以被植物吸收。

在半干旱地区的土壤中，硒化物（Se^{2-}）存在于未经强烈风化的黄铁矿及富硫化物中，除碱金属硒化物外，大多难溶于水，难以被植物吸收。−2 价态的金属硒化物很难溶解，如颜料和染料废水中含有的硒化镉（CdSe）等硒化物。

亚硒酸盐（SeO_3^{2-}）是土壤中硒的主要赋存形态，含量占总硒量的 40%以上，主要存在于中性或酸性土壤中，常被土壤黏粒和氧化物胶体颗粒吸附固定。亚硒酸盐的硒为+4 价，该价态的硒可以与土壤中铁的氧化物和羟基氧化物高度亲和，伴随+2 价铁在土壤中迁移，从而影响硒在土壤中的分布。例如在酸性土壤中，硒形成难溶于水的碱式亚硒酸铁，从而不易被植物吸收利用。

硒酸盐（SeO_4^{2-}）是硒的最高氧化态化合物，+6 价硒不超过 10%，主要存在于碱性和通气良好的土壤中。碱性土壤中，硒酸盐易溶于水，不易与铁锰氧化物形成稳定的配合物或复合沉淀，容易被植物吸收利用。但在自然土壤的氧化还原电势下，硒酸盐在土壤中的自然含量很少，植物有效利用量比较有限。而且硒酸钠在土壤中的迁移转化能力强，很容易发生淋滤和迁移，对环境造成二次污染的风险较大。从对植物的毒性角度考虑，硒酸盐的毒性反应比亚硒酸盐更敏感，易产生毒害作用。

有机态硒主要来自含硒植物的腐解。土壤有机硒可分为两部分——胡敏酸结合态和富里酸结合态。胡敏酸结合态的硒，以多肽或蛋白质中硒代氨基酸的形式出现；而富里酸结合态中，高分子量的有机硒化合物可能类似于胡敏酸结合态中的硒，低分子量的有机硒则主要是硒代氨基酸。胡敏酸是土壤中结构比较稳定不易转化的腐殖质，所以与胡敏酸络合的硒被植物有效利用的量十分有限，而与富里酸络合的有机态硒被植物吸收利用的有效性较高。

挥发态硒是经微生物分解，部分有机硒会形成易挥发、气态的烷基硒化物。烷基硒化物是在高硒土壤或硒毒土壤中以及所生长的植物所散发出的一种具有特殊气味的挥发态硒。例如二甲基二硒［$(CH_3Se)_2$］，它是一种植物分解代谢的挥发物；另一种挥发态硒二甲基硒［$(CH_3)_2Se$］则是微生物和动物代谢后的挥发物；此外，在嫌气（无氧）条件下，元素态硒、硒酸盐、亚硒酸盐及硒化物均可转化形成气态的 H_2Se。

1.4.3　植物中硒的形态

硒在植物中以不同的形态存在，包括无机态硒、有机态硒及挥发态硒。植物中的无机硒所占比例很小，大约为 8%，只有给植物大量供应硒时，植物中无机硒所占的比例才会增加。有机硒作为易被人体吸收利用的形态，它是植物中硒的主要组成成分，约占植物总硒的 80%。在植物中已发现大量含硒有机物质，以小分子形式存在的主要有硒代半胱氨酸、硒代胱氨酸、硒-甲基硒代半胱氨酸、硒代高胱氨酸、硒代蛋氨酸以及硒代羊毛硫氨酸等，而以大分子形式存在的硒则包括硒蛋白、硒核酸、硒多糖等。

无机硒在植物体内占总硒含量的比重很低，只有当供应给植物大量的无机硒时，植物在短时间内自身无法完成有机化，其体内的无机硒比重才会上升。使用不同价态的硒处理植物会显著影响硒在植物体内的分配以及存在形态。当亚硒酸盐处理时，植物体吸收的硒大多累积在根部并多以有机态存在；而当硒酸盐处理时，植物吸收的硒会快速转运至地上并多以有机态存在。无论何种价态硒处理植物，其浓度越高，植物体内有机硒所占的比例就越低，这是因为短时间内硒在植物体内难以完成有机化过程。如果作物生长期较短，这种现象就会更加明显。研究表明富硒小麦中硒主要以有机态形式存在，约占总硒的 80%，有机态硒主要为硒蛋白，约占总硒的 40%～50%，在硒蛋白中，清蛋白和谷蛋白含硒量较高，分别约占总硒的 20%和 15%，此外，有机硒还包含少量的硒多糖和硒核酸。硒在小麦蛋白质组分中的含量分布依次为谷蛋白＞球蛋白＞清蛋白＞醇溶蛋白。

硒的形态根据植物种类和处理植物的硒形式而变化。当印度芥菜被硒酸盐处理时，其体内的主要硒形态是硒酸盐，而当它被亚硒酸盐处理时，它的主要硒形态是硒代蛋氨酸（SeMet）和硒代蛋氨酸氧化物（SeOMet）。硒-甲基硒代半胱氨酸（MSC）是富硒大蒜、洋葱、韭菜、西兰花中主要的硒形态，约占总硒的一半，大米中硒的 68%～81%是 SeMet 而非 MSC。SeMet 是大多数谷物的主要硒形态，约占小麦、大麦和黑麦总硒的 60%～80%。巴西干果、芸薹属、葱属作物中硒主要以 MSC 为主，例如富硒大蒜中 MSC 是主要转化的有机硒形态，其占比达 81.2%。MSC 形态已被证明是最好的癌症抑制剂，拥有很高的健康价值，因为 MSC 能被机体很好地贮存。

1.4.4　人和动物体内硒的形态

硒是动物的必需营养元素。动物体内的硒以含硒酶和含硒蛋白两种生物活性物质的形式存在。硒在动物体内虽然含量甚微，但它是动物体内不可缺少的微量元素之一，当饲料作物含硒量低于 0.010μg/g 时，牲畜出现白肌病，小鸡出现渗出性素质病等症状。

硒在人体内主要以硒代半胱氨酸（Sec）的形式存在于各种含硒蛋白质中，作为硒酶的活性中心发挥作用。硒以两种方式与蛋白质结合：一是通过物理吸附或离子键，以易解离的形式与白蛋白非特异性结合，此类化合物称为含硒蛋白质（selenium-containing protein）；二是通过共价键以 SeMet 或 Sec 的形式与蛋白质结合或者作为其组成氨基酸，此类蛋白质称为硒蛋白。硒蛋白中 Sec 由 UGA 编码，在硒代半胱氨酸插入序列（selenocysteine insertion sequence，SECIS）元件的控制下进行表达。在已经鉴定功能的硒蛋白中，Sec 都位于活性中心，催化氧化还原反应的发生。由于硒蛋白在人体中的重要作用，Sec 被普遍认为是第 21 种必需氨基酸。硒具有广泛的生物学作用，特别是对癌症、心脏病、老年性疾病、糖尿病等十多种疾病有良好的防治作用。而这些作用主要是通过各种硒酶、硒蛋白来实现的。

到目前为止，通过生物信息学和实验的手段，已从动物体内检测到 35 种硒蛋白，人体硒蛋白主要分为两大类：一类以游离形式存在于细胞质基质中，包括硒蛋白谷胱甘肽过氧化物酶家族、硒蛋白 R（Sel R）、硒蛋白 P（Sel P）、硒蛋白 W（Sel W）、硫氧还蛋白还原酶和硒代磷酸合成酶 2 等；另一类主要位于内质网和高尔基体上，包括人硒蛋白 T（Sel T）、人硒蛋白 S（Sel S）、人硒蛋白 N（Sel N）、人硒蛋白 M（Sel M）、Sep 15、甲状腺氨酸脱碘酶、硫氧还蛋白还原酶 2（TrxR2）及硒蛋白 K（Sel K）等。位于内质网上的硒蛋白或与内质网应激有关，或与钙离子调节及蛋白质折叠有关，或与肌肉发育等有关。

依据 Sec 残基在蛋白质中的位置不同，也可将硒蛋白分为三类：第一类，Sec 残基位于蛋白质多肽链的 *C* 末端，主要包括 Sel K、Sel S、Sel O、Sel I、Sel R 和 TrxR 等；第二类，Sec 残基位于蛋白质多肽链 *N* 末端，主要是含硫氧还蛋白结构域（即含有硫氧还蛋白样-CXXU-或-CXXC-基序）的硒蛋白，主要包括 Sel H、Sel M、Sel T、Sel V、Sel W、Sep

15、SPS 2、DIO 和 GPx 等；第三类，除以上两类外的其他硒蛋白，如 Sel P。表 1-1 为人体中硒蛋白列表。

表 1-1　人体中的硒蛋白

蛋白质		组织分布	细胞定位	分子量/kDa
谷胱甘肽过氧化物酶(glutathione peroxidase，GPx)家族	GPx1	普遍存在，在红细胞、肝脏、肾脏和肺中高表达	细胞质	87
	GPx2(GPx-GI)	胃肠的上皮细胞和肝脏	细胞质	93
	GPx3(pGPx)	血浆	分泌	93
	GPx4(PHGPx)	睾丸	细胞质、细胞核和线粒体	22
	GPx6	嗅觉上皮细胞和胚胎	分泌	23
硫氧还蛋白还原酶(thioredoxin reductase，TrxR)家族	TrxR1	普遍存在	细胞质和细胞核	60、108
	TrxR2	普遍存在	线粒体	60、106
	TrxR3(TGR)	睾丸	细胞质、细胞核、内质网和微粒体	75
碘化甲状腺原氨酸脱碘酶(iodo-thyronine deiodinase，DIO)家族	DIO1	肝脏、肾脏、甲状腺、脑垂体和卵巢	血浆、内质网	4、29
	DIO2	甲状腺、心脏、脑、脊髓、骨骼肌、肾脏、胰腺和胎盘	内质网膜	30、34
	DIO3	皮肤、胎盘和胎组织	细胞膜和核膜	31
其他硒蛋白	Sel M	主要存在于大脑	细胞核周围、内质网内腔和高尔基体	14
	Sep 15	在前列腺和甲状腺中高表达	内质网内腔	15、13
	Sel S	血浆和各种组织	内质网膜	21
	Sel K	各种组织，心脏中最多	内质网膜	10
	Sel W	各种组织，肌肉中最多	细胞质	9
	Sel H	各种组织，胚胎和肿瘤细胞中多	细胞核	13
	Sel T	普遍存在	内质网和高尔基体	20
	Sel V	睾丸	(尚不清楚)	17
	Sel P	肝脏、心脏和大脑中表达，分泌到血液中	分泌	45、57
	硒代磷酸合成酶 2	肝脏	细胞质	47
	Sel R	心脏、肝脏、肌肉和肾脏	细胞质和细胞核	5、14
	Sel N	普遍存在	内质网膜	61、62
	Sel I	各种组织，大脑中最多	内质网膜	45
	Sel O	各种组织	(尚不清楚)	73

1.5　硒的营养与摄入

1.5.1　日硒摄入量

1.5.1.1　日硒推荐摄入量

世界卫生组织要求：人体膳食中硒的每日最低需求量为 40μg，而营养补充以 50～250μg 为宜。中国营养学会 1988 年 10 月修订的“每日膳食营养素供给量”已将硒列为 15 种每日膳食营养素之一，提出：一个成年人每天对硒的适宜摄入量是 50～250μg（表 1-2）。2014 年 6 月 12 日，中国营养学会在上海正式发布了《中国居民膳食营养素参考摄入量（2013 版）》，对膳食营养结构进行了调整，其中把硒的日营养摄入最低量从 50μg 上调到 60μg。国外防癌推荐日硒摄入量为 200μg/d。

表 1-2 中国营养学会公布的硒需要量

人体硒	硒需要量/(μg/d)	血硒水平/(μg/mL)
最低需要量	17	约 0.005
生理需要量	40	约 0.1
界限中毒剂量	800	约 1.00
推荐膳食范围	50～250	0.1～0.4
最高安全剂量	400	约 0.6

1.5.1.2 日硒实际摄入量

我国大部分地区是硒摄入缺乏地区，有 70%地区的居民硒摄入量较低，但是也存在硒摄入过量的地区。例如，20 世纪 60 年代在湖北恩施地区和陕西紫阳地区，发生过吃高硒玉米而引起急性中毒的病例，患者 3～4d 内头发全部脱落。经调研发现，硒中毒的原因是患者住在高硒区域，同时烹饪玉米不是用蒸煮方式，而是用火烤方式，在玉米表面附着了大量的无机态硒，从而出现了硒中毒的现象。改变玉米烹饪方式后，也就没有再发现硒中毒的现象。该病例从侧面反映了无机硒比有机硒具有更大的毒性。表 1-3 显示不同省份或城市的日摄入量不均衡，全国日硒摄入量的平均水平为 32μg/d，青海、沈阳、南京等地甚至低于全国平均水平，我国总体来说大多数地区处于缺硒地区，不仅低于中国营养学会推荐的 60μg/d 的最低硒摄入水平，也低于世界卫生组织推荐的 40μg/d 的最低摄入标准。

表 1-3 平均日硒摄入量对比

地区/组织	硒摄入量/(μg/d)
全国	32
山东	45.6
青海	25.9
沈阳	27.3
南京	30.7
中国营养学会推荐	60
WHO 推荐	50
WHO 最低	40

由上述数据可以得知：我国居民的日硒摄入量远低于中国营养学会和世界卫生组织（WHO）推荐的摄入量标准。

1.5.1.3 国内外日硒摄入量对比

我国的居民日硒摄入量为 32μg，低于美国、日本、德国、瑞士及荷兰等地，与土耳其及英国居民的膳食日硒摄入量较为接近，明显高于克山病地区，是克山病区居民硒摄入量的 6 倍多。日本和美国居民的日硒摄入量较高，这可能与日本居民膳食来源中有较大比例的海产品以及美国居民采用膳食营养剂补硒有关。

目前普遍所接受的观点是，每日摄入至少 17μg 硒，人体才能抑制克山病的发生，而正常人每日硒的需求量为 40μg，每日硒的安全摄入量上限为 400μg。然而不同国家对成人每日硒摄入量的推荐值各不相同，比如澳大利亚的男性和女性每日硒摄入量推荐值分别为 85μg 和 70μg；美国、加拿大及欧洲每日硒摄入量推荐值均为 55μg；英国男性和女性每日硒摄入量推荐值为 75μg 和 60μg；世界卫生组织推荐男性和女性每日硒摄入量分别为 40μg、30μg。由于不同国家和地区人群身体状况和地质环境的差异，人体硒的每日实际摄入量也存在差别，如表 1-4 所示。

表1-4 部分国家和地区日硒摄入量对比

国家/地区	硒摄入量/(μg/d)	国家/地区	硒摄入量/(μg/d)	国家/地区	硒摄入量/(μg/d)
中国	32	法国	29～43	加拿大	98～224
德国	35	印度	27～48	新西兰	56
荷兰	67	巴西	28～37	韩国	58
瑞士	70	波兰	30～40	土耳其	30
日本	129	意大利	43	挪威	80
美国	60～160	布隆迪	17		
英国	34	澳大利亚	57～87		

对湖北恩施沙地镇富硒区居民的日常硒摄入量和头发含硒量进行测定和评估，得出沙地镇居民人均每日硒摄入量为（550±307）μg，而且成年男性和女性头发中的硒含量分别为（2.21±1.14）μg/g和（3.13±1.91）μg/g，可见沙地镇居民尤其是女性存在较高的硒中毒风险。苏州地区人群的日均硒摄入量为（43.9±3.8）μg，且当地居民中，男性头发中硒含量为（389.9±103.6）μg/kg，高于女性头发硒含量（322.9±101.8）μg/kg。

芬兰曾是世界上严重缺硒的国家，该国自1984年以来就颁布了相关法律规定，要求在化肥中必须添加硒酸钠，以此来提高作物和食物中的总硒含量。经过10年以后，芬兰民众的日均硒摄入量由原来的25μg增加到了67～110μg，成功地改善了芬兰民众的缺硒问题。加拿大、美国、日本等人口的硒摄入量较高，欧洲相对较低，特别是东欧。以前新西兰居民的日硒摄入量低，而在增加澳大利亚高硒小麦的进口后有所改善。由此可见，对于我国大片的缺硒区和缺硒病症地区，借鉴和学习芬兰和新西兰的经验具有重要的现实意义。

1.5.1.4 不同年龄段建议日硒摄入量

对于特殊人群来说，如婴儿、儿童、妊娠期女性、哺乳期女性等，随着生命进程中的生理改变，个体对摄入营养素产生危害作用的敏感性也会发生变化。所以，这类人群也应该有其特殊的营养摄入标准。不同群体和年龄段的硒需求量不同，建议硒摄入量和允许最大量见表1-5。

表1-5 不同年龄段硒推荐摄入量和允许最大量①

人群	建议硒摄入量	允许最大量
6个月以下婴儿	2.1μg/kg	45μg/d
7～12个月婴儿	2.2μg/kg	60μg/d
1～3岁儿童	20μg/d	90μg/d
4～8岁儿童	30μg/d	150μg/d
9～13岁儿童	40μg/d	280μg/d
14岁以上儿童和成人	55μg/d	400μg/d
怀孕妇女②	60μg/d	400μg/d
哺乳期妇女	70μg/d	400μg/d

① 表格数据源自美国食品与营养委员会（FNB）、美国食品药品管理局（FDA）以及《2015—2020年美国居民膳食指南》。

② 有资料显示，孕期摄入足够的硒可以降低儿童哮喘和过敏的风险（Lodge C J，2016；Baïz N，2017）。

1.5.2 硒的营养与健康

1.5.2.1 成人膳食硒摄入量与健康的关系

硒是人体必需的微量元素，也是一种多功能的生命营养素，硒与人体健康的关系十分密切。由于硒在人体内的营养剂量与毒性剂量间变幅小，因此在摄入硒时应当适量。成人膳食硒摄入量见表 1-6。

表 1-6 成人膳食硒摄入量

硒摄入量/(μg/d)	不同情景或健康状况下
2～16	克山病、大骨节病病区日硒摄入水平
17	克山病、大骨节病相邻非病区日硒摄入水平
22	最低膳食硒需要推荐摄入量
50	膳食硒生理需要推荐摄入量
400	一般地区最大安全摄入量
550	高硒地区最大安全摄入量
800～910	最大安全膳食硒摄入量观察值，硒耐受力低者出现中毒症状
4990	慢型硒中毒
15000～38000	地方性硒中毒流行，居民普遍脱发脱甲，并伴有皮炎、腹泻及精神症状

湖北恩施高硒地区居民每天硒的摄入量可达 4990μg。硒的日摄入量大于 400μg 便会产生安全风险。1959～1964 年湖北恩施大量人口出现脱发脱甲症，牲畜也出现中毒死亡现象，经调查发现，当地村民有用石煤火熏土作底肥的习惯，而石煤中硒含量介于 13 与 1332μg/g 之间，从而引起严重的土壤硒污染，作物中硒含量也因此大幅上升，最后经测定发现玉米中硒含量最高，高达 44μg/g（计算摄入的硒量相当于 38mg/d，3～4d 头发全部脱落），从而导致人畜硒中毒。

1.5.2.2 日常食物中的硒含量

众所周知，硒元素在人体内是无法合成的，需通过食物链（土壤—植物—动物）转化获得，即人体主要是通过摄取食物来获取一定量的硒。研究表明，硒和蛋白质存在一定的正相关性，即蛋白质含量高的食物中含硒量比蛋白质含量低的食物中高。常见食物中含硒量排序依次为：动物脏器＞海产品＞鱼＞蛋＞肉＞蔬菜＞水果。因此，人们摄食的食物需多样化，才能维持营养均衡，满足人体微量元素硒的需求，保证人体营养健康。表 1-7 列出了常见食物中的硒含量。

表 1-7 常见食物中的硒含量

食物	硒含量/(μg/100g)	食物	硒含量/(μg/100g)	食物	硒含量/(μg/100g)
小麦	6.4	猪肉	9.0	带鱼	39.7
玉米	2.9	猪肝	53.0	牡蛎	54.1
大米	2.5	猪心	24.0	墨鱼	42.0
小米	5.3	猪腰	217.3	苹果	2.0
黄豆	5.7	牛肉	3.0	香蕉	1.0
豌豆	3.1	羊肉	3.0	菠萝	0.8
蚕豆	3.5	兔肉	14.0	橙子	1.4
花生	8.3	鸡腿	12.1	梨	0.6
青椒	0.6	鸡蛋	21.0	核桃	1.7
土豆	0.3	蛋清	9.0	栗子	0.8
白薯	0.7	蛋黄	42.0	人参	15.0
蘑菇	12.2	鸭蛋	48.0	黄芪	7.0
大蒜	27.6	牛奶	5.0	白糖	0.3
大葱	1.0	鲤鱼	35.4	食盐	0.05
洋葱	1.5	鲢鱼	24.6	奶油	0.5
萝卜	0.6	鳝鱼	20.1		
白菜	3.0	河虾	27.2		
包菜	2.2	对虾	57.2		
芹菜	0.7	螃蟹	51.0		
菠菜	1.5	黄鱼	66.6		

1.5.2.3　富硒食品的硒含量及标准

1992 年 3 月 1 日实施的中华人民共和国《食品中硒限量卫生标准》(GB 13105—1991) 中，规定了食品中硒的最大允许限量标准，此标准适用于粮食、豆类及制品、蔬菜、水果、肉类（畜、禽）、肾、鱼类、蛋类、乳类等食品。但是该标准被 2005 年颁布的《食品中污染物限量》(GB 2762—2005) 所代替并废止，而硒的限量规定则于《食品安全国家标准 食品中污染物限量》(GB 2762—2012) 中被取消。

我国富硒农产品产业蓬勃兴起，已经发展成为特色显著的新型农产品产业，对解决人们的补硒难题、提高生活质量和健康水平，作出了重大贡献。国家已经发布了《富硒大蒜》(NY/T 3115—2017)、《富硒稻谷》(GB/T 22499—2008)、《富硒马铃薯》(NY/T 3116—2017) 和《富硒茶》(NY/T 600—2002) 的行业标准，湖北（表 1-8）、河北、江西、重庆、安康（表 1-9）等多个省或市发布了富硒农产品硒含量地方标准，对规范当地的富硒农产品产业发挥了重要作用。

表 1-8　富有机硒食品硒含量要求（湖北省食品安全地方标准 DBS 42/002—2014）

富硒农产品		总硒含量(以硒计)/(μg/100g 或 μg/100mL)
粮食类	大米、玉米、小麦	20.0～50.0
	其他黍类	20.0～100.0
	粮食加工品	20.0～50.0
	豆类及制品	20.0～200.0
	薯类及制品	20.0～100.0
蔬菜类	鲜蔬菜(干基)	20.0～50.0
	食用菌(干基)	20.0～100.0
	大蒜、西兰花、甘蓝	20.0～200.0
	其他蔬菜	20.0～50.0
水果类	鲜果(干基)	20.0～50.0
	干果	20.0～100.0
	果制品	22.0～50.0
畜禽水产类	冷鲜肉	20.0～100.0
	肉类制品	20.0～100.0
	内脏	20.0～200.0
	蛋类及蛋制品	20.0～50.0
	鲜水产(干基)	20.0～50.0
	水产制品	20.0～100.0
鲜奶及奶制品类	液态	10.0～30.0
	固态	20.0～50.0
饮品类	茶叶、代用茶及茶制品	20.0～500.0
	酒类	10.0～100.0
其他类	蜂蜜及其制品	20.0～200.0
	食用植物油	10.0～50.0
	食品调料	—
	固态	20.0～300.0
	液态	10.0～200.0

表 1-9　富硒食品硒含量分类标准（安康市地方标准 DB6124.01—2010）

富硒食品		硒含量/(μg/g)
成品粮及制品	成品粮	0.02～0.30
	粮食加工制品	0.005～0.30
豆类及制品	豆类	0.02～0.30
	豆制品	0.005～0.30

续表

富硒食品		硒含量/(μg/g)
蔬菜及制品	鲜蔬菜	0.01～0.10
	蔬菜制品	0.02～2.00
水果及制品	水果	0.01～0.05
	水果制品	0.005～0.05
肉类及制品	鲜肉	0.02～0.50
	肉制品	0.05～2.00
水产及制品		0.02～1.00
蛋类及制品		0.02～0.50
糕点		0.01～0.50
蜂产品		0.01～0.50
食用动、植物油		0.005～0.50
调味品类		0.01～1.00
饮料类		0.01～0.05
酱油、食醋		0.005～0.50
魔芋制品	粉类	0.50～10.00
	食品类	0.02～0.50
茶叶、代用茶及含茶食品		0.05～5.00
酒类		0.01～0.05
炒货食品、坚果及制品		0.01～1.00
淀粉及制品	淀粉	0.05～1.00
	淀粉制品	0.005～1.00
食用菌	干基	0.10～10.00
	湿基	0.05～5.00

中华人民共和国原农业部发布的农业行业标准——《富硒茶》（NY/T 600—2002），规定富硒茶为在富硒区土壤上生长的茶树新梢的芽、叶、嫩茎，经过加工制成的，可供直接饮用的，含硒量符合本标准规定范围内的茶叶。该标准规定富硒茶硒含量为 0.25～4.00μg/g，含硒量的测定按《食品安全国家标准　食品中硒的测定》（GB 5009.93—2017）的规定执行。同时该标准对质量要求、检验规则、标志、包装、运输和贮存要求等做了规定。

国家标准《富硒稻谷》（GB/T 22499—2008）规定，样品加工成 GB 1354—2009 规定的三级大米，食品中硒的测定按《食品安全国家标准　食品中硒的测定》（GB 5009.93—2017）执行。由富硒稻谷加工的大米检验结果硒含量为 0.04～0.30μg/g 的，判定为富硒稻谷；检验结果硒含量小于 0.04μg/g 的，判定为非富硒稻谷；检验结果硒含量大于 0.3μg/g 的，判定为含硒量超标稻谷，不应食用。

《食品安全国家标准　食品营养强化剂使用标准》（GB 14880—2012）规定，可以强化硒的食品类别及允许使用量，允许使用的硒营养强化剂化合物来源为硒酸钠、亚硒酸钠、硒蛋白、富硒食用菌粉、L-硒-甲基硒代半胱氨酸、硒化卡拉胶（仅限用于 14.03.01 含乳饮料）、富硒酵母（仅限用于 14.03.01 含乳饮料）。硒在盐中强化量为 3～5μg/g，以硒强化盐为例，每人每日摄入 10g 盐，则每天摄入硒元素 30～50μg/d，如每人每日摄入硒强化盐 15g，则每天摄入硒元素 45～75μg/d。

1.6 小结

硒是人体必需的微量元素之一，它以第 21 种氨基酸——硒代半胱氨酸的形式掺入到蛋白质中形成硒蛋白或硒酶，参与人体的不同生理功能，在维持人体健康方面具有重要作用。作为一种基本营养物质，正是硒在硒蛋白中的存在而产生独特的化学作用。硒的 200 余年发现史，使人们清醒地认识到体内硒含量微弱的浮动就会引起多方面生理功能的变化，一旦硒缺乏，就会增加疾病的患病概率，如克山病、心血管疾病和癌症等。近二十年来，硒元素与癌症的关系也成为微量元素研究中令人关注的领域之一，硒在癌症生物学中的应用得到了迅速的发展。涉及动物模型的基础研究和临床研究以及最近与人类相关的各项研究均支持硒对各种癌症具有保护作用的观点。

尽管硒在维持人体健康中扮演着如此重要的作用，但是，人体自身不能合成硒，构成人体硒蛋白、硒酶以及新陈代谢所需的硒主要来源于食物。粮食、蔬菜和水果的硒含量低，对人体所需硒摄入量贡献不大。动物脏器，禽蛋以及虾、蟹等海产品的硒含量相对较高，但动物脏器、禽蛋不宜多吃；虾、蟹等海产品的硒在人体内利用率低。此外，我国有从东北（如黑龙江）到西南（如四川、云南）的一条低硒地带，食物硒含量都偏低。因此，除体内缺硒的人需要额外补充硒以外，健康的人也可服用一定剂量的硒来保障身体各个系统有序工作，远离心血管疾病、糖尿病、肿瘤等威胁人类健康的疾病，提高生活质量。

适量补硒可以预防和治疗疾病，超量补硒则对机体造成伤害，因此应特别注意硒的补充形式和剂量。一般来说，上述推荐硒摄入量均以亚硒酸钠作为参考标准，通常无机硒的毒性大于有机硒，因此该标准也普遍适用于允许食品添加的有机形式硒补充剂和富硒食品。

参 考 文 献

[1] Abdulah R, Miyazaki K, Nakazawa M, et al. Chemical forms of selenium for cancer prevention [J]. Journal of Trace Elements in Medicine & Biology: Organ of the Society for Minerals & Trace Elements, 2005, 19 (2): 141-150.

[2] Allan C B, Lacourciere G M, Stadtman T C. Responsiveness of selenoproteins to dietary selenium [J]. Annual Review of Nutrition, 1999, 19 (1): 1-16.

[3] Baïz N, Chastang J, Ibanez G, et al. Prenatal exposure to selenium may protect against wheezing in children by the age of 3 [J]. Immun Inflamm Dis, 2016, 5 (1): 37-44.

[4] Blot W J, Li J Y, Taylor P R, et al. Nutrition intervention trials in Linxian, China: supplementation with specific vitamin/mineral combinations, cancer incidence, and disease-specific mortality in the general population [J]. J Natl Cancer Inst, 1993, 85 (18): 1483-1492.

[5] Brown K M, Arthur J R. Selenium, selenoproteins and human health: a review [J]. Public Health Nutrition, 2001, 4 (2b): 593-599.

[6] Clark L C. Effects of selenium supplementation for cancer prevention in patients with carcinoma of the skin [J]. The Journal of the American Medical Association, 1996, 276 (24): 1957-1963.

[7] Deagen J T, Beilstein M A, Whanger P D. Chemical forms of selenium in selenium containing proteins from human plasma [J]. Journal of Inorganic Biochemistry, 1991, 41 (4): 261-268.

[8] Gromer S, Eubel J K, Lee B L, et al. Human selenoproteins at a glance [J]. Cellular & Molecular Life Sciences Cmls, 2005, 62 (21): 2414-2437.

[9] Ip C, Hayes C, Budnick R M, et al. Chemical form of selenium, critical metabolites, and cancer prevention [J]. Cancer Research, 1991, 51 (2): 595-600.

[10] Klein E A, Thompson I M, Lippman S M, et al. SELECT: the selenium and vitamin e cancer prevention trial: rationale and design [J]. Journal of the American Medical Association, 2009, 301 (1): 39-51.

[11] Labunskyy V M, Hatfield D L, Gladyshev V N. Selenoproteins: molecular pathways and physiological roles [J]. Physiological Reviews, 2014, 94 (3): 739-777.

[12] Lodge C J, Dharmage S C. Breastfeeding and perinatal exposure, and the risk of asthma and allergies [J]. Current

Opinion in Allergy & Clinical Immunology，2016，16（3）：231-236.

[13] Rayman M P，Lyons T P，Cole D J A. The importance of selenium to human health [J]. Lancet，2000，356（9225）：233-241.

[14] Rayman M P. Selenium and human health [J]. Nutrition Reviews，2012，379（9822）：1256-1268.

[15] Rayman M P. Selenium in cancer prevention：a review of the evidence and mechanism of action [J]. Proceedings of the Nutrition Society，2005，64（4）：527-542.

[16] Wong T. Parenteral trace elements in children：clinical aspects and dosage recommendations [J]. Current Opinion in Clinical Nutrition & Metabolic Care，2012，15（6）：649-656.

[17] Kulp T R，Pratt L M. Speciation and weathering of selenium in upper cretaceous chalk and shale from South Dakota and Wyoming，USA [J]. Geochimica et Cosmochimica Acta，2004，68（18），3687-3701.

[18] Bech J，Suarez M，Reverter F，et al. Selenium and other trace elements in phosphate rock of Bayovar-Sechura（Peru）[J]. Journal of Geochemical Exploration，2010，107（2）：136-145.

[19] 曾静，罗海吉．微量元素硒的研究进展 [J]. 微量元素与健康研究，2003，20（2）：52-56.

[20] 窦光宇．“月亮元素”：硒的发现 [J]. 金属世界，2005（6）：51.

[21] 冯彩霞，刘家军，刘燊，等．硒资源及其开发利用概况 [J]. 地质与资源，2002，11（3）：152-156.

[22] 郭宇．恩施地区硒的地球化学研究及富硒作物栽培实验研究 [D]. 武汉：中国地质大学，2012.

[23] 蒋九余，姜洪波，王亚平．人体微量元素的分布及环境地球化学特点 [J]. 矿物岩石地球化学通报，1985，4（3）：124-125.

[24] 金灵芬．从贝采里乌斯发现硒说起 [J]. 化学教学，1998（2）：12-13.

[25] 李家熙，张光弟．人体硒缺乏与过剩的地球化学环境特征及其预测 [M]. 北京：地质出版社，2000.

[26] 秦俊法．中国硒研究历史回顾（上）[J]. 广东微量元素科学，2014（11）：44-57.

[27] 申兰芹．硒元素的发现与应用 [J]. 化学世界，2009，50（8）：511-512.

[28] 王丹，夏险，王革娇，等．微生物对硒的还原及其产物的应用研究进展：纪念硒发现 200 周年 [J]. 微生物学通报，2017，44（7）：1728-1735.

[29] 徐辉碧．硒的化学、生物化学及其在生命科学中的应用 [M]. 武汉：华中科技大学出版社，1994.

[30] 姚凤仪，郭德威，桂明德．无机化学丛书．第五卷．氧、硫、硒分族 [M]. 北京：科学出版社，1990.

[31] 赵君，熊咏民．硒蛋白研究进展与缺硒性地方病 [J]. 中国地方病防治杂志，2004，19（5）：281-284.

[32] 周志刚．植物体中硒的生理学、生物化学及分子生物学 [J]. 海洋科学，1997（1）：29-33.

[33] 朱建明，苏宏灿．恩施渔塘坝自然硒的发现及其初步研究 [J]. 地球化学，2001，30（3）：236-241.

[34] 朱建明，郑宝山，李社红，等．首次发现多形态多成因自然硒 [J]. 矿物岩石地球化学通报，2000，19（3）：178.

[35] 朱建明，郑宝山，刘世荣，等．多形态自然硒的首次发现及其成因初探 [J]. 矿物学报，2000，20（4）：337-341.

[36] 朱建明，左维，秦海波，等．恩施硒中毒区土壤高硒的成因：自然硒的证据 [J]. 矿物学报，2008，28（4）：65-68.

[37] 冯彩霞，刘燊，胡瑞忠，等．遵义下寒武统富硒黑色岩系地球化学：成因和硒富集机理 [J]. 地球科学，2010，35（6）：947-958.

第2章　硒与癌症概论

癌症（cancer），亦称恶性肿瘤（malignant tumor），为控制细胞生长增殖机制失常而引起的疾病。癌症已经成为严重威胁人体健康的主要公共卫生问题之一。硒元素与癌症的关系是微量元素研究中令人关注的领域之一。

2.1　癌症的流行病学概述

2.1.1　癌症发病与死亡数据统计

在医学上，癌是指起源于上皮组织的恶性肿瘤，是恶性肿瘤中最常见的一类。相对应的，起源于间叶组织的恶性肿瘤统称为肉瘤。有少数恶性肿瘤不按上述原则命名，如肾母细胞瘤、恶性畸胎瘤等。一般人们所说的"癌症"，习惯上泛指所有恶性肿瘤。癌症具有细胞分化和增殖异常、生长失去控制、浸润性和转移性等生物学特征，其发生是一个多因子、多步骤的复杂过程，分为致癌、促癌、演进三个过程。

世界卫生组织下属国际癌症研究机构（IARC）于2018年9月发布了2018年全球癌症统计数据《全球癌症报告》，提供了全球185个国家和地区36种癌症的发病率、死亡率等相关数据。该报告指出（Bray F et al.，2018），2018年全球新增1810万例癌症病例（男性950万，女性860万），死亡人数达960万（男性540万，女性420万），全球癌症治疗负担进一步加重。全球范围内1/5的男性和1/6的女性会患癌，1/8的男性和1/11的女性会因此死亡。而5年生存率，即患病5年后仍存活的人数估计仅能达到4380万。全球范围内癌症发病率前十位依次为肺癌、乳腺癌、结肠癌、前列腺癌、胃癌、肝癌、食管癌、宫颈癌、甲状腺癌和膀胱癌；死亡率前十位的癌症依次为肺癌、结肠癌、胃癌、肝癌、乳腺癌、食管癌、胰腺癌、前列腺癌、宫颈癌和白血病。目前，全球癌症发病率和死亡率仍呈迅速上升趋势。

受生活环境、方式的变化和生存压力的增大等各种客观因素的影响，癌症的发病率不断上升，预计将取代心血管疾病成为全球第一大死亡原因。在我国，癌症是导致死亡的首要原因并造成了沉重的疾病治疗负担。2019 年 1 月，国家癌症中心发布了中国最新癌症数据，该数据汇总了全国 501 处癌症登记点的数据。中国癌症统计一般滞后 3 年，最新公布的是 2015 年的发病和死亡数据。根据 2015 年癌症发病和死亡统计数据显示：2015 年我国新发恶性肿瘤病例数约为 392.9 万例，2014 年为 380.4 万例，2015 年较 2014 年增加 12.5 万例，增长率为 3.2%；在死亡率方面，2015 年全国恶性肿瘤死亡例数约为 233.8 万例，2014 年为 229.6 万例，则 2015 年较 2014 年增加 4.2 万例，增长率为 1.8%。平均每天超过 1 万人被确诊为癌症，每分钟有 7.5 人被确诊为癌症。从发病类型看，肺癌仍位居我国恶性肿瘤发病首位，发病人数约为 78.4 万。第二至第十分别为胃癌、结直肠癌、肝癌、乳腺癌、食管癌、甲状腺癌、子宫颈癌、脑癌、胰腺癌。前十位恶性肿瘤发病约占全部恶性肿瘤发病的 76.70%。其中，男性发病首位为肺癌，每年新发病例约 52.0 万，其他高发恶性肿瘤依次为胃癌、肝癌、结直肠癌和食管癌等，前十位恶性肿瘤发病约占男性全部恶性肿瘤发病的 82.20%。女性发病首位为乳腺癌，每年发病人数约为 30.4 万，其他主要高发恶性肿瘤依次为肺癌、结直肠癌、甲状腺癌和胃癌等，女性前十位恶性肿瘤发病约占女性全部恶性肿瘤发病的 79.10%。

2015 年我国因肺癌死亡人数约为 63.1 万，死亡率为 45.87 例/10 万人，中标率为 28.16 例/10 万人。其他主要恶性肿瘤死亡原因顺序依次为肝癌、胃癌、食管癌和结直肠癌等，前十位恶性肿瘤死亡约占全部恶性肿瘤死亡的 83.00%。男性和女性的恶性肿瘤死因顺序略有差异。男性依次为肺癌、肝癌、胃癌、食管癌和结直肠癌等，男性前十位恶性肿瘤死亡约占男性全部恶性肿瘤死亡的 87.60%。女性主要恶性肿瘤死因顺序依次为肺癌、胃癌、肝癌、结直肠癌和乳腺癌，女性前十位恶性肿瘤死亡约占女性全部恶性肿瘤死亡的 80.50%。城市地区与农村地区的恶性肿瘤死因顺序不同，城市地区主要恶性肿瘤死因依次为肺癌、肝癌、胃癌、结直肠癌和食管癌，农村地区主要恶性肿瘤死因依次为肺癌、肝癌、胃癌、食管瘤和结直肠癌，城市地区与农村地区前十位恶性肿瘤死亡分别占城乡全部恶性肿瘤死亡的 81.30%和 85.20%。

2.1.2 病因

恶性肿瘤的病因尚未完全了解。与癌症相关联的因素众多，为了便于区分，一般划分为外源性和内源性两大类。

2.1.2.1 外源性因素

(1) 生活习惯

如吸烟、酗酒等不良生活习惯，与癌症发生密切相关。吸烟是肺癌的主要危险因素，约 1/3 因癌症而死亡的患者与吸烟有关。酗酒可导致口腔、咽喉、食管等恶性肿瘤的发生。高能量、高脂肪食品可增加乳腺癌、子宫内膜癌、前列腺癌、结肠癌患病风险。饮用不达标水，食用霉变、腌制食物，可诱发肝癌、食管癌、胃癌。

(2) 环境污染与职业性

空气、饮水、食物的污染均可对人类造成严重危害。世界卫生组织已公布的与环境有关的致癌性物质包括砷、石棉、联苯胺、4-氨基联苯、铬、己烯雌酚、放射性氡气、煤焦油、矿物油、偶联雌激素等。环境中的这些化学或物理致癌物可通过体表、呼吸道和消化道进入人体，从而诱发癌症。

(3) 自然及生物因素

自然因素也可以致癌，例如在一定条件下阳光暴晒、紫外线辐射可引起皮肤癌。生物因素主要为病毒，其中1/3为DNA病毒，2/3为RNA病毒。DNA病毒如EB病毒与鼻咽癌、伯基特（Burkitt）淋巴瘤有关，人类乳头状病毒与宫颈癌有关，乙型肝炎病毒与肝癌有关。RNA病毒如T细胞白血病/淋巴瘤病毒与T细胞白血病/淋巴瘤有关。此外，细菌、寄生虫、真菌在一定条件下均可致癌，如幽门螺杆菌感染与胃癌发生有关联，埃及血吸虫病被证实可诱发膀胱癌，黄曲霉菌及其毒素可致肝癌。

(4) 慢性刺激与创伤炎症

创伤和局部慢性刺激，如烧伤性瘢痕和皮肤慢性溃疡，均可能诱发癌变等。

(5) 医源性因素

医源性因素如电离辐射，如X射线、放射性核素，可引起皮肤癌、白血病等；细胞毒药物、激素、砷剂、免疫抑制剂等，均有致癌的可能性。

2.1.2.2 内源性因素

(1) 遗传因素

真正直接遗传的肿瘤不多见，但是遗传因素会增加发生肿瘤的倾向性和对致癌因子的易感性，即遗传易感性，包括染色体不稳定、基因不稳定以及微卫星不稳定。例如家族性腺瘤性结肠息肉病患者，因存在胚系细胞APC基因突变，40岁以后大部分均有大肠癌变；BRCA-1、BRCA-2突变与乳腺癌发生相关，发病率达80%以上。

(2) 免疫因素

先天性或后天性免疫缺陷易发生恶性肿瘤，如丙种蛋白缺乏症患者易患白血病和淋巴造血系统肿瘤，AIDS（艾滋病）患者恶性肿瘤发病率明显增高。但大多数恶性肿瘤发生于免疫功能“正常”的人群，主要原因在于肿瘤能逃脱免疫系统的监视并破坏机体免疫系统，机制尚不完全清楚。

(3) 内分泌因素

体内激素水平异常是肿瘤诱发因素之一，如雌激素和催乳素与乳腺癌有关，生长激素可以刺激癌的发展。

2.1.3 癌症的诊断与分期

癌症早期诊断是一种专门针对癌症早期患者的诊疗方法，其目的在于早发现早治疗，从而减轻患者痛苦和精神、经济负担。通过癌症早期诊断能够及时掌握癌症患者的病情，制定最佳治疗方案，实现早发现早治疗的目的。在有条件的地方，定期开展健康检查或防癌普查（初筛）对发现早期癌症是较好的方法。

分型（classification）、分级（grading）和分期（staging）是目前评价肿瘤生物学行为和诊断的最重要三项指标，其中分级和分期用于恶性肿瘤生物学行为和预后的评估。由国际抗癌联盟（Union for International Cancer Control，UICC）提出的TNM分期法是目前广泛接受的分期方法。肉眼及显微镜下对原发肿瘤的大小及浸润范围（T）、局部淋巴结（N）受累情况及远隔脏器、组织中肿瘤转移情况（M）的判读是TNM分期的三项直接可评价参数。不同肿瘤TNM分期中T/N/M判读界值不一样，但一般而言数值越大，病情越晚，预后越差。

2.1.4 癌症的治疗手段

可根据肿瘤的不同性质选择不同的治疗方法，肿瘤的发现时间、恶性程度等也都能影响其治疗方式的选择。目前癌症主要的治疗手段是手术治疗、放射治疗、化学治疗和其他手段治疗。

2.1.4.1 手术治疗

理论上，若是以手术完全移除肿瘤细胞，癌症是可以被治愈的。对早期或较早期实体肿瘤来说，手术切除仍然是首选的治疗方法。作为常见局部治疗方法，针对早期肿瘤单纯手术治疗，可以实现根治。临床数据上，45%恶性肿瘤患者 5 年生存率中，单靠手术治愈占 22%。当然，手术治疗也会遇到无法完整切除肿瘤，深部位重要器官的肿瘤切除手术风险较大的情况，如肺癌患者肺叶切除后可能影响呼吸功能，骨肉瘤患者截肢后影响行动能力等。

2.1.4.2 放射治疗

放射治疗（radiotherapy，RT）也称放疗、辐射疗法，是使用辐射线杀死癌细胞，缩小肿瘤。放射治疗可分为体外放射治疗和体内接近放射治疗。单从 5 年生存率来说，放疗根治早期肿瘤以保存患者重要器官功能、机体完整为出发点。治愈率与手术治疗相当。临床数据上，45%的恶性肿瘤患者 5 年生存率，单靠放疗治愈率占 18%。

放疗可以弥补手术治疗的不足，尤其是在保存器官功能前提下，实现根治。立体定向放疗、影像引导适形调强放疗等先进技术已经广泛应用于临床。当然，放疗也有自身局限，就是放疗后副作用较大。放疗的毒副反应以局部反应为主，与放疗射线也有关。例如头颈部放疗会出现口干、咽喉肿痛、颈部纤维化、味觉功能减退等；胸部放疗可能会出现放射性肺改变、放射性食管炎等。随着放疗技术进步，以前经常出现的放射性脑损伤、截瘫等则较少发生。

2.1.4.3 化学治疗

化疗（chemotherapy）是化学药物治疗的简称，是一种应用化学药物（包括内分泌药物等）治疗恶性肿瘤的方法。常用静脉注射、口服或其他形式将化疗药物输入体内，阻止癌细胞增殖、浸润、转移，直至最终杀灭癌细胞的一种治疗方式。它是一种全身性治疗手段，和手术治疗、放疗一起，并称为癌症的 3 大治疗手段。45%的恶性肿瘤患者 5 年生存率，单纯依靠化疗治愈率占 5%，主要针对少部分患者用于根治。化疗作用是抑制肿瘤细胞生长或杀伤癌细胞，但对体内正常细胞繁殖产生一定毒性，化疗的毒副反应以全身反应为主，一般以骨髓抑制、胃肠道反应多见，如血象降低、恶心、呕吐及静脉炎等。只要处理得当，严重的肝肾功能损伤、心功能损伤等剧烈反应临床上并不十分常见。

治疗肿瘤的目的是提高治愈率与患者生活质量，由于癌细胞与正常细胞最大的不同在于快速的细胞分裂及生长，所以抗癌药物的作用原理通常是通过干扰细胞分裂的机制来抑制癌细胞的生长，譬如抑制 DNA 复制或是阻止染色体分离。多数的化疗药物都没有专一性，会同时杀死进行细胞分裂的正常组织细胞，因而常伤害需要进行分裂以维持正常功能的健康组织，例如肠黏膜细胞。不过这些组织通常在化疗后也能自行修复。因为有些药品合并使用可获得更好的效果，化学疗法常常同时使用两种或两种以上的药物，称作“综合化学疗法”，大多数病患的化疗都是使用这样的方式进行。

目前临床上癌症的治疗一般需要采用综合治疗手段。能手术的，可以用手术治疗，如根治性切除术，包括淋巴结清扫手术，之后还要配合综合抗肿瘤治疗，包括局部放疗。还有全身化疗以及中医药辅助治疗，其中中医药辅助治疗具有清热解毒、减轻放化疗副反应等作用。另外，还有一些靶向药物治疗以及免疫治疗等方法。目前对于癌症，需要根据分期、位置不同，以及患者的经济状况等，选取适合患者的、效果最好的一种治疗方法，具体治疗中往往需要几种手段结合使用。针对患者具体情况进行个体化的综合治疗是目前临床治疗的重要研究课题。

2.2 硒与癌症

2.2.1 硒的抗癌发现史

1817 年，瑞典化学家贝采里乌斯第一次发现了微量元素硒，并称其为“月亮元素”(Oldfield，1974)。发现之初，人们大多认为硒是一种剧毒性物质。这还要追溯到 13 世纪的马可·波罗旅行记，在从威尼斯到中国的旅途中，马可·波罗第一次观察并记录了西部某地区的家畜出现蹄部严重损伤和毛发脱落症状（Rosenfeld and Beath，1945)，直至 1934 年，多个国家和地区也出现了类似的情况，观察分析后断定这些中毒症状是由饲料中的某种物质所引发，经检测鉴定散发大蒜味的牧草中含有高水平硒（Franke，1934)，对硒的毒性认识由此加深。接下来，在 1943 年，Nelson 及其同事报道了硒具有致癌性的错误观点，认为硒能引起大鼠长肝肿瘤（Nelson，1943)，继之，Seiffer 和 Zscherkes 等也在报道中称，在饮食中加入硒可引起大鼠甲状腺瘤变和肝癌增生加重，这些报道进一步加深人们对硒的毒性的误解。然而，对硒的毒性认识随后发生了戏剧性变化，Clayton、Bauma 及 Harr 三位科学家在先后重复 Nelson 的实验后，不仅未证实硒对动物具有毒副作用，反而发现硒对肝脏具有保护作用（Clayton，1949)，Harr 还发现即使日粮中硒含量达到 8mg/kg 都未引起肿瘤生成（Harr et al.，1973)。直至 1966 年，Frost 和 Shamberger 两位科学家开始为硒正名，通过大量的流行病学研究资料显示低血清硒与肿瘤的发生及死亡风险呈现显著相关性，而补充硒则能降低癌症的发生风险，硒具有预防肿瘤的可能性（Shamberger and Frost，1969)，并在大鼠实验中证明硒化钠能明显减少肿瘤的形成（Shamberger and Rudolph，1966)，这一成果极大地激发了人们对硒有益作用的研究兴趣（Clark and Combs，1986)。随后一段时间里，Clark 和 Combs 等研究者发现在日粮或饮水中添加 200μg/d 硒酵母能够显著抑制肝脏、皮肤、胰腺、结肠和乳腺部位肿瘤的发展（Clark，1996)。此外，硒还能抑制化学性癌变的起始和发展阶段，而且在不加其他治疗药物的情况下，单独使用硒也能抑制乳腺肿瘤的形成。随着硒的有益作用研究和认识的深入，Schwarz 及其同事开始报道硒作为必需营养元素的文章，认为硒比维生素 E 更能保护实验动物免受肝脏坏死（Schwarz，1999)。

进入 20 世纪 80 年代，随着天然产物中含硒化合物陆续得到提取分离和结构鉴定，合成有机硒化合物成为主要的研究热点，并发现其比无机硒化合物更有效、对机体的毒性更小(Nogueira and Rocha，2011)。此时期的研究已对硒具有了较为客观的认识，认为硒具有两面性，超营养剂量对机体既产生毒副作用，但又是许多细菌和动物所必需的营养成分（Oldfield，1987)。自此之后，人们对硒的作用研究从未中断，随着科研的深入和大量临床数据的补充分析，越来越多的证据表明含硒化合物既能用作化学预防药物又能充当化学治疗药物(Brozmanova，2011)，血硒水平与前列腺癌、乳腺癌、肺癌、食管鳞癌、胃癌及结直肠癌等多种癌症的发生风险呈负相关（Cai et al.，2006；Li et al.，2004；Reid，2006；Mark et al.，2000；Mannisto，2000)。硒对多种肿瘤具有一定的预防和治疗作用。硒的生物活性依赖于其化学形态，许多有机和无机硒化合物都被应用于硒抗肿瘤的研究中，体外或动物模型实验表明，硒具有抗肿瘤功效。

在癌症治疗领域的应用，不得不提首次将硒作为化学预防试剂的具有里程碑意义的研究，是由Clark等于20世纪80～90年代进行的人群双盲营养干预研究，其目的是检测口服补充富硒酵母能否降低非黑色素瘤皮肤癌的发病率。结果显示，虽然补充含硒物质不能显著降低非黑色素瘤皮肤癌的发病率，却可以降低其他癌症如肺癌、前列腺癌和结直肠癌的发病率和肺癌的死亡率（Clark，1996）。我国在硒与癌症的防治领域有两个典型的成功案例，一个是林县食管癌试验。中国林县是一个食管癌和胃癌高发地区，调查表明该地区97%的居民血清硒浓度偏低，且血清硒浓度与食管癌和胃癌的发生风险及死亡率呈负相关。在林县后续进行的随机对照研究发现，轻度及中度食管鳞状上皮的不典型增生患者，每人每日口服200μg硒代蛋氨酸并持续10个月，虽然对中度不典型增生患者不产生保护作用，但却能阻止轻度不典型增生的进展并使之逆转（Limburg，2005）。另一个是江苏启东的硒与肝癌预防试验。我国江苏省启东市曾经是肝癌高发区，研究发现补充含硒化合物可以使肝癌发病率降低35%（Yu，1997）。“硒与肝癌”的关系研究使我国科学家第二次荣获硒的最高国际奖项——克劳斯·施瓦茨奖。

此前研究提示硒和维生素E（单独或者联合使用）有可能降低前列腺癌的发病风险，但需要大规模的临床研究才能够证实这一点。SELECT（the Selenium and Vitamin E Cancer Prevention Trial）是迄今为止规模最大的前列腺癌预防研究，共募集到35533名分别来自美国、加拿大及波多黎各的相对健康参与者。这些参与者以随机双盲的方式被分为四组（补充硒、补充维生素E、联合补充硒及维生素E、补充安慰剂），其中补充硒组每日补充200μg硒代蛋氨酸。在跟踪调查5年半之后，至2008年10月，统计结果显示硒及维生素E单独或联合补充不能降低前列腺癌的发病风险，且有提高糖尿病发生风险的迹象，因此，SELECT预防研究暂时停止（Lippman，2009）。由于硒抗肿瘤的效果依赖于硒的存在形式、使用剂量及硒元素的基础水平，所以SELECT研究的结果并不能最终确定硒在肿瘤防治中无效，而是提示人们需要寻找更为有效的含硒试剂及合适的补充剂量。

虽然硒在临床试验中的应用有所限制，但在中国已放开硒在临床中的试用，且动物肿瘤模型中的硒实验一直未停滞。硒化合物的选择从最初的L-硒-甲基硒代半胱氨酸、亚硒酸钠和硒代蛋氨酸，到甲基硒酸（Ip，2000）、硒蛋白、硒酵母（Guo，2015）和纳米硒颗粒（Feng，2014）。硒是人体氧化还原反应的看门人，硒的参与能够扮演类似GPx酶的角色，因此涉及硒的化学反应可以一种可逆的氧化还原反应方式清除活性氧（ROS）及过氧自由基，而且肿瘤中心是一个缺氧的微环境，过氧自由基的过度表达，使得硒与肿瘤之间产生了氧化还原关联（Reich，2016）。临床研究表明，给高风险皮肤病患者补充硒，虽然增加了非黑色素瘤皮肤癌的风险，但能够降低肺癌、结肠癌、前列腺癌和整体癌症的患病风险（Duffield，2003）。Vinceti通过对55个代表性研究实验进行分析，其中16个前瞻性研究的总癌症风险观察发现，高硒能够降低癌症的发生率和死亡率，摄入最高浓度硒的癌症患病风险比最低浓度低31%，死亡率低36%；高硒使发展为膀胱癌的风险降低了33%，前列腺癌降低了21%，肺癌、胃癌和结直肠癌也有所减少（Vinceti，2014）。

近年来，硒与癌症的关系已成为微量元素硒研究的热点之一，人们对硒预防和治疗癌症的作用及抗癌作用机制等进行了广泛和深入的研究，取得了重大进展，硒化合物诱导癌细胞凋亡并产生抗肿瘤的作用越来越被重视。实验研究发现，硒化合物可以通过多种作用机制来发挥抗肿瘤作用，如调节癌基因与抑癌基因的表达，调控肿瘤信号的传导，诱导肿瘤细胞的凋亡；在抗氧化以及协同其他化疗药物抗肿瘤方面也发挥着重要的作用。Xiao 等（2006）在研究亚硒酸钠诱导体外培养的皮质神经元细胞凋亡作用时发现，有效剂量的亚硒酸钠作用后引起皮质神经元细胞 p53 抑癌基因的上调。Smith 等（2004）发现，硒代蛋氨酸、亚硒酸钠和甲基硒酸可以影响 p53 抑癌基因的磷酸化。陈维香（2003）的研究显示，二氧化硒作用于肿瘤细胞后还能抑制端粒酶活性，从而诱导细胞凋亡。肿瘤的发生、发展不仅与细胞增殖能力增强和细胞凋亡能力下降有关，还与其血管生成密切相关。赵洪进等（2009）的研究表明，富硒麦芽可通过下调血管内皮生长因子表达而抑制肝肿瘤血管的生成。

在硒所有的功能中，最引人瞩目的是其对肿瘤的预防和治疗作用。目前投入到临床用于考察硒作为肿瘤防治药物效果的资金已达数十亿美金，并已证实对包括前列腺癌、膀胱癌、甲状腺癌、食管癌、肝癌、结肠癌及肺癌等多种肿瘤细胞疗效显著。在抑制肿瘤方面，研究显示硒主要与细胞周期的调节以及细胞自噬和凋亡等信号通路相关。

通常，无机硒化合物如硒酸钠和亚硒酸钠可产生细胞毒性，所以并不经常作为药用，尤其不能高剂量使用。无机硒的细胞毒性作用可能来自它的氧化性质。亚硒酸钠是一种含硒的无机化合物，有报道显示它可以引起 DNA 损伤，破坏 DNA 双链，并影响谷胱甘肽过氧化物酶的活性（Letavayova，2006）。也有研究发现，亚硒酸钠可以诱导超氧化物的产生，引起 p53 蛋白 15 位上的丝氨酸磷酸化、诱导 Bax 的增加并促进其易位至线粒体，表明亚硒酸钠可以通过激活线粒体通路来诱导细胞凋亡（Hu，2006）。

与无机硒化合物相比，有机硒化合物有较好的耐受性，但其发挥作用也是依赖于浓度的。基础抗氧化浓度介于纳摩尔每升与微摩尔每升之间，一旦超过硒蛋白合成所需的最大剂量时，就会成为促氧化剂而引起细胞毒性（Vinceti，2001）。硒代谢的单甲基中间体——甲基硒醇被认为是硒抗肿瘤作用的关键物质。甲基硒醇是非常活泼的物质，极不稳定。能够产生甲基硒醇的稳定前体有硒-甲基硒代半胱氨酸（methylselenocysteine，MSC）、甲基硒酸（methylseleninic acid，MSA）及硒代蛋氨酸等（Ip，2000），它们都可以在体内转化为甲基硒醇，并作为活泼的硒代谢物发挥抗肿瘤作用（Ip，1998）。

2.2.2　硒的抗癌机制

硒的抗癌作用机制比较复杂。首先，硒化合物具有二重性，在适宜浓度对细胞具有保护作用，但在高浓度时会损伤细胞膜甚至使其结构崩解，同时易造成蛋白质交联过度，引起硒依赖性酶失活。硒可对肿瘤细胞产生直接的细胞毒作用，杀伤或杀死肿瘤细胞。抗氧化作用是机体抵抗肿瘤的重要机制之一，现有研究表明硒有显著的抗氧化能力。机体在代谢过程中产生大量的自由基，可使膜的结构和功能遭到破坏而易发生癌变，而清除这些自由基主要依靠具有强大抗氧化酶系统的硒依赖性 GSH-Px 以及 SOD、GSH。硒蛋白 P 也可消除自由基，可能是其抗氧化性的保护作用，减少了 DNA 损伤，预防肿瘤突变的发生。

大量临床前研究显示，硒化合物作为肿瘤试剂的有效性不仅取决于硒的化学形式和剂量，还取决于硒所处的氧化还原状态及作用的实验模型（Jariwalla，2009）。不断有研究表明，硒化合物能够通过多种方式和途径引起肿瘤细胞死亡以发挥抗肿瘤作用，如硒摄入量改变、蛋白质修饰（信号分子和转录因子的激活或失活）、ROS 形成（Montero，2011）、细胞生长停滞（Sinha et al.，1999）、程序化细胞凋亡的诱导（Vikas，2012）、抑制血管生成

(Li，2016）及错误折叠蛋白的积累（Zorn et al.，2013)。硒介导肿瘤细胞凋亡的机制也是多样的（Wallenberg et al.，2014)，硒化合物可诱导K562肿瘤细胞出现典型的凋亡特征，如细胞膜表面微绒毛消失、核破裂、核固缩等，并引起细胞内线粒体细胞色素c释放、PARP裂解、IκBα降解减少及NF-κB核转移抑制，依赖NF-κB/IκBα信号转导途径的介导，通过涉及肿瘤细胞凋亡的线粒体途径，启动细胞凋亡程序（Yang，2006)。

研究证明，硒化合物作为体内防癌剂，其效应与体外抑制肿瘤生长的结果一致，因此抑制肿瘤细胞生长和/或诱导细胞凋亡是硒化合物防治肿瘤的主要机制。甲基硒酸或硒代氨基酸可被体内的还原型GSH还原为低氧化态，再被O_2、H_2O_2等氧化成高氧化态，这使得硒化合物处于往复循环状态。同时细胞中硒浓度越高，产生活性氧自由基越多，氧化应激反应也越大，从而诱导凋亡或产生毒副作用致细胞死亡。而亚硒酸钠可与GSH反应产生超氧化的硒代过硫化物，从而释放细胞色素c和氧化亚甲基蓝，引起线粒体肿胀，切断了细胞生长所必需的条件供给，最终通过自由基机制诱导细胞凋亡。因此硒化合物的氧化还原循环、自由基产生也是诱导细胞凋亡的重要途径。曾有研究表明，ROS在抗肿瘤的细胞凋亡中充当第二信使，也发挥了重要作用。

硒化合物可以明显调控癌基因和抑癌基因的表达。硒化合物引起的DNA损伤可激活抑癌基因p53，进而促进下游p21蛋白的表达，p21蛋白可抑制细胞周期蛋白依赖性激酶CDK的活性，阻滞细胞周期进程，从而促进细胞凋亡，起到预防肿瘤的作用。硒还调控肿瘤细胞中Bcl-2基因和Bax基因的表达，激活凋亡信号引起氧化应激效应，从而产生诱导肿瘤细胞凋亡的过氧化物和超氧阴离子。硒化合物还可通过调控细胞循环蛋白及其激酶的表达，阻滞细胞周期G_1/S，使DNA合成减少，细胞生长停止。另外，硒化合物还通过促进肿瘤坏死因子受体超家族成员Fas/FasL的表达、调节细胞内多胺水平等方式，启动致死性信号，引起一系列特征性变化，使肿瘤细胞死亡（李杨，2008)。

硒能阻止某些化学致癌物的代谢活性或拮抗其代谢产物，从而抑制化学致癌物的致癌作用。在细胞癌变早期，硒的抗癌作用更为明显，所以硒被认为是一种诱导剂，可使癌变早期紊乱的基因调节正常化。有试验证明，硒具有终止转录因子等氧化还原调节蛋白质活化态的作用。氧化调节转录因子有两种状态，即活化态和非活化态。其差别在于半胱氨酸残基的氧化态不同。在氧化还原调节蛋白的作用下，硒催化的氧化还原反应发生可逆互变，促进转录因子基态重排。当长时间缺硒时，转录因子保持活化态，使其转录活性降低，在此机制中，硒作为一种氧化还原催化剂而发挥作用。

2.2.2.1 硒的吸收

硒肿瘤特异性的其中一种潜在机制可归结于硒在肿瘤细胞的选择性吸收。其首个证据呈现在20世纪60年代的研究中，在肿瘤确诊过程中筛查制剂时分析出^{75}Se-亚硒酸钠与^{75}Se-甲硒胺酸。通过把^{75}Se用作肿瘤放射示踪剂，可观察到非常精准的颅内肿瘤、胸部肿瘤、腹部肿瘤定位。然而，硒吸收的潜在机制不仅仍未清楚，而且因化合物的不同而异。腺苷三磷酸酶可转运硒，亚硒酸盐通过阴离子转运蛋白吸收。另一方面细胞内的还原性硫醇促进了癌症细胞株中硒的吸收。各种类型癌细胞都普遍过表达胱氨酸/谷氨酸反向转运体xCT。xCT把一分子膜外胱氨酸转运到膜内，同时把一分子胞内谷氨酸转运到膜外。胱氨酸是强氧化态，进入癌细胞后一分子胱氨酸被还原成两分子半胱氨酸，用于合成GSH。癌细胞会把GSH分泌到胞外间质液中，于是癌细胞周围外液和正常组织健康细胞外液比较，前者呈强还原态微环境，可以把血浆输送的各种硒形式都还原成硒化氢，而硒化氢作为小分子硒形式很容易转运进入癌细胞内。而正常组织健康细胞内 GSH 含量很低，所以细胞外液 GSH 含量也特别低。癌细胞要特异富集超剂量硒，细胞外液中 GSH 含量是关键因素。

2.2.2.2 应激反应与细胞靶点

细胞内的氧化还原平衡状态对维持生物体的正常生理功能是极为重要的。细胞的氧化还原状态是通过控制活性氧和还原性物质的含量使这二者之间达到平衡来实现的。一旦体内过度产生活性氧，将会发生“氧化应激”，进而对细胞产生危害。

硒的抗癌活性与含硒小分子密切相关，硒化合物的生物活性主要是通过其代谢产物发挥作用的。膳食类硒类补充剂，包括硒酸钠、亚硒酸钠、硒代蛋氨酸、硒代胱氨酸、硒-甲基硒代半胱氨酸等，很大程度上在体内会代谢为硒醚或硒醇等形式的硒化物来发挥作用。过量的硒化物或甲基硒醇对细胞是有害的，因为这些形式的硒化物容易氧化，导致超氧化物和其他活性氧的产生，从而增加毒性作用。此外，硒化合物也可能直接与自由硫醇发生反应，引起硫醇氧化，导致分子间或分子内部化学键的形成，包括三硫化硒（selenotrisulfide）化学键（GS—Se—SG）、硒基硫化物（selenenylsulfide）化学键（Se—S）、二硒醚（diselenides）化学键（Se—Se）以及蛋白硒醇（protein selenol）化学键（Se—H）的形成。另一方面氧化还原活性硒化合物也可以催化二硫键的形成（S—S）和/或与谷胱甘肽或氧化氮形成混合二硫键（S—SG）或（S—NO）。结构中 Cys 或 Sec 残基可引起蛋白质中的硫醇发生变化，引发下游生物效应，此外，硫醇的进一步氧化可直接影响蛋白质的结构、生物功能或酶活性。例如硫醇氧化可直接改变和调节信号传导，包括蛋白激酶、磷酸酶、转录因子（如 NF-κB）和 JNK 信号通路，影响癌症关联蛋白和下游通路，例如 caspases、p53、Jun、AP-1、APE-1/Ref-1、Sp1、NF-κB、ASK-1 及 JNK 等的表达。

相反，Grx 及/或 Trx 机制也能够通过硫醇氧化调节癌症关联蛋白质的功能。此外，硒化合物也可能与金属硫蛋白的巯基发生相互作用（如锌指蛋白），释放金属活性中心锌，从而抑制 DNA 结合活性。硒还可能引起蛋白质中巯基或二硫键的氧化还原变化，最终导致蛋白质未折叠。硒化合物引起的未折叠可能是与硫醇相互作用的结果，但也可能是硒在 Cys 位置错误嵌入蛋白质结构的结果。

2.2.2.3 细胞信号通路

随着硒化合物抗癌潜力的日益增强，科学家对各种化合物的潜在细胞信号通路进行了研究。在使用亚硒酸钠治疗早幼粒细胞白血病细胞（NB4）的蛋白质组学研究中，已经证明 MAPK 激酶家族的组成均因 c-myc、c-fos 和 c-jun 表达下调受到影响。研究进一步表明，在 NB4 细胞中，ERK 有效介导亚硒酸钠诱导细胞死亡，对 p38 有轻微的影响。经发现，p38MAPK 激酶与 JNK 激活或抑制作用取决于细胞类型。同样，在宫颈癌细胞中，亚硒酸钠能够激活 p38 通路，影响其他蛋白质。此外，亚硒酸钠可以抑制 β-连环蛋白和 COX-2。AKT 对 β-连环蛋白产生抑制作用，随后受到抑制的 β-连环蛋白影响其下游目标细胞周期蛋白 D1 后而存活。硒-甲基硒代半胱氨酸（MSC）与亚硒酸钠类似，能够抑制 PI3K 的活性，接着发生 AKT 和 p38 脱磷酸化作用。同时，MSC 可以抑制 Raf/MEK/ERK 信号转导通路。同样，甲基硒醇抑制 ERK1/2 通路的激活和 c-myc 基因表达。有趣的是，与非癌细胞相比，甲基硒醇对结肠癌 HCT-116 细胞的信号转导有更强的抑制作用。此外，甲基硒酸（MSA）已被证明能够通过下调乳腺癌密切相关的 ERα 抑制雌激素受体（ER）信号。

尽管 MSA 等硒化合物真的表现出类似于亚硒酸钠的模式，但涉及 AKT 的脱磷酸化作用与 PI3K、ERK1/2 和 p38，已经观察到明显的差异。当比较前列腺癌密切相关的雄激素受体（AR）表达的影响时，尽管亚硒酸钠和 MSA 都可能干扰 AR 信号，但具有不同的作用机制。亚硒酸钠降低了调节 AR 表达的 Sp1 水平，而 MSA 没有。虽然 MSA、亚硒酸钠、硒-二谷胱甘肽（SDG）和硒代胱氨酸都已被证明可以催化蛋白激酶 C 中的活性位点 Cys 硫醇发生氧化作用，但只有 SDG 和硒代胱氨酸（SeCys）能够抑制蛋白激酶 A。另外，在结肠癌细胞中，硒酸钠能够通过 AKT 相关或无关的机制参与抑制 mTOR，在缺氧条件下生长的前列腺癌细胞中也观察到 MSA 通过诱导 REDD1 和 AKT 的方式造成 mTOR 的异常调节。

2.2.2.4 细胞周期阻滞与细胞凋亡途径

大量的研究证明，在不同的癌症细胞株中，硒化合物对细胞周期阻滞和细胞凋亡途径具有影响。然而，介导细胞周期阻滞和细胞凋亡的机制因硒化合物和细胞表型而异。亚硒酸钠已被证明可以诱导不同的细胞死亡途径，包括凋亡、坏死性凋亡、坏死和自噬。亚硒酸钠会影响细胞凋亡形态特征，但亚硒酸钠诱导细胞凋亡的调节机制似乎很复杂。在小鼠黑色素瘤 C57BL/6 模型、人前列腺癌细胞株模型、人肺癌细胞株模型中，细胞凋亡是通过使亚 G_1/G_1 期发生细胞周期阻滞而引起的。另外，亚硒酸钠能够使 S 或 G_2/M 期发生细胞周期阻滞，确定亚 G_1 期细胞相应增加。对亚硒酸钠的共性认识是亚硒酸钠可以诱导 p53 相关性凋亡。在宫颈癌细胞株中，亚硒酸盐触发了细胞凋亡蛋白酶——胱冬肽酶（caspase）相关的凋亡，而在肺癌细胞株、骨肉瘤细胞株和白血病细胞中检测到 caspase 相关通路。在许多癌细胞株中，经亚硒酸钠治疗后，上调了 Bax、下调了 Bcl-2 基因表达。因此，采用亚硒酸钠治疗多种肿瘤细胞株后发现，细胞色素 c 的释放和线粒体膜电位的损失揭示了线粒体相关凋亡。关于亚硒酸钠的抗癌机制，有学者认为是诱导癌细胞自噬。然而，自噬在细胞凋亡中的作用一直存有争议。Kim 等（2007）报道，亚硒酸钠激活了神经胶质瘤细胞中过度氧化的自噬细胞死亡。也有研究表明，亚硒酸钠诱导的自噬作用是白血病和肺癌细胞的存活机制。无机硒酸钠可诱导白血病和肝癌细胞的凋亡，包括 Bcl-2 的下调和 p53 的上调。值得注意的是，已经证实，硒能将淋巴细胞有效地推入Ⅳ期癌症患者 S 期细胞周期，从而恢复免疫功能和控制癌症进展。

关于有机硒化合物，经证实，SeMet 通过引导 G_0/G_1 期或 G_2/M 期发生细胞阻滞，从而诱导细胞凋亡。SeMet 引起的细胞凋亡的作用机制与 p53 相关，ERK 磷酸化作用增强与 PARP 裂解相关。在小鼠乳腺上皮细胞肿瘤模型中，MSC 通过在 S 期引起细胞生长阻滞的方式诱导细胞凋亡。此外，MSC 通过增加人类早幼粒细胞白血病细胞与卵巢和口腔鳞状细胞瘤细胞中的 caspase 活性从而激活了凋亡形式的细胞死亡。虽然在 MSC 治疗卵巢癌细胞株中未检测到细胞色素 c 的释放，但 MSC 在人类白血病细胞的胞液中引起了细胞色素 c 的时间-剂量线性积累，因此表明 MSC 在后一种表型的凋亡效应与线粒体有关。同样，MSA 也被证明可以诱导不同癌细胞的细胞凋亡。MSA 治疗前列腺癌细胞，导致 G_1 期发生阻滞，细胞周期蛋白 D1 发生还原反应，诱导了细胞周期蛋白相关的激酶抑制蛋白 p27kip1 和 p21cip1。

经证明，在人类黑素瘤和乳腺癌细胞中，硒代胱氨酸能触发 p53 和 caspase 相关的凋亡通路。特别的，PARP 切割激活多个 caspase-3、caspase-7、caspase-8、caspase-9，caspase-10，使得线粒体释放细胞色素 c，凋亡诱导因子（AIF）和 Smac/Diablo 至胞液；Bid 的切割是硒代胱氨酸诱导的人体黑色素瘤细胞凋亡的显著标志，因此说明了内部和外部凋亡的激活。除了 Bcl-xl、Mcl-1、Bad、Bik 与 Bak 的基因表达未受到硒代胱氨酸治疗影响外，Bcl-2 的表达水平明显降低，Bax 与 PUMA-α 的表达略有升高。此外，硒代胱氨酸在人源 MCF-7 乳腺癌细胞中决定了 caspase 无关的凋亡。此外，最近已经证明，在宫颈癌细胞中，硒代胱氨酸诱导类非凋亡形式与凋亡形式的程序性细胞死亡，后者伴随 BIM 诱导和 caspase-3 分裂。与此相反，很少有人知道其他硒化物诱导细胞死亡的机制。直到最近，Posser 等（2011）证实，联苯二硒醚能够通过 ERK1/2 通路诱导人神经母细胞瘤细胞凋亡，同样，Nedel 等（2012）研究表明，其他二硒醚通过诱导 G_2/M 期细胞周期阻滞以及激活 caspase 和 p53 的方式引起细胞凋亡。经证实，硒氰酸衍生物通过降低 AKT 磷酸化的方式诱导人源癌细胞凋亡。特别是在人类口腔鳞癌细胞中，与 SDG 的观察结果相似，p-XSC 诱导 JNK 和 p38 激酶，激活 ERK1/2 和 AKT。此外，p-XSC 介导的细胞凋亡被证明与人结肠癌细胞中的 p53 基因表达无关。

在硒杂环化合物中，经证实，依布硒啉（ebselen）导致人肝癌细胞中线粒体膜电位缺失和细胞色素 c 释放的剂量-时间线性关系，但诱导细胞凋亡与 caspase 无关。相反，其结构相关的衍生物 BBSKE 通过激活 caspase-3 促进细胞凋亡的方式抑制舌癌细胞生长。此外，Juang 等（2007）发现，硒酚衍生物 D-501036 通过在 S 期剂量相关的积累及同时在 G_0/G_1 和 G_2/M 期缺失的方式导致了肝脏和肾癌细胞的死亡。随后指出，D-501036 诱导细胞凋亡与 caspase 有关，经证明，原因在于 D-501036 能够以剂量-时间相关方式增加 caspase-9 和 caspase-3 活性。细胞凋亡是硒核苷酸与硒类糖化物诱导的主要细胞死亡机制。Kim 等（2012）报道 uridine Senucleosides 诱导人体癌细胞的凋亡时涉及 p38 通路、caspase-2 与 caspase-3，较少情况下涉及 caspase-8、caspase-9。

尽管 SeNPs 领域已经受到越来越多的关注，但是目前很少有人了解 SeNPs 发挥抗恶性细胞增生活性的机制。尽管细胞死亡机制似乎很大程度上受到表面 SeNPs 分子结构构建的影响，但细胞凋亡是细胞主要死亡途径。Kong 及其合作研究者称，SeNPs 抑制前列腺癌细胞生长的部分原因是 caspase 通过激活 AKT/MDM2 通路介导细胞凋亡。

2.2.2.5　硒对细胞增殖的调控

硒是细胞生长所必需的，对控制细胞周期中的终端分化和细胞的生长发育起着关键作用。癌症和 G_1/S 检验点、细胞周期的 G_2/M 转换之间的关系已经被科学界揭示得很清楚了，因为细胞周期基本调节机制的保守性，所以阐明硒在细胞周期调控中的效应将帮助我们更好地理解这个元素的营养性作用。把 HL-60 细胞放在无血清培养的条件下，同时最大化硒对细胞生长的影响，结果发现低水平的硒（nmol/L）可以增强细胞的增殖，增加许多细胞周期相关基因的表达，如原癌基因（c-myc）、细胞周期蛋白 C（cyclin C）、增殖细胞核抗原、细胞周期蛋白依赖性激酶（CDK1、CDK2、CDK4），影响细胞周期蛋白 B 和细胞周期蛋白 D2 的 mRNA 和所有细胞蛋白的磷酸化，从而促进主要是 G_1 期的细胞周期进程，特别是促进 G_2/M 过渡和/或减少细胞凋亡。有研究表明，硒可影响活性氧含量，通过 ROS/JNK/ATF2 信号途径对急性粒细胞白血病 NB4 细胞产生细胞周期阻滞，并引起癌细胞凋亡。此外，硒的两种化合物，亚硒酸钠和甲基硒酸都能抑制肺癌 A549 细胞的生长和增殖，在 G_1 期诱导细胞周期阻滞，并促进细胞凋亡。然而，该调控力度与细胞内谷胱甘肽的含量密切相关。当细胞内谷胱甘肽的含量减少时，亚硒酸钠诱导的细胞周期阻滞被抑制，却促进了亚硒酸钠诱导的细胞凋亡，由此可见亚硒酸钠并不通过调控细胞周期来诱导细胞凋亡。同时 GSH 可增强甲基硒酸对 A549 细胞增殖和凋亡的调控力度。虽然已经证明了营养水平的硒在细胞增殖中的重要作用，但硒在细胞信号转导的作用还不是很清楚。

2.2.2.6　硒对信号通路蛋白分子的调控

在最近的一些研究中已经证明了硒在体内和体外介导胰岛素样所起的作用。胰岛素或胰岛素类似物是人体所必需的，它可以促进摄取的葡萄糖进入组织，然后被转化成能量或存起来供日后使用。硒的介导胰岛素样作用包括通过激活糖酵解增加葡萄糖的摄取和生成三磷酸腺苷，增加抗凋亡蛋白 Bcl-2，维持线粒体膜电位，刺激合成脂肪酸和磷酸戊糖。这些反应的机制显示，其参与到胰岛素信号级联反应中，激活关键蛋白和间接激活酪氨酸磷酸化丝裂原活化蛋白激酶（MAPK）。硒还直接调节多种蛋白在细胞内的各种信号传导通道。硒通过调控半胱氨酸残基的氧化还原反应，抑制核因子 κB（NF-κB）、激活蛋白-1、c-jun *N* 末端激酶（JNK）和 caspase-3 的活性。营养水平的硒也被证明可以通过抑制细胞凋亡信号，调节激酶 1（ASK1）的活性使细胞继续存活，这是通过激活 Rac1 从而激活 FAK、PI3K、AKT 激酶通路；也可以抑制细胞凋亡的 JNK 通路，这是通过激活 FAK、PI3K-AKT 和修改 ASK1 激酶的巯基实现的。硒还可参与细胞自噬相关的一些信号通路 p70S6K/p53/ULK1 关系，在 NB4 细胞中，硒可以通过刺激 ROS 的产生，来参与对细胞自噬的调节，ROS 可通过下调 p70S6K/p53/ULK1 通路蛋白质的表达来抑制细胞自噬。硒还在 NB4 细胞自噬与凋亡的转换之间起着重要的调控作用；也可通过激活 PERK 和 elF2α/ATF4 的下游来促进细胞凋亡，PERK 被硒激活后，p38 从被 PERK 抑制的 Hsp90 上解离下来，并发生自身磷酸化激活，p38 可以增强 ATF4 与 CHOP 启动子的相互对接，进而通过 elF2α 促进细胞凋亡。

2.2.2.7 硒对细胞凋亡的调控

研究表明，硒对癌细胞凋亡具有较强的调控能力，如急性早幼粒细胞白血病细胞 NB4、lurkat，结肠癌细胞 HTC116、SW480、HT29 等，加硒处理后细胞凋亡率明显增加，并且通过多种信号转导途径，依靠多种方式来促进癌细胞的凋亡。例如在 NB4 细胞中，硒通过抑制 JNK 和 ATF2 的活性，降低其与一些细胞周期蛋白启动子结合的亲和力，从而导致细胞周期阻滞。在结肠癌细胞 HCT116、SW480 中，硒同样有着明显的细胞凋亡诱导作用，通过对 AKT 磷酸化激活的抑制，使得 β-连环蛋白的活性受到抑制，降低了细胞周期蛋白 D1 和生存素的表达，而使用锰钛预处理细胞则可使该癌细胞凋亡情况逆转，表明了 ROS 很可能为硒诱导细胞凋亡的上游信号。AKT 除了与 β-连环蛋白被硒共同调节影响细胞凋亡之外，还可与 Fox03a、Bim 在 PTEN 存在的情况下共同调节硒诱导的细胞凋亡。硒还可以与其他一些抗癌物共同作用于癌细胞，诱导癌细胞的凋亡以及增殖、分化等其他生理活动，如硒在 NB4 细胞中促进细胞对砷的摄取，两者发挥协同效应，通过下调 NF-κB 因子的表达量以及激活 caspase-3 来诱导 NB4 细胞的凋亡。然而硒对细胞凋亡的作用不只是促进，亦能抑制。如在日常饮食中 0.3μg/g 黄曲霉毒素 AFB1 可以通过降低 Bcl-2 基因信使 RNA 的表达水平，提高 Bax 和 caspase-3 基因信使 RNA 的表达水平来促进肉鸡空肠细胞的凋亡；然而在饮食中同时加入 0.4μg/g 硒可以引起与 AFB1 完全相反的效应，改善 AFB1 引起的空肠细胞凋亡。硒除了通过受体途径调控相关信号转导通路影响细胞凋亡，同样可以通过细胞内线粒体途径诱导细胞凋亡。在结肠癌细胞中，硒可上调 Bax 基因表达和下调 Bcl-2 基因表达，导致 MMP 的含量减少，并诱导 Bax 从胞质向线粒体易位以及激活 caspase-3，从而诱导细胞凋亡。

2.2.2.8 硒细胞毒性的相关研究

众所周知，硒可以诱导细胞凋亡，同时也会产生细胞毒性，最近对于硒在细胞内的毒性研究取得了一定的进展。硒在细胞内产生的毒性源于亚硒酸钠的生理代谢，研究发现亚硒酸钠在癌细胞内代谢后可产生内源性的纳米硒，经过蛋白质组学分析，鉴定出了在纳米硒自组装期间，对硒酸盐具有高度亲和力并与之结合的 3 种关键蛋白：糖酵解酶、不溶性微管蛋白和热休克蛋白 90（HSP90）。糖酵解酶与纳米硒结合后失活，强烈地抑制 ATP 生成，导致线粒体结构被破坏，功能失调。不溶性微管蛋白的失活则导致微管解聚，改变微管的动力学特性。而 HSP90 的隔离则会引起其下游靶分子的降解，最终导致细胞完成自噬向凋亡的信号转换。该研究提出，亚硒酸钠代谢产生的纳米硒，可能为硒细胞毒性产生的首要原因。另有文章对两种含硒蛋白 SBP1 和 GPx1 在硒细胞毒性产生的生理过程中所起作用进行了揭示，两者的蛋白质含量呈现负相关，GPx1 的过度表达可以抑制 SBP1 蛋白的表达，增强亚硒酸钠细胞毒性，由此可见 SBP1 是硒介导细胞毒性过程中的一个关键蛋白质分子，在亚硒酸钠处理的癌细胞中，SBP1 蛋白含量的下降会使过氧化氢和过氧化物阴离子大量产生，引起氧化应激，最终导致细胞凋亡。谷胱甘肽能与亚硒酸钠反应，增强细胞对亚硒酸钠的新陈代谢以及提高细胞对硒摄取的亲和力，同时发现用干扰 RNA 沉默 SBP1 后，胞外谷胱甘肽含量增加，导致细胞对于亚硒酸钠的敏感性增强。该研究确定，SBP1 蛋白通过调节细胞间谷胱甘肽的含量来调控癌细胞及耐药细胞的微环境，在硒介导的细胞毒性中发挥着重要作用。

2.3　硒与放化疗辅助

大量的临床和实验证据表明，硒具有抗辐射和化学保护剂的功能，能够减轻肿瘤特异性化疗或放射治疗的副作用。硒作为硒蛋白的组成部分和硒代谢物的来源，参与抗氧化保护和氧化还原调节（Hatfield，2001）。癌症患者放疗和化疗的副作用与自由基的形成和对正常细胞的相关氧化损伤有关（Weijl，1997）。硒化合物作为毒性拮抗剂来预防化疗和放疗相关副作用的干预策略受到越来越多的关注。

放射疗法是非侵入性治疗癌症的方法，已广泛应用于临床数十年。相比手术或药物治疗，放射疗法对患者生理和心理上的负担更少，患者也更容易恢复。放疗尽管有这些优势，但仍有可能不能有效地消除肿瘤。大多数肿瘤都存在放射抗拒性，即使加大照射剂量，依旧存在肿瘤复发的情况，从而导致抗肿瘤失败。此外，放疗还有严重的副作用。急性黏膜炎是一种在接受放射治疗的患者中经常出现的严重症状。最近的一项回顾发现，大约 80%的耳鼻喉科放疗患者发生了黏膜炎，其中约一半患者达到了严重程度（3～4 级），导致 1/9 的患者治疗中断或改变（Trotti，2003）。接受骨盆放射治疗的患者，例如妇科恶性肿瘤，有发生急性肠黏膜炎、肠炎和腹泻的风险。唾液腺萎缩和口干是耳鼻喉科放疗后放射性涎腺炎的长期后遗症，只有通过对症干预，如唾液替代品或兴奋剂，才能充分控制这种症状（Kruse，2010）。

在放射治疗的急性和长期副作用中，硒作为一种预防药物已经被使用过。在体外实验中发现，亚硒酸钠对人成纤维细胞和内皮细胞具有保护作用，而不会降低对癌细胞的放射治疗活性（Rodeman，1999；Schleicher，1999）。Sagowski（2004）研究表明，肠外注射亚硒酸钠减少了大鼠腮腺的放射性损伤，辐射后腺体功能更好证实了这一点。

许多化疗的毒性和副作用与细胞产生的自由基有关（Weijl，1997）。在体外观察到 ebselen 对阿霉素诱导的大鼠心肌细胞损伤有保护作用（Kotamraju，2000）。动物研究表明，亚硒酸钠和依布硒啉可以降低顺铂引起的大鼠和小鼠的肾毒性（Baldew，1989；Francescato，2001；Yoshida，2000）和骨髓毒性（Ohkawa，1988）。在大鼠中补充亚硒酸钠也降低了阿霉素治疗后心脏对缺血的敏感性（Boucher，1995）。

继发性淋巴水肿是乳腺癌和耳鼻喉癌手术和放射治疗后常见的并发症（Dietz，1998；Erickson，2001）。上肢和头颈部淋巴水肿的患者会经历相当程度的功能障碍和心理疾病。腔内水肿和肿胀甚至可能导致气道阻塞，需要进行气管切开手术。水肿的发展表现为手术或放射对淋巴系统的损害，导致液体滞留（Zimmermann，2005）。较高的间质压力会减少水肿性组织的氧气供应，而慢性炎症会导致小淋巴管纤维化。有人称含高活性氧的自由基（活性氧物种）在淋巴水肿的发展和维持中具有至关重要的作用。研究发现，硒化合物可以改善稀疏灌注的水肿性组织中的氧化还原平衡，因此，在控制和治疗继发性淋巴水肿方面是有效的（Micke，2003；Zimmermann，2005）。

越来越多的实验结果表明，硒化合物能增强肿瘤细胞对抗癌药物的敏感性。研究发现，亚硒酸钠可通过 p53/Bax/活性氧的作用而增强前列腺癌细胞对 TRAIL 的敏感性。最近，Hu 等的研究结果表明，甲基硒酸通过下调 Bcl-xl 与 Survivin 等促生存蛋白而增强前列腺癌细胞对紫杉醇的敏感性。此外，Li 等的研究发现甲基硒酸和阿霉素对乳腺癌治疗具有协同作用。结果显示，甲基硒酸能通过诱导 AKT 磷酸化调控其下游底物，从而促进阿霉素诱导的 MCF-7 细胞凋亡，联合作用大大强于各化疗药物和甲基硒酸单独使用。7-乙基-10-羟基喜树碱（SN-38）是临床上一种经常应用的抗肿瘤药物。Yin 等发现，在体外将 SN-38 与蛋氨酸酶活化的 MSC 联合应用可以促进 p53 缺陷型人头颈癌 A253 细胞株的凋亡。刘超然（2013）证明了硒代半胱氨酸增强金诺芬诱导 MCF-7 乳腺癌细胞凋亡。Richard John Lobb 研究了硒可以作为放疗增敏剂，同时不影响治疗的有效性。Schueller Patrick（2004）研究了硒在胶质瘤中的放射增敏作用，并且可以减少对正常细胞的毒副作用。

迄今为止，很多天然的或合成的硒化合物都被联合用于癌症放化疗的辅助治疗，并且取得了一定的效果。来自加拿大、英国、奥地利和德国的调查发现，4%～12%的乳腺癌和前列腺癌患者在癌症治疗期间和之后使用硒补充剂，以减轻常规治疗的不良影响，提高生活质量（Cheetham，2001；Nam，1999；Petru，2001；Sehouli，2000）。

在放射肿瘤学中，Se 的测量和补充是一个有争议的问题。德国肿瘤微量元素和电解质工作组（AKTE）在这一问题上进行了许多研究。该工作组分析了不同肿瘤患者（$n=512$）的血液和组织硒水平，进行了两项随机Ⅲ期临床研究，以测试子宫癌患者（$n=81$）和头颈部肿瘤患者（$n=39$）在放射治疗过程中补充硒的潜在辐射防护作用。结果发现，大多数肿瘤患者（子宫癌、头颈部癌、肺癌、直肠癌或前列腺癌）全血或血清中存在硒相对缺乏的情况。在前列腺癌中，与周围隔室或良性前列腺增生患者的肿瘤样本相比，癌中心的组织硒浓度相对较高。在一项针对子宫癌放疗患者的随机研究中，辅助性硒补充成功地改善了患者中硒缺乏的情况，并减少了放疗引起的腹泻。数据表明补充硒并不影响放射治疗的成功。在第二次头颈部癌症患者的随机试验中，注意到补充硒在预防放疗引起的失语症（味觉丧失）和吞咽困难方面有一些积极作用。研究中没有观察到补充硒的任何不良影响。结论是补充硒在肿瘤患者的放射防护方面产生了有希望的结果，应该被认为是相对硒缺乏患者的一种有前景的辅助治疗选择。

2.4 小结

硒是人体必需的一种营养元素，具有抗癌防癌作用，特别是在超营养剂量时。硒在食品和膳食补充剂中的主要形式是硒代蛋氨酸和硒代半胱氨酸，以及少量的甲基硒化物，现在无机硒盐亚硒酸钠和硒酸钠已被广泛用于实验研究以及家畜饲养，这些形式的硒都可以满足对该元素的营养需求。然而，它们的生物效力同时取决于其剂量和化学形式，在低剂量时，硒是一些特定硒蛋白中硒代半胱氨酸（Sec）的必要成分，可以促进细胞增殖，对免疫反应中也特别重要的；在高剂量时，硒可以降低患癌症的风险，刺激肿瘤细胞周期阻滞和细胞凋亡，但仍然无毒。因此，硒是非常有潜力的抗癌药物，进一步研究和阐明硒的抗癌机制，对探索肿瘤治疗的有效方法具有重大意义。

参 考 文 献

[1] AnanY，OgraY，Somekawa L，et al. Effects of chemical species of selenium on maternal transfer during pregnancy and lactation [J]. Life Sciences，2009，84 (25-26)：888-893.

[2] Bray F，Ferlay J，Soerjomataram I，et al. Global cancer statistics 2018：GLOBOCAN estimates of incidence and mortality worldwide for 36 cancers in 185 countries [J]. CA：a cancer journal for clinicians，2018，68 (6)：394-424.

[3] Brozmanová J. Selenium and cancer：from prevention to treatment [J]. Klin Onkol，2011，24 (3)：171-179.

[4] Liu C，Liu Z，Li M，et al. Enhancement of auranofin-induced apoptosis in MCF-7 human breast cells by selenocystine，a synergistic inhibitor of thioredoxin reductase [J]. PloS one，2013，8 (1)：e53945.

[5] Cai L，Mu L N，Lu H，et al. Dietary selenium intake and genetic polymorphisms of the GSTP1 and p53 genes on the risk of esophageal squamous cell carcinoma [J]. Cancer Epidemiol Biomarkers Prev，2006，15 (2)：294-300.

[6] Chen W，Zheng R，Baade P D，et al. Cancer statistics in China，2015 [J]. CA：a cancer journal for Clinicians，2016，66 (2)：115-132.

[7] Clark L C，Combs G F，Turnbull BW，et al. Effects of selenium supplementation for cancer prevention in patients with carcinoma of the skin. A randommed controlled trial. Nutritional Prevention of Cancer Study Group [J]. JAMA，1996，276 (24)：1957-1963.

[8] Clark L C，Combs G F. Selenium compounds and the prevention of cancer：research needs and public health implications [J]. Journal of Nutrition，1986，116 (1)：170-173.

[9] Clayton C C，Baumann C A. Diet and azo dye tumors：effect of diet during a period when the dye is not fed [J]. Cancer Research，1949，9 (9)：575-582.

[10] Duffield Lillico A J，Slate E H，Reid M E，et al. Selenium supplementation and secondary prevention of nonmelanoma skin cancer in a randomized trial [J]. J Natl Cancer Inst，2003，95 (19)：1477-1481.

[11] Duntas L H，Benvenga S. Selenium：an element for life [J]. Endocrine，2015，48 (3)：756-775.

[12] Feng Y，Su J，Zhao Z，et al. Differential effects of amino acid surface decoration on the anticancer efficacy of selenium nanoparticles [J]. Dalton Trans，2014，43 (4)：1854-1861.

[13] Franke K W. A new toxicant occurring naturally in certain samples of plant foodstuffs [J]. Journal of Nutrition，1934，8 (5)：597-608.

[14] Gammelgaard B，Rasmussen L H，Gabel-Jensen C，et al. Estimating intestinal absorption of inorganic and organic selenium compounds by in vitro flux and biotransformation studies in Caco-2 cells and ICP-MS detection [J]. Biological Trace Element Research，2012，145 (2)：248-256.

[15] Guo C H，Hsia S，Shih M Y，et al. Effects of selenium yeast on oxidative stress，growth inhibition，and apoptosis in human breast cancer cells [J]. International Journal of Medical Sciences，2015，12 (9)：748-758.

[16] Hu H，Jiang C，Schuster T，et al. Inorganic selenium sensitizes prostate cancer cells to TRAIL-induced apoptosis through superoxide/p53/Bax-mediated activation of mitochondrial pathway [J]. Mol Cancer Ther，2006，5 (7)：1873-1882.

[17] Hu H，Li G X，Wang L，et al. Methylseleninic acid enhances taxane drug efficacy against human prostate cancer and down-regulates antiapoptotic proteins Bcl-xl and Survivin [J]. Clinical Cancer Research，2008，14 (4)：1150-1158.

[18] Harr J R，Exon J H，Weswig P H，et al. Relationship of dietary selenium concentration；chemical cancer induction；

and tissue concentration of selenium in rats [J]. Clinical Toxicology, 1973, 6 (3): 487-495.

[19] Ip C, Thompson H J, Zhu Z, et al. In vitro and in vivo studies of methylseleninic acid: evidence that a monomethylated selenium metabolite is critical for cancer chemoprevention [J]. Cancer Research, 2000, 60 (11): 2882-2886.

[20] Bernier J, Cooper J S, Pajak T, et al. Defining risk levels in locally advanced head and neck cancers: a comparative analysis of concurrent postoperative radiation plus chemotherapy trials of the EORTC (#22931) and RTOG (#9501) [J]. Head Neck, 2005, 27 (10): 843-850.

[21] Jariwalla R J, Gangapurkar B, Nakamura D. Differential sensitivity of various human tumour-derived cell types to apoptosis by organic derivatives of selenium [J]. British Journal of Nutrition, 2009, 101 (2): 182-189.

[22] Johnson C C, Fordyce FM, Rayman MP. Symposium on 'Geographical and geological influences on nutrition': Factors controlling the distribution of selenium in the environment and their impact on health and nutrition [J]. Proc Nutr Soc, 2010, 69 (1): 119-132.

[23] Li H, Stampfer M J, Giovannucci E L, et al. A prospective study of plasma selenium levels and prostate cancer risk [J]. Urologic Oncology Seminars and Original Investigations, 2004, 22 (6): 496-497.

[24] Li W, Guo M, Liu Y, et al. Selenium induces an anti-tumor effect via inhibiting intratumoral angiogenesis in a mouse model of transplanted canine mammary tumor cells [J]. Biological Trace Element Research, 2016, 171 (2): 371-379.

[25] Li Z, Meng J, Xu T J, et al. Sodium selenite induces apoptosis in colon cancer cells via Bax-dependent mitochondrial pathway [J]. European Review for Medical and Pharmacological Sciences, 2013, 17 (16): 2166-2171.

[26] Mark S D, Qiao Y L, Dawsey S M, et al. Prospective study of serum selenium levels and incident esophageal and gastric cancers [J]. Journal of the National Cancer Institute, 2000, 92 (21): 1753-1763.

[27] Bella M, Schultz M, Milata V, et al. Application of the Gould-Jacobs reaction to 4-amino-2, 1, 3-benzoselenadiazole [J]. Tetrahedron, 2010, 66 (41): 8169-8174

[28] Yin M B, Li Z R, Cao S, et al. Enhanced 7-ethyl-10-hydroxycamptothecin (SN-38) lethality by methylselenocysteine is associated with Chk2 phosphorylation at threonine-68 and down-regulation of Cdc6 expression [J]. Mol Pharmacol, 2004, 66 (1): 153-160.

[29] Montero D A J, Jassem J. Cellular redox pathways as a therapeutic target in the treatment of cancer [J]. Drugs, 2011, 71 (11): 1385-1396.

[30] Ralph M, Oliver M, Lutz S, et al. Selenium in radiation Oncology-15 years of experiences in germany [J]. Nutrients, 2018, 10 (4): E483.

[31] Nelson A A, Fitzhugh O G, Calvery H O. Liver tumors fo llowing cirrhosis caused by selenium in rat [J]. Cancer Research, 1943, 3 (4): 230-236.

[32] Peppone L J, Hyland A, Cummings K M, et al. Association between colorectal cancer, cigarette smoking, secondhand smoke exposure, and age at diagnosis [J]. Aacr Meeting Abstracts, 2006 (3): A212.

[33] Nogueira C W, Rocha J B. Toxicology and pharmacology of selenium: emphasis on synthetic organoselenium compounds [J]. Archives of Toxicology, 2011, 85 (11): 1313-1359.

[34] Oldfield J E. The selenium story: Some reflections on the "Moon-Metal" [J]. New Zealand Veterinary Journal, 1974, 22 (6): 85-94.

[35] Oldfield J E. The two faces of selenium [J]. Journal of Nutrition, 1987, 117 (12): 2002-2008.

[36] Schueller P, Puettmann S, Micke O, et al. Selenium influences the radiation sensitivity of C6 rat glioma cells [J]. Anticancer Research, 2004, 24 (5A): 2913-2917.

[37] Lobb R. Selenium as a modulator of efficacy and toxicity of chemotherapy and radiation [D]. Hamilton: University of Waikato. 2011.

[38] Rayman M P Selenium and human heakh [J]. Lancet, 2012, 379 (9822): 1256-1268.

[39] Reich H J, Hondal R J. Why nature chose selenium [J]. ACS Chem Biol, 2016, 11 (4): 821-841.

[40] Reid M E, Stratton M S, Lillico A J, et al. A report of high-dose selenium supplementation: response and toxicities [J]. Trace Elem Med Biol, 2004, 18 (1): 69-74.

[41] Rosenfeld I, Beath O A. The elimination and distribution of selenium in the tissues in experimental selenium poison-

ing [J]. J Nutr, 1945, 30 (6): 443-449

[42] Li S, Zhou Y, Wang R, et al. Selenium sensitizes MCF-7 breast cancer cells to doxorubicin-induced apoptosis through modulation of phospho-Akt and its downstream substrates [J]. Mol Cancer Ther, 2007, 6 (3): 1031-1038.

[43] Schwarz K, Foltz C M. Selenium as an integral part of factor 3 against dietary necrotic liver degeneration [J]. Nutrition, 1999, 15 (3): 255.

[44] Shamberger R J, Rudolph G. Protection against cocarcinogenesis by antioxidants [J]. Experientia, 1966, 22 (2): 116.

[45] Shamberger R J. Frost DV. Possible protective effect of selenium against human cancer [J]. Can Med Assoc J, 1969, 100 (14): 682.

[46] Sheehan H B, Benetucci J, Muzzio E, et al. High rates of serum selenium deficiency among HIV-and HCV-infected and uninfected drug users in Buenos Aires, Argentina [J]. Public Health Nutrition, 2012, 15 (3): 538-545.

[47] Sinha R, Kiley S C, Lu J X, et al. Effects of methylselenocysteine on PKC activity, CDK2 phosphorylation and gadd gene expression in synchronized mouse mammary epithelial tumor cells [J]. Cancer Letters, 1999, 146 (2): 135-145.

[48] Smith M L, Lancia J K, Mercer T I, et al. Selenium compounds regulate p53 by common and distinctive mechanisms [J]. Anticancer Research, 2004, 24 (3): 1401-1408.

[49] Surai P F, Dvorska J E. Is organic selenium better for animals than inorganic sources? [J]. Feed Mix, 2001, 9 (4/5): 8-10.

[50] Suzuki KT, Kurasaki K, Suzuki N. Selenocysteine beta-lyase and methylselenol demethylase in the metabolism of Se-methylated selenocompounds into selenide [J]. Biochim Biophys Acta, 2007, 1770 (7): 1053-1061.

[51] Chen T, Zheng W, Wong Y S, et al. Mitochondria-mediated apoptosis in human breast carcinoma MCF-7 cells induced by a novel selenadiazole derivative [J]. Biomedicine and Pharmacotherapy, 2008, 62 (2): 77-84.

[52] Thiry C, Ruttens A, Pussemier L, et al. An in vitro investigation of species-dependent intestinal transport of selenium and the impact of this process on selenium bioavailability [J]. British Journal of Nutrition, 2013, 109 (12): 2126-2134.

[53] Anathy V, Roberson E C, Guala A S, et al. Redox-based regulation of apoptosis: S-glutathionylation as a regulatory mechanism to control cell death [J]. Antioxidants and Redox Signaling, 2012, 16 (6): 496-505.

[54] Vinceti M, Filippini T, Del Giovane C, et al. Selenium for preventing cancer [J]. Cochrane Database of Systematic Reviews. 2014, 30 (3): CD005195.

[55] Wallenberg M, Misra S, Wasik A M, et al. Selenium induces a multi-targeted cell death process in addition to ROS formation [J]. Journal of Cellular and Molecular Medicine, 2014, 18 (4): 671-684.

[56] Weekley C M, Harris H H. Which form is that? The importance of selenium speciation and metabolism in the prevention and treatment of disease [J]. Chem Soc Rev, 2013, 42 (23): 8870-8894.

[57] Xiao R, Qiao J T, Zhao H F, et al. Sodium Selenite induces apoptosis in cultured cortical neurons with special concomitant changes in expression of the apoptosis related genes [J]. NeuroToxicology, 2006, 27 (4): 478-484.

[58] Yang J Y, Wang Z R. The antitumor effects of selenium compound $Na_5SeV_5O_{18} \cdot 3H_2O$ in K562 cell [J]. Arch Pharm Res, 2006, 29 (10): 859-865.

[59] Zhang W, Xiao H, Parkin K L. Apoptosis in MCF-7 breast cancer cells induced by S-alkenylmercaptocysteine (CySSR) species derived from Allium tissues in combination with sodium selenite [J]. Food and Chemical Toxicology, 2014, 68: 1-10.

[60] Zorn M, Ihling C H, Golbik R, et al. Selective selC-Independent selenocysteine incorporation into formate dehydrogenases [J]. PLoS One, 2013, 8 (4): e61913.

[61] Männistö S, Alfthan G, Virtanen M, et al. Toenail selenium and breast cancer—a case-control study in Finland [J]. European Journal of Clinical Nutrition, 2000, 54 (2): 98-103.

[62] Reid M E, Duffield-Lillico A J, Sunga A, et al. Selenium supplementation and colorectal adenomas: An analysis of the nutritional prevention of cancer trial [J]. International Journal of Cancer, 2006, 118 (7): 1777-1781.

[63] Lucia L, Viera V, Jela B. Selenium: From cancer prevention to DNA damage [J]. Toxicology, 2006, 227 (1-2): 1-14.

[64] Vinceti M, Wei E T, Malagoli C, et al. Adverse health effects of selenium in humans [J]. Rev Environ Health, 2001, 16 (4): 233-251.

[65] Ip C. Lessons from basic research in selenium and cancer prevention [J]. Journal of Nutrition, 1998, 128 (11): 1845-1854.

[66] Kim E H, Sohn S, Kwon H J, et al. Sodium selenite induces superoxide-mediated mitochondrial damage and subsequent autophagic cell death in malignant glioma cells [J]. Cancer Research, 2007, 67 (13): 6314-6324.

[67] Thaís P, Paula M T D, Franco J L, et al. Diphenyl diselenide induces apoptotic cell death and modulates ERK1/2 phosphorylation in human neuroblastoma SH-SY5Y cells [J]. Archives of Toxicology, 2011, 85 (6): 645-651.

[68] Nedel F, Campos V F, Alves D, et al. Substituted diaryl diselenides: Cytotoxic and apoptotic effect in human colon adenocarcinoma cells [J]. Life Sciences, 2012, 91 (9-10): 345-352.

[69] Juang S H, Lung C C, Hsu P C, et al. D-501036, a novel selenophene-based triheterocycle derivative, exhibits potent in vitro and in vivo antitumoral activity which involves DNA damage and ataxia telangiectasia-mutated nuclear protein kinase activation [J]. Molecular cancer therapeutics, 2007, 6 (1): 193-202.

[70] Kim B M, Rode A B, Han E J, et al. 5-Phenylselenyl-and 5-methylselenyl-methyl-2′-deoxyuridine induce oxidative stress, DNA damage, and caspase-2-dependent apoptosis in cancer cells [J]. Apoptosis, 2012, 17 (2): 200-216.

[71] Martin-Romero F J, Kryukov G V, Lobanov A V, et al. Selenium metabolism in drosophila: selenoproteins, selenoprotein mrna expression, fertility, and mortality [J]. Journal of Biological Chemistry, 2001, 276 (32): 29798-29804.

[72] Weijl N I, Cleton F J, Osanto S. Free radicals and antioxidants in chemotherapy-induced toxicity [J]. Cancer Treatment Reviews, 1997, 23 (4): 209-240.

[73] Trotti A, Bellm L A, Epstein J B, et al. Mucositis incidence, severity and associated outcomes in patients with head and neck cancer receiving radiotherapy with or without chemotherapy: a systematic literature review [J]. Radiotherapy and Oncology, 2003, 66 (3): 253-262.

[74] Kruse A L, Riener M O, Graetz K W, et al. Mucosal malignant melanomas in head and neck surgery: a retrospective study of six patients and review of the literature [J]. Oral and Maxillofacial Surgery, 2010, 14 (3): 143-147.

[75] Rodemann H P, Hehr T, Bamberg M. Relevance of the radioprotective effect of sodium selenite [J]. 1999, 94 (Suppl 3): 39-41.

[76] Schleicher U M, Andreopoulos D, Ammon J, et al. Conventionally fractionated radiotherapy of glioblastoma multiforme. Results and analysis of possible influencing factors [J]. Frontiers of Radiation Therapy and Oncology, 1999, 33: 166-173.

[77] Sagowski C, Wenzel S, Tesche S, et al. Sodium selenite reduces acute radiogenic damage of the rat parotid glands during fractionated irradiation [J]. HNO, 2004, 52 (12): 1067-1075.

[78] Kotamraju S, Konorev E A, Joseph J, et al. Doxorubicin-induced apoptosis in endothelial cells and cardiomyocytes is ameliorated by nitrone spin traps and ebselen: role of reactive oxygen and nitrogen species [J]. Journal of Biological Chemistry, 2000, 275 (43): 33585-33592.

[79] Francescato H D C, Costa R S, Camargo S M R, et al. Effect of oral selenium administration on cisplatin-induced nephrotoxicity in rats [J]. Pharmacological Research, 2001, 43 (1): 77-82.

[80] Yoshida M, Iizuka K, Terada A, et al. Prevention of nephrotoxicity of cisplatin by repeated oral administration of ebselen in rats [J]. The Tohoku Journal of Experimental Medicine, 2000, 191 (4): 209-220.

[81] Ohkawa K, Tsukada Y, Dohzono H, et al. The effects of co-administration of selenium and cis-platin (CDDP) on CDDP-induced toxicity and antitumour activity [J]. British Journal of Cancer, 1988, 58 (1): 38-41.

[82] Coudray C, Hida H, Boucher F, et al. Modulation by selenium supplementation of lipid peroxidation induced by chronic administration of adriamycin in rats [J]. Nutrition, 1995, 11 (Suppl 5): 512-516.

[83] Schueller P, Puettmann S, Micke O, et al. Selenium influences the radiation sensitivity of C6 rat glioma cells [J]. Anticancer Research, 2004, 24 (5A): 2913-2917.

[84] Petru E, Petru C, Benedicic C. Re: "Selenium as an element in the treatment of ovarian cancer in women receiving chemotherapy" [J]. Gynecologic Oncology, 2005, 96 (2): 559-560.

[85] Sieja K, Talerczyk M. Selenium as an element in the treatment of ovarian cancer in women receiving chemotherapy [J]. Gynecologic Oncology, 2004, 93 (2): 320-327.

[86] Muecke R, Micke O, Schomburg L, et al. Selenium in radiation oncology-15 years of experiences in germany [J]. Nutrients. 2018, 10 (4): E483.

[87] 刘超然. 有机硒作为硫氧还蛋白还原酶的协同抑制剂增强金诺芬诱导的人乳腺癌细胞凋亡 [D]. 广州: 暨南大学, 2013.

[88] 陈维香, 曹晓哲, 朱任之. 二氧化硒对肺癌细胞增殖、凋亡及端粒酶活性的影响 [J]. 癌症, 2003, 22 (7): 927-931.

[89] 李杨, 尚德静. 硒化合物诱导肿瘤细胞凋亡的研究进展 [J]. 中国生化药物杂志, 2008, 29 (1): 58-61.

[90] 刘培杏. 微量元素硒的生理学功效及富硒功能性食品简介 [J]. 广西轻工业. 2010, 3 (3): 3-4.

[91] 吴爱如. 妇科恶性肿瘤的综合治疗 [J]. 中国肿瘤, 1996, 5 (9): 3-5.

[92] 张薇. 硒作用于食管鳞癌细胞的调控机制研究 [D]. 北京: 北京协和医学院, 2010.

[93] 赵洪进, 孙泉云, 刘佩红. 富硒麦芽对二乙基亚硝胺诱发大鼠肝癌血管生成的影响 [J]. 中国畜牧兽医, 2009, 36 (5): 42-44.

第3章 硒与肺癌

肺癌是全球发病率、致死率最高的癌症。肺癌主要分为四种组织类型，包括腺癌（adenocarcinoma，AD）、鳞癌（squamous cell carcinoma，SCC）、大细胞肺癌（large cell lung carcinoma，LCLC）和小细胞肺癌（small cell lung carcinoma，SCLC）。因为小细胞肺癌的治疗和预后与其他类型的肺癌有显著不同，因此临床上将肺癌分为小细胞肺癌和非小细胞肺癌（non-small cell lung carcinoma，NSCLC）两大类。目前治疗小细胞肺癌以化疗为主，非小细胞肺癌以切除病灶辅以化疗为主。

3.1 肺癌的流行病学概述

3.1.1 发病率与死亡率

世界卫生组织下属国际癌症研究机构（IARC）于2018年9月发布了2018年最新全球癌症统计数据《全球癌症报告》(Bray F et al.，2018)，提供了全球185个国家和地区36种癌症的发病率、死亡率等相关数据。报告指出，2018年肺癌仍然是全球癌症发病率（210万新发病例）和死亡率（180万死亡病例）最高的癌种，发病人口约占癌症总发病人口的11.6%，死亡人口约占癌症总死亡人口的18.4%。在全球总人口两性（男性和女性）癌症发病率中排名第1位（发病率11.6%），死亡率中排名第1位（死亡率18.4%）；全球总人口（男性）的癌症发病率（14.5%）和死亡率（22.0%）均排行第1；全球总人口（女性）的癌症发病率（8.4%）和死亡率（13.8%）排行分别位列第3和第2。

根据国家癌症中心发布的统计数据显示：2014年肺癌在全国人口两性（男性和女性）癌症发病率中排名第1位（发病率57.13例/10万人），死亡率排名第1位（死亡率45.80例/10万人）；在全国男性癌症发病率中排名第1位（发病率74.31例/10万人），死亡率排名第1位（死亡率61.10例/10万人）；在全国女性癌症发病率中排名第2位（发病率39.08例/10万人），死亡率排名第1位（死亡率29.71例/10万人）。

从发病率的地区分布看（Chen W，2016），东中部地区男性肺癌居首位，女性肺癌位居第 2（首位为乳腺癌）。西部地区男女性肺癌均居首位。不同年龄段主要恶性肿瘤发病情况显示，45 岁及以上人群肺癌发病人数最多。按死亡率排序，肺癌居全国恶性肿瘤死亡率的首位，死亡病例约 62.6 万。肺癌居男女性恶性肿瘤死亡的第 1 位。从死亡率的地区分布看，肺癌居东、中和西部地区主要男女恶性肿瘤死因排名第 1 位。不同年龄段主要恶性肿瘤死亡情况显示，男性 60 岁及以上人群肺癌死亡人数最多，女性 45 岁及以上人群肺癌死亡人数最多。

3.1.2 病因

3.1.2.1 吸烟与环境因素

虽然目前对引起肺癌的确切病因尚不明确，但肺癌的病因学研究已经显示，与肺癌发病有关的因素包括吸烟、职业因素、环境污染、病毒感染以及肺癌的遗传易感性等。早在 20 世纪 50 年代，流行病学资料就已经确定吸烟与肺癌之间有因果关系，现在已经知道肺癌的病因主要是吸烟和环境化学致癌物。60 多个国家的调查结果表明，肺癌与吸烟，特别是与吸纸烟的关系极为密切。大约有 3/4 的肺癌患者有重度吸烟史，吸纸烟者肺癌的死亡率比不吸烟者高 10～20 倍。吸烟量越多、烟龄越长、开始吸烟的年龄越早，肺癌的死亡率越高。此外，外界环境因素，如空气污染，吸入石棉、镉、砷、放射性氡气等也都可能导致肺癌。工业废气和受致癌物质污染的大气与肺癌的发生有明显的关系，工业发达国家的肺癌发病率比工业落后国家高，城市比农村高，大城市比中小城市高。

肺腺癌在过去五十年中的发病率日渐上升，但是发病的原因一直不太清楚。Chen 等（2005）对美国流动人口和当地居民中抽烟和不抽烟者的调查结果显示，低焦油含量香烟的使用与肺腺癌的增加无关，相反，在吸烟和非吸烟人群中，肺腺癌发病率增高的主要原因是空气污染。此外，在以往的研究中也发现在非吸烟者中有很多因素与肺癌的发生有关，如被动吸烟、饮食种类和空气污染等。我国调查研究显示，家庭中煤炭的燃烧是非吸烟妇女发生肺癌的主要危险因素，因为煤烟中含有大量的致癌物，如 SO_2、CO、TSP、苯并[*a*]芘（B[*a*]P）等。许多研究均发现家庭煮食时，煤油的使用与肺癌的发生有明显的关系。

职业环境中的呼吸道致癌物是造成职业人群肺癌发病率增高的重要原因，目前已知对呼吸道有致癌作用的物质有放射性物质、石棉、焦油物质、氯甲醚类、芥子气、砷、镍、铬、铍以及作为辅助因子的烟草等。

除了吸烟是诱发肺癌的重要因素以外，越来越多的研究已经发现空气污染及其他因素也是肺癌发生的重要因素。随着肺癌病因学研究的不断深入，我们将对肺癌发生的原因有更加清楚的认识。同时，这些研究还提示我们，除了不吸烟及避免被动吸烟外，减少空气污染、增加体育锻炼、注意饮食类型也是防止肺癌发生的非常重要的措施。

3.1.2.2 性别差异

关于性别与肺癌易感性的关系已有不少的报道。肺癌在妇女中的组织学分布也不同于男性。在吸烟和患肺癌的性别差异关系研究中，还发现在相同吸烟水平的人群中，女性患肺癌的概率是男性的 2 倍。吸烟的妇女更易患肺鳞癌，不吸烟的女性则更易患肺腺癌。当然男性患肺癌的类型和吸烟的种类有关。在吸烟群体中，女性患肺癌的概率高于男性，有各种各样的解释。一种解释认为低焦油含量和尼古丁香烟使用的增加，导致引起更多的腺癌，这主要是由于烟草中大量的硝胺类物质和吸气深度增加有关。另一种解释认为可能是与男女间生物学特性的差异有关。Kaiser 等（1996）发现在女性肺癌细胞中常可检测到雌激素和黄体酮的受体。肺癌高发与激素水平间的关系还发现在高患肺癌的中国妇女中，往往有多且短的月经周期。在不同性别人群中，肺癌类型的不同，推测雌激素可能在肺癌产生中有一定的作用。有一些研究认为，在女性机体中存在一些影响致癌物解毒酶基因的代谢多态性异常，因此女性更易患肺癌。流行病学调查也发现月经周期与肺癌有关，月经周期短及绝经晚的女性患肺癌危险性高。

3.1.2.3 营养状况

20 世纪 60 年代人们就注意到维生素 A 可阻止上皮细胞的转化、恶变。维生素 A 缺乏时 B[a]P 与上皮细胞 DNA 结合显著增加，即维生素 A 缺乏可增加化学致癌的易感性。动物实验已证实，胡萝卜素有防癌作用，可提高机体对肿瘤的免疫力，促进肿瘤坏死因子的产生。有报道说，膳食中缺乏 β-胡萝卜素与肺鳞癌及肺腺癌有关。血清流行病学调查发现，肺癌患者血清维生素 A 低于对照患者及健康人，差异显著。

3.1.2.4 既往肺部疾病

Hinds 等（1982）研究发现，在非吸烟妇女中肺结核患者患肺癌危险性较高，但在吸烟者中未见这种关系。还有的研究发现妇女童年时曾患肺炎与成年后患肺腺癌有关。国内在上海和哈尔滨进行的女性肺癌调查也表明，既往肺结核、肺炎及慢支与肺癌有显著关联。

3.1.2.5 遗传因素

长期以来人们一直认为，肺癌是一种完全由环境因素所决定的疾病，发病主要归因于吸烟。然而，调查研究发现吸烟者中仅有 10%～15%发生肺癌，而 10%～15%的肺癌患者并不吸烟。显然人们对肺癌的易感性（即肺癌的遗传易感性）存在个体差异。目前的研究表明，肺癌的遗传易感性主要包括代谢酶基因多态性、诱变剂敏感性和 DNA 修复能力以及某些基因的突变缺失。

众所周知，大多数的化学致癌物，无论是外源性，还是内源性，在体内都需要生物转化激活或解毒。在此过程中涉及的代谢酶分为两类：Ⅰ相代谢酶为代谢活化酶，前致癌物只有经过它们介导的氧化代谢活化后才能成为终致癌物；Ⅱ相代谢酶能催化内、外源性物质氧化代谢的活性产物，形成亲水物质后降解并排出。这些代谢酶控制和影响了致癌物的代谢，故它们的遗传多态性在决定人群或/和个体的肺癌易感性方面起了决定性的作用。目前大量的关于遗传学改变同烟草致癌物易感性间的关系研究主要集中在三类代谢酶基因：细胞色素 P450 家族、GST 家族和 NAT 家族。而 DNA 修复是一系列与恢复正常 DNA 序列结构和维持遗传信息相对稳定有关的细胞反应。与 DNA 修复相关的酶和蛋白质是由许多基因编码的，当这些基因发生突变或在人群中存在多态性异常时，将导致 DNA 修复能力低下或缺陷。研究显示，DNA 修复能力低于一般人群平均水平的个体对肿瘤的易感性高。因此，DNA 修复酶的多态性异常引起的 DNA 修复能力的差异可能是决定肺癌遗传易感性的重要因素。最近分子流行病学已经研究了影响 DNA 修复的基因与吸烟易感性之间的关系，在对肺癌和膀胱癌的研究中发现，在修复和删除突变基因能力降低的吸烟者中，患与烟草相关肿瘤的易感性更高。

3.1.3 发病机制

肺癌是全世界发病率及死亡率最高、危害性最大的恶性肿瘤。肺癌可分为小细胞肺癌

(SCLC) 和非小细胞肺癌 (NSCLC)。NSCLC 是肺癌分类中最常见的一种类型，由于其早期无特异性的诊断方法，确诊时已是晚期，且多数已有远处转移，预后不佳。对于肺癌的发病机制，目前尚无定论，但近几年来，分子生物学的大力发展，从癌基因和肿瘤抑制基因角度提供了更有力的证据。

3.1.3.1　microRNA

microRNA (简称 miRNA) 是真核生物中一类长度约为 22 个核苷酸、由内源基因编码的非编码单链 RNA 分子，它们在动植物中参与转录后水平调控基因蛋白的表达，从而参与细胞的增殖、分化、凋亡等多种生理过程。其位于基因组非编码区，具有高度的时序性、保守性和组织特异性，是人体内基因表达调控中一类重要的调节因子。癌症的发生通常与癌基因的异常表达密不可分，而 miRNA 通过影响原癌基因和抑癌基因的表达以及影响相关的信号通路，进而影响癌症的发生和发展，以下几种 miRNA 与 NSCLC 有密切关系。

(1) miR-125

miR-125 是 miRNA 中的一员，有五种亚型，它高表达于人体的多种组织器官之中，参与人体多组织器官的发育，也参与疾病的发生。研究证明，miR-125 通过抑制和降解靶基因 mRNA 负性调控基因的表达，作用于多种靶基因 (如 EGFR、p53 等)，进而抑制肿瘤的增殖、分化、侵袭、转移。大量研究表明，miR-125 在肺组织中的表达水平与肺癌的发生及侵袭和转移呈明显负相关，在患者的癌组织和血液中，miR-125 呈相对低表达状态。

(2) miR-126

miR-126 宿主基因定位于表皮生长因子样结构域 7 (EGFL7) 基因 7 号内含子，在心脏、肺、肾中广泛表达，但在肺癌组织中呈低表达状态甚至不表达。miR-126 可靶向作用于 EGFL7，通过负性调控其表达，进一步抑制肿瘤细胞的增殖；还可通过血管内皮生长因子 A (VEGF-A) 基因与 mRNA 的某个位点相结合，使 VEGF-A 表达水平下降，导致细胞停滞于 G_1 期，从而抑制细胞的生长。miR-126 表达于内皮细胞，并通过某种机制控制血管的生成，而癌症肿块需要不断地生成血管以供应各种成分。有研究证明它通过控制血管的生成，在 NSCLC 的侵袭、转移等进程中发挥作用，而通过上调 miR-126 的表达，可以明显地抑制肺癌细胞的生长、增殖及转移。

(3) miR-21

miR-21 是在人体组织和细胞中较早发现并且广泛存在的 miRNA 之一，它在多种癌症中呈现高表达状态，是实体肿瘤中最常见的高表达 miRNA，与肿瘤的发生发展密不可分，可能发挥癌基因的作用。赵玉明等 (2017) 实验结果提示转染 miR-21 抑制剂降低了肺癌细胞的增殖，诱导了癌细胞的凋亡。miRNA 靶基因主要有 PTEN、程序性细胞死亡蛋白 4 (PDCD4)、原肌球蛋白 1 (TPM1)、含 kazal 模体的回复引导富含半胱氨酸蛋白 (RECK)、组织金属蛋白酶抑制因子 3 (TIMP3)、Fas 配体、肿瘤相关蛋白 63 (TAp63)、异质核糖核酸蛋白 K (HNRPK) 等，虽然这些靶基因的基因定位完全不同，但它们均具有肿瘤抑制作用。miR-21 通过对以上多种靶基因的调控进而参与细胞的增殖、分化以及凋亡等生物进程，同理也参与肿瘤细胞的侵袭和转移以及血管浸润等过程。

(4) miR-424

诸多研究表明，miR-424 与细胞的增殖有相关性，其在人内皮细胞的表达数量可影响血管的生成。在多种癌组织中，Bcl-2 蛋白通过抑制细胞凋亡从而促进癌细胞的增殖，而 miR-424-5p 的过度表达可以引起其表达量下调，从而起到抑制肺癌细胞增殖的作用。

3.1.3.2 lncRNA

长链非编码 RNA（lncRNA）是一种没有或少有蛋白编码功能的分子，其长度大于 200 个核苷酸。lncRNA 在细胞分化调控和细胞周期调控中发挥重要作用，涉及细胞内多种过程调控，例如其可以作用于 p53 信号通路，与 NSCLC 的发生、发展、转移及预后都有一定的相关性。有文献研究表明，lncRNA 参与了 X 染色体沉默，核内运输，基因组印记以及转录激活、干扰、染色质修饰等多种重要的调控过程，它的这些调控作用也逐渐开始引起人们的关注。

（1）HOTAIR

HOX 转录反义 RNA（HOTAIR）位于人类第 12 号染色体 HOXC12 基因与 HOXC11 基因之间，长度为 2158bp，是首个被人类发现具有反式作用的 lncRNA。实验表明，HOTAIR 的高表达与 NSCLC 细胞转移和侵袭密切相关，与 NSCLC 预后差可能相关，而下调 HOTAIR 表达，则会明显降低细胞的转移和侵袭，HOTAIR 表达异常上调可使基质金属蛋白酶家族（MMP）过度表达，导致细胞外基质以及基底膜降解，有利于 NSCLC 细胞的浸润和转移。

（2）MEG3

母系印迹基因 3（MEG3）在人体内多种正常组织中都有表达，在脑和垂体腺中表达量最高，其在组织中表达抑癌基因的功能，但在肺癌组织中呈低表达状态，尤其是在增殖能力相对较快的肺腺癌细胞中表达水平最低。其表达量越低，肿瘤分期越晚，预后也较差，提示它参与 NSCLC 的发生、发展；其在 NSCLC 组织中的低表达会促进癌细胞的增殖，但 MEG3 可以通过下调 Bcl-xl 基因表达，进而抑制癌细胞的增殖。MEG3 能够激活 p53 依赖和非依赖途径，是调节水平最高的 RNA。MEG3 过表达会影响 MDM2 以及 p53 蛋白表达水平，从而抑制 NSCLC 细胞增殖，导致细胞的凋亡。

（3）MALAT1

近几年研究发现，lncRNA 肺腺癌转移相关转录因子 1（MALAT1）与肺癌的发生密切相关，尤其与肺腺癌的转移和预后紧密相关。它是最早在肺癌组织中发现的 lncRNA，定位于人类染色体 11q13，在很多肿瘤组织中都高表达。其在肺癌组织中表达有比较高的特异性，通常被认为是在 NSCLC，尤其是肺腺癌的早期转移阶段以及预后的特异性标志物。近年来也发现其在肺腺癌细胞系 A549 细胞中呈高表达状态。

3.1.3.3 CD147

细胞外基质金属蛋白酶诱导因子 CD147 是一种常见的细胞跨膜糖蛋白，它广泛表达于人体内的正常组织中，但表达程度相对较低，而在肺癌、肝癌、乳腺癌等癌组织中呈高表达。

在 NSCLC 组织中，CD147 阳性表达部位主要为细胞膜，在细胞质中也有少量表达，而在人体正常的肺组织中几乎不表达。其在 NSCLC 组织中阳性表达率明显高于正常的肺组织；且 CD147 在肿瘤中过表达，能够诱导基质金属蛋白酶分解，降解肿瘤细胞外基质，增强肿瘤细胞对基底膜的穿透力，故而促进肿瘤细胞的转移和侵袭。CD147 还可通过磷脂酰肌醇 3-激酶（PI3K）等多种途径促进 VEGF 生成，从而引起新生血管生成，加速肿瘤的生长过程。

3.1.3.4 EGFR

表皮生长因子受体（EGFR）是一种细胞膜表面糖蛋白受体，属于 ErbB 受体家族，是具有酪氨酸激酶活性的跨膜蛋白，是目前研究的热门靶点，它介导的信号转导与细胞的增殖、生存和分化密切相关，在多种肿瘤的发生、发展过程中都起着关键作用，是目前最常见的致癌基因之一。EGFR 在 NSCLC 组织中的阳性表达率可达到 65%，而其在正常肺组织中阳性表达率仅为 3%左右，甚至更低，且其在 NSCLC 患者的血清和转移淋巴结中大量存在，表明 EGFR 可能参与 NSCLC 的病理生理过程，EGFR 与相关配体结合后，可以激活酪氨酸激酶信号通路和 PI3K/AKT 信号通路，同时上调 VEGF 和 EGFR 表达，因此本通路的激活会促进肿瘤细胞的增殖、侵袭、转移并且抑制细胞凋亡。

3.2 硒与肺癌的关系研究

3.2.1 流行病学实验

流行病学调查发现，血清硒含量低的个体患肺癌风险较高（Knekt et al.，1998）。肺癌患者血浆中硒的含量有明显降低（Rovere et al.，2006），并且吸烟者血清中硒含量要明显低于非吸烟者（Zachara et al.，1997）。Swede 等发现用甲基硒酸处理 H520 和 H522 肺癌细胞系后，可以抑制细胞生长，阻遏细胞周期于 G_1 期并诱导晚期细胞凋亡，并且发现 CDC25A、$p21^{(cip/waf1)}$、GADDl53、DP1 等细胞周期相关基因可受 MSA 的调节（Swede et al.，2003）。也有研究发现，某些出现抗药性的非小细胞肺癌细胞对于有细胞毒性的亚硒酸盐依然敏感，用亚硒酸盐处理细胞后可将硫氧还蛋白还原酶（thioredoxin reductase，TR）和谷胱甘肽还原酶（glutathione reductase，GR）的活性提高约 4 倍，这可能是硒对这些细胞产生毒性作用的原因（Björkhem-Bergman et al.，2002）。最近的研究报道，在肺癌细胞系中，加入硒可以增强离子放射治疗作用的敏感性，而对于正常细胞影响较小。硒处理使肿瘤细胞对于放射线敏感性的增加，可能是通过抑制一些细胞生存因子蛋白的表达及 DNA 损伤反应相关蛋白的表达来实现的（Shin et al.，2007）。

中国宣威是肺癌的高发地区，周岚等（2011）对该地区硒与肺癌的发病关系进行了相关研究。试验共纳入 120 例成年女性，其中 60 例肺癌患者，60 例无恶性肿瘤、无呼吸道相关疾病的成年女性。通过检测血清硒水平发现，居住在宣威的女性肺癌患者血清硒浓度为 $(55.22\pm13.34)\mu g/L$，低于对照组 $(60.33\pm13.82)\mu g/L$。研究者发现肺癌的发生与低硒有关，国外也对此进行了探索。Jaworska 等（2013）在波兰进行了病例对照研究。试验选取了肺癌患者 95 例，喉癌患者 113 例以及相应的健康对照组。通过测定血清硒水平发现，当血清硒水平低于 60μg/L 时，与肺癌发生的高风险有关。Lener 等也指出，低血清硒水平与肺癌的风险增加有关。通过测定 86 例肺癌患者以及相对应的健康对照人群的血硒浓度，发现在肺癌病例中，平均血硒水平为 63.2μg/L，而对照组为 74.6μg/L，从中指出低血硒与肺癌有较强的相关性。硒蛋白水平与肺癌也存在关联。李军峰（2013）发现硒结合蛋白 1（selenium binding protein 1，SBPl）在肺鳞癌组织中和肺良性病变组织中的表达存在差异性，并且有统计学意义；多因素生存分析方法的结果提示肺鳞癌的 TNM 分期和 SBP1 蛋白的表达情况是影响肺鳞癌患者预后的重要因素，预后比较好的肺鳞癌患者 SBP1 蛋白的阳性表达较高。SBP1 可以成为肺鳞癌的临床诊断和预后评估的指标之一。

很多研究发现低硒与肺癌的发生具有一定关系，然而血硒水平降低的标准是多少呢？为此，Lener 等（2012）做了相应研究。研究发现，血清硒水平大于 80μg/L 人群的肺癌发病风险较血清硒水平小于 60μg/L 的人群下降了十分之一。Cai 等（2016）进行了一项包含 69

个研究的 Meta 分析，该研究共纳入了 364742 个样本，结果提示高硒暴露可能降低癌症发病的风险，其可能对不同类型癌症有不同的影响；分层分析结果提示，高血硒可以降低肺癌发病风险。Epplein 等（2014）针对不同人种硒水平与肺癌的关系进行前瞻性研究，在美国东南部低收入的人群中，分层分析结果发现黑种人低水平的有机硒与肺癌的风险增加有关，而白种人的硒水平并未发现与肺癌风险增加有关。除不同的血硒水平对于肺癌的影响不同外，不同地区、不同人种、不同的饮食习惯等众多因素对肺癌也有影响，所以，目前血硒降低的标准尚无定论。

既然大部分实验发现低血硒与肺癌的发病有关，那么补硒能否降低肺癌的发病率呢？为此，Cortes-Jofre 等（2012）做了相关的研究，该研究纳入健康的各年龄段的男性和女性，以他们不同的吸烟状况或其他肺癌的危险因素来分为高危组和低危组。目的是探究单独或者联合应用维生素、矿物质能否减少健康人群肺癌的发病率和死亡率。针对单独应用硒的研究，共 17448 名男性参与者，分为两组，分别应用硒与安慰剂。研究发现，在肺癌的发病率方面，两组并没有发现任何显著差异。研究者随后分别联合补充维生素 E 与硒以及联合补充维生素 A、C、E 和锌与硒，和安慰剂组进行比较，结果发现在健康人群中，应用硒补充剂，无论是单独或是联合应用维生素 A、C、E 与锌，对于健康人群预防肺癌的发生，并没有明显作用。Muka 等（2017）通过分析来自 5435 名参与者的数据，22 年的随访时间，也并没有发现硒与肺癌发病风险的相关联系。

硒与肺癌关系有大量的流行病学研究文献。横断面研究及现况病例-对照研究大多发现机体内外的硒水平与肺癌发生呈负相关。Shamberger 等对美国各州农作物的硒含量与各州癌症死亡率的关系进行了分析，发现硒水平与癌症死亡率呈负相关，在硒水平低的州，肺癌等癌症的死亡率比硒水平中等和高的州都明显高。后来 Clark 在美国进行的两项研究，对地理分布、宗教信仰、吸烟等混杂因素进行了控制，获得了一样的结果。Buragura 等（1990）对委内瑞拉 Merida 省 6 个地区的 1350 名健康人员进行了血清硒水平分析，结果显示高硒地区肺癌等癌症的发病率偏低。肺癌组血清硒含量为（42±2）μg/L，低于健康对照组（61±12）μg/L。Zachara 等（1997）所进行的病例-对照研究也发现肺癌组血浆硒水平显著低于对照组。张颖等（2000）分析了我国合肥 310 例肺癌患者及 48 例健康对照的血清硒水平，结果病例组［(74±22)μg/L］显著低于对照组［(112±43)μg/L］。胡亚军等（1994）分析了北京 100 例肺癌患者及 151 例健康对照，结果发现北京地区健康成人血清硒含量老年人显著低于中年人，吸烟者显著低于不吸烟者，男女间无明显差异，肺癌组［(1.027±0.209)pmol/L］显著低于对照组［(1.451±0.267) pmol/L］。湖南刘红望（1990）研究结果是呼吸系统癌症患者硒水平［血清硒（124±44)μg/L，发硒（339±77)μg/L］比健康对照组［血清硒（156±51)μg/L，发硒（374±84)μg/L］显著偏低。以上结果表明，血清硒水平与肺癌发生有关系，并且不同地区人群血清硒水平可能有差异。Gerhardsson（1985）、Zachara（1997）分析比较肺癌患者与健康者肺组织中硒含量，均获得阳性结果。

尽管硒与癌症方面的文献众多，但是，前瞻性研究的结果却不一致。在芬兰及荷兰进行的两项队列内病例-对照研究支持硒对肺癌起保护作用的假设。Knekt 等（1991）观察 1968～1972 年芬兰 39268 名男女，随访时间中位数为 10 年，结果显示男性癌症患者血清硒为 59.1μg/L，低于男性对照组（62.5μg/L），而女性癌症患者与对照组间无显著差异。最高十分位数血清硒水平发生肺癌的相对危险性是最低十分位数血清硒水平的 0.11 倍（$P<0.001$），作者认为低硒可增加男性患肺癌的风险。Brandt 于 1993 年开始观察 120852 例荷兰男女，

在随后的3.3年时间中，分析肺癌发生者中370例趾甲硒含量及2459例随机选择的对照组，在控制年龄、性别、吸烟、文化程度后*RR*为0.50（95% CI为0.30～0.81）。也有多项队列内病例-对照研究却出现阴性结果：Menkes（1986），Nomura（1987）在美国，Kok（1987）在瑞典，Ratansinghe（2000）在中国，Kabuto（1994）在日本及Goodman（2001）的研究均未发现血清硒与肺癌间有关系。Garland（1995）在美国进行的一项女性癌症与趾甲硒水平关系的前瞻性研究，在调整吸烟等因素后，发现趾甲硒水平与肺癌等癌症危险性无负相关。

Clark等在美国进行双盲、安慰剂对照干预试验来验证补充硒是否能降低癌症的危险性。在有非黑色素瘤皮肤癌病史的1312人中，随机给予安慰剂或200μg硒，发现补充硒虽然不能防止皮肤癌的发展，但却显著降低总癌的死亡率及肺癌、乳腺癌等多种癌症的发病率和死亡率。干预试验可对病因假设作出可靠的验证，但目前评价硒与肺癌关系的大规模干预试验结果报道较少。

有许多报道指出硒与肺癌的关系：血硒水平低的人群，尤其是男性，其患肺癌的危险性较高，硒对肺癌的保护作用相当明显。在芬兰和荷兰的研究显示：硒预防肺癌存在剂量依赖性。血清中硒的水平与肺癌的发生呈负相关，血清中硒的低水平与谷胱甘肽硫转移酶M1（GSTMl）的缺失存在协同作用，因而使发生肺癌危险性显著增加（叶蔚云等，2005）。硒在一定程度上能预防肺癌，但只对血硒水平较低的人群有效（Zhuo et al.，2004）。然而我们缺乏对硒在分子水平上作用机制的理解（Rayman et al.，2009；Hatfield and Gladyshev，2009）。

3.2.2 动物实验

于海建等（2008）采用MTT比色法来观察不同浓度的SeO_2作用于GLC-82细胞24～96h后，对细胞增殖和存活的影响；发现SeO_2对肺癌细胞GLC-82有生长抑制作用，并可引起GLC-82细胞c-fos蛋白的高表达，提示c-fos基因参与SeO_2对肺癌细胞凋亡的调节过程，且具有一定的剂量效应关系。

陈维香等（2003）用TRAP-PCR-ELISA法检测不同浓度（3μmol/L、10μmol/L、30μmol/L）SeO_2作用不同时间（24h、48h和72h）后GLC-82细胞端粒酶活性的变化，结果表明SeO_2可明显抑制GLC-82细胞端粒酶活性，而且抑制作用呈明显的剂量依赖性和时间依赖性关系。

邵泽叶等（1996）在一定浓度的人肺腺癌细胞系SPC-A1中加入不同浓度的亚硒酸钠，用台盼蓝染色及同位素掺入法观察和研究硒对人肺腺癌细胞系SPC-A1生长和DNA、RNA以及蛋白质合成的影响。结果发现，当亚硒酸钠浓度在0.5μg/mL时，能明显刺激肿瘤细胞增殖和DNA、RNA以及蛋白质合成；但当亚硒酸钠浓度增加至1.0μg/mL和2.0μg/mL时，肿瘤细胞明显受到抑制，同时DNA、RNA和蛋白质合成也明显下降。结果表明，硒对人肺癌细胞生长和大分子生物合成有双向作用。

B[*a*]P和CTP是煤焦化作业人群中职业性肺癌发病率与死亡率增高的重要因素。刘国廉等（1994）应用体外细胞转化模型，观察了微量元素硒对B[*a*]P和CTP诱发人胚肺细胞癌前变化的保护作用。结果表明，人胚肺细胞分别经B[*a*]P和CTP终浓度为1.0μg/mL处理之前30分钟经Se终浓度为1.0×10^{-5}mol/L预先保护后，分别进行体外传代至第12～13

代时，出现形态学转化特征，与硒防护组比较，转化程度减轻，或不发生转化，染色体损伤减轻，其防护效率分别为（62.9±13.7）%和（58.0±17.0）%，提示 Se 对 B[*a*]P 和 CTP 具有较好的防癌效果。

王家骏等（2010）为了探讨亚硒酸钠、顺铂（cisplatin，DDP）联用对体外培养的人肺腺癌 A549 细胞增殖的抑制作用及其作用机制，将亚硒酸钠与 DDP 应用于 A549 24h 后，用 MTT 法检测对细胞增殖的抑制作用效应；用 FCM 技术检测对细胞周期的影响；用 HE 染色技术观察细胞凋亡状态。结果亚硒酸钠与顺铂联用可显著增强对 A549 细胞增殖的抑制作用，通过将 A549 细胞周期阻滞于 S 期而发挥较强的抑瘤效应。二者之间存在较强的协同交互作用。诱导 A549 细胞凋亡及阻滞细胞周期进程可能是亚硒酸钠与 DDP 协同增效作用的机制。

魏晓菲等（2017）将人肺癌 A549 细胞株分为 0μmol/L、0.5μmol/L、2.5μmol/L、5.0μmol/L、8.0μmol/L 亚硒酸钠共 5 组，用不同浓度的亚硒酸钠培养液培养 24h、48h 后，用免疫细胞化学染色和 Western blot 印迹法检测亚硒酸钠对自噬相关蛋白 Beclin1、LC3 表达的影响。结果人肺癌 A549 细胞株用不同浓度的亚硒酸钠培养 24h、48h 后，细胞数量逐渐减少，细胞肿胀、变大变圆，染色质凝集，核固缩并断裂。免疫细胞化学和 Western blot 印迹法结果均显示：随着亚硒酸钠浓度增加，肺癌 A549 细胞中 Beclin1 和 LC3 蛋白免疫细胞化学染色的平均光密度（MOD）有明显提高（$P<0.05$）。结论：亚硒酸钠可以抑制人肺癌 A549 细胞生长，诱导人肺癌 A549 细胞自噬。

朱茂祥等（2000）用单次腹腔注射 NNK（500μmol/kg）制成昆明小鼠肺癌模型，观察 8 个月后肺癌发生率和肺肿瘤灶结节数，并进行病理诊断。NNK 处理的小鼠分别饮用含硒 0.5mg/L、1.0mg/L 和 3.0mg/L 的纳米硒（SeNPs），肺癌发生率下降到 69.2%（18/26）、56.6%（17/30）、46.7%（14/30），肺肿瘤灶计数下降至（2.29±2.23）、(1.37±2.47)、(1.09±1.31）个/肺。在注射 NNK 后的 1 个月内，小鼠多种免疫功能出现不同程度的改变，而纳米硒对 NNK 所致小鼠免疫功能失衡的调节作用明显。证明纳米硒对 NNK 诱发小鼠肺癌有明显防治作用，并有较好的剂量效应关系，其机理可能与硒的免疫调节作用有关。

高学云等（2000）采用 Lewis 肺癌（LLC）移植瘤模型观察纳米硒抗肿瘤功效。小鼠按体重计分别灌喂纳米红色元素硒 2mg/kg、4mg/kg、8mg/kg 3 种剂量 10 天。结果与正常对照组比，纳米红色元素硒可显著抑制 LLC 移植瘤的体积与重量。小鼠（按体重计）分别灌喂纳米红色元素硒 8mg/kg 和环磷酰胺 20μg/kg 10 天，与正常对照组比，二者皆可明显抑制 LLC 移植瘤的体积、重量、自发性肺转移，延长荷瘤小鼠的生存时间，且二者之间无显著性差异。这表明纳米红色元素硒有较好的抗 Lewis 肺癌移植瘤效果。

周岚（2013）探讨了姬松茸多糖和硒联合应用对肺癌恶病质小鼠症状的改善和免疫代谢调理作用。建立 XWLC-05 肺癌恶病质小鼠模型，选取造模成功的小鼠随机分为低、中、高 3 个剂量组，按照体重 0.2mL/0.01kg 用量灌胃，各组每毫升药液分别含 2mg 姬松茸多糖 +1μg 亚硒酸钠、4mg 姬松茸多糖+1μg 亚硒酸钠、8mg 姬松茸多糖+1μg 亚硒酸钠的受试物，另设模型组和非荷瘤空白对照组给予等量生理盐水，共 21 天。观察小鼠的生长活动状态、摄食情况、体重变化，测定血清肿瘤坏死因子（TNF-α）、白细胞介素（IL-1、IL-6）水平。结果各实验组小鼠随着灌胃时间的推移，毛色光泽改善，活动频次逐渐增多，去肿瘤体重有增加趋势，高剂量组效果更为明显（$P<0.05$）。实验结束时，各实验组 TNF-α、IL-1 及 IL-6 水平均有下降趋势，与模型组比较，高剂量组 IL-6 下降最为显著，差异有统计学意义（$P<0.05$）。结论：姬松茸多糖联合硒能改善荷瘤小鼠恶病质症状，对癌性恶病质

有代谢调节作用。

新型有机硒化合物双硒唑烷-1（Eb）是一种新合成的 ebselen 衍生物，体外实验证明具有抑制多种肿瘤细胞的生长并诱导肿瘤细胞凋亡的作用。王怡瑞（2003，2005）建立 Lewis 肺癌皮下移植瘤 C57/BL 鼠动物模型，选取 25.0mg/kg 和 12.5mg/kg 两个剂量的 Eb 作为实验组，以 2.0mg/kg 剂量的 DDP 作为阳性对照，以溶剂 5g/L 羧甲基纤维素钠溶液为阴性对照，于接种肿瘤后第 2 天开始向 C57 鼠腹腔连续注射 7 天药物，探讨 Eb 对肿瘤鼠的存活期、肿瘤的生长速度、浸润转移、细胞形态、细胞周期和细胞凋亡的影响。实验结果表明，Eb 能够将肿瘤细胞周期阻滞在 G_0～G_1 期，进入 S 期细胞数减少，细胞核浓缩深染，分裂象细胞减少并诱导细胞凋亡，抑制细胞增殖、侵袭和转移，抑制肿瘤生长，延长肿瘤鼠的存活期，且随剂量的增加，作用效果明显提高。Eb 不仅可以提高正常鼠的细胞免疫水平，同时可以增加肿瘤模型 C57 鼠相对脾重，使其脾淋巴细胞转化活性、NK 细胞活性、IL-2 诱导的贴壁 LAK 细胞活性、淋巴细胞 CD_8^+ 亚群阳性细胞百分数明显增高，且高剂量组增加幅度大于低剂量组，肿瘤鼠各免疫指标的增加幅度大于相应正常鼠的增加幅度。以上结果揭示，新型有机硒化合物 Eb 在 C57/BL 小鼠体内能够明显抑制 LLC 的生长和侵袭，促进肿瘤细胞的凋亡，具有较强的抗肿瘤活性；Eb 能够明显抑制肿瘤生长和侵袭（高剂量 Eb 的肿瘤抑制率为 80.31%），延长荷瘤鼠的存活期；Eb 能提高皮下移植瘤动物模型的细胞免疫水平。

甲基硒酸是一种新型的人工合成的硒化合物。研究发现甲基硒酸对肿瘤细胞的生长转移有抑制作用。任苑蓉等（2013）为了研究甲基硒酸对 L9981-Luc 裸鼠异体移植瘤生长和转移能力的抑制作用及机制，建立 L9981-Luc 肺癌细胞株移植瘤模型，用精诺真活体动物可见光成像系统观察肺癌移植瘤生长转移情况。实验将 6 周龄裸鼠 15 只随机分为 3 组，每组 5 只，对照组每日腹腔注射生理盐水 0.2mL；甲基硒酸组每日腹腔注射甲基硒酸溶液 50μg（0.2mL）；顺铂组每周腹腔注射顺铂 4mg/kg。发现接种第 21 天，不同组间原发瘤发光值差异有统计学意义（$P=0.002$），顺铂组发光值明显低于对照组（$P=0.001$），甲基硒酸组发光值明显低于对照组（$P=0.031$）。不同药物处理组胸部转移信号发光值差异无统计学意义（$P>0.05$）。结论：甲基硒酸能明显抑制 L9981-Luc 裸鼠异体移植瘤生长，并有抑制 L9981-Luc 原发瘤肺转移的趋势。

李俊刚（2010）研究了亚硒酸钠和硒酵母在猪组织中的代谢及其代谢产物对人小细胞肺癌细胞增殖的影响，最后证明饲喂 3.0mg/kg 亚硒酸钠的猪血清中含有抑制人肺癌细胞增殖的硒化物。这说明硒的代谢物也具有一定的抗癌活性。

胡小梅等（2016）比较了一种新型有机硒化合物二(喹唑啉-4-基)二硒醚（LG003）与表柔比星、尼莫司汀、长春地辛三种抗肿瘤药物对肺癌 A549 细胞的体外抗肿瘤活性。利用 MTT 比色法检测 LG003 与三种药物对靶细胞增殖的影响；利用形态学观察、甲臜结晶生成和乳酸脱氢酶活力测定评价其对靶细胞的细胞毒性。结果表明：在实验浓度下，LG003 对 A549 细胞显示出较好的抑制活性；在 1μmol/L 浓度下，LG003 对靶细胞的抑制活性低于长春地辛和表柔比星；在 10μmol/L 浓度下，其抑制活性高于表柔比星和尼莫司汀。LG003 在 1～40μmol/L 浓度下细胞毒性显著低于长春地辛（$P<0.05$）；在 5～40μmol/L 浓度下其细胞毒性显著低于表柔比星（$P<0.05$）。结论：LG003 对 A549 细胞具有较高的体外抑制活性和较低的细胞毒性，是开发抗肿瘤药物的理想候选化合物。

陈侃等（2009）比较了低浓度亚硒酸钠、砒霜对肺腺癌 A549 细胞的周期、凋亡、耐药及线粒体的影响，探讨肺腺癌药物治疗的新方法。采用体外培养肺癌 A549 细胞，分为对照组及 5.0μmol/L 亚硒酸钠（A 组）、5.0μmol/L 砒霜（B 组）处理组，药物处理 24h 后以流式细胞仪检测细胞周期；Western blot 检测三组促凋亡因子 caspase-3、抗耐药基因 RARα 的表达，RT-PCR 检测三组凋亡抑制基因 Bcl-2、细胞周期蛋白 D3 表达；电子显微镜观察细胞线粒体结构与凋亡小体。结果发现，与对照组相比，A、B 组 G_0/G_1 期增加，S 和 G_2/M 期减少，出现细胞周期阻滞，凋亡细胞比例增加。caspase-3、RARα 表达上调，Bcl-2、细胞周期 D3 表达下调。线粒体肿胀、线粒体嵴模糊不清，出现凋亡小体。结论：亚硒酸钠、砒霜治疗肺腺癌均有良好的效果，因为氧化还原能力不同，作用各有侧重。

3.2.3 作用机制

硒抗肺癌的确切机制目前还不明确。但是通过研究发现，可能与以下几点相关。

3.2.3.1 诱导肿瘤细胞凋亡

（1）影响肿瘤细胞凋亡基因表达

硒能通过调控 Bcl-2 以及 Bax 基因表达，达到诱导肿瘤细胞凋亡的目的。凋亡抑制基因 Bcl-2 在细胞凋亡的分子调控中起着重要的作用，它可阻止氧自由基破坏细胞结构，从而抑制细胞凋亡过程进而导致肿瘤的发生。硒可通过上调促凋亡基因 Bax，下调凋亡抑制基因 Bcl-2，从而诱导肿瘤细胞凋亡。

（2）影响细胞周期蛋白而诱导细胞凋亡

细胞周期是否运行，受控于精密的细胞周期调控机制。此调控系统的核心是一组细胞周期依赖性蛋白激酶（CDK）。它们分别在细胞周期内的特定时间被激活，驱使细胞周期完成。在细胞发生癌变的过程中，CDK 的活性失去控制，细胞周期处于失控状态。硒-甲基硒代半胱氨酸可以导致细胞循环蛋白激酶 CDK2 活性下降，使细胞分化不能通过 S 期，致使细胞生长受抑。

3.2.3.2 细胞毒作用——清除自由基和抗氧化作用

引发肿瘤的因素之一是诱变的氧化应激反应。硒是谷胱甘肽过氧化物酶的必要组成部分，即没有硒存在，此酶无活性。目前，硒显著的抗氧化作用成为硒抗肿瘤的重要机制之一。许多致癌物质致癌作用与自由基的形成有关。机体在代谢过程中产生大量自由基，这些自由基可以启动生物膜的脂质过氧化反应，使膜的结构和功能遭到破坏，从而发生癌变。机体清除这类自由基主要依靠谷胱甘肽过氧化物酶等抗氧化酶系统，阻止肿瘤的发生。

3.2.3.3 抑制肿瘤细胞的侵袭和转移

（1）抗细胞黏附作用及改变信号传导途径

肿瘤发生转移与毛细血管内皮、血细胞以及瘤细胞的黏附性有关。通过改变磷脂酰肌醇 3-激酶/AKT（PI3K/AKT）信号通路，可抑制内皮细胞的迁移。硒蛋白及小分子含硒化合物则能够抑制与肿瘤转移关系密切的 PI3K/AKT 信号通路的活性，抑制肿瘤细胞的转移。

（2）免疫调节效应

硒的免疫调节能力是目前硒抗肿瘤机制的研究热点。硒对人体免疫功能的影响是多方面的，其确切机制目前尚未完全阐明。硒可以增强人体免疫能力，促进淋巴细胞增殖，使淋巴细胞产生抗体，提高免疫球蛋白含量，增加 T 细胞数量，促进肿瘤机体血清中 IgG 和 IgA

的表达，增强机体对肿瘤的免疫功能而实现其抗癌作用。Vetvicka 等（2014）应用 Lewis 肺癌小鼠模型，发现单独应用葡聚糖可以明显减少肺转移，加入硒可以增加 34%的抑制率，可能是葡聚糖与通过硒释放的细胞因子，如白细胞介素-12（IL-12）等，联合激活的自然杀伤（NK）细胞产生的协同作用。所以，硒的一些抗肿瘤作用，与其提高机体免疫功能有关。

3.3 硒与肺癌防治

（1）硒联合化疗

对于硒联合化疗治疗肺癌带来的相关副作用，人们也进行了研究。Hu 等（1997）将 41 例患者随机分为 A、B 两组，其中 A 组为 20 例，在第 1 个疗程化疗期间补硒，以第 2 个疗程化疗不补硒作为对照；B 组则与其相反，21 例患者第 1 个疗程不补硒，以第 2 个疗程补硒作为对照。研究发现，在化疗第 14 天，补硒组外周血白细胞计数明显高于对照组，另外发现，补硒组粒细胞集落刺激因子的消耗明显低于对照组，输血量也低于对照组。由此可见，对于血清硒水平较低的肺癌患者（<70.4ng/mL），补硒可以减轻顺铂治疗所导致的骨髓抑制和肾毒性。

（2）硒联合放化疗

Mix 等（2015）为了确定口服 L-硒代蛋氨酸（SLM）联合放化疗（CCRT）同步治疗Ⅲ期非小细胞肺癌（NSCLC）的安全性和耐受性，并估计其使用是否可以降低不良事件的发生率和/或严重程度。选择 16 名Ⅲ期 NSCLC 患者参与了这项单臂临床Ⅱ期研究。CCRT 包括辐射剂量为 2Gy/次，30～33 次，每周 5d，患者未接受诱导化疗。同步化疗包括紫杉醇（$50mg/m^2$）静脉注射超过 1h，然后卡铂在血浆浓度-时间曲线下的某个区域［2(mg/mL)/min］，静脉注射超过 30min。这些药物每周在胸腔放疗前 30 分钟静脉注射一次，从放疗第 1 天开始，持续 6 周。根据机构标准，患者接受了预先药物和止吐药物。允许使用促红细胞生成素。粒细胞集落刺激因子的使用是不鼓励的，并且不允许作为预防，或旨在防止特定方案治疗的延迟。SLM 800μg 胶囊的剂量如下，总共 7 周：患者在开始 CCRT 之前接受负荷剂量 SLM 4800μg 口服，每天两次，持续一周，之后维持剂量为每天 4800μg，持续 6 周或直到治疗完成。这种负荷给药计划是基于药动学模型，旨在开始 CCRT 之前达到接近预期的稳态浓度的血清水平，每天延长给药 4800μg（Fakih et al.，2008）。结果未观察到硒相关毒性。16 例中 3 级以上食管炎 3 例（19%），肺炎 0 例，白细胞减少 2 例（12.5%），贫血 1 例（6%）；与方案规定的 35%的预期率相比，后两者显著降低（白细胞减少，$P=0.045$；贫血，$P<0.01$）。总生存率中位数为 14.9 个月，无失败生存率中位数为 9 个月。结论：对于不能手术的 NSCLC，在 CCRT 的设置中，硒可能有一定的保护作用。数据表明，与相似治疗的历史和当代对照相比，骨髓抑制的发生率降低。

（3）硒与手术预后

人们进行了硒与肺癌预后的相关探索，但结果并不满意。Karp 等（2013）进行了一项双盲、安慰剂对照试验，以此来评估手术切除后的非小细胞肺癌患者，接受硒治疗后第二原发肿瘤的发病率。纳入完全切除术后 6～36 个月的Ⅰ期 NSCLC 患者，这些参与者入组的基本要求是：纵隔淋巴结活检阴性，没有过多的维生素摄入量，肝功能、胸部 X 线片无明显异常以及没有复发的其他证据。这些参与者被随机分配为两组，一组是口服硒补充剂 200μg/d，共 1040 例；另一组是安慰剂组，共 521 例，为期 48 个月。在 2009 年 10 月进行了第一次临时分析，显示安慰剂组肺癌的第二原发肿瘤发生率更低，似乎有了阳性的结果，因此，这项研究停了下来。随后纳入了 1772 名参与者，其中 1561 例患者被随机分配。2011 年 6 月再次对此项研究进行分析。252 名参与者被发现第二原发肿瘤，其中 98 例是肺癌。从中间接发现了硒补充剂组和安慰剂组肺癌的 5 年无病生存率（DFS）分别为 74.4%和 79.6%，没有显著差异。

3.4 小结

近年来，针对硒与肺癌相关方面的研究广泛，但仍有以下几点需要进一步探索。第一，硒抗肿瘤的确切机制尚不明确。第二，目前大部分研究发现低血硒与肺癌的发病有关，由于血硒水平影响因素众多，所以血硒水平下降的标准仍需要进一步探索。第三，较多研究发现补硒与肺癌的发病无关，然而不同剂型及剂量的硒补充剂治疗效果是否不同有待进一步研究，同时明确应用硒补充剂治疗的相关风险。硒补充剂可以减轻肺癌治疗过程中带来的腹泻、淋巴水肿等副作用，但是否可以改善肺癌患者的预后仍需深入探索。总之，硒与肺癌的相关研究为肺癌的治疗提供了新的思路，硒的临床价值仍需进一步探索，从而更好地指导硒应用于临床肺癌的相关预防及治疗。

参 考 文 献

[1] Björkhem-Bergman L，Jönsson K，Eriksson L C，et al. Drug-resistant human lung cancer cells are more sensitive to selenium cytotoxicity. Effects on thioredoxin reductase and glutathione reductase [J]. Biochemical Pharmacology，2002，63（10）：1875-1884.

[2] Bray F，Ferlay J，Soerjomataram I，et al. Global cancer statistics 2018：GLOBOCAN estimates of incidence and mortality worldwide for 36 cancers in 185 countries [J]. CA：a cancer journal for clinicians，2018，68（6）：394-424.

[3] Chen E，Cole P. P-285 Air pollution and adenocarcinoma of the lung [J]. Lung Cancer，2005，49（10）：S189.

[4] Chen W，Zheng R，Baade P D，et al. Cancer statistics in China，2015 [J]. CA：a cancer journal for clinicians，2016，66（2）：115-132.

[5] Elassal G，Samy H，Said M，et al. Significance of selenium levels in non-small cell lung cancer patients：A comparative study [J]. Egyptian Journal of Chest Diseases & Tuberculosis，2014，63（4）：1019-1023.

[6] Fakih M G，Pendyala L，Brady W，et al. A Phase I and pharmacokinetic study of selenomethionine in combination with a fixed dose of irinotecan in solid tumors [J]. Cancer Chemother Pharmacol，2008；62（3）：499-508.

[7] Fritz H，Kennedy D，Fergusson D，et al. Selenium and lung cancer：a systematic review and meta analysis [J]. PloS One，2011，6（11）：e26259.

[8] Hatfield D L，Gladyshev V N. The outcome of selenium and vitamin E cancer prevention trial（SELECT）reveals the need for better understanding of selenium biology [J]. Molecular Interventions，2009，9（1）：18-21.

[9] Hinds M W，Cohen H I，Kolonel L N. Tuberculosis and lung cancer risk in nonsmoking women [J]. American Review of Respiratory Disease，1982，125（6）：776-778.

[10] Hu Y J，Chen Y，Zhang Y Q，et al. The protective role of selenium on the toxicity of cisplatin-contained chemotherapy regimen in cancer patients [J]. Biological Trace Element Research，1997，56（3）：331-341.

[11] Jaworska K，Gupta S，Durda K，et al. A low selenium level is associated with lung and laryngeal cancers [J]. PloS One，2013，8（3）：e59051.

[12] Kaiser U，Hofmann J，Schilli M，et al. Steroid-hormone receptors in cell lines and tumor biopsies of human lung cancer [J]. International Journal of Cancer，1996，67（3）：357-364.

[13] Karp D D，Lee S J，Keller S M，et al. Randomized，double-blind，placebo-controlled，phase Ⅲ chemoprevention trial of

selenium supplementation in patients with resected stage I non-small-cell lung cancer：ECOG 5597 [J]. Journal of Clinical Oncology，2013，31 (33)：4179-4187.

[14] Knekt P，Marniemi J，Teppo L，et al. Is low selenium status a risk factor for lung cancer? [J]. American Journal of Epidemiology，1998，148 (10)：975-982.

[15] Menkes M S，Comstock G W，Vuilleumier J P，et al. Serum beta-carotene，vitamins A and E，selenium，and the risk of lung cancer [J]. The New England Journal of Medicine，1986，315 (20)：1250-1254.

[16] Mix M，Ramnath N，Gomez J，et al. Effects of selenomethionine on acute toxicities from concurrent chemoradiation for inoperable stage Ⅲ non-small cell lung cancer [J]. World Journal of Clinical Oncology，2015，6 (5)：156-165.

[17] Ratnasinghe D，Tangrea J A，Forman M R，et al. Serum tocopherols，selenium and lung cancer risk among tin miners in China [J]. Cancer Causes & Control，2000，11 (2)：129-135.

[18] Rayman，Margaret P. Selenium and vitamin E supplementation for cancer prevention [J]. JAMA，2009，301 (18)：1876-1877.

[19] Reid M E，Duffieldlillico A J，Garland L，et al. Selenium supplementation and lung cancer incidence：an update of the nutritional prevention of cancer trial [J]. Cancer Epidemiol Biomarkers Prev，2002，11 (11)：1285-1291.

[20] Reszka E，Gromadzinska W W，Winnicka R. Evaluation of selenium，zinc and copper levels related to GST genetic polymorphism in lung cancer patients [J]. Trace Elements & Electrolytes，2005，22 (1)：23-32.

[21] Rovere F D，Granata A，Familiari D，et al. Histamine and selenium in lung cancer [J]. Anticancer research，2006，26 (4B)：2937-2942.

[22] Swede H，Dong Y，Reid M，et al. Cell cycle arrest biomarkers in human lung cancer cells after treatment with selenium in culture [J]. Cancer Epidemiol Biomarkers Prev，2003，12：1248-1252.

[23] Vetvicka V，Pinattobotelho M F，Dos Santos A A，et al. Evaluation of a special combination of glucan with organic selenium derivative in different murine tumor models [J]. Anticancer Research，2014，34 (12)：6939-6944.

[24] Yu S Y，Mao B L，Xiao P，et al. Intervention trial with selenium for the prevention of lung cancer among tin miners in Yunnan，China：a pilot study [J]. Biological Trace Element Research，1990，24 (2-3)：105-108.

[25] Zachara B A，Marchaluk-Wiśniewska E，Maciag A，et al. Decreased selenium concentration and glutathione peroxidase activity in blood and increase of these parameters in malignant tissue of lung cancer patients [J]. Lung，1997，175 (5)：321-332.

[26] Zhuo H，Smith A H，Steinmaus C. Selenium and lung cancer：a quantitative analysis of heterogeneity in the current epidemiological literature [J]. Cancer Epidemiol Biomarkers Prev，2004，13 (5)：771-778.

[27] 陈侃，赵俊刚，石文君．亚硒酸钠、砒霜对肺腺癌细胞周期、凋亡、耐药的影响 [J]. 山东医药，2009，49 (18)：1-3.

[28] 陈维香，曹晓哲，朱任之．二氧化硒对肺癌细胞株GLC-82端粒酶活性的影响 [J]. 西北国防医学杂志，2003，24 (1)：16-18.

[29] 高学云，张劲松，张立德，等．纳米红色元素硒对C57小鼠Lewis肺癌移植瘤形成与转移的影响 [J]. 中国公共卫生，2000，16 (2)：109-110.

[30] 胡小梅，刘高峰，怀自友，等．二(喹唑啉-4-基)二硒醚与三种抗癌药物对肺癌A549细胞的体外抗肿瘤活性比较 [J]. 齐齐哈尔医学院学报，2016，37 (7)：846-848.

[31] 李军峰．硒结合蛋白1在肺鳞癌中的表达及意义 [D]. 郑州：河南大学，2013.

[32] 李俊刚．亚硒酸钠和酵母硒在猪组织中的代谢及其代谢产物对人小细胞肺癌细胞增殖的影响 [D]. 四川农业大学，2010.

[33] 刘国廉，祝霄霞．硒对苯并芘和煤焦沥青致人胚肺细胞癌前变化的保护效果 [J]. 毒理学杂志，1994 (1)：3-6.

[34] 任苑蓉，王玉丽，刘红雨，等．应用生物发光技术研究甲基硒酸对L9981-Luc肺癌细胞株移植瘤模型生长转移的影响 [J]. 中国肺癌杂志，2013，16 (2)：67-72.

[35] 邵泽叶，杨山钟，李基业，等．硒对人肺癌细胞增殖和生物大分子合成的影响 [J]. 东南大学学报 (医学版)，1996 (3)：163-165.

[36] 王家骏，孙文娟，喻道军，等．亚硒酸钠与顺铂联用体外抗人肺腺癌A549细胞作用 [J]. 毒理学杂志，2010 (5)：388-391.

[37] 王怡瑞，肖军军，董晓敏，等．双硒唑烷-1的动物体内抗肿瘤作用［J］．北京大学学报（医学版），2005，37（4）：421-424.

[38] 王怡瑞．新型有机硒化合物Eb的抗肿瘤作用和生物调节作用研究［D］．北京：北京大学，2003.

[39] 魏晓菲，赵上，王慧，等．亚硒酸钠对肺癌A549细胞自噬相关蛋白Beclin1、LC3的作用［J］．营养学报，2017，39（2）：156-160.

[40] 叶蔚云，陈思东，陈清．血清硒与GSTM1基因多态性在肺癌发生中的交互作用［J］．营养学报，2005，27（1）：17-20.

[41] 于海建，邵惠萍，于群，等．二氧化硒对肺癌细胞株生长及c-fos蛋白表达的影响［J］．兰州大学学报（医学版），2008，34（2）：39-43.

[42] 张薇．硒作用于食管鳞癌细胞的调控机制研究［D］．北京：北京协和医学院，2010.

[43] 周岚．姬松茸多糖联合硒对肺癌恶病质小鼠营养和免疫的影响［J］．卫生研究，2013，42（06）：1018-1020.

[44] 朱茂祥，张劲松，杨陟华，等．纳米硒对4-甲基亚硝胺-1-（3-吡啶）-1-丁酮诱发昆明小鼠肺癌的防治研究［J］．癌症，2000，19（10）：883-886.

[45] 赵玉明，李艳星，朱晓锋，等．MiR-21对肺癌细胞增殖与凋亡的影响［J］．中国老年学杂志，2017，37（8）：1869-1871.

[46] Shin S，Yoon M，Kim M，et al. Enhanced lung cancer cell killing by the combination of selenium and ionizing radiation［J］．Oncology Reports，2007，17（1）：209-216.

[47] 周岚，黄云超，王竹，等．宣威地区肺癌患者血清和肺组织硒水平研究［J］．中国肺癌杂志，2011（1）：47-50.

[48] Lener M，Jaworska K，Muszyńska M，et al. Selenium as marker for cancer risk and prevention［J］．Polish Journal of Surgery，2012，84（9）：470-475.

[49] Cai X，Wang C，Yu W，et al. Selenium exposure and cancer risk：an updated Meta-analysis and Meta-regression［J］．Scientific Reports，2016，6：19213.

[50] Epplein M，Burk R F，Cai Q，et al. A prospective study of plasma Selenoprotein P and lung cancer risk among low-income adults［J］．Cancer Epidemiology Biomarkers & Prevention，2014，23（7）：1238-1244.

[51] Cortés-Jofré M，Rueda J R，Corsini-Muñoz G，et al. Drugs for preventing lung cancer in healthy people［J］．Cochrane Database of Systematic Reviews，2012，10（10）：CD002141.

[52] Muka T，Kraja B，Ruiter R，et al. Dietary mineral intake and lung cancer risk：the Rotterdam Study［J］．European Journal of Nutrition，2017，56（4）：1637-1646.

[53] Burguera J L，Burguera M，Gallignani M，et al. Blood serum selenium in the province of Merida，Venezuela，related to sex，cancer incidence and soil selenium content［J］．J Trace Elem Electrolytes Health Dis，1990，4（2）：73-77.

[54] Zachara B A，Marchaluk-Wisniewska E，Maciag A，et al. Decreased selenium concentration and glutathione peroxidase activity in blood and increase of these parameters in malignant tissue of lung cancer patients［J］．Lung，1997，175（5）：321-332.

[55] 张颖，李秀．微量元素铜锌硒与肺癌的关系探讨［J］．微量元素与健康研究，2000（3）：15-17.

[56] 胡亚军，杨树德．北京地区肺癌患者及健康人血硒水平研究［J］．营养学报，1994，16（3）：261-264.

[57] 刘红望．癌症患者血清和头发中钼硒含量的分析［J］．中华预防医学杂志，1990，24（6）：363-364.

[58] Gerhardsson L，Brune D，Nordberg I G，et al. Protective effect of selenium on lung cancer in smelter workers［J］．Occupational and Environmental Medicine，1985，42（9）：617-626.

[59] Knekt P，Aromaa A，Maatela J，et al. Serum micronutrients and risk of cancers of low incidence in Finland［J］．American Journal of Epidemiology，1991，134（4）：356-361.

[60] Brandt P A，Goldbohm R A，Veer P V，et al. Prospective cohort study on selenium status and the risk of lung cancer［J］．Cancer Research，1993，53（20）：4860-4865.

[61] Menkes M S，Comstock G W，Vuilleumier J P，et al. Serum beta-carotene，vitamins A and E，selenium，and the risk of lung cancer［J］．New England Journal of Medicine，1986，315（20）：1250-1254.

[62] Ratnasinghe D，Tangrea J A，Forman M R，et al. Serum tocopherols，selenium and lung cancer risk among tin miners in China［J］．Cancer Causes & Control，2000，11（2）：129-135.

［63］ Nomura A，Heilbrun LK，Morris J S，Stemmermann G N. Serum selenium and the risk of cancer，by specific sites：case-control analysis of prospective data2 ［J］. JNCI：journal of the national cancer institute，1987，79（1）：103-108.

［64］ Kok F J，Bruijn A M，Vermeeren R，et al. Serum selenium，vitamin antioxidants，and cardiovascular mortality：a 9-year follow-up study in the Netherlands ［J］. American Journal of Clinical Nutrition，1987，45（2）：462-468.

［65］ Kabuto M，Imai H，Yonezawa C，et al. Prediagnostic serum selenium and zinc levels and subsequent risk of lung and stomach cancer in Japan ［J］. Cancer Epidemiology Biomarkers & Prevention，1994，3（6）：465-469.

［66］ Garland M，Morris J S，Stampfer M J，et al. Prospective study of toenail selenium levels and cancer among women ［J］. JNCI：journal of the national cancer institute，1995，87（7）：497-505.

第4章 硒与乳腺癌

乳腺癌（breast cancer）是女性中最常见的恶性肿瘤之一。乳腺癌起源于乳腺各级别导管和腺泡上皮，由乳腺上皮增生到不典型增生而逐步发展为原位癌、早期浸润性癌至浸润性癌。不同级别导管发生的癌变，其组织类型常常不同。乳腺癌中95%以上是恶性上皮性肿瘤，乳腺肉瘤十分少见。我国女性乳腺癌中，70%以上为浸润性导管癌（IDC），其他组织类型，如浸润性导管和小叶癌、浸润性小叶癌和浸润性小叶癌合并其他型癌等，均未超过5%。

4.1 乳腺癌的流行病学概述

4.1.1 发病率与死亡率

乳腺癌是世界上第二大常见癌症。它是女性最多发的癌症，全世界每年约有120万妇女患乳腺癌，50万妇女死于乳腺癌。北美和欧洲等发达国家是乳腺癌高发地区。据统计，九分之一的美国妇女一生中都会患乳腺癌。亚洲是一个乳腺癌发病率较低的地区，但近年来乳腺癌的发病率正逐年上升，并趋于年轻化。

2018年最新全球癌症统计数据《全球癌症报告》指出，全世界2018年乳腺癌有近208.9万个新增病例和62.7万个死亡病例，发病人数约占癌症总发病人数的11.6%，死亡人数约占癌症总死亡人数的6.6%。在全球总人口两性（男性和女性）癌症发病率中排名第2（发病率11.6%），死亡率排名第5（死亡率6.6%）；全球总人口（女性）的癌症发病率（24.2%）和死亡率（15.0%）排行均为第1。乳腺癌是中国女性发病率最高的癌症，但乳腺癌的病死率却逐年下降，是治疗效果相对较好的癌症。2018年全世界女性乳腺癌新发病例占女性癌症病例近四分之一。

根据国家癌症中心统计数据显示：2014年乳腺癌在全国人口两性（男性和女性）癌症

发病率中排名第 2（发病率 41.82 例/10 万人），死亡率中排名第 2（死亡率 23.31 例/10 万人）；男性发病率较低；在全国女性癌症发病率中排名第 1（发生率 41.82 例/10 万人），死亡率中排名第 5（死亡率 9.9 例/10 万人）。

虽然我国是乳腺癌发病率较低的地区，但乳腺癌的发病率逐年上升，城市地区的年龄标化率（ASR）（34.3 例/10 万女性）是农村地区的 2 倍（17.0 例/10 万女性）。在我国，诊断为乳腺癌的平均年龄为 45～55 岁，比西方女性更加年轻。来自上海和北京的数据显示了乳腺癌的两个发病高峰，一个出现在 40～50 岁之间，另一个出现在 60～70 岁之间，并且诊断为乳腺癌的中位年龄有逐渐增大的趋势。2008 年，我国 16.6% 的乳腺癌患者年龄大于等于 65 岁（美国为 42.6%），预计到 2030 年，这一数字将提高到 27.0%。鉴于乳腺癌的高发病率和高死亡率，只有做到早发现、早治疗才能有效地降低其高死亡率。

4.1.2　病因

女性乳腺癌的发病率、患病率及病死率仍在不断攀升，主要在于对乳腺癌的病因目前尚不完全清楚，但已有大量研究证实乳腺癌的发生与下列因素密切相关。

4.1.2.1　性别与年龄

近年来，美国女性乳腺癌发病率徘徊在 120 例/10 万人上下，而男性病例仅占全部乳腺癌人数的 1%左右，该病以女性发病为主。年龄特点也是影响发病的重要因素，乳腺癌的发病总趋势是随年龄的增加而升高，呈现“双波段”发病特征，即 40～50 岁和 60～70 岁两个高峰。小于 20 岁者女性发病较少见。

4.1.2.2　月经、生育情况

（1）月经史

乳腺癌发病率与月经初潮年龄早、绝经年龄晚有重要关系。研究显示，初潮早、绝经晚的女性，比初潮晚、绝经早的女性一生中总的乳腺癌发病率高 30%～50%。以上情况可能和月经次数增加有关。在月经的黄体期雌激素和孕激素水平都较高，月经次数增多意味着一生中以上两种激素高水平状态维持的时间延长，从而增加乳腺癌的发生概率。雌激素与乳腺癌发生率的相关性，已经得到临床研究结果证实。应用雌激素的总量达到 1500mg 以上，其发生癌变的风险是未用者的 2.5 倍之多。另一项研究表明，绝经后体重增加是发生乳腺癌的主要危险因素，因为在这个时候体内雌激素的 98%来源于脂肪组织和肝，所以应该增加运动量，避免体重超重。

（2）生育史

研究表明，生育和初产年龄晚是乳腺癌发生的独立危险因素。未生产妇女和生育妇女比较，前者的相对危险度为 1.4，但是这种危险性随着初产年龄的变化而变化。初产年龄大于等于 30 岁者患乳腺癌的危险性是小于等于 20 岁者的 2 倍多，并且其发病风险甚至高于未生产妇女。

4.1.2.3　家族史

乳腺癌具有一定的遗传倾向性，呈现家族内聚集现象。具体表现是，乳腺癌家族人员患乳腺癌的概率是一般人群的 4 倍，而旁系亲属对乳腺癌的发生并无显著影响。所以，有乳腺癌家族史且直系亲属有患病史的家族人员属高危人群。

医学界已经公认，遗传性乳腺癌由多个基因共同控制，其中 BRCA1 和 BRCA2 两个基因已被确定为研究遗传性乳腺癌最重要的高外显率基因，它们的突变与家族性乳腺癌发病的关系最为密切。BRCA 突变是使乳腺癌具有遗传性的关键性因素，BRCA 突变基因携带者的发病风险比非携带者高 10～25 倍，而无论是哪个基因发生突变均会增加癌的发病率。携带 BRCA1 或 BRCA2 突变基因的乳腺癌患者的肿瘤细胞在病理学特征上存在显著差异，所以乳腺癌易感基因的普查，可以作为判断乳腺癌是否具有家族性遗传特征的工具。

4.1.2.4 乳腺良性疾病史

乳腺良性疾病与乳腺癌的关系目前尚有争论，多数学者认为乳腺非典型增生与乳腺癌发病有较密切的关系，被视为癌前病变。研究表明，在一般的增生病变中，非典型增生比例并不高。尽管非典型增生仅占临床病检的 4%左右，但其患乳腺癌的相对危险度却增加到 5.0，如果同时具有一级亲属的家族史，则相对危险度会进一步增加。

4.1.2.5 电离辐射

研究显示，在第二次世界大战时期原子弹爆炸后幸存的妇女及接受甲状腺照射的妇女中乳腺癌的发病率增加，且和受辐射的年龄有密切关系。一般认为，10～30 岁的女性对电离辐射的致癌效应最敏感，大于 40 岁才接受辐射者危险性较小。这可能与不同年龄段乳腺上皮细胞有丝分裂的活跃程度不同有关。

4.1.2.6 生活习惯

高脂肪饮食可以改变内分泌的环境，加强或者是延长雌激素对上皮激素的刺激，增加癌变概率。专家建议从青春期开始就应该适当的节制脂肪类和高热量食物的摄入，并且要加强体育锻炼，以减少过量脂肪的积聚。国际性调查表明，凡是脂肪摄入量较高的国家，乳腺癌的发病率也高。美国饮食中的脂肪量比日本要高出一倍，患乳腺癌的妇女也高出日本一倍之多。也有专家指出，饮食中的高脂肪是乳腺癌的中度危险因子，是必须加以控制的因素。

4.1.3 发病机制

乳腺癌的发病机制有多种，包括遗传因素、基因突变、机体免疫功能下降、神经功能异常等，其中最主要的是基因突变。恶性肿瘤的发生是一个长期的、多因素的过程，近几年来，分子生物学的大力发展，从癌基因和肿瘤抑制基因角度为乳腺癌的发生发展提供了更有力的证据。事实证明，与乳腺癌相关的基因和细胞因子有多种，比如 HER2、BRCA1/2、雌激素及其受体、雄激素、c-myc 等。

4.1.3.1 HER2

人表皮生长因子受体-2（HER2）基因是迄今为止乳腺癌中研究较为透彻的基因之一。研究证实：HER2 过度表达与肿瘤的发生和侵袭有关，可增加转移的危险；转染的细胞和动物模型证实，其可改变肿瘤对激素和化疗药物的敏感性。

近年来研究表明，血清学与组织学 HER2 的检测结果一致性较好，约有 20%～30%乳腺癌患者血清中可溶性 HER2 蛋白水平升高。血清 HER2 可作为反映肿瘤生长、复发或者转移的检测指标。高血清 HER2 水平提示肿瘤的高侵袭性，与临床分期、病情进展、无瘤生存期和总生存期有关，并能监测化疗药物的治疗效果，是重要的预后因素。

通过检测血清中 HER2 的水平，有助于诊断、预测患者组织 HER2 的状态，在接受化疗的晚期乳腺癌患者中监测血清HER2含量有助于预测疗效、无瘤生存期和总生存期。在指导靶向药物应用方面，血清HER2的检测可以作为组织学检测的一个补充，并可能使靶向治疗的适应人群范围得以放宽。血清HER2的检测也可以作为重要的预后因素，可在乳腺癌随访监测、疗效观察尤其是靶向治疗后的疗效观察中发挥其独到的作用。

4.1.3.2 BRCA1/2

1990年，研究者发现了一种直接与遗传性乳腺癌有关的基因，命名为乳腺癌1号基因，英文简称BRCA1。1994年，又发现另外一种与乳腺癌有关的基因，称为BRCA2。在此之后，很多情况下人们把两种基因统称为BRCA1/2一起讨论。实际上，BRCA1/2是两种具有抑制恶性肿瘤发生的优良基因（称为“抑癌基因”），在损伤修复、细胞的正常生长方面有重要作用。如果BRCA1/2基因的结构发生了某些改变（称为“突变”），它所具有的抑制肿瘤发生的功能就会受影响。BRCA1是迄今为止发现和成功克隆的与乳腺癌相关的重要易感基因。BRCA1与家族性乳腺癌的发生密切相关，来自高危家族的人，BRCA1突变使其患乳腺癌的危险性比一般人群高8～10倍。在遗传性乳腺癌家族中，BRCA1突变率达40%～50%。而在遗传性乳腺癌和卵巢癌家族中，BRCA1突变率几乎为100%。在大部分的遗传性乳腺癌中可发现BRCA1突变。2013年已发现的BRCA1/2突变有数百种之多。有人总结了BRCA1和BRCA2基因突变相关的癌症的终身风险，显示有BRCA1基因突变者，患乳腺癌和卵巢癌的风险分别是50%～85%和15%～45%；有BRCA2基因突变者，患乳腺癌和卵巢癌的风险分别是50%～85%和10%～20%。

4.1.3.3 雌激素

大量临床和实验研究证实，雌激素暴露是乳腺癌的重要影响因素。雌激素通过与ER结合后与雌激素反应元件相互作用，对下游基因的转录产生调控作用，促进乳腺癌的发生和发展，并诱导乳腺癌细胞侵袭转移至远处器官或淋巴结，同时还能抑制乳腺癌细胞凋亡。雌激素在ER(－）乳腺癌的发病中也具有重要作用，ER与细胞膜上的G蛋白偶联受体30（GPR30）作用使ER(－）乳腺癌细胞内的细胞骨架连接蛋白重排，促进癌细胞侵袭和迁移。此外，雌激素的代谢产物2-羟基儿茶酚雌激素和4-羟基儿茶酚雌激素通过氧化还原反应产生醌类物质，形成DNA加合物，使DNA氧化损伤而产生致癌作用。

4.1.3.4 雌激素受体

雌激素受体ER在正常的乳腺上皮细胞中表达量少于10%，在乳腺癌组织中表达量却增加到50%～80%，ER的异常表达促进乳腺癌的发生及发展。ERα在乳腺发育中所扮演的角色已在ERα基因敲除小鼠中得到证实。研究显示，在乳腺癌中ERβ通过抑制MAPK及PI3K通路活性从而抑制肿瘤细胞增殖、促进细胞凋亡，并提高化疗疗效。也有少量研究指出ERβ表达促进细胞增殖，且是乳腺癌不良预后的因素之一。

4.1.3.5 c-myc

c-myc是myc基因家族的重要成员，既是一种可易位基因，又是一种受多种物质调节的可调节基因，其功能是可使细胞无限增殖，获永生化功能，促进细胞分裂。myc基因参与细胞凋亡，c-myc基因与多种肿瘤的发生有关。c-myc癌基因属核蛋白基因，具有转化细胞的能力，并具有与染色体、DNA结合的特性，在调节细胞生长、分化及恶性转化中发挥作用。

在近半数人类肿瘤中存在c-myc失调，包括乳腺癌。尽管目前研究发现c-myc在乳腺癌中是过度表达的，且促进乳腺癌的发生、发展，但 c-myc 在乳腺癌中过度活化的原因目前仍不清楚。

4.1.3.6 雄激素

雄激素是主要的男性性激素，主要来源于睾丸，女性体内也有少量雄激素，主要由卵巢、肾上腺进行分泌。对于乳腺癌的形成与雄激素之间的关系一直以来没有统一的说法，是促进乳腺癌的发生还是抑制乳腺癌细胞的生长一直没有确定结论。动物实验结果表明，单独注射睾酮可以诱导雌性裸鼠发生乳腺癌；联合应用睾酮和雌二醇的小鼠比单独应用睾酮或雌二醇的小鼠发生乳腺癌概率要高，而且乳腺癌发病的潜伏期也比单独应用的短；当雌二醇剂量不变睾酮减半时，乳腺癌的发病率几乎没有变化而发病的潜伏期明显变长。因此两种激素之间存在某种协同作用并且睾酮在乳腺癌发生中起内在的推动作用。

雄激素的主要作用机制表现为：①雄激素通过乳腺与其上皮细胞雄激素受体结合调节基因的转录，促进乳腺上皮细胞生长因子的合成，进而刺激细胞的增殖；②雄激素可使体内游离的雌激素升高，从而间接发挥其生物学效应。

国外研究者认为形成乳腺癌分绝经前和绝经后两条途径。绝经前主要机制为：丘脑下部→垂体（LH/FSH）→卵巢→雄激素→雌激素→肿瘤；绝经后主要机制为：丘脑下部（GnRH）→垂体（ACTH）→肾上腺→雄激素→雌激素→肿瘤。可见无论是绝经前还是绝经后雄激素对乳腺癌的形成都通过转化为雌激素间接地发挥作用。雄激素经芳香化酶转化为雌激素从而促进乳腺癌细胞生长，正常的人类乳腺组织中芳香化酶表达较少，乳腺肿瘤中芳香化酶却呈过表达。据有关报道提示在乳腺癌组织中这种来源的雌二醇可高达 60%～70%；雄激素、雌激素在体内可竞争性地与性激素结合蛋白结合，雄激素增多竞争性增强，游离雌激素就相应增多。体内雄激素可抑制肝细胞合成、释放性激素结合蛋白，体内游离雌激素也就相应增多。因此，雄激素可以通过多种途径直接或间接作用于乳腺组织细胞促进其增长，从而在一定程度上促进乳腺癌的形成。但是也有研究发现，雄激素与 AR 结合后通过一系列调控作用可以抑制乳腺癌细胞增殖，并且这种作用可被 AR 的拮抗剂氟他胺所阻断。此外，雄激素还可通过负反馈机制抑制垂体分泌促性腺激素、卵泡刺激素等来间接地抑制乳腺癌细胞的生长。

4.2 硒与乳腺癌的关系研究

4.2.1 流行病学实验

硒是人体必需的微量元素，众多的流行病学研究均提示硒具有预防人类多种肿瘤的作用。硒与乳腺癌流行病学的研究也取得了一定的成果。多数研究表明，乳腺癌患者血清、趾甲及癌组织的硒浓度较正常人低。在印度进行的一项病例-对照研究表明（Singh P et al. 2005），乳腺癌患者静脉血中硒的浓度明显低于对照组，在生理浓度内，硒每升高 1 个单位，乳腺癌的患病风险就降低 7%，证明硒与乳腺癌关系密切。JB Lopez-Saez 等（2003）在西班牙进行的研究也表明，乳腺癌患者血清中硒浓度 81.1mg/L，明显低于非乳腺癌患者血清硒浓度 98.5mg/L，推测低硒状态是乳腺癌的结果，而并非乳腺癌的原因，低硒是癌症的特点。在我国台湾地区，乳腺癌患者血清硒浓度也明显低于健康对照组（Kuo H W et al., 2002）。希腊乳腺癌妇女血清硒水平低于正常对照组，而乳腺癌组织中的硒浓度明显高于邻近的非癌组织，血清硒水平与癌胚抗原（CEA）呈反比，血清及组织硒浓度与乳腺癌的分期无关，这种改变与硒的抗癌作用有关（Charalabopoulos K et al.，2006）。在日本进行的一项持续 5 年的前瞻性研究表明（Ujiie S，2002），低硒的人患乳腺癌的风险大。Chan（1998）等报道乳腺癌患者红细胞中的硒浓度低于正常组。小鼠的体外实验表明，硒可明显抑制 DMBA（一种致癌物）诱导的乳腺癌。也有报道认为硒与乳腺癌无关。美国护士健康研究进行的一项大型前瞻性研究（1990）认为，硒对乳腺癌并未起到保护作用。但后来癌症营养预防协会的专家 Garland（1995）批判护士健康研究中趾甲硒的测量方法，认为这项研究得出的阴性结论是因为趾甲硒测量方法的错误，导致结果不可信。M. L. Lesperance（2002）也曾发出不一致的声音，他们的研究发现给非转移的乳腺癌患者补充硒并没有延长乳腺癌患者的生存时间。

国内对于硒与乳腺癌相关性的流行病学调查并不多，且近十年的调查研究甚少。李文广、于树玉等（1993）对我国 8 个省 24 个地区人群血硒水平进行调查，发现血硒水平与总癌症死亡率呈负相关，高、中硒地区胃癌、食管癌、肝癌的发病率明显低于低硒地区。上海医科大学王敏（1999）等采用病例-对照研究方法，对常住上海市区的 57 例女性乳腺癌患者和 57 例健康者的血清硒水平进行了分析比较，得出结论乳腺癌患者的血清硒水平明显低于相应对照组，而血清硒水平的降低可增加患乳腺癌的危险性。和彦苓等（2003）对 34 例乳腺癌患者和 40 例健康女性血中锌、硒的含量进行分析，分析结果为乳腺癌患者血中锌、硒含量明显低于对照组，硒水平可明显地影响癌基因和抗癌基因的表达，硒与恶性肿瘤间存在明显的负相关关系。对于环境硒与乳腺癌的相关关系目前还未见报道。

Lopez-Saez 等（2003）报道患乳腺癌的妇女血清中的含硒量存在明显降低。现有统计资料表明，与正常对照妇女比较，虽然组织中的硒含量明显升高，但乳腺癌患者血浆中的硒含量明显降低（Charalabopoulos et al.，2006）。由于雌激素对乳腺癌的发生、发展具有重要作用，有研究者用硒处理乳腺癌细胞系并观察能否引起雌激素受体（estrogen receptor，ER）表达变化。Lee 等用 MSA 作用于雌激素依赖的乳腺癌细胞系 MCF-7，发现 MSA 可以在 mRNA 水平和蛋白水平上下调雌激素受体 α（ERα）的表达，并可抑制雌二醇与雌激素受体结合。基因实验报告表明，硒能够抑制 MCF-7 中雌激素受体的转录活性；凝胶电泳迁移率阻滞实验进一步验证，硒可以抑制雌激素受体结合到雌激素反应位点上，从而抑制雌激素的靶基因 c-myc 的表达。在另一乳腺癌细胞系 MDA-MB231 中，他们却发现 MSA 能促进雌激素受体 β 的 mRNA 表达，这表明不同的乳腺癌细胞系对硒的反应不同（Lee et al.，2005）。Shah 等的实验进一步验证了这一观点，在出现他莫昔芬（一种拮抗雌激素受体，用于治疗妇女乳腺癌的药）抗性的雌激素受体高表达的乳腺癌细胞系 MCF-7-LCC2 和 T47D 中，含硒化合物的处理仍然可以抑制其生长（Shah et al.，2005）。还有研究表明，硒能够在乳腺癌细胞系 MCF-7 中下调 phospho-AKT 的水平（Li et al.，2009）。

4.2.2　动物实验

资料表明，硒与乳腺癌有密切关系。硒能抑制 CSH 鼠自发性及实验性乳腺癌的发生。硒量增加，肿瘤发生延迟，发病率降低，癌灶数减少。硒主要对实验性早期肿瘤起抑制作用，对已癌变的细胞抑制作用很小，故在肿瘤增殖期补硒，保护作用降低。这种对乳腺癌早期的抑制作用是可逆转的。要获得最大的保护作用必须持续补硒，并且补硒量应大于肿瘤生长的适宜水平。

硒在营养水平（0.5μg/g）和非毒性高水平（2.0μg/g）状态均可抑制由二甲基苯并蒽（DMBA）诱发的乳腺癌发生过程。当补硒（亚硒酸钠）量超过1.0μg/g时，虽然癌灶数目明显减少，但出现慢性硒中毒现象。一些学者通过实验比较无机硒和有机硒的抗癌作用，认为有机硒（硒代蛋氨酸、硒-甲基硒代半胱氨酸）对降低癌症发病率及癌灶数目比无机硒更明显且毒性作用低；另外观察到苄氰硒氰酸盐和硒谷胱甘肽在延长肿瘤潜伏期，减少肿瘤的发病率，以及对肿瘤早期和增殖阶段的抑制作用都比无机硒（亚硒酸钠）强。Ip（1998）也发现甲基化的硒化物是饮食中硒的主要代谢产物，其抗癌作用最强；他报道了硒-甲基硒代胱氨酸和二甲基氧化硒两种新的硒化合物在DMBA诱发大鼠乳腺癌中的抗癌作用。以亚硒酸钠和硒代胱氨酸作为对照组，从抑癌效果看，硒-甲基硒代胱氨酸＞亚硒酸钠＞硒代胱氨酸＞二甲基氧化硒。

临床前的实验结果表明，硒化合物可以作为一种系统的癌症预防剂进一步研究。因此，多个实验室开展了不同形式的硒化合物对乳腺肿瘤发生的作用研究，乳腺是最广泛的研究模型，已持续了近三十年（El-Bayoumy and Sinha，2004；Ganther，1997）。已经报道不同形式的硒化合物对多种乳腺肿瘤模型具有化学预防功效，包括大鼠和小鼠的化学诱导性乳腺肿瘤以及小鼠的自发性肿瘤（Hudson et al.，2012；Ip et al.，2000）。硒化合物作用于乳腺肿瘤的研究已从最初的表观现象分析深入到了基因层面。应用微阵列技术检测甲基硒酸作用后引起乳腺肿瘤组织的基因表达变化，如细胞周期蛋白A、D1、p21、p27及凋亡蛋白Bcl-2、Bax，这些蛋白表达量的减小与病理性生物标志物的变化结果一致。通过此技术还发现甲基硒酸能够广泛调控脂肪细胞和基质细胞中的基因表达，鉴于乳腺组织中脂肪细胞和基质细胞丰富，且在相邻上皮细胞的生长和分化中具有不可或缺的作用，判断乳腺中的上皮细胞可能不是硒的唯一靶标（Dong et al.，2002）。

相比亚硒酸钠，甲基硒酸不产生大量与细胞中各种遗传毒性作用相关的H_2Se（Kaeck et al.，1997）。相比硒代半胱氨酸，可能是由于少了肝脏和肾脏代谢途径中β-裂解酶这个限制因素的影响，相同浓度硒的甲基硒酸在诱导细胞水平的凋亡效果中高了一个数量级，还能增加模型系统吸收药物的灵敏度，因此甲基硒酸是细胞水平研究分子机制的一个理想工具。细胞培养中较低有效浓度的甲基硒酸，即可取得与相应体内实验相一致的观察结果（Ip et al.，2000）。还有研究表明甲基硒酸可以特异性调节MCF-7乳腺癌细胞中的表观遗传标记来抑制细胞增殖和诱导凋亡（de Miranda et al.，2014）。在MCF-7和MDA-MB-231乳腺癌细胞水平，酵母硒抑制细胞生长，代谢后产生少量的超氧化物，降低抗氧化酶的活性，增加细胞的早期凋亡，同时不影响非致瘤性细胞的生物活性（Guo et al.，2015）。

在小鼠乳腺移植瘤模型中，甲基硒酸能够显著诱导移植瘤中的细胞凋亡，显著减小肿瘤的质量和体积，抑制肿瘤生长。在乳腺肿瘤细胞实验中，甲基硒酸具有诱导肿瘤细胞凋亡的作用，且与JAK2特异性抑制剂AG490对JAK/STAT通路细胞因子的表达具有相同的调节趋势。因此，甲基硒酸抑制乳腺移植瘤生长的机制可能是通过影响JAK/STAT信号通路中JAK2和STAT3的活化，进而下调下游效应因子MMP2、MMP9，并上调其抑制物TIMP2和TIMP1，导致Bax/Bcl-2的蛋白比率上升，最终诱导移植瘤中细胞凋亡，发挥抗肿瘤作用。

近年来，国内外学者对硒化合物在抗肿瘤方面的作用进行了一定的研究。日本的Suzuki等（2006）研究认为甲基硒代半胱氨酸与硒代蛋氨酸相比，或许是更好的硒的来源，而且在提供甲基硒方面也比硒代蛋氨酸和亚硒酸钠更有效，是具有更高生物活性的一种小分子有机含硒化合物。美国有研究显示，甲基硒代半胱氨酸与他莫昔芬结合，通过提高凋亡减少血管生成，抑制裸鼠体内 MCF-7 乳腺癌移植。Clark（1986）以及他的团队研究认为，硒化合物作为人类乳腺癌的化学预防剂具有先驱的干预作用，啮鼠动物的乳腺被广泛地用作检验体内外硒化合物的化学预防作用活力的模型；在乳腺癌的实验模型中，将甲基硒代半胱氨酸与其他几种使用过的硒化合物相比较，甲基硒代半胱氨酸作为化学预防剂具有更明显的效果，应用于人群具有很大的潜力。

王娟（2007）用不同浓度的硒-甲基硒代半胱氨酸（Se-methylselenoeystein，MSC）处理培养的乳腺癌 MDA-MB-231 细胞，结果发现 MSC 处理的细胞生长被抑制，出现 S 期阻滞和凋亡，并呈时间-剂量依赖关系，且细胞集落形成数明显减少。罗雅婕等（2014）进一步研究了硒-甲基硒代半胱氨酸对乳腺癌 MCF-7 细胞抑制及其诱导凋亡的作用机制。MSC 对 MCF-7 细胞的增殖抑制作用，随其浓度的增加而增强；荧光染色可见，MSC 干预组细胞变圆、胞核皱缩、染色质浓缩，MCF-7 细胞内 SOD 的活性降低，细胞内 MDA 水平升高；同时，MSC 下调了 Survivin mRNA 的表达。这表明 MSC 可通过调节乳腺癌细胞内氧化还原状态及 Survivin 基因的表达抑制乳腺癌细胞的体外增殖和诱导凋亡。盛玉璐等（2015）也观察到 MSC 对 MDA-MB-231 细胞的增殖具有抑制作用，且呈时间-浓度依赖性（$P<0.01$），其中剂量在 200 μmol/L 时抑制作用最明显。且观察到 24h 及 48h 后，凋亡相关蛋白 caspase-9 和 caspase-3 的表达明显上调（$P<0.01$），变化呈浓度依赖性，推测其抗癌作用可能与线粒体途径的细胞凋亡有关。谢蒙蒙等（2014）进一步从 MSC 对乳腺癌细胞端粒酶活性的影响角度出发，研究了 MSC 诱导细胞凋亡的可能机制。分别采用 12.5μmol/L、25μmol/L、50μmol/L、100μmol/L、200μmol/L 浓度的 MSC 作用于人乳腺癌 MDA-MB-231、MCF-7 细胞 24h、48h，结果表明各 MSC 浓度处理组明显抑制端粒酶活性和 hTERT mRNA 的表达（$P<0.01$）。这说明 MSC 抑制人乳腺癌细胞增殖并诱导凋亡的机制可能与端粒酶活性、hTERT mRNA 表达的降低有关。袁国海等（2016）从抗氧化应激角度也研究了硒-甲基硒代半胱氨酸对人乳腺癌 MDA-MB-231 细胞的生长抑制作用和机制。采用不同浓度 MSC 培养液（12.5μmol/L、25.0μmol/L、50.0μmol/L、100.0μmol/L、200.0μmol/L）作用于 MDA-MB-231 细胞 24h、48h，观察细胞凋亡形态；检测超氧化物歧化酶（SOD）、丙二醛（MDA）、谷胱甘肽过氧化物酶（GSH-Px）活力变化。结果再次证实 MSC 对细胞增殖具有显著抑制作用，且呈剂量-时间效应关系；200μmol/L MSC 处理细胞 24h 和 48h，细胞内 SOD、GSH-Px 活力明显下降，MDA 含量明显升高。这说明 MSC 能够改变癌细胞内的氧化应激状态从而发挥抑制癌细胞增殖的作用。以上数据说明，MSC 作为一种新型营养强化剂有望开发其预防和辅助乳腺癌治疗的新用途。国内对于硒化合物的研究也取得了一定的成绩，对于硒化合物的研究主要集中在胃癌以及肝癌中。对于硒化合物对乳腺癌的研究并不多，对于甲基硒代半胱氨酸的研究就更少。目前国内关于有机硒与乳腺癌的报道有吉林大学郭凤军等的研究：甲基硒酸可诱导乳腺癌细胞体外凋亡，随着药物浓度及作用的增加，乳腺癌细胞凋亡率逐渐增加；甲基硒酸可改变乳腺癌的细胞周期，将乳腺癌细胞阻断在 G_1 期，并且减少 S 期细胞的比例，但是对于其作用机制还有待于进一步研究。

以上研究均说明硒化合物对肿瘤具有化学预防或抑制作用，这种作用与硒的浓度、化学形式和反应活性有关。硒的化学预防作用需在饮食中补充超营养水平的硒，且需不断地补充以维持具有反应活性硒离子的代谢水平，从而不断地使更多的敏感癌细胞产生氧化应激和诱导性凋亡。化学预防之所以可能得以实现是因为癌细胞和正常细胞对硒诱导凋亡的敏感性不同。自从发现硒对肿瘤有抑制作用，硒的抑癌机制一直是人们研究的热点，但直到目前尚未完全阐明。

4.2.3 作用机制

硒化合物防治乳腺癌是当前研究的热点。目前对于硒抗肿瘤的机制存在以下几种说法：①抑制肿瘤组织血管的形成；②促进细胞凋亡；③调节雌激素受体的表达；④抗氧化作用；⑤调节抑癌基因；⑥调节机体免疫功能；⑦稳定 DNA 结构。其中促进细胞凋亡是硒化合物防治肿瘤的最新和最重要的机制，细胞凋亡与人体疾病的发生和预防关系密切。肿瘤在组织中发生是由于细胞增殖的速度超过了细胞由凋亡导致的消亡速度，破坏了正常组织的平衡。硒能抑制致癌物的作用，是由于硒化合物能降低细胞增殖的速度或增加细胞凋亡的速度，或两者兼而有之。

(1) 抑制肿瘤组织血管的形成

由于肿瘤的生长需要血液提供营养，血管生成是肿瘤生长及转移的关键，如果没有血管提供氧气和养料，肿瘤就会被“饿”死。那么通过手术将通往肿瘤的血管被堵上吗？不是。而是利用抑制剂，通过高度选择性竞争细胞内 VEGFR-2 的 ATP 结合位，阻断下游信号转导，并抑制酪氨酸激酶的生成，从而抑制肿瘤组织新血管的生成，最终达到“饿”死肿瘤的目的。其中，血管内皮生长因子（VEGF）在血管生成过程中起着至关重要的作用。硒可能通过硒蛋白硫氧还蛋白还原酶抑制乳腺癌细胞分泌 VEGF。Jiang 等（2000）认为甲基硒能够抑制乳腺癌细胞株基质金属蛋白酶-2（MMP-2）和 VEGF 的表达，从而抑制血管的生成，且这种作用是迅速而持久的，而硒酸盐却没有这种作用。增加硒的摄入会降低乳腺癌细胞血管内微血管的浓度，与对照组相比，用硒处理的肿瘤细胞血管内皮生长因子表达减少（1999）。

蛋氨酸氨基肽酶（MetAP）与细胞生长、血管生成和肿瘤进展有关，近年来已成为肿瘤治疗的一个有吸引力的靶点。蛋氨酸氨基肽酶有两种亚型，MetAP1 和 MetAP2 在许多哺乳动物组织和细胞系中表达，但只有 2 型在细胞增殖过程中表达上调。抑制 MetAP2 被认为是实体瘤生长和转移过程中抑制血管生成的重要途径，因此，抑制 MetAP2 酶的活性，有可能对癌症血管生长产生影响。MetAP2 抑制剂在抗血管生成药物的设计中具有广泛的应用潜力。

依布硒啉（ebselen）类化合物是一类含有 1,2-苯并异硒唑-3(2*H*)-酮母核的含硒化合物，具有广泛的抗炎、抗氧化、抗细菌、抗真菌、抗病毒、抗癌、抗缺血性脑卒中等生物活性，近年来有报道该类型化合物是优良的特异性蛋氨酸氨基肽酶 2（MetAP2）慢结合抑制剂（Ewelina et al.，2016）。冯书晓等也开展了一系列依布硒啉衍生物/类似物的合成研究（冯书晓等，2019；Feng et al.，2019），设计开发了具有一定抗癌活性的新型化合物，初步结果表明有机硒化合物作为 MetAP2 酶抑制剂的可能候选药物具有十分广阔的开发前景。

(2) 促进细胞凋亡

凋亡在肿瘤的发生、发展中起重要作用，硒及硒化合物对多种肿瘤细胞系具有诱导凋亡的作用，硒通过作用于细胞信号转导通路而实现调节细胞的分化、生长、增殖和凋亡。这些信号转导通路有：促分裂原激活的蛋白激酶信号通路（MAPK）、蛋白激酶 C 信号通路

(PKC)、转录因子相关通路、核糖体S6蛋白激酶信号通路等。甲基硒通过抑制细胞周期G_0～G_1阶段向前进展，改变与凋亡相关基因的表达，抑制乳腺癌在早期阶段的增殖。这些基因包括：细胞周期节点控制基因，如细胞周期蛋白、CDCs、CDKs、e2f家族蛋白、丝/苏氨基酸激酶；凋亡调节基因，如Apo-3、c-jun、CDK5、细胞周期蛋白D1；以及信号分子基因，如丝裂原激活蛋白和磷脂酰肌醇-3激酶基因。

(3) 调节雌激素受体的表达

雌激素通过刺激细胞周期的进展，抑制细胞凋亡而刺激激素依赖性的乳腺癌细胞增生。硒可能通过调节雌激素受体（ER）的表达而起到抗癌的作用。雌激素受体分为α、β两种，它们在组织分布、亲和力和作用效果等方面都存在差异。ERα可促进雌激素的转录，促进乳腺癌细胞的增殖，而ERβ对乳腺癌细胞的作用与ERα恰好相反。研究表明甲基硒酸（MSA）可降低ERα的水平，增加ERβ的水平，抑制ER的活性，降低ER调节基因的表达，使ER与E的结合力下降，破坏ER信号转导，从而抑制人乳腺癌细胞株的增殖能力。而且MSA能增强4-羟三苯氧胺对三苯氧胺敏感的乳腺癌细胞MCF-7和T47D的生长源抑制。在被抑制的细胞中，ERα的mRNA及蛋白表达减少，而ERβ水平没有影响。MSA还可抑制ER依赖的基因（如PSZ、c-myc）表达。

(4) 抗氧化作用

氧化应激过程中形成的自由基和过氧化物能引起细胞损伤，特别是DNA的损伤可能是肿瘤发生的原因。硒能以硒蛋白的形式，通过提高谷胱甘肽过氧化物酶（GSH-Px，GPx）的活性来发挥作用，以清除自由基和过氧化物等，防止生物大分子发生氧化应激反应，保护细胞膜的结构和功能，干扰肿瘤的形成。GSH-Px是机体内广泛存在的重要的过氧化物分解酶，硒是GSH-Px酶系的重要组成成分和活性中心。它能催化谷胱甘肽（GSH）转化为还原型谷胱甘肽（GSSG），将有毒的过氧化自由基和活性氧还原成无毒的羟基化合物，同时促进H_2O_2的分解，从而保护细胞膜的结构及功能不受过氧化物的干扰及损害。GSH-Px的活性中心是硒代半胱氨酸，其活力大小一定程度上可以反映机体内的硒水平。缺硒时GSH-Px的活性下降，参与氧化反应的P450 2B9、P450 3A1的基因表达降低（Lin Rao，2001）。

(5) 调节抑癌基因

BRCA1和BRCA2两个是肿瘤抑制基因，其最致病突变是基因缺失。BRCA1和BRCA2基因上特定位点的特定类型的突变，使妇女患乳腺癌风险增高，并且随着年龄的增加，患乳腺癌风险进一步增高。研究显示BRCA突变类型及位点会影响患乳腺癌或卵巢癌的风险。例如，在19581名有BRCA1基因突变的妇女中，9052名（46%）被诊断为乳腺癌，2317名（12%）患卵巢癌，1041名（5%）同时患乳腺癌和卵巢癌，7171名（37%）未发现任何癌症。对于70岁女性来说，BRCA1突变携带者患乳腺癌的总风险为59%，而BRCA2突变携带者患乳腺癌的总风险为51%；而对于80岁的妇女来说，丧失BRCA1功能的突变，使患乳腺癌的风险增加80%。患卵巢癌的风险增加54%。携带突变型BRCA1基因的妇女染色体断裂率明显高于健康非携带者，研究发现对这些携带者在口服硒盐1～3个月后，染色体的断裂率明显下降，由此推断对于携带突变型BRCA1的妇女补硒可能是一种有效地预防癌症的方法。

p53基因也是一种公认的抑癌基因，它可以通过多种途径抑制肿瘤的发生、发展。国外有研究表明，硒复合物可明显抑制DMBA（一种致癌物）诱导的小鼠乳腺癌的发生，其作用机制是能抑制细胞色素P450的表达，促进p53的表达。硒通过依赖氧化还原因子-1（Ref-

1）的氧化还原机制以及调节 p53 蛋白磷酸化途径提高 p53 的活性。大多学者认为硒对 DNA 结构的保护作用涉及 Ref-1/p53/BRCA1 蛋白复合体的共同作用。

（6）调节机体免疫功能

补充硒可以增强免疫系统破坏肿瘤细胞的能力。硒化合物的抗癌作用与其对机体免疫功能的调节有关。在体液免疫方面，动物实验观察到，给动物补硒能够提高红细胞抗原，还能提高免疫球蛋白（IgM，IgA）的含量，血清和初乳的 IgM 都有显著地提高。在细胞免疫方面，补硒有着显著刺激免疫系统的作用。它能加速激活 T 细胞的增殖，促进细胞毒性淋巴细胞的生成，提高其对肿瘤细胞的破坏能力。可以说，补充硒的免疫增强效应成为硒降低癌症风险的一种机制。一项小样本（$n=33$）临床研究证实，补充硒（200g/d）可提高淋巴细胞的功能和表现。有关硒和淋巴细胞功能的一些最清晰的机制研究是将硒水平与白细胞介素-2 受体（IL-2R）水平联系起来的研究。Roy 等的早期研究（1993）结果表明，补充硒后 C57BL/6 小鼠外周血淋巴细胞 IL-2R 的 α（CD25）和白细胞介素-2R（CD122/CD132）亚单位 β/γ（CD122/CD132）表达增加。这使得每个细胞中有更多的高亲和力的白细胞介素-2R，并促进了细胞的增殖和分化。硒对变应原反应的 IL-2R 的影响相似，T 辅助细胞 CD25 的表达随硒水平的增加而增加，但 CD122 的表达无明显变化。

来自人类的研究证实了来自小鼠的数据（Roy，1994），并表明补充硒与淋巴细胞增殖之间存在明显的相关性。在此之前，高亲和力的 IL-2R 表达增强。Th 细胞参与增强对多种抗原的有效免疫反应，它们依赖 IL-2R 信号来激活、增殖和分化。如上所述，T 细胞增殖可能涉及 TR-1 和 TR-2 及其对 NF-κB 活化的影响，这也可能影响 IL-2R 的表达。此外，抗 CD3 刺激对人 T 细胞增殖的抑制作用还表现为谷胱甘肽-（*S*，*R*）-磺胺肟（BSO）对 GSH 的耗竭，外源 GSH 的加入可恢复 T 细胞的增殖反应，而不是外源性的 IL-2。BSO 处理对细胞增殖的抑制作用不伴随 CTL 能力的改变，表明细胞内环境的稳定与细胞的分化密切相关。这些结果提示 GSH-Px 酶可能通过 NF-κB 激活或通过另一种途径促进活化 T 细胞的增殖反应。确定硒摄入如何影响白细胞介素-2R 的表达，硒蛋白的参与，以及这种关系如何影响 T 细胞驱动的反应，将有助于理解硒水平对免疫反应的影响。

（7）稳定 DNA 的结构

DNA 甲基化对维持细胞功能有着重要的作用，甲基化的改变可导致肿瘤的发生，缺硒会引起 DNA 的低甲基化，增加癌症的风险。补硒可调节叶酸缺乏引起的不良反应，包括调节一碳单位的异常代谢，逆转癌前病变。硒可诱导 DNA 的修复，这种保护作用涉及 Ref-1/p53/BRCA1 蛋白复合体的共同作用。硒可维持 DNA 结构的稳定，研究发现血清硒浓度与 DNA 损伤程度成反比。缺硒会诱导 DNA 损伤诱导基因 GADD34 和 GADD45 的表达。Sehrauzer（2000）发现硒可降低致癌物引起的 DNA 内收程度或 DNA 损害程度，原位缺口翻译技术显示，硒对 Co-γ 射线引起的 DNA 链断裂有保护作用。硒以硒蛋白的形式通过清除自由基阻止 DNA 的突变。

硒化合物的一些抗癌性质与细胞免疫作用有关。硒化合物具有很多性质，如刺激淋巴细胞增生、激发细胞因子受体的表达、刺激 NK 细胞和细胞毒细胞的活性等，所有这些都是抗肿瘤免疫防护中必需的。硒化合物的其他抗癌机制可能还包括：破坏癌细胞线粒体的功能，切断癌细胞的能量供应，使之死亡；作为端粒酶活性的抑制剂，使癌细胞失去端粒酶的保护，如同启动了自杀程序，不再无限增殖而凋亡。

近年来一些作者从以下几方面对硒抗乳腺癌的作用机制进行研究。

（1）乳腺癌发生后对硒生化代谢的影响

硒的抗癌机制最终依赖于对该元素生物化学代谢过程的进一步认识。硒在真核细胞中进行降解，当它进入机体内时，表现为一种不稳定的形式（H_2Se）；最初阶段参与酶的形成，表现为复杂的GSSeSG形式；后者被依赖谷胱甘肽（GSH）为底物的NADPH＋H^+，首先还原为GSSeH，然后再被还原为H_2Se。在硒摄入量适当的条件下，H_2Se被S-腺苷蛋氨酸甲基化形成$(CH_3)_3Se^+$（三甲基硒化物）由小便排出。当摄取硒量达到毒性水平时，观察到有更多的甲基化产物$(CH_3)_2Se$（二甲基硒化物）形成。该产物易挥发，可经呼吸道排出以维持体内硒动态平衡。

为了解硒在体内的分布，用^{75}Se示踪发现鼠体内80％的硒以硒代半胱氨酸形式存在于蛋白质中，其中1/3的硒结合在谷胱甘肽过氧化物酶（GSH-Px）活性部位，另外2/3的硒与其他蛋白质结合，如硒蛋白P，它的分子量约75000，具有转运功能。有实验报道，^{75}Se与蛋白质结合，在细胞内主要位于细胞质内，其次位于线粒体中。肿瘤发生后，体内硒代谢可发生相应变化。颜学先（1989）曾报道，在给予营养水平硒的情况下，绝大多数肿瘤细胞质内的硒结合在两种非谷胱甘肽过氧化物酶的蛋白质上，GSH-Px仍具有抗氧化活性，但几乎无硒沉积。给予抑瘤剂量的硒后，除部分仍与非GSH-Px的蛋白质结合，绝大多数硒又沉积在GSH-Px上。他们认为这种变化可能与硒干扰肿瘤细胞的代谢有关。

研究表明，各种不同类型肿瘤对硒都有明显的亲和力，因为在代谢活跃的细胞中，合成蛋白质功能旺盛。体循环中大部分硒与蛋白质结合，进入肿瘤细胞。肿瘤组织从体循环中吸取硒血浆蛋白的含量比正常组织高得多，这一过程是通过吞噬作用进行的。有观测到^{75}Se DMBA诱发鼠乳腺肿瘤组织中的积聚作用。而且肿瘤组织中硒保持较高水平且不随饮食硒摄入量而变化，其原因尚待进一步考究。

（2）乳腺癌发病过程中谷胱甘肽过氧化酶（GSH-Px）对硒作用的影响

近年来，报道GSH-Px与癌症关系的文章较多，但涉及乳腺癌的研究尚少。前面已肯定了硒对实验性乳腺癌有明确的抗癌作用且已证明GSH-Px的活性中心，硒主要通过GSH-Px发挥其生物学效应。

在乳腺癌发病过程中硒是否也通过GSH-Px发挥其抗癌作用必然引起多方关注。有人通过实验证明，尽管乳腺癌组织硒含量很高，但GSH-Px活性并不随之升高，故认为硒在抑制乳腺癌发病过程中与GSH-Px无关。并推论，乳腺癌组织中硒和GSH-Px的变化是不成比例的。虽然GSH-Px在肿瘤发展中没有直接抗氧化作用，但是GSH-Px造成的低氧环境可间接增强硒在抗癌方面的保护能力。研究发现同种酶在不同个体中，不同酶在同一个体中并不同时增高或降低。此结论有助于理解乳腺癌组织中硒与GSH-Px的含量不成比例变化。还提示我们，研究硒的抗乳腺癌机制，不应局限在硒与GSH-Px的相互关系上，而应从整体上考虑其他酶类的作用。

（3）乳腺癌发病过程中维生素E对硒作用的影响

20世纪70年代中期，已知硒和维生素E在对抗膜脂质过氧化反应中所产生的自由基能共同发挥作用。Ip近十年来，通过一系列实验证明，硒在抑制乳腺癌发病过程中与维生素E关系密切。他认为：维生素E缺乏可增加乳腺癌发病率，然而，超量供给维生素E并不能阻止肿瘤的发生。维生素E在乳腺癌发病过程中，主要是加强硒的抗癌作用。他推测，维生素E创造一个有利的低氧环境，并通过其他机制加强硒对肿瘤的抑制作用。总之，维生素E缺乏后可增加乳腺癌的发病率，降低硒的抗肿瘤作用。

(4) 硒抑制乳腺癌发生中的拮抗因素

近几年来开始研究重金属元素砷、锌、铅拮抗硒抑制乳腺癌作用。单独给鼠 3.0mg/kg 亚硒酸钠，肿瘤发病率降低了 50%，如同时投用 5.0mg/kg 亚砷酸钠，则减弱了硒的抑瘤作用。因此，砷对硒的抗癌作用有明显的拮抗性。也有人认为砷的投入降低了亚硒酸钠的总吸收，且改变了硒在血液和组织中的分布。许多重金属元素对硒的摄取、运输、代谢和生理功能均产生影响，从而降低硒对乳腺癌发生的保护作用。维生素 C 可拮抗亚硒酸钠在肿瘤发生过程中的保护作用，其主要原因是亚硒酸钠被维生素 C 还原成硒元素，而不能被组织摄取。

(5) 硒抗乳腺癌发病过程中的基因调节作用

为了进一步说明硒拮抗乳腺癌的作用机制，有学者从基因调节水平上对以下问题进行研究。

① 硒对乳腺癌细胞增殖周期的影响。Medina（1983）通过乳腺细胞株 YN-4 培养证明，该细胞株经硒处理后，细胞生长受阻于 S～G 期，这可能与影响 DNA 多聚酶及核苷激酶的活性有关。他由此提出硒不仅能抑制癌变的发生，延长癌变的潜伏期，而且对癌变后的增殖阶段亦有作用。

② 硒对 DMBA 与乳腺细胞中 DNA 结合的影响。不同的饮食硒水平，不仅对苯并蒽（DMBA，一种致癌剂）与乳腺细胞中 DNA 的结合部位无影响，而且对 DMBA 诱发乳腺癌初期的 DMBA-DNA 复合物的形成也无作用。由此推论，硒抗乳腺癌的机制不是通过改变致癌物作用的结合部位和抑制 DMBA-DNA 复合物的形成过程而发挥作用的。

③ 硒对乳腺癌细胞 DNA 合成的影响。Morrison 等（1988）用放射自显影术发现，鼠乳腺细胞株中有两种细胞生长形式。一种为 LP 细胞（logphase cell），另一种为 CP 细胞（confluent phase cell）。LP 细胞株硒蛋白含量少，DNA 合成旺盛，细胞增殖快，而 CP 细胞株情况刚好相反。这是由于亚硒酸钠全部以共价键形式结合在 CP 细胞的蛋白质上形成硒蛋白所致。这一结果表明，在硒蛋白水平高的细胞中，DNA 合成受到抑制。由此推论，硒可能具有阻止致癌物诱导的癌基因的去抑制作用。Morrison 通过另一实验指出 L-蛋氨酸、丝氨酸都可提高硒对乳腺细胞中 DNA 合成的抑制作用。

④ 硒对乳腺癌细胞中蛋白质合成的影响。Lewko 等（1985）研究证明，当硒浓度大于 1.0μg/mL 时，乳腺癌组织中蛋白质合成受阻。这也是由于癌细胞中 DNA 的复制和转录及 RNA 翻译过程受阻所致。蛋白质合成受阻导致肿瘤细胞增殖速度减慢。他认为在乳腺肿瘤的早期，硒是通过调节蛋白质的合成从而直接改变肿瘤细胞的生长速度的。

4.3 硒与乳腺癌防治

乳腺癌是全世界妇女癌症死亡的主要原因。目前乳腺癌的标准治疗方法是手术、化疗、激素治疗、免疫治疗和放射治疗相结合的多模式治疗方法。尽管放射治疗技术有所改进，但放射诱导活性氧（ROS）对周围正常组织的副作用仍然是一个问题。乳腺癌患者经常使用抗氧剂硒来保护正常组织免受辐射所致的副作用伤害。然而，硒是否也能保护肿瘤细胞免受放射性杀伤，从而降低放射治疗的疗效，仍是一个值得关注的问题。

Kasseroller（1997）探讨亚硒酸钠治疗乳腺癌淋巴水肿的疗效及剂量。采用非输血性理疗联合亚硒酸钠（第 1 周 1000μg/d，第 2～3 周 300μg/d）的强化治疗可明显改善乳房切除术或韦特海姆手术（子宫全切除术）后肢体体积缩小及继发性淋巴水肿的病理生理改变，皮肤感染发生率明显下降。淋巴水肿的治疗应考虑抗炎作用，推荐亚硒酸钠长期日维持剂量为 100μg。

Kasseroller（1998；2002）另一项亚硒酸钠预防继发性淋巴水肿中丹毒的试验表明，采用以等渗溶液口服亚硒酸钠，第 1 天至第 4 天口服剂量为 800μg/d，第 5 天至第 28 天口服剂量为 500μg/d，与安慰剂组相比，硒处理组的水肿体积以及丹毒发生率等其他参数均有显著改善。

Micke 等（2010）报道了口服亚硒酸钠（500μg/d，共 4～6 周）对放射性继发性淋巴水肿的乳腺癌和头颈部癌患者有显著的积极作用，硒可以减轻四肢水肿以及放射性相关继发性淋巴水肿，包括喉内水肿。另一项随机Ⅲ期研究显示补充硒对于硒缺乏和放疗引起的腹泻也有显著益处。生存数据表明，补充硒不会干扰放射治疗。尽管硒在癌症预防中可能的优势和风险仍然存在争议，然而，根据最近的临床试验，补充硒对肿瘤患者的潜在益处是不可否认的。

Franca（2011）在一项前瞻性研究中评价了放射治疗对乳腺癌患者血清硒水平的影响。选择从 2007 年 12 月至 2008 年 8 月接受体外放射治疗的 209 名乳腺癌患者，测试放射治疗前和治疗结束时的血浆硒浓度。所有患者的平均硒值为 86.4μg/L，放疗后该值降至 47.8μg/L。接受放射治疗的患者血浆硒水平显著降低，提示应注意这种微量营养素和其他抗氧化剂的营养状况。

然而也有报道认为（Schilling，2018），生理相关硒浓度（70μg/L 和 140μg/L）不影响辐射诱导的 DNA 双链断裂和细胞凋亡。最重要的是，克隆性生存数据显示，补充硒不会损害所调查的乳腺癌细胞系的放射敏感性。

Han（2019）对韩国首尔的 26 名Ⅱ期和Ⅲ期乳腺癌患者，采取随机双盲分组，补硒干预组每天静脉输入 500μg（50mL 生理盐水）的亚硒酸钠，持续 2 周，结果发现补硒对缓解淋巴水肿的临床阶段有直接好处，机制与亚硒酸钠的抗炎作用、增加免疫敏感性的氧化还原活性和/或 NK 细胞的激活有关。

4.4 小结

硒抗乳腺癌的作用机制还有待从动物实验过渡到人类，除进一步完善其流行病学和实验室研究外，尚需着重探讨硒在正常人群癌前及患癌期体内的代谢情况，并从细胞生物学水平逐步完善硒的抗癌机制。

已有的研究结果大多数表明，微量元素硒在乳腺癌预防和治疗中有着非常重要的作用。但硒与乳腺癌发生、发展的关系仍需深入探讨，并需从分子和基因水平进一步阐明硒的作用机制；在临床应用方面，需要在严格控制条件下进行有对照的人群研究，以确定硒在乳腺癌防治中的地位，并有针对性的应用于Ⅰ期临床，以期硒在乳腺癌的防治中发挥最大的作用。在日常生活中，我们应该注意硒的摄入，以防止体内的硒缺乏。提倡合理膳食、均衡营养，注意微量元素的摄入。防病于未然，降低乳腺癌的发病率，提高患者的生活质量。

参 考 文 献

[1] Bray F, Ferlay J, Soerjomataram I, et al. Global cancer statistics 2018: GLOBOCAN estimates of incidence and mor-

tality worldwide for 36 cancers in 185 countries [J]. CA: a cancer journal for clinicians, 2018, 68 (6): 394-424.

[2] Charalabopoulos K , Kotsalos A , Batistatou A , et al. Selenium in serum and neoplastic tissue in breast cancer: correlation with CEA [J]. Br J Cancer, 2006, 95 (6): 674-676.

[3] Chen W, Zheng R, Baade P D, et al. Cancer statistics in China, 2015 [J]. CA: a cancer journal for clinicians, 2016, 66 (2): 115-132.

[4] De Miranda J X, Andrade F O, Conti A D, et al. Effects of selenium compounds on proliferation and epigenetic marks of breast cancer cells [J]. Journal of Trace Elements in Medicine and Biology, 2014, 28 (4): 486-491.

[5] Dong Y, Ip C, Ganther H. Evidence of a field effect associated with mammary cancer chemoprevention by methylseleninic acid [J]. Anticancer research, 2002, 22 (1A): 27-32.

[6] El-Bayoumy K, Sinha R. Mechanisms of mammary cancer chemoprevention by organoselenium compounds [J]. Mutation Research, 2004, 551 (1-2): 181-197.

[7] Antila H M, Salo MS, Näntö V, et al. The effect of postoperative radiotherapy on leukocyte zinc, serum trace elements and nutritional status of breast cancer patients [J]. Acta Oncol, 1992, 31: 569-572.

[8] Franca C A S , Nogueira C R , Ramalho A , et al. Serum levels of selenium in patients with breast cancer before and after treatment of external beam radiotherapy [J]. Annals of Oncology, 2011, 22 (5): 1109-1112.

[9] Ganther H E, Lawrence J R. Chemical transformations of selenium in living organisms. Improved forms of selenium for cancer prevention [J]. Tetrahedron, 1997, 53 (36): 12299-12310.

[10] Guo C H , Hsia S , Shih M Y , et al. Effects of selenium yeast on oxidative stress, growth inhibition, and apoptosis in human breast cancer cells [J]. International Journal of Medical Sciences, 2015, 12 (9): 748-758.

[11] Han H W, Yang E J, Lee S M. Sodium selenite alleviates breast cancer-related lymphedema independent of antioxidant defense system [J]. Nutrients, 2019, 11 (5): 1020-1034.

[12] Hudson T S , Carlson B A , Hoeneroff M J , et al. Selenoproteins reduce susceptibility to DMBA-induced mammary carcinogenesis [J]. Carcinogenesis, 2012, 33 (6): 1225-1230.

[13] Ip C , Thompson H J , Zhu Z , et al. In vitro and in vivo studies of methylseleninic acid: evidence that a monomethylated selenium metabolite is critical for cancer chemoprevention [J]. Cancer Research, 2000, 60 (11): 2882-2886.

[14] Ip C. Lessons from basic research in selenium and cancer prevention [J]. The Journal of Nutrition, 1998, 128 (11): 1845-1854.

[15] Kaeck M , Lu J , Strange R , et al. Differential induction of growth arrest inducible genes by selenium compounds [J]. Biochemical Pharmacology, 1997, 53 (7): 921-926.

[16] Kasseroller R . Sodium selenite as prophylaxis against erysipelas in secondary lymphedema [J]. Anticancer Research, 1998, 18 (3C): 2227-2230.

[17] Kasseroller R , Schrauzer G N . Treatment of secondary lymphedema of the arm with physical decongestive therapy and sodium selenite: a review [J]. American Journal of Therapeutics, 2000, 7 (4): 273-279.

[18] Kasseroller R. Administration of selenium in lymphedema [J]. Medizinische Klinik, 1997, 92 (Suppl 3): 50-51.

[19] Lee H Y , Oh S H , Woo J K , et al. Chemopreventive effects of deguelin, a novel Akt inhibitor, on tobacco-induced lung tumorigenesis [J]. Journal of the National Cancer Institute, 2005, 97 (22): 1695-1699.

[20] Lee S O , Nadiminty N , Wu X X , et al. Selenium disrupts estrogen signaling by altering estrogen receptor expression and ligand binding in human breast cancer cells [J]. Cancer Research, 2005, 65 (8): 3487-3492.

[21] Li Z, Carrier L, Belame A, et al. Combination of methylselenocysteine with tamoxifen inhibits MCF-7 breast cancer xenografts in nude mice through elevated apoptosis and reduced angiogenesis [J]. Breast Cancer Res Treat, 2009, 118 (1): 33-43.

[22] Medina D, Thompson H, Ganther H, et al. Se-methylselenocysteine a new compound for chemoprevention of breast cancer [J]. Nutrion and Cancer, 2001, 40 (1): 12-17.

[23] Micke O, Schomburg L, Buentzel J, et al. Selenium in oncology-an update [J]. Trace Elements and Electrolytes, 2010, 27 (4): 250-257.

[24] Schilling D , Herold B , Combs S E , et al. EP-2304: Selenium does not affect radiosensitivity of human breast cancer cell lines [J]. Radiotherapy and Oncology, 2018, 127: S1271.

[25] Shah Y M, Al-Dhaheri M, Dong Y, et al. Selenium disrupts estrogen receptor (alpha) signaling and potentiates tamoxifen antagonism in endometrial cancer cells and tamoxifen-resistant breast cancer cells [J]. Molecular Cancer Therapeutics, 2005, 4 (8): 1239-1249.

[26] Shah Y M, Kaul A, Dong Y, et al. Attenuation of estrogen receptor alpha (ERalpha) signaling by selenium in breast cancer cells via downregulation of ERalpha gene expression [J]. Breast Cancer Research and Treatment, 2005, 92 (3): 239.

[27] Thompson H J. Chemoprevention of mammary cancer with Se-allylselenocysteine and other selenoamino acids in the rat [J]. Anticancer Research, 1999, 19 (4B): 2875-2880.

[28] 郭凤军，郭锡永，吴飞，等．甲基硒酸对乳腺癌细胞体外凋亡和细胞周期的影响 [J]. 中国妇幼保健，2010，32 (25)：4766-4768.

[29] 郭凤军．甲基硒酸对乳腺癌细胞体外增殖及凋亡影响的研究 [D]. 长春：吉林大学，2008.

[30] 黄秋．硒-甲基硒代半胱氨酸诱导乳腺癌 MDA-MB-231 细胞凋亡机制的研究 [D]. 徐州：徐州医学院，2013.

[31] 刘玉竹．甲基硒酸通过 JAK/STAT 信号通路对小鼠乳腺肿瘤中细胞凋亡的调控研究 [D]. 武汉：华中农业大学，2017.

[32] 罗雅婕，徐璐，邵继红，等．硒-甲基硒代半胱氨酸对 MCF-7 细胞抗氧化及 Survivin 基因表达的影响 [J]. 安徽医科大学学报，2014，49 (2)：194-197.

[33] 盛玉璐，黄秋，邵继红，等．硒-甲基硒代半胱氨酸对乳腺癌细胞凋亡及 caspase 蛋白表达影响的研究 [J]. 营养学报，2015，37 (5)：448-450.

[34] 王娟．硒-甲基硒代半胱氨酸对乳腺癌 MDA-MB-231 细胞生物学行为及 MMP-2 和骨桥蛋白表达的影响 [D]. 南京：东南大学，2007.

[35] 谢蒙蒙，黄秋，罗雅婕，等．硒-甲基硒代半胱氨酸对乳腺癌细胞端粒酶活性和 hTERT 基因表达的影响 [J]. 营养学报，2014，36 (5)：471-474.

[36] 袁国海，黄秋，邵继红，等．硒-甲基硒代半胱氨酸诱导乳腺癌细胞凋亡作用 [J]. 中国公共卫生，2016，32 (9)：1183-1185.

[37] 张薇．硒作用于食管鳞癌细胞的调控机制研究 [D]. 北京：北京协和医学院，2010.

[38] Singh P, Kapil U, Shukla NK, et al. Association between breast cancer and vitamin C, vitamin E and selenium levels: results of a case-control study in India [J]. Asian Pac J Cancer Prev, 2005, 6 (2): 177-180.

[39] Lopez-Saez J B, Senra-Varela A, Pousa-Estevez L. Selenium in Breast Cancer [J]. Oncology, 2003, 64 (3): 227-231.

[40] Kuo H W, Chen S F, Wu C C, et al. Serum and tissue trace elements in patients with breast cancer in Taiwan [J]. Biological Trace Element Research, 2002, 89 (1): 1-11.

[41] Ujiie S, Kikuchi H. The relation between serum selenium value and cancer in Miyagi, Japan: 5-year follow up study [J]. The Tohoku Journal of Experimental Medicine, 2002, 196 (3): 99-109.

[42] Chan S, Gerson B, Subramaniam S. The role of copper, molybdenum, selenium, and zinc in nutrition and health [J]. Clin Lab Med. 1998, 18 (4): 673-685.

[43] Garland M, Morris J S, Stampfer M J, et al. Prospective study of toenail selenium levels and cancer among women [J]. Journal of the National Cancer Institute, 1995, 87 (7): 497-505.

[44] Lesperance M L, Olivotto I A, Forde N, et al. Mega-dose vitamins and minerals in the treatment of non-metastatic breast cancer: an historical cohort study [J]. Breast Cancer Research and Treatment, 2002, 76 (2): 137-143.

[45] 李文广，黄启生，柳标，等．硒盐预防原发性肝癌前瞻观察六年 [J]. 癌症，1993 (2)：108-110.

[46] 王敏，潘喜华，沈又琴，等．硒与乳腺癌关系的病例-对照研究 [J]. 肿瘤，1999 (2)：65-66.

[47] 和彦苓，张丽萍，耿虹，等．乳腺癌患者血中铜、锌、硒含量及铜锌比值分析 [J]. 包头医学院学报，2003，19 (3)：179-180.

[48] 颜学先，王鼎年．硒与肿瘤Ⅲ：植瘤小鼠给抑瘤剂量硒后胞浆中 ^{75}Se 的分布与含硒蛋白变化 [J]. 重庆医科大学学报，1989，14 (2)：85-89.

[49] Suzuki K T, Doi C, Suzuki N. Metabolism of ^{76}Se-methylselenocysteine compared with that of ^{77}Se-selenomethionine and ^{82}Se-selenite [J]. Toxicology and Applied Pharmacology, 2006, 217 (2): 185-195.

[50] Clark L C , Combs G F . Selenium compounds and the prevention of cancer: research needs and public health implications [J]. Journal of Nutrition, 1986, 116 (1): 170-173.

[51] Ewelina W T, Małgorzata B G, Mirosław G, et al. Identification of methionine aminopeptidase 2 as a molecular target of the organoselenium drug ebselen and its derivatives/analogues: Synthesis, inhibitory activity and molecular modeling study [J]. Bioorg Med Chem Lett, 2016, 26 (21): 5254-5259.

[52] 冯书晓，齐凯言，薛晶晶，等. 新型依布硒啉类 MetAP2 酶抑制剂的合成、分子对接与抑癌活性 [J/OL]. 合成化学，2019，27 (12)：945-951.

[53] Feng Shu-Xiao, Wang Jun-Ling, Ma Jun-Ying, et al. Crystal structure, molecular docking of L-Se-methylselenocysteine as potential inhibitor of MetAP2 [J]. Chemical Research and Application, 2019, 31 (10): 1781-1785.

[54] Roy M, Kiremidjian-Schumacher L, Wishe H I, et al. Selenium supplementation enhances the expression of interleukin 2 receptor subunits and internalization of interleukin 2 [J]. Proc Soc Exp Biol Med, 1993, 202 (3): 295-301.

[55] Roy M, Kiremidjian-Schumacher L, Wishe H I, et al. Supplementation with selenium and human immune cell functions. I. Effect on lymphocyte proliferation and interleukin 2 receptor expression [J]. Biol Trace Elem Res, 1994, 41, 103-114.

[56] Medina D, Lane H W. Stage specificity of selenium-mediated inhibition of mouse mammary tumorigenesis [J]. Biological Trace Element Research, 1983, 5 (4-5): 297-306.

[57] Morrison D G , Berdan R C , Pauly D F , et al. Selenium distribution in mammary epithelial cells reveals its possible mechanism of inhibition of cell growth [J]. Anticancer research, 1988, 8 (1): 51-63.

[58] Lewko W M , Mcconnell K P . Influence of selenium on the growth of N-nitrosomethylurea-induced mammary tumor cells in culture [J]. Experimental Biology and Medicine, 1985, 180 (1): 33-38.

第 5 章　硒与结直肠癌

结直肠癌（colorectal cancer，CRC）是结肠或直肠内的细胞异常生长所形成的癌症。癌细胞的源发在结肠部位称为结肠癌，源发在直肠部位称为直肠癌；两器官都受影响则称为结肠直肠癌。它是目前全球普遍可见的消化系统癌症，其发病率和病死率在消化系统恶性肿瘤中仅次于胃癌、食管癌和原发性肝癌。

5.1　结直肠癌的流行病学概述

5.1.1　发病率与死亡率

结直肠癌作为一种常见的消化道恶性肿瘤，在全世界范围内严重威胁着人类的健康。2018 年 GLOBOCAN 的最新统计数据显示，全球范围内结直肠癌的发病率在恶性肿瘤中处于第三位，其死亡率次于肺癌。

2018 年最新全球癌症统计数据《全球癌症报告》指出，全世界 2018 年结直肠癌有近 109.6 万个新增病例和 55.1 万个死亡病例，发病人数约占癌症总发病人数的 10.2%，死亡人数约占癌症总死亡人数的 9.2%。在全球总人口两性（男性和女性）癌症发病率中排名第 3（发病率 10.2%），死亡率排名第 2（死亡率 9.2%）；全球总人口（男性）的癌症发病率和死亡率排行分别位列第 3（10.9%）和第 4（9.0%）；全球总人口（女性）的癌症发病率和死亡率排行分别位列第 2（9.5%）和第 3（9.5%）。

根据国家癌症中心发布的中国癌症数据显示：2014 年结直肠癌在全国人口两性（男性和女性）癌症发病率中排名第 4（发病率 27.08 例/10 万人），死亡率排名第 4（死亡率 14.11 例/10 万人）；在全国男性癌症发病率中排名第 4（发病率 30.55 例/10 万人），死亡率排名第 5（死亡率 14.84 例/10 万人）；在全国女性癌症发病率中排名第 3（发生率 23.43 例/10 万人），死亡率排名第 4（死亡率 11.34 例/10 万人）。

美国最新的结直肠癌流行病学结果显示，近 20 年美国的发病率和死亡率持续下降，而根据我国国家癌症中心公布的数据，我国结直肠癌发病率和死亡率在不断升高。我国结直肠癌在 10 年间的发病率表现为明显升高趋势，在死亡率方面，男性患者同样表现为逐年上升趋势，女性患者则相对趋于平稳。在我国，结直肠癌发病率在男性、女性中的排名分别为第 4 位、第 3 位，发病率及死亡率均呈现男多女少的状况。在地域分布上，我国东部地区结直肠癌发病率最高，此外依次是中部、南部、西南、东北、北部，而西北地区发病率最低。在死亡率上仍然是东部地区最高，然后依次为西南、南部、北部、东北及西北。在城乡分布上无论是发病率还是死亡率，城市均远高于农村。在年龄上，发病率主要集中在 60～74 岁，占总体发病人数的 41.23%，而 45 岁以上发病的患者占所有结直肠癌新发病例的 93.28%。在死亡率方面，45 岁以上结直肠癌患者的死亡率为 95.18%，整体表现为随着年龄增长而逐渐升高的趋势，其中 60～74 岁和 75 岁以上年龄段的死亡率分别为 36.13%和 40.10%。

结直肠癌已真正成为严重影响我国人民生命健康的致命癌症之一，同时也是我国发病率上升最快的肿瘤类型。这些肠道疾病治疗周期长，易复发，给患者及社会带来极大的负担。

5.1.2 病因

(1) 不良生活方式

美国、欧洲的研究发现，吸烟者的患病风险较从不吸烟者增加 20%，且吸烟与直肠癌的关系比结肠癌更紧密；结直肠癌的患病风险与每日吸烟量、吸烟年限及累计吸烟量呈剂量-效应关系。被动吸烟也是直肠癌发生的危险因素，这种情形在男性患者中更为显著。对家庭二手烟暴露情况与女性结直肠癌死亡率的关联分析显示，当丈夫烟龄超过（包括）40 年时，二手烟暴露情况与家庭内女性结直肠癌死亡率相关。

大量饮酒及长期酗酒与结直肠癌也存在关联。中度饮酒者（酒精量 12.6～49.9 g/d）和重度饮酒者（酒精量≥50 g/d）发生结直肠癌的风险分别是不饮酒者的 1.21 倍和 1.24 倍。饮用不同类型酒的患者罹患结直肠癌的风险也不同。与不饮酒和饮酒但不饮啤酒者相比，饮啤酒者患病风险更高，可以推测啤酒与结直肠癌的联系更为密切，这可能由于啤酒中含有亚硝胺所致。但也有学者认为，饮酒对癌症发生的影响是一个长期复杂的积累过程，癌症与饮酒的量及其类型的相关性还有待深入研究。

久坐也可能成为结直肠疾病的隐形杀手，长期静坐使得人体肠道蠕动减慢，有害物质在肠道内滞留并刺激肠黏膜。调查显示，体育锻炼可减小结直肠癌的复发和死亡风险，而久坐与结直肠癌的高死亡风险有一定相关性。

(2) 饮食因素

结直肠癌多为散发，其中 70%～90%的结直肠癌与饮食因素相关。大量移民流行病学和病因学研究认为，东西方结直肠癌发病率的差异主要是源于饮食营养因素。研究认为脂肪摄取量高显著增加结直肠癌的发病风险，增加碳水化合物摄取可预防结直肠癌的发生。也有研究认为饮食微量元素摄取量也影响结直肠癌的发病风险，增加钠和锌的摄取可预防结直肠癌的发生，而磷的过量摄取是直肠癌发病的危险因素。一些维生素和矿物质也参与了结直肠癌的发生。维生素 D 可以调节肠上皮稳态，通过抗增殖、促分化、促凋亡及免疫调节等途径发挥其抗肿瘤作用。高水平血清维生素 D，可降低结直肠癌的发生及改善预后。钙可以通过与肠腔中破坏肠上皮细胞的脂肪酸和次级胆汁酸结合起到抗肿瘤作用。食物中的钙和补充钙均可以降低结直肠癌的发病风险。叶酸参与嘌呤、嘧啶的合成及 DNA 甲基化过程，是结直肠癌的保护因子，摄入高剂量的叶酸可降低结直肠癌的发病风险。此外，食物中的维生素A、维生素 C、维生素 E、硒等均为结直肠癌的保护因子。

饮食结构也影响结直肠癌的发生。膳食纤维可吸收水分，可有效缩短排便时间，从而降低致癌物质与肠黏膜作用；其次，膳食纤维经细菌发酵产生短链脂肪酸，改善肠道微环境。前瞻性研究发现，膳食纤维总量与结肠癌发病风险呈负相关，且对年龄、性别、生活方式及饮食等因素进行调整后该相关仍存在。高膳食纤维可以降低非转移性结直肠癌的特异性死亡率和总死亡率。

(3) 家族史

约有 20%的结直肠癌患者具有遗传性或遗传易感性。遗传性结直肠癌根据是否继发于结肠息肉病，可分为遗传性非息肉病性结直肠癌（hereditary nonpolyposis colorectal cancer，HNPCC）和遗传性结肠息肉病（hereditary colorectalpolyposis）两大类。随着近 10 年对于 HNPCC 的深入研究，发现符合 HNPCC 诊断的人群可分为林奇综合征（Lynch syndrome，LS）和家族性结直肠癌 X 型（familial colorectal cancer type X，FCCTX）两大类。林奇综合征是最常见的常染色体显性遗传家族性结直肠癌，既有临床家族史表型，又有 MSH2、MLH1、MSH6 和 PMS2 等 DNA 错配修复基因（mismatch repair，MMR）胚系突变病例。这一类人不但结直肠癌的发病率高，子宫内膜癌、卵巢癌、泌尿系统肿瘤及其他消化道肿瘤的发病率均明显上升。而临床中有些患者虽符合阿姆斯特丹标准 II，但未发现 DNA 错配修复基因突变，其肿瘤组织呈微卫星稳定（microsatellite stability，MSS），将他们归为了 FCCTX。家族性结直肠癌 X 型的基因致病机理还不明确，研究者发现了一些可疑致病基因，包括 CENPE、CDH18、GREM1、BCR、KIF24、GALN T12、ZNF367、HABP4、GABBR2 和 BMP4 等。

具有家族史的结直肠癌人群，患病相对风险与患病亲属人数、发病年龄以及亲缘关系有关。一级亲属中有 1 人患有结直肠癌，该个体的发病风险增加约 2 倍，若有多名亲属患有结直肠癌或确诊年龄在 50 岁之前，则该个体的患病风险明显增加。因此，对于此类有结直肠癌家族史的个体，应重视肠道检查，做到早发现、早诊断、早治疗，降低患者及其亲属的患病风险。

(4) 疾病因素

2 型糖尿病患者患结直肠癌的风险比一般人群高 30%～40%。若患者接受胰岛素治疗，发病风险会更高，肿瘤的发展更为迅速，而且患有 2 型糖尿病和其他慢性疾病患者的结直肠癌存活率较低。罹患糖尿病病程越长，患结直肠癌的危险越大；血脂异常，尤其是甘油三酯水平偏低的糖尿病患者更要注意筛查结直肠癌。高胰岛素血症假说提示，胰岛素和游离 IGF-1 水平升高可促进结肠细胞增殖，最终导致结直肠癌发生。

在结直肠癌的发病危险因素中，肥胖具有明显的独立性。肥胖及肥胖程度与结直肠癌的患病风险呈正相关因素。研究显示，大约 5.3%的结直肠癌由超重和肥胖引起。分析认为，体重指数（BMI）与结直肠癌存在相关性，BMI 每增加 $2kg/m^2$，患病风险增加 7%，腰围每增加 2cm，患病风险增加 4%。在男性患者中，BMI 每增加 $8kg/m^2$，发病风险增加 53%。

流行病学调查表明，约 18%的溃疡性结肠炎患者在病程长达 30 年后可转化为结直肠癌，其总体风险为 1.4%～34%。有报道，炎症性肠病患者随访 35 年后的结直肠癌发病率为 2.47%，且癌变的主要影响因素为病程和病变范围。阑尾在抗肿瘤方面可能也起到了积极作用。在对行阑尾切除术患者和健康体检人群随访 10 年后，行阑尾切除术患者结直肠癌的发病率为 3.26%，健康人群为 0.12%。此外，胆囊炎、胆囊结石等也可能与结直肠癌发生有关。

(5) 肠道菌群

近年来，越来越多证据表明人体肠道菌群在结直肠癌的发生、发展过程中占据重要地位。研究发现，结直肠癌患者和健康人肠道中的微生物群分布特征存在极大差异，结直肠癌患者肠道中拟杆菌属、梭杆菌属、埃希氏菌属等丰度较高，而乳酸杆菌、双歧杆菌、罗氏菌属等丰度较低。临床上也将干预肠道菌群用于癌症的治疗。有报道，服用益生菌可以预防结直肠癌手术后炎症的发生，且特定菌株的益生菌结合药物对结直肠癌治疗和术后康复均有效。一项随访 12 年的前瞻性临床研究表明，长期摄入高剂量含有活性益生菌的酸奶可降低结直肠癌的患病风险。另有研究指出肠腔微生物群主要通过共代谢或与宿主间的代谢交换导致结直肠癌的发生、发展，而黏膜相关微生物群则通过与宿主的直接作用影响结直肠癌发病风险。对肠道微生物群施加干预措施或许不失为预防结肠癌进一步发展的一种策略。

5.1.3 发病机制

由于结直肠癌发病率高、死亡率高，针对结肠癌的发病机制研究也一直是研究热点。结肠癌是结肠黏膜上皮在环境或遗传等多种致癌因素作用下发生恶性病变，由正常的结肠上皮细胞病源性地转变为腺瘤息肉，进而转变为侵染性肿瘤。整个癌变过程常常是由于一系列基因的突变以及表观遗传学水平的改变引起的癌变。大部分的结直肠癌是散发性的（70%～80%），只有一小部分是遗传性的，其中家族性结肠息肉病占 1%，非息肉性结直肠癌和林奇综合征占 2%～5%，MYH 相关的息肉病少于 1%。

癌变基本遵循“炎症→增生→癌变”的途径，而且是多阶段、多步骤的过程，这一过程伴随多种基因水平的改变。基因的损伤是 CRC 发展的最主要因素，同时基因损伤主要是由 DNA 错配修复（MMR）引起的，这些改变将导致细胞分化与生长异常，最后变成具有侵袭与转移能力的恶性肿瘤。

目前结直肠癌的发病机制假说认为，正常的肠上皮细胞发生一系列形态学以及功能改变成为带有癌前特征的息肉，且多为腺瘤性息肉，这种息肉瘤积累原癌基因及致癌基因的突变进而癌变成为肿瘤，并沿肠管横轴呈环状浸润，最后穿透肠壁通过血管或淋巴管向远端转移。美国癌症联合委员会（AJCC）使用肿瘤-淋巴结转移分级系统，根据结直肠癌的解剖学特征（原位瘤对黏膜、肌肉及血管的浸润情况，向局部淋巴结的转移情况以及向肝、肺、卵巢和非局部淋巴结的转移情况）将其划分为四个发病进展阶段。

结直肠癌大多为散发性肿瘤，仅 5%～10%为常染色体显性遗传病，如遗传性非息肉病性结直肠癌、家族性腺瘤性息肉病、Peutz-Jeghers 综合征、幼年性息肉病综合征。但约 30%的结直肠癌以可遗传疾病的形式存在，可能与效果并不显著但增加环境诱导易感性的一些单基因相关。例如，负责错配修复的 MUTYH 突变增加结肠息肉的遗传易感性。有炎性肠病如溃疡性结肠炎和克罗恩病的患者，癌症发生概率明显增加。常见的与结直肠癌高危相关的突变基因包括原癌基因 K-ras 及 N-ras；抑癌基因如 APC，DCC，TP53，MAD2，SMAD4 及 p16INK4a；DNA 损伤修复基因 MMR 及 MUTYH。

Fearon 与 Vogelstein（1990）提出结直肠癌发生、发展主要进程遵循“腺癌序列”，是正常的肠壁细胞经过一系列特定基因的顺序突变形成良性的息肉，这些突变通常与细胞增殖相关，使得突变的细胞具有竞争优势，再经过进一步的突变逐渐形成具有癌细胞特征的恶性肿瘤。“腺癌序列”涉及正常肠壁黏膜细胞经过 APC、K-ras、DCC 及 p53 的顺序突变进展为结直肠癌的过程。结直肠癌发生的起始主要源于正常肠壁黏膜细胞的抑癌基因 APC 发生无义突变或者缺失从而进展为早期腺瘤，随后 K-ras 原癌基因突变促使早期腺瘤转化为中期腺瘤，而抑癌基因 MCC 与 DCC 等位基因缺失则进一步导致晚期腺癌的进展。发生在较为晚期的 p53 抑癌基因突变则导致细胞周期、凋亡失控，肿瘤发生恶性转化。而在结直肠癌的发生过程中这一系列分子学水平上的改变可以由基因组不稳定驱动，包括染色体结构及数目的改变，与错配修复系统及 DNA 损伤修复相关基因发生突变引发的微卫星 DNA 不稳定，及表观遗传学的改变。

目前约 40%～50%被诊断为结直肠癌的患者会发生转移。现在尚不清楚结直肠癌转移相关突变的基因及机制。目前认为，与结直肠癌恶性转化相关的分子功能包括促进细胞增殖、减少细胞凋亡、促进血管增生，帮助结直肠癌细胞越过基底膜，破坏细胞连接并帮助其在血液淋巴系统中生存。有研究表明，结直肠癌细胞中高水平的 TGF-β 作用于肿瘤微环境中的基质细胞并激活其 Smad 通路刺激 IL-11 的分泌，诱导结直肠癌的上皮间叶转化和转移。而负责上皮细胞连接的 *E-cadherin* 缺失则导致癌细胞更易于侵袭和转移。

通过前哨淋巴结活检、病理分析、免疫组化分析、RT-PCR 等检测手段可以对患者进行预后评估，及时采用有效的放化疗佐剂以提高患者生存率。通过检测外周循环肿瘤细胞（CTC）及外周循环肿瘤 DNA（ctDNA）的方法监测肿瘤转移情况。不可切除的转移性结直肠癌的 5 年生存率不足 10%，因此除手术切除治疗结直肠癌外，开发和使用化疗药物对于改善结直肠癌患者的生存率具有重要意义。

目前对结直肠癌的治疗主要采取腹腔镜微创手术的方法进行切除。在手术切除前进行化疗以及局部放疗的辅助策略可以提高中低位直肠癌手术的切除率、保肛率和延长患者的无病生存期。而对于转移至局部淋巴结的结直肠癌患者来说，需同时使用化疗放疗等辅助治疗方法。转移结直肠癌的治疗通常采用多种化疗药物联合治疗的方法，首选的药物包括氟尿嘧啶、甲酰四氢叶酸、伊立替康、奥沙利铂等。然而这些疗法都存在一定的局限性，放疗可能导致呕吐、皮肤过敏等多种严重不良反应，而目前市面上存在的一些化疗药物对患者有一定副作用。因此，开发更为安全有效的新的化疗药物，对于辅助手术治疗以及联合治疗转移性结直肠癌，提高患者的生存状况等具有重要意义。

5.2　硒与结直肠癌的关系研究

5.2.1　流行病学实验

最近许多流行病学研究结果显示，人体硒摄入量与结直肠癌的发病危险度呈明显负相关。一项关于英国素食者与结直肠癌发病风险的研究表明，低硒状态可能是结直肠癌发病风险增高的原因。另外一项由英国纽卡斯尔大学、国际癌症研究机构以及爱尔兰皇家外科学院共同领导的大型临床研究，研究样本包括 10 个西欧国家的 52 万参与者，研究人员对参与者的血液样本、饮食及生活方式进行了归纳分析，研究结果证实了血清高硒水平与降低结直肠癌发病风险呈正相关。Lener 等（2013）通过测量来自波兰及爱沙尼亚的 169 例结直肠癌患者及 169 例健康人的血清硒水平，结果显示血清硒的水平越低，患结直肠癌的风险就越大。

Jacobs 等（2004）完成了 3 个临床试验，总计 1763 名参与者，研究目的是探讨大肠腺瘤切除后腺瘤的复发率与血清硒水平的关系，结果发现血清硒水平越高，大肠腺瘤的复发率越低。另有研究发现，硒结合蛋白 1（SBP1）在大肠癌组织中的表达也显著低于大肠腺瘤组织和癌旁大肠组织（李晓等，2012）。Mörk 等（2000）研究发现，结直肠腺瘤比邻近的正常黏膜硒蛋白 P 表达降低，并认为在结直肠腺瘤中硒蛋白表达下调可能是腺瘤到腺癌发展过程中的一个早期事件，这种下调使硒蛋白 P 表达减少，导致 DNA 受到氧化损伤，从而发生基因突变，引起肿瘤的发生并促进肿瘤的发展。AL-Taie 等（2004）认为硒蛋白 P 在结直肠癌组织中表达降低，除了受硒营养状况（血浆中硒蛋白 P 浓度）的影响，可能存在着硒蛋白 P 基因的突变和转录异常。由此可见，硒缺乏在结直肠癌的发生、发展的过程中扮演着重要的角色。

研究显示饮食中常规补充硒制品可以改善结直肠癌患者的预后，并且血硒水平与结直肠癌患者的生存率呈正相关。1989～1993 年在美国东部进行了一项为期 13 年名为“癌症的营养预防”研究，这是一项双盲、随机、安慰剂对照临床试验，一共招募到 1312 名志愿者，其中一项研究结果为每天服用 200μg 硒可以降低人群结直肠癌的发病率和病死率。

已经有很多临床研究证实了化疗前后服用较大剂量的硒，可以有效降低肿瘤细胞对化疗药物的耐药性以及增强化疗药物的抗肿瘤活性，还可以减少化疗药物一系列的不良反应，这有助于在临床上合理加大化疗药物的剂量，以达到更好的治疗效果。Soumya 等（2018）的研究表明硒纳米粒子可以通过抗氧化损伤机制来增强化疗活性，这为癌症治疗提供了新的策略。近期有一项研究发现硒代乙硫氨酸与顺铂合成的小分子组装体通过诱导细胞凋亡机制不仅提高了顺铂的抗癌活性，还降低了顺铂的副作用。Gao 等（2014）则通过一系列体内及体外实验表明了硒与伊立替康联用不仅可以减少伊立替康的不良反应，还能提高其抗肿瘤疗效。

近期有许多临床研究结果表明，硒的无机和有机形式在恶性肿瘤的进展中扮演着“卫士”的角色，可以降低恶性肿瘤的转移风险。Chen 等（2013）的研究发现硒化合物及硒蛋白能有效抑制结直肠癌细胞的运动、迁移和侵袭，其机制可能是硒化合物及硒蛋白通过抑制血管生成因子的合成导致结直肠癌组织的微血管密度降低。无论腹腔镜手术还是开腹手术，均会对结直肠癌患者机体造成应激反应，造成患者术后机体生理与免疫功能下降，影响患者术后恢复速度。Takahashi 等（2017）的临床研究发现长期补充有机硒能防止应激反应引起的免疫抑制作用。在手术切除肿瘤的基础上，补硒可以通过提高患者机体免疫功能加快术后康复，最终缩短结直肠癌患者的住院时间。

目前，尚没有证据证明任何其他饮食复合物营养素比硒有更大的预防癌症的潜力。有关硒的抗癌效应的分子生物学和生物化学基础，以及流行病学证据和临床前研究显示，硒复合物作为一种潜在的结直肠癌化学预防剂已经很肯定了。进行中的硒和硒与其他化合物的复合物的临床试验，以及临床前研究可能会有新的治疗结直肠癌的策略的产生。

5.2.2 动物实验

已有研究表明在饮食中添加硒，可以降低人群中结肠癌的发生风险（Russo et al，1997）。Rao 等（2000）利用 APC 基因突变的小鼠模型进行实验发现，在食物中添加有机硒可以降低结直肠肿瘤的发生率，并且，硒处理组的肠息肉中 β-连环蛋白及 COX-2 的表达水平明显低于对照组。后续研究还发现，硒能够在体外抑制结肠癌细胞系中 β-连环蛋白及 COX-2 的表达（Narayanan et al.，2004）。另外，在动物模型及体外结肠癌细胞系中的研究结果表明，硒在体内外实验中都能抑制结肠癌细胞的生长及诱导细胞凋亡，并可通过激活 AMPK（AMP-activated protein kinase）而降低其下游 COX-2 的表达（Hwang et al.，2006）。最近利用 $Muc2^{-/-}$、$p21^{+/-}$ 双基因突变小鼠模型的研究结果显示，硒可以通过激活 JNK1 和抑制 β-catenin 信号通路，从而抑制肠道（小肠、结肠）肿瘤的发生（Fang et al.，2010）。

唐振东（2016）发现超营养剂量（10μmol/L）的亚硒酸钠可以抑制多株结直肠癌细胞的增殖并诱导细胞凋亡，亚硒酸钠在移植瘤小鼠模型能够抑制肿瘤的生长，并具有诱导肿瘤组织凋亡的作用。接着选用结直肠癌 SW480 细胞和亚硒酸钠为研究对象，对亚硒酸诱导 SW480 细胞凋亡过程中产生变化的细胞内信号分子与调控蛋白进行了研究。发现随着硒处理时间的延长，细胞总蛋白的 Bcl-2 表达量下降，caspase-3 和 cleaved parp 切割水平上升。采用 DCFH-DA 荧光探针法对细胞内 ROS 水平进行连续实时监测，发现 ROS 含量随着亚硒酸钠处理时间的增加而上升。结果表明亚硒酸钠确实诱导了 SW480 细胞凋亡，同时也诱导了细胞内活性氧的产生。

罗慧等（2012）采用 10μmol/L 亚硒酸钠处理 HCT116 和 SW480 细胞后，检测亚硒酸钠处理后不同时间 HCT116 和 SW480 细胞中 β-连环蛋白和细胞周期蛋白 D1 的表达情况，并观察细胞中 β-连环蛋白和细胞周期蛋白 D1 表达的影响。结果显示，亚硒酸钠降低了 HCT116 和 SW480 细胞中 β-连环蛋白和细胞周期蛋白 D1 的表达水平，能破坏 β-连环蛋白与 TCF4 间的相互作用。骆新等（2014）研究了亚硒酸钠对结直肠癌 HT-29 细胞中 AMPK 及其下游靶蛋白 mTOR 的作用，以及其对 HT-29 细胞凋亡的影响。结果显示，亚硒酸钠可上调 HT-29 细胞中 AMPK 的磷酸化水平，下调 mTOR 的磷酸化水平，并促进 HT-29 细胞凋亡（$P<0.01$）；作用机制与激活 AMPK 通路进而抑制 mTOR 通路有关。廖漓漓等（2017）进一步发现亚硒酸钠对人结直肠癌细胞株 HT-29、SW620 和 HCT116 的抑制作用具有浓度依赖性，且随着时间的延长抑制率增加；使 Bcl-2 蛋白表达下降，Bax 蛋白表达上升，作用机制可能与 AMPK/mTOR 信号通路调控有关。

吴葩（2016）在细胞学水平的基础上，建立了 HCT116 异位移植瘤裸鼠模型，发现每天 1mg/kg 及 2mg/kg 的亚硒酸钠对 HCT116 异位移植瘤小鼠有良好的治疗效果而无明显毒副性。采用裸鼠肿瘤组织通过免疫组织化学和 Western blot 实验方法验证了细胞学水平的结果，发现每天 2mg/kg 的亚硒酸钠通过 cIAP、CYLD 通路激活 caspase-8 诱导裸鼠肿瘤组织细胞凋亡，得到与细胞水平一致的实验结果。首次揭示了 Lys63 型多聚泛素链在亚硒酸钠诱导结直肠癌细胞凋亡中的作用及调控机制，为亚硒酸钠治疗结直肠癌的临床应用提供了理论基础。

黄方等（2013）用流式细胞术，共聚焦显微镜分别检测细胞内 ROS 水平变化、细胞凋亡情况以及线粒体损伤，然后利用 MnTMPyP 抑制 ROS 水平，观察 SW480 变化情况。结果发现亚硒酸钠在 SW480 细胞中诱导线粒体及细胞内 ROS 水平升高，造成线粒体损伤，引起细胞色素 c 释放，促进细胞凋亡（$P<0.05$），而这一过程可以被超氧阴离子抑制剂 MnT-MPyP 抑制。其作用机制与氧化应激诱导癌细胞内线粒体损伤及细胞凋亡有关。黄方等（2013）进一步研究了亚硒酸钠和 Bcl-2/Bcl-xl 抑制剂棉酚联用在结直肠癌细胞凋亡中的协同作用。结果表明，亚硒酸钠可以通过 Bim 和 Bax 增加结直肠癌 SW480 细胞的凋亡敏感

性，棉酚通过降低肿瘤细胞对细胞凋亡的抵抗性，两者产生协同作用促进结直肠癌 SW480 细胞凋亡。

有机硒与无机硒相比较，具有易吸收、毒性小等特点。姚昭等（2018）对比研究了有机硒形态 L-硒-甲基硒代半胱氨酸（L-Se-methylselenocysteine，L-MSC）和无机硒亚硒酸钠（sodium selenite，SS）对大肠癌 Lovo 细胞的作用及凋亡相关蛋白的影响。结果表明两种形态的硒均能抑制 Lovo 细胞活力，且相同浓度下 L-MSC 对细胞活力抑制作用更强（$P<0.05$）；两种硒均能降低 CDK4 及细胞周期蛋白 D1 蛋白表达，且 L-SMC 能降低 CDK2 表达，但 SS 却提高 CKD2 表达；两种硒均能提升 caspase-3、caspase-8、caspase-9 的表达，相同浓度下（0.1mg/L 与 0.2mg/L）L-MSC 对 caspase-3 和 caspase-8 提升作用更显著（$P<0.05$）。结果证明 L-SeMSC 相对于无机形态的亚硒酸钠来说，对 Lovo 细胞具有更强的活性抑制作用和促凋亡作用。

5.2.3　作用机制

5.2.3.1　抗氧化损伤作用

结直肠癌的发生是一个多阶段、多因素的过程，有研究表明自由基暴露和抗氧化防御系统的失衡可能导致机体氧化应激和大分子攻击，从而改变细胞信号传导通路和基因表达，并出现细胞功能障碍，促进结直肠癌的病理生理过程发展。硒是人体中谷胱甘肽过氧化物酶（gluthathiome peroxidase，GPx）的活性中心，GPx1 在人体中扮演着细胞膜内脂质自由基抗过氧化物的角色，主要是保护机体生物膜在结构和功能上的完整性。体外和体内研究的结果表明一旦机体缺硒，GPx1 蛋白水平及酶活性就会显著降低，细胞生物膜将受到过氧化物自由基的破坏，使 DNA 受到损害，可能导致 DNA 突变，通过调节氧化还原反应的信号通路，影响细胞增殖、分化以及代谢，最终导致肿瘤的发生并促进肿瘤的发展。

5.2.3.2　影响某些化学致癌物的代谢

化学致癌物诱导学说是结直肠癌的病因学中很重要的一部分。为了研究硒对化学致癌物诱导的结肠癌的影响，Finley（2000）等把结肠癌的肿瘤前病变——异常隐窝灶（aberrant crypt focus，ACF）作为一种生物标志物，用来检验高硒食物能降低化学致癌物诱导结肠癌发生率的假说。他们以 Fisher-344 大鼠为实验对象，在喂养大鼠的饲料中加入不同剂量的硒，并在实验早期给大鼠注射相同剂量的化学致癌物，11 周后比较不同分组大鼠 ACF 出现的数量，最终实验结果表明食用硒剂量越高的大鼠 ACF 数量越低。这个结果也证实了硒能抑制化学致癌物引起的肿瘤发生主要是在化学物致癌的起始和促进阶段，其相关机制可能是硒在癌变早期降低了能激活致癌物的羟化酶如芳香胺羟化酶的活性，并提高能解除致癌物毒性的葡萄糖醛基转移酶的活性，从而阻断致癌物在机体内的活化代谢，也就无法产生能诱导基因突变或蛋白失活的代谢产物，最终保持细胞的正常生理功能，降低了机体癌变风险。

5.2.3.3　增强机体免疫功能

硒通过增强机体免疫功能可以在抗肿瘤过程中发挥重要作用。已经有体外实验证实硒与葡聚糖结合后可以通过增强免疫反应来抑制癌细胞生长。Yazdi 等（2012）进行的动物实验结果表明，经过纳米硒颗粒处理的实验组小鼠存活率明显更高，并且纳米硒颗粒还可刺激干扰素 7（IFN7）和白细胞介素-12（IL-12）生成。Hoffmann 等（2010）通过小鼠实验表明硒的免疫增强作用机制可能是硒增加了 IL-2 及其受体高亲和力链的表达，并使 Th1/Th2 平衡向 Th1 表型倾斜，导致 IFN7 和 CD40 配体水平升高，还能增加 $CD4^+$ T 细胞的游离硫醇水平，最终介导 $CD4^+$ T 细胞的受体信号增加，使 $CD4^+$ T 细胞反应升高。

5.2.3.4　诱导肿瘤细胞凋亡

硒还可以通过影响肿瘤细胞信号通路来诱导肿瘤细胞凋亡。Yang 等（2015）研究了亚硒酸钠与结直肠癌细胞凋亡的关系，通过蛋白质印迹法检测亚硒酸钠处理后结直肠癌细胞和小鼠异种移植肿瘤模型的凋亡和自噬标志物，结果发现在两个结直肠癌细胞系中，亚硒酸钠通过诱导细胞自噬达到使肿瘤细胞凋亡的效果，其机制被证实可能与硒影响了肿瘤细胞的信号传导通路有关。最近的研究表明硒可以通过活性氧（reactive oxygen species，ROS）介导 PTEN 调控的 AKT/Fox03a/Bim 信号通路来诱导肿瘤细胞凋亡。另外也有研究证实了硒可以通过升高肿瘤细胞内 Ca^{2+}、Mg^{2+}、ROS 浓度以及降低 pH 值和线粒体膜电位，从而诱导肿瘤细胞凋亡。

5.2.3.5　影响癌基因与抑癌基因的表达

结直肠癌发生过程中会发生许多突变事件，包括抑癌基因（如 APC、DCC、p53）的杂合性丧失及癌基因（如 K-ras、c-myc）的激活。最近有研究证实了硒可以影响机体癌基因与抑癌基因的表达。Hosseinzadeh 等（2017）通过研究硒对人脐带间充质干细胞端粒酶活性影响的体外实验，结果表明补充亚硒酸钠后，癌基因（c-myc）的表达水平明显降低，而 p53 的表达水平则明显升高，并通过抑制端粒酶的活性来阻止肿瘤发生发展及癌细胞的增殖。

5.2.3.6　抑制肿瘤血管生成

抗血管生成被认为是癌症治疗的有效策略，因为不受控制的肿瘤生长依赖于肿瘤血管生成和足够的血液供应，因此阻断血管生成可能达到抑制肿瘤生长的效果。Sun 等（2014）在鸡胚胎绒毛膜试验中对发光钌修饰纳米硒颗粒进行了体内实验，通过荧光共聚焦显微镜和透射电镜成像研究发现它可以抑制碱性成纤维细胞生长因子（basic fibroblast growth factor，bFGF）处理的鸡胚胎绒毛膜的发育。这些发现表明发光钌修饰纳米硒颗粒可以抑制血管生成，其机制可能与抑制成纤维细胞生长因子 1 型受体（fibroblast growth factor receptor 1，FG-FR 1）及其下游蛋白激酶（ERK、AKT）的激活有关。

5.2.3.7　抑制肿瘤细胞周期进展

有证据表明，硒具有很大程度上是通过硒蛋白介导的防癌特性。硒蛋白参与多种细胞信号通路的调节，其中许多与结直肠恶性肿瘤有关。研究表明（Tsuji et al.，2012），小鼠结肠癌细胞中 15kDa 硒蛋白（SEP15）的靶向性下调导致了癌症表型的逆转。通过 SEP15 基因敲除小鼠的化学诱导结肠癌模型，证明缺失 SEP15 基因敲除小鼠对异常隐窝病灶的形成具有保护作用，高膳食硒水平对异常隐窝病灶的形成没有显著影响。鸟苷酸结合蛋白-1（GBP-1）被认为是炎症性疾病中的一个激活标志物，在人类结直肠癌患者中，GBP-1 的上调与非常显著的 5 年生存率的增加有关。在 SEP15 基因敲除小鼠的血浆中可以观察到较高水平的干扰素-γ 以及 GBP-1 mRNA 和蛋白的表达明显上调。

硒蛋白 H 是细胞周期进展和防止不受控制的细胞增殖的关键调控因子，硒影响癌症起始和进展的机制可能与硒蛋白 H 有关，Bertz 等（2018）在人类结直肠癌细胞的敲除研究发现，硒蛋白 H 敲除细胞显示了更快的细胞周期转换，高水平的硒蛋白 H 对细胞增殖及细胞有丝分裂的G/S期有显著的抑制作用。Chigbrow（2001）在实验室中通过分析硒代蛋氨酸在结肠癌细胞中的细胞周期效应发现，硒抑制肿瘤细胞周期进展的机制可能与硒调节有丝分裂细胞周期蛋白B的RNA表达和CDC2激酶活性有关。因此硒抑制肿瘤细胞周期进展可能是多种机制造成的。

由于氧化应激增强，炎症性肠病患者患结肠癌的风险增加。而由于营养缺乏，这些患者的抗氧化防御能力也有所下降。微量营养素硒是硒蛋白生产所必需的，并通过硒蛋白P（SEPP1）从肝脏转运到靶组织。靶组织也会产生SEPP1，它被认为具有内源性抗氧化功能。已经证明，SEP1单倍体不足或突变扰乱了硒的运输或SEPP1的酶域，由于基因组不稳定性的增加和促癌微环境的促进，结肠炎相关的癌症发生增加。SEPP1功能降低明显增加M2极化的巨噬细胞，提示SEPP1在巨噬细胞极化和免疫功能中起作用。此外，与部分缺失相比，SEPP1的完全缺失显著减轻了肿瘤负担，部分原因是细胞凋亡增加。SEPP1缺失的细胞培养显示出更多的干细胞特征，伴随着ROS产生的增加，DNA损伤、增殖、细胞存活率下降，以及Wnt信号对H_2O_2介导的氧化应激的调节，说明硒蛋白SEPP1可能通过影响基因组稳定性、炎症微环境和上皮干细胞功能来影响炎症性肿瘤的发生。

硒水平降低通常与结直肠癌风险增加相关。虽然在许多情况下确切的机制仍未阐明，但硒蛋白似乎影响了多条信号通路，这些信号通路反映了通常被作为“癌症标志”的癌细胞特性。特别是通过调节氧化应激、细胞凋亡或炎症和免疫反应直接或间接与氧化还原稳态相关的硒蛋白（如GPx1～4、TrxR1、SELENOF、SELENOP），以及与典型的Wnt/β-连环蛋白信号通路相关的硒蛋白（如DIO3、GPx2、TrxR3、SELENOP），似乎对结直肠癌的风险和发展有直接影响（Peters et al.，2018）。其原因很可能是氧化还原稳态网络中的信号通路与经典的信号转导通路在每个癌症标志和启动特性上都是一样的，这些通路的失衡可能是肿瘤发生和发展的驱动力，从而最终影响结直肠肿瘤的发生。

另一方面，近年来有证据表明肠道微生物群在结直肠癌发病机制中起着重要作用。因为膳食硒和硒蛋白的表达似乎都调节肠道菌群，这进一步使硒蛋白与氧化还原稳态和炎症联系在一起。人类基因组研究已经将硒蛋白基因中的各种SNP与结直肠癌的风险联系起来，并且有强有力的证据表明，许多硒蛋白SNP具有功能（如GPx1～2、SELENOP、TrxR1）。因此，尽管一些硒蛋白的功能仍有待阐明，但通过体外、体内和来自人类临床试验的证据，已经为几种硒蛋白与结直肠癌的发生或进展提供了强有力的联系。因此，硒蛋白可以为癌症治疗或预防策略提供靶点，而且有必要进行更多的体外、动物和临床研究来阐明这种潜力。

5.3 硒与结直肠癌防治

（1）硒联合化疗

Federico等（2001）评价了口服亚硒酸钠片（50μg/片）和锌片（7mg/片）在消化道肿瘤化疗中的应用效果，随机选择60名诊断为肠道癌的患者（中位年龄55岁，范围46～61岁），患者接受化疗治疗60天，补充组其中50天以口服片剂形式补充硒（200μg/d）和锌（21mg/d）。结果发现无论是在化疗前还是在化疗60天时，所有患者都表现为营养不良。癌症患者的硒和锌浓度显著低于对照组（$P<0.01$），但是使用硒和锌的患者中70%没有表现出营养状况的进一步恶化，并伴随着食欲和体力的增加。另一方面，80%未补硒和锌的患者在化疗60天后，前白蛋白、胆固醇、转铁蛋白、总蛋白、白蛋白/球蛋白比值、去脂质量、

脂肪质量、Na^+/K^+比值、体重指数、无脂质量/脂肪质量、总体水、细胞外/细胞内水、基础代谢率等参数均显著下降。数据表明，补充硒和锌可以改善肠道癌患者一般情况的临床病程。

Lasch 等（1999）考察了亚硒酸钠对结直肠癌的治疗效果，对 53 名原发性结直肠癌患者给予为期 19 天的亚硒酸钠（200μg）治疗，此外还给予基于行为方法的完整住院康复治疗，对照组由 41 例患者组成。结果表明补硒后血硒水平得到改善，并伴随 GSH-Px 活性的增加。补硒后患者的生活质量得到改善，主观身体方面的抱怨减少。

（2）硒与手术预后

赵任等（2000）观察大肠癌患者的免疫功能及抗氧化功能的情况，以及手术前后服用硒酵母对大肠癌患者的免疫功能及抗氧化功能的影响。将大肠癌患者 40 例随机分成治疗组（$n=20$）和对照组（$n=20$）。对照组给予一般的酵母片，而治疗组给予含硒酵母（每日服用硒 600μg）。时间共 2 周。观察实验前后血清硒浓度、T 淋巴细胞亚群、血清中免疫球蛋白及血氧自由基，以及细胞因子 TNF-α 的变化。结果：大肠癌患者的血硒水平（0.76±0.17）μmol/L 低于正常（1.23±0.28）μmol/L（$P<0.01$）；经补硒后，血硒（0.82±0.15）μg/L 明显升高（$P<0.05$）。对照组和治疗组的血淋巴细胞亚群中 CD3、CD4、CD8、CD4/CD8 及血中氧自由基 GSH、GSH-Px 和 SOD 均明显低于正常平均值，经补硒后，CD4/CD8 的比例和 GSH、GSH-Px 和 SOD 的活性随血硒升高有一定改善（$P<0.05$）。但其血中的免疫球蛋白含量与血硒的变化无关。结论：大肠癌患者经过补硒可明显地改善免疫功能和抗氧化能力，而增强机体的防癌和抗癌的作用。

郁宝铭（1996）将大肠癌患者 44 例分为治疗组（每天 200μg 硒）与对照组，观察给药前后及手术后血清硒浓度与 T 淋巴细胞亚群、NK、LAK 细胞活性的变化，同时测定 35 例大肠癌及正常组织内硒含量，结果显示大肠癌患者血硒水平［（0.81±0.14）μmol/L］低于正常，补硒后血硒明显升高，与对照组差别显著（$P<0.01$）。治疗组的 CD3、CD4、CD4/CD8 及 NK、LAK 细胞活性给药后有明显升高，与对照组相比差别显著，表明适量补硒能促进人体细胞免疫功能。此外，大肠癌肿组织的硒含量为（22.13±1.76）μmol/g，明显低于周围正常大肠组织的硒含量（24.30±1.96）μmol/g（$P<0.01$），提示大肠癌可能与局部低硒以致免疫力降低有关。

5.4 小结

由于我国多数地区属于缺硒或低硒区，因此中国营养学会已将硒列入人体必需的 15 种每日膳食营养元素之一，并提出硒的适宜摄入量为每日 50～250 μg。目前许多研究结果证实了在低硒地区补充适宜剂量的硒可以降低人群患结直肠癌的风险，但也有研究表明高血硒人群的 2 型糖尿病发病风险陡升。也有一些大型随机对照试验结果始终没有显示出硒对癌症有任何有益作用，并且出现意外的硒中毒迹象。因此补硒的同时必须注意硒摄入过量的潜在毒性，血硒在有利与有毒之间的界限还需进一步探索。另外，硒在结直肠癌中发挥治疗作用的相关机制也需要继续深入研究，为以后研发硒化合物作为一种新型抗癌药物提供更有力的证据。目前关于硒与结直肠癌之间关系的研究类型及数量偏少，还需要进行更多前瞻性研究及临床随机对照试验来提供依据。相信随着越来越多国内外医学工作者对硒的关注和研究，关于硒与结直肠癌的关系将会在未来得到更多的发掘。

参 考 文 献

[1] Al-Taie O H，Uceyler N，Eubner U，et al. Expression profiling and genetic alterations of the selenoproteins GI-GPx and SePP in colorectal carcinogenesis [J]. Nutrition and Cancer，2004，48 (1)：6-14.

[2] Arena E A ，Bilchik A J. What is the optimal means of staging colon cancer? [J]. Advances in Surgery，2013，47 (1)：199-211.

[3] Arvelo F，Sojo F，Cotte C. Biology of colorectal cancer [J]. Ecancermedicalscience，2015，9 (3)：520.

[4] Bray F，Ferlay J，Soerjomataram I，et al. Global cancer statistics 2018：GLOBOCAN estimates of incidence and mortality worldwide for 36 cancers in 185 countries [J]. CA：a cancer journal for clinicians，2018，68 (6)：394-424.

[5] Burt R. Inheritance of colorectal cancer [J]. Drug Discov Today Dis Mech，2008，4 (4)：293-300.

[6] Calon A，Espinet E，Palomo-Ponce S，et al. Dependency of colorectal cancer on a TGF-β-driven program in stromal cells for metastasis initiation [J]. Cancer Cell，2012，22 (5)，571-84.

[7] Chen W，Zheng R，Baade P D，et al. Cancer statistics in China，2015 [J]. CA：a cancer journal for clinicians，2016，66 (2)：115-132.

[8] Chen Y C ，Prabhu K ，Mastro A . Is selenium a potential treatment for cancer metastasis? [J]. Nutrients，2013，5 (4)：1149-1168.

[9] Fang W，Han A，Bi X，et al. Tumor inhibition by sodium selenite is associated with activation of c-Jun NH_2-terminal kinase 1 and suppression of β-catenin signaling [J]. International Journal of Cancer，2010，127 (1)：32-42.

[10] Federico A，Iodice P，Federico P，et al. Effects of selenium and zinc supplementation on nutritional status in patients with cancer of digestive tract [J]. European Journal of Clinical Nutrition，2001，55 (4)：293-297.

[11] Gao F P，Yuan Q，Gao L，et al. Cytotoxicity and therapeutic effect of irinotecan combined with Selenium nanoparticles [J]. Biomaterials，2014，35 (31)：8854-8866.

[12] Ghadirian P，Maisonneuve P，Perret C，et al. A case-control study of toenail selenium and cancer of the breast，colon，and prostate [J]. Cancer Detection and Prevention，2000，24 (4)：305-313.

[13] Houlston R S. What we could do now：molecular pathology of colorectal cancer [J]. Molecular Pathology，2001，54 (4)：206-214.

[14] Fearon E R. A genetic model for colorectal tumorigenesis [J]. Cell，1990，61 (5)：759-767.

[15] Hughes D J，Fedirko V，Jenab M，et al. Selenium status is associated with colorectal cancer risk in the European prospective investigation of cancer and nutrition cohort [J]. International Journal of Cancer，2015，136 (5)：1149-1161.

[16] Hwang J T，Kim Y M，Surh Y J，et al. Selenium regulates cyclooxygenase-2 and extracellular signal-regulated kinase signaling pathways by activating AMP-activated protein kinase in colon cancer cells [J]. Cancer Research，2006，66 (20)：10057-10063.

[17] Jacobs E T，Jiang R，Alberts D S，et al. Selenium and colorectal adenoma：results of a pooled analysis [J]. Journal of the National Cancer Institute，2004，96 (22)：1669-1675.

[18] Bertz M，Kühn K，Koeberle S C，et al. Selenoprotein H controls cell cycle progression and proliferation of human colorectal cancer cells [J]. Free Radic Biol Med，2018，27：98-107.

[19] Jasperson K W，Tuohy T M，Neklason D W，et al. Hereditary and familial colon cancer [J]. Gastroenterology，2010，138 (6)：2044-2058.

[20] Lasch K ，Bräsel C，Jahn H . Selenium therapy in colorectal tumors? [J]. Medizinische Klinik，1999，94 (S3)：97-100.

[21] Lener M R，Gupta S，Scott R J，et al. Can selenium levels act as a marker of colorectal cancer risk? [J]. BMC Cancer，2013，13 (1)：214.

[22] Li T ，Xiang W T，Li F，et al. Self-assembly regulated anticancer activity of platinum coordinated selenomethionine [J]. Biomaterials，2018，157：17-25.

[23] Soumya M，Shrudhi D K S，Santhiya R，et al. Selenium nanoparticles：a potent chemotherapeutic agent and an elucidation of its mechanism [J]. Colloids and Surfaces B：Biointerfaces，2018：10 (170)：280-292.

[24] Mörk H, Al-Taie O H, Bähr K, et al. Inverse mRNA expression of the selenocysteine-containing proteins GI-GPx and SeP in colorectal adenomas compared with adjacent normal mucosa [J]. Nutrition & Cancer, 2000, 37 (1): 108-116.

[25] Narayanan B A, Narayanan N K, Desai D, et al. Effects of a combination of docosahexaenoic acid and 1, 4-phenylene bis (methylene) selenocyanate on cyclooxygenase 2, inducible nitric oxide synthase and β-catenin pathways in colon cancer cells [J]. Carcinogenesis, 2004, 25 (12): 2443-2449.

[26] Pignatelli M . Morphoregulatory activities of E-cadherin and β-1 integrins in colorectal tumour cells [J]. British journal of cancer, 1992, 66 (4): 629-634.

[27] Psathakis D, Wedemeyer N, Oevermann E, et al. Blood selenium and glutathione peroxidase status in patients with colorectal cancer [J]. Diseases of the Colon & Rectum, 1998, 41 (3): 328-335.

[28] Rao C V, Cooma I, Rodriguez J G , et al. Chemoprevention of familial adenomatous polyposis development in the APC (min) mouse model by 1, 4-phenylene bis (methylene) selenocyanate [J]. Carcinogenesis, 2000, 21 (4): 617-621.

[29] Reld M E, Duffield-Lillico A J, Slate E A, et al. The nutritional prevention of cancer: 400 mcg per day Selenium treatment [J]. Nutr Cancer Int J, 2008, 60 (2): 155-163.

[30] Russo M W, Murray S C, Wurzelmann J I, et al. Plasma selenium levels and the risk of colorectal adenomas [J]. Nutrition and Cancer, 1997, 28 (2): 125-129.

[31] Sobiecki J G. Vegetarianism and colorectal cancer risk in a low-selenium environment: effect modification by Selenium status? A possible factor contributing to the null results in British vegetarians [J]. Eur J Nutr, 2017, 56 (5): 1819-1832.

[32] Steinert G, Scholch S, Koch M, et al. Biology and significance of circulating and disseminated tumour cells in colorectal cancer [J]. Langenbecks Archives of Surgery, 2012, 397 (4): 535-542.

[33] Stigliano V, Sanchez-Mete L, Martayan A, et al. Early-onset colorectal cancer: A sporadic or inherited disease? [J]. World Journal of Gastroenterology, 2014, 20 (35): 12420-12430.

[34] Szylberg Ł, Janiczek M, Popiel A, et al. Large bowel genetic background and inflammatory processes in carcinogenesis—systematic review [J]. Adv Clin Exp Med, 2015, 24 (4): 555-563.

[35] Hin-Fung T A . Current and future molecular diagnostics in colorectal cancer and colorectal adenoma [J]. World Journal of Gastroenterology, 2014, 20 (14): 3847-3857.

[36] Takahashi L S, Biller-Takahashi J D, Urbinati E C, et al. Long-term organic selenium supplementation overcomes the trade-off between immune and antioxidant systems in pacu (Piaractus mesopotamicus) [J]. Fish Shellfish Immunol, 2017, 60: 311-317.

[37] Wallace K, Byers T, Morris J S, et al. Prediagnostic serum selenium concentration and the risk of recurrent colorectal adenoma: a nested case-control study [J]. Cancer Epidemiology, Biomarkers & Prevention, 2003, 12 (5): 464-467.

[38] 李晓，孙自勤，魏志，等 . SBP1 在大肠癌中的表达及临床病理相关性分析 [J]. 胃肠病学和肝病学杂志，2012，21 (2): 140-143.

[39] 牛文博，周超熙，张娟，等 . 结直肠癌腹腔镜与开腹手术对免疫功能的影响分析 [J]. 中国免疫学杂志，2015，31 (5): 670-673.

[40] 唐振东 . 亚硒酸钠通过 ROS/JNK 核转录因子和细胞周期蛋白诱导结直肠癌 SW480 细胞凋亡 [D]. 北京：北京协和医学院，2016.

[41] 王锡山 . 中美结直肠癌流行病学特征及防诊治策略的对比分析 [J]. 中华结直肠疾病电子杂志 ，2017，6 (6): 447-453.

[42] 姚昭，高红英，王伟业，等 . L-硒-甲基硒代半胱氨酸和亚硒酸钠对大肠癌 Lovo 细胞生长及凋亡的影响 [J]. 营养学报，2018，40 (6): 64-68.

[43] 郁宝铭，王敏，许叔祥，等 . 大肠癌患者硒与免疫功能关系的研究 [J] . 中华外科杂志，1996，34 (1): 50-53.

[44] 张薇 . 硒作用于食管鳞癌细胞的调控机制研究 [D]. 北京：北京协和医学院，2010.

[45] 赵任，郁宝铭，郑民华，等 . 手术前后补硒对大肠癌患者的免疫功能及抗氧化功能的影响 [J]. 世界华人消化杂

志，2000，8（9）：1013-1016.

[46] Fearon E R，Vogelstein B. A genetic model for colorectal tumorigenesis [J]. Cell，1990，61（5）：759-767.

[47] Soumya M，Devi K S，Santhiya R，et al. Selenium nanoparticles：A potent chemotherapeutic agent and an elucidation of its mechanism [J]. Colloids and Surfaces B：Biointerfaces，2018，170：280-292.

[48] 罗慧．AKT/β-catenin/FoxO3a 信号通路在亚硒酸钠诱导结直肠癌细胞凋亡中机制研究 [D]. 北京：北京协和医学院，2013.

[49] 骆新，石劲松，卢伟，等．亚硒酸钠对结直肠癌 HT-29 细胞 AMPK/mTOR 通路活化及凋亡的影响 [J]. 中国老年学杂志，2014，35（14）：3935-3937.

[50] 廖漓漓，何少忠，涂江江，等．亚硒酸钠调控 AMPK/mTOR 信号通路对结直肠癌细胞增殖凋亡的影响及机制 [J]. 中国老年学杂志，2017，37（6）：1313-1315.

[51] 吴葩．RIP1 泛素化在亚硒酸钠诱导结直肠癌细胞凋亡中的作用及其调控机制研究 [D]. 北京：北京协和医学院，2016.

[52] 黄方．亚硒酸钠诱导结直肠癌 SW480 细胞线粒体损伤及细胞凋亡 [J]. 基础医学与临床，2013，V33（10）：1264-1268.

[53] 黄方．亚硒酸钠在结肠癌细胞中诱导氧化还原依赖的 Bax 激活与细胞凋亡的研究 [D]. 北京：中国协和医科大学，2009.

[54] Finley J W，Davis C D，Feng Y. Selenium from high selenium broccoli protects rats from colon cancer [J]. The Journal of Nutrition，2000，130（9）：2384-2389.

[55] Yazdi M，Mahdavi M，Kheradmand E，et al. The preventive oral supplementation of a selenium nanoparticle-enriched probiotic increases the immune response and lifespan of 4T1 breast cancer bearing mice [J]. Arzneimittel-Forschung，2012，62（11）：525-531.

[56] Hoffmann F K W，Hashimoto A C，Shafer L A，et al. Dietary selenium modulates activation and differentiation of $CD4^+$ T cells in mice through a mechanism involving cellular free thiols [J]. Journal of Nutrition，2010，140（6）：1155-1161.

[57] Yang Y，Luo H，Hui K，et al. Selenite-induced autophagy antagonizes apoptosis in colorectal cancer cells in vitro and in vivo [J]. Oncology Reports，2015，35（3）：1255-1264.

[58] Hosseinzadeh A L，Hosseini-Asl S，Mohammadzadeh-Vardin M，et al. The telomerase activity of selenium-induced human umbilical cord mesenchymal stem cells is associated with different levels of c-myc and p53 expression [J]. DNA Cell Biol，2017，36（1）：34-41.

[59] Sun D，Liu Y，Yu Q，et al. Inhibition of tumor growth and vasculature and fluorescence imaging using functionalized ruthenium-thiol protected selenium nanoparticles [J]. Biomaterials，2014，35（5）：1572-1583.

[60] Tsuji P A，Carlson B A，Salvador N S，et al. Knockout of the 15 kDa selenoprotein protects against chemically-induced aberrant crypt formation in mice [J]. PLoS One，2012，7（12）：e50574.

[61] Chigbrow M，Nelson M. Inhibition of mitotic cyclin B and cdc2 kinase activity by selenomethionine in synchronized colon cancer cells [J]. Anti-Cancer Drugs，2001，12（1）：43-50.

[62] Peters K M，Carlson B A，Gladyshev V N，et al. "Selenoproteins in colon cancer" [J]. Free Radical Biology and Medicine，2018，127：14-25.

第6章　硒与前列腺癌

前列腺癌（prostate cancer，PCa）是指发生在前列腺上皮的恶性肿瘤。病理分型主要有腺泡腺癌、导管腺癌、尿路上皮癌、鳞状细胞癌等。其中腺泡腺癌占95%以上，因此，通常所说的前列腺癌就是指腺泡腺癌。前列腺癌是男性生殖系统最常见的恶性肿瘤，约占男性癌症总数的30%。

6.1　前列腺癌的流行病学概述

6.1.1　发病率与死亡率

前列腺癌是男性最为常见的恶性肿瘤之一，在西方国家男性中的发病率仅次于肺癌。世界卫生组织下属国际癌症研究机构（IARC）于2018年9月发布的2018年最新全球癌症统计数据《全球癌症报告》（Bray F，2018）指出，据估计，全世界2018年前列腺癌有近130万个新增病例和35.9万个死亡病例，在全球总人口两性癌症发病率中排名第4（发病率7.1%），死亡率排名第8（死亡率3.8%）；全球总人口（男性）的癌症发病率和死亡率排行分别位列第2（13.5%）和第5（6.7%）。在2012～2015年，每10万人中新发前列腺癌病例为112.6例，每年死亡人数为19.5人。

根据国家癌症中心发布的中国癌症数据显示：2014年前列腺癌在全国男性癌症发病率中排名第6（发病率9.80例/10万人），死亡率排名第9（死亡率4.22例/10万人）。其中城市人口发病数为5.1万，发病率为13.57例/10万人。农村人口发病数1.7万，发病率为5.35例/10万人。相比2013年，前列腺癌的发病率和死亡率都有提升。

我国前列腺癌发病率虽较西方国家低，但呈逐年上升的态势，并且有不断低龄化的趋势。2012年我国肿瘤登记地区前列腺癌发病率为9.92例/10万人，居男性恶性肿瘤发病率的第6位。发病率随着年龄的增长而增长，发病年龄在55岁前处于较低水平，55岁后逐渐升高，高峰年龄是70～80岁。家族遗传型前列腺癌患者发病年龄稍早，年龄不大于55岁的患者占43%。

6.1.2 病因

近年来我国前列腺癌的诊断率和死亡率明显提高。流行病学资料显示我国2015年新增前列腺癌人数60300例，死亡26600例（李蕊岑等，2019）。前列腺癌的病因研究已进行了很多年，但迄今确切病因尚不明了。但已知前列腺癌与下列因素密切相关。

（1）年龄

前列腺癌多发病于中老年男性当中，发病率随年龄增长，可见年龄是人们需要关注的因素之一。研究表明，前列腺癌的发病率与年龄增长呈正相关，在50岁以后，发病率和病死率均以近似指数的比例增加，我国年龄小于39岁以下的个体，患前列腺癌的可能性为0.005%，40～49岁年龄段增至2.2%，60～79岁年龄增至13.7%。美国39岁以下、40～59岁、60～69岁及70岁以上年龄段的前列腺癌患病率分别为0.01%、2.43%、6.42%和12. 49%。老年人群不仅前列腺癌发病率高，而且病情恶性程度高，生存率低，这可能与老龄人群随着年龄的增长，机体重要脏器的功能、免疫力等身体机能减弱有关。此外，老龄人群前列腺癌发病临床表现多样化、多合并较多基础疾病，甚至会同时罹患多个系统的肿瘤，因此对于老年前列腺癌患者应早诊断、个体化治疗。

（2）地理分布

不同的地理分布的前列腺癌发病率会形成明显差异。美国前列腺癌的发病率最高，位居男性所有恶性肿瘤的第一位，每年新增前列腺癌人数达到161例/10万人；亚洲的发病率最低，每年新增前列腺癌人数为1. 9例/10万人。地理位置所导致的前列腺癌发病率差别可能与不同地域不同的生活习惯、医疗条件及保健意识等有关。目前，我国已经进入老龄社会，随着人口寿命的延长、饮食结构的改变、肿瘤筛查及诊断水平的不断提高，我国前列腺癌的发病率虽然低于西方发达国家，但正以约13.4%的增长率逐年上升，自2008年起已成为中国男性泌尿生殖系统中第一大恶性肿瘤，截至2014年底，中国前列腺癌每年新发病例达330万人，且以中晚期病例居多。前列腺癌逐渐成为严重影响我国男性生命健康的重要肿瘤之一。

（3）基因、遗传与家族史

研究人员发现，患有浸润性前列腺癌的男性中，有10%以上，DNA修复基因发生了突变。因此，前列腺癌是一种基因疾病，由染色体基因的突变累积、癌细胞侵袭扩散致病。目前发现的易感基因主要有RNASEL、ELAC2、MSR1、OGG1、CHEK2、HPC1、BRCA1/2、PON1和GDF15等，这些基因编码的蛋白质存在功能缺陷，对癌细胞的抵抗作用较弱。研究表明，这些基因增加5%～10%患前列腺癌的概率。基因突变出现在生殖细胞中就会遗传给下一代。一般认为，9%的前列腺癌患者和40%的年轻前列腺癌患者，其发病与遗传基因有关系。一项涉及3695人的大规模研究报道表明，当父亲和兄弟都患有前列腺癌时，该男性患前列腺癌的概率是普通人群的2.3倍，而且当有前列腺癌家族史时，其后代在65岁以前诊断出前列腺癌的概率明显增加。染色体I与染色体X的基因异常与前列腺癌的发病有关系。HPC1基因就是其中的一个代表基因。大约1/3的遗传性前列腺癌是由该基因导致的。另外位于X染色体的某基因也增加前列腺癌的患病风险，如BRCA1/2，这在一定程度上解释了为什么乳腺癌患者的男性家属罹患前列腺癌的风险也会升高。另外，ATM基因也可能与前列腺癌有关系。

(4) 雄激素

雄激素影响前列腺的生长、增殖、分化，是调节前列腺生理过程的重要物质。在绝大多数雄性哺乳动物中，去除睾丸可以降低雄激素水平，导致前列腺萎缩。因此前列腺癌的恶性生长与雄激素有关，越来越多的证据显示雄激素高的患者患前列腺癌的概率要高。雄激素受体是前列腺癌的关键分子。近年来对雄激素受体突变、扩增、共激活物、信号转导与交联等分子水平的研究结果越来越多地揭示雄激素受体在前列腺癌发病机制中的重要作用。目前前列腺癌内分泌治疗的目的是阻断雄激素受体以阻止癌症生长。一组回顾性调查表明，80%的初治前列腺癌病例对雄激素阻断治疗敏感。而且在转移性前列腺癌的患者中，雄激素剥夺治疗既有抗肿瘤的效果，也能够减轻肿瘤相关的骨代谢异常。

(5) 代谢综合征

代谢综合征是指人体的蛋白质、脂肪、碳水化合物等物质发生代谢紊乱的病理状态，是一组复杂的代谢紊乱症候群。研究表明，代谢综合征与前列腺癌的发生概率呈正相关，代谢综合征增加前列腺癌的发生危险。肥胖患者因为体内新陈代谢和性激素的改变，所以肥胖是前列腺癌的危险因素之一。有研究显示肥胖与高级别进展性前列腺癌发生率及死亡率呈正相关。肥胖能增加高级别前列腺癌约15%的发生率，增加7%～23%的死亡率。肥胖程度和体脂率参数十分重要。有研究显示肥胖人群BMI每增加5，前列腺癌的发生风险增加5%，进展性前列腺癌的发生风险增加12%。

(6) 饮食

研究表明常吃豆类食品的男子患前列腺肿瘤的概率要比不常吃豆类食品的男性低。一个明显的例子就是在食用豆类食品较多的亚洲地区，前列腺肿瘤的发病率要远远低于欧美国家。豆类食品中含有的植物雌激素可以降低雄性激素的致肿瘤风险。脂肪摄入量和前列腺癌的发病率与死亡率相关。大量摄入动物脂肪通过提高体内的睾酮水平来增加前列腺癌的发病风险。每周食肉5次以上者，前列腺癌的发生风险增高；奶制品摄入量增加，前列腺癌及侵袭性前列腺癌的发病风险也增加。正常前列腺中的维生素A浓度比前列腺肿瘤组织高5～7倍，表明维生素A对预防前列腺肿瘤的发生有重要作用。维生素D通过抑制细胞周期，促进细胞凋亡，减少癌细胞转移。25-羟基维生素D的增加具有降低致死性前列腺癌风险的作用。维生素C、维生素E作为体内重要的抗氧剂，能够抑制前列腺肿瘤的生长和分化。血液中生育酚的水平与前列腺癌的风险成反比。维生素E是一种脂溶性抗氧剂，在具有抗氧化作用的同时兼具一定的抑制前列腺癌作用。此外，抗氧化作用的番茄红素或硒能降低前列腺癌的患病风险。而一些坚果类食品中富含多种维生素活性氧化物质等，也能降低罹患前列腺癌的风险。

6.1.3　发病机制

前列腺癌现在被认为是男性最重要的医学问题之一。基因表达受启动子甲基化、组蛋白乙酰化、脯氨酸酶、环氧化酶-2和体细胞突变等多种生物学功能基因的表观遗传调控，与前列腺癌的发生、发展密切相关。前列腺癌在体内有两种存在形式：组织潜在型和临床表现型。前者占50～79岁患者的30%，80岁以上患者的60%～70%；后者占欧美男性的

16.7%。正常前列腺上皮在有前列腺上皮内瘤（PIN）的基础上，可转化为组织潜在性前列腺癌，继而经局部浸润发展为转移性前列腺癌。在疾病的晚期，癌细胞对雄激素一旦失去依赖关系，可转变为激素抵抗性前列腺癌。整个恶性转化的环节中，癌基因、抑癌基因都可能发生变异及异常表达，这方面研究进展尤为显著。

（1）细胞动力学

前列腺癌的生长源于细胞生长与细胞死亡之间平衡的打破。正常前列腺上皮细胞的增殖与死亡之间维持着低速的平衡，上皮细胞更新周期约500天左右，保持相对稳定状态。当这些细胞转化为肿瘤细胞时，其增殖和死亡速度均加快，上皮细胞的更替随之加快，进而增加了发生其他遗传改变的危险性，并导致细胞死亡的概率降低，肿瘤病灶呈净增长，倍增时间可达33～126天。

过去认为PIN是一种涉及细胞增殖增多及/或细胞凋亡减少的癌前病变，最近，Xie等（2000）用免疫组化测定细胞核抗原（PCNA）、Ki-67及DNA裂口标志物（TUNEL）的方法，对有PIN病变的石蜡包埋标本进行检测，以判断细胞增殖和凋亡的关系，并采用与细胞幸存和凋亡相关联的Bcl-2和Bax表达量校正结果，发现高级别的PIN（HGPIN）同时有PCNA、Ki-67及Bcl-2的过度表达，提示PIN的生长主要来自细胞增殖的增加，而同期凋亡率的增高推断为前列腺细胞在恶变的过程中，凋亡促进了细胞的转化。现已确定的调控前列腺细胞凋亡因子有：雄激素、睾丸抑制前列腺信息Ⅱ（TRPM-Ⅱ）及转移生长因子β（主要为TGF-β1）。相关基因有：Bcl-2、fas、Bax和p53。现已发现表达细胞凋亡调控因子的多种基因在前列腺癌细胞内存在严重损坏，同时证实凋亡调控因子的表达与传统前列腺癌治疗方法的敏感性（雄激素阻断和放射治疗）之间存在有意义的关联。

（2）染色体的变异

染色体的变异在前列腺癌较为普遍，表现有杂合性缺失（LOH）、等位基因丢失（ALLELIC）和基因扩增等。Alers等（1997）研究了前列腺癌各期组织细胞DNA的扩增和缺失情况，总结出表现为染色体臂缺失的有13q、8p、6q、5q、16q、18q、2q、4q、10q及Y；基因扩增的有8q、17q、Xq、7q、3q、9q、1q及Xp。特别是在转移性肿瘤中1q21、1q25及Xq12至q13位点发生高水平基因扩增的同时，部分病例伴有10q和7q的缺失，并发现7pq及/或8q的增大与肿瘤细胞的浸润性有着强烈的关系，可作为肿瘤浸润性和非浸润性的一个精确的鉴别点。近期研究资料报告：约9%的前列腺癌患者和55岁以下病例中的45%，其发病都源自DNA上一种遗传性易患基因。令人信服的相关研究表明：遗传性前列腺癌的复杂性表现在其易患基因的多样性和变化不定的显性表达。对北美162个至少有3个家庭成员患有前列腺癌的家庭中家族基因分析研究表明其易患基因定位于20q13。也有学者在染色体16q23.2区域发现并很好地描记到一个高频率失衡的等位基因，推论该部位可能隐藏有前列腺癌易患基因或癌抑制基因。

雄激素受体（AR）对雄激素的反应性与其基因外显子1中的GGC和CAG微卫星重复子（micro-satelites）的长度呈负相关。AR基因序列上这一微小片段的长度越短，则细胞对雄激素的反应性越强烈，生长越快。

（3）DNA的甲基化

DNA甲基化是实体癌瘤的早期表现，前列腺癌也不例外，且CPG基因区域高度甲基化与基因功能的失活有紧密的联系。新近证实17P区域基因甲基化，是该区域肿瘤抑制基因失活的主要原因。前列腺癌细胞中的谷氨酰胺-S-转移酶基因，同样因其起始端的甲基化而失活，基因表达受阻，使细胞 DNA 的自我保护能力和对游离基毒性的抵抗能力均下降，相应地增加了细胞肿瘤易患性。雄激素非依赖性前列腺癌患者中，有 20%～30%表现有雄激素受体蛋白的表达丧失，进一步研究发现雄激素受体启动因子基因含有特殊的 CPG 甲基化热点，该部位基因表达功能处于沉默状态。

(4) 肿瘤基因与肿瘤抑制基因

前列腺癌的发生和恶性进展是 DNA 特定的基因群改变而引发 DNA 损伤蓄积所致。DNA 点突变、局部基因扩增、细胞 RNA 或蛋白过表达、染色体易位及基因控制再安排等，均可激活癌基因或覆盖、灭活抑癌基因而引发癌变。前列腺癌因基因改变而致癌的研究，仍处于探索、分析阶段。由于前列腺癌是一个复合性疾病，癌基因有许多表现型，目前所报告的科研成果多半是前列腺癌标本或某个前列腺癌细胞株所表现的基因突变情况，文献报道较为集中的相关性基因有 ERBB2、RAS、RB、p53 及 BRCA-1 等几种，如何将这些结果推论到病因学发癌的问题上，是个更为复杂的课题。

美国 Johns Hopkim 医学研究所的 Kibel 等（2000）检查了 99 位原发性和转移性前列腺癌标本，试图判断 12p12-13 基因杂合性丢失（LOH）与肿瘤浸润和转移的相互关系，结果表明 12p12-13 的 LOH 是原发性前列腺癌的显著特点，由于 12p12-13（也有可能是 p27 或 Kip1 位点）的 LOH 而导致该位点基因的功能失活，临床表现为活跃的肿瘤转移性。现已发现具有显著临床意义的 LOH 改变基因位点有 8P(50%)、10q(30%～55%)、16q(30%～60%) 及 18q(20%～45%)。

Mashimo 等（1998）在动物实验中将人类 2 号染色体导入鼠的高度转移性前列腺癌细胞，发现肿瘤细胞的转移性显著下降。深入研究后确定 2P22-25 位点上有前列腺癌转移浸润的抑制基因。同样，Dong 等（2001）通过专项研究确定了 13q21 位点也隐藏着一个与前列腺癌细胞浸润性有关的基因，且与 RB 基因的表达有密切的联系。据多数学者报道的资料分析，抑癌基因的缺失多发生于前列腺细胞恶性转变的后期，已确定的有 8p、10q、13q、16q、17p 和 18q。几乎 70%临床表现型局限性前列腺癌有 8P22 的缺失。36%局限性病例和 60%转移性病例发生于 16q，该片段与肿瘤抑制基因 E-cadherin 的位点相重叠，E-cadherin 表达异常预示着肿瘤的恶性进展。

(5) 雄激素受体的变异

雄激素受体（AR）的变异是前列腺癌细胞对激素治疗发生抵抗的主要原因。从人类前列腺癌细胞株切除的标本及活检的样本研究中均可观测到 AR 表达质与量的欠缺。在原发性前列腺癌的早期，这一改变是轻微的。但在晚期约有 50%患者骨髓内转移性癌细胞 AR 有显著的变异。这一变异为雄激素阻断后前列腺瘤细胞的增殖提供了支持，允许其对其他生长因子保持反应性。如胰岛素样生长因子（IGF）、角细胞生长因子（KGF）等，它们在癌细胞对雄激素失去应答后继续发挥刺激生长的活性作用。最近 Kolár 等（2000）报告了 AR 与有关细胞因子相互关系的研究结果，发现 AR 与 Bcl-2 的表达、$p21^{WAF1/CIP1}$ 及细胞周期蛋白 D1 的构形有关联，特别是在癌细胞的恶性转化中起着重要作用。

(6) 生长因子与上皮-基质的相互作用

上皮-基质的相互作用体现在基质促进前列腺上皮的生长，实质在于雄激素作用下的前列腺基质产生生长因子以内分泌、自分泌或旁分泌的模式而发挥功能。Nakashiro 等（2000）研究了前列腺基质细胞在前列腺癌细胞的生长和恶性转化过程中所发挥的作用，将雄激素非依赖性癌细胞和前列腺基质混合并种植于实验鼠体内，与无基质混合的对照组相比，前者生长速度大大超过后者。深化研究后证实基质中含有的肝细胞样生长因子（HGF）是刺激雄激素非依赖性癌细胞增殖的主要动因。

生长因子除了在 AR 发生变异后发挥潜在性的活性外，同时也参与控制正常和恶性前列腺细胞的生长。现已证明转移性生长因子（TGF-β）、表皮生长因子（EGF）、血小板衍化生长因子（PGF）和神经内分泌肽均是前列腺上皮细胞增殖、分化和恶性浸润的调节者。有证据表明骨细胞也可产生选择性生长因子，能刺激前列腺细胞的增殖，同时前列腺细胞也产生活性因子反作用于骨骼，刺激骨质的生成，这也许解释了前列腺癌的骨转移倾向。

综上所述，目前国外前列腺癌的基础研究中，雄激素受体、癌基因及抗癌基因是热点。随着研究的不断深入，将有助于揭示前列腺癌的发病机制，更好地诊断及治疗前列腺癌。

6.2 硒与前列腺癌的关系研究

6.2.1 流行病学实验

硒对前列腺癌的防护作用一直存在争议，前列腺癌新发病例硒水平与对照组比较研究表明（陈娜，2005），并不支持硒能抑制前列腺癌发生的假说。在一个曾经进行过的大规模硒与维生素 E 癌症干预试验（SELECT 试验）中，研究人员发现，补充维生素 E 或硒（无论是单独使用或联合使用）与前列腺癌或其他癌症发生风险的减少没有关联。Kristal 等（2014）报告了以哈金森癌症研究中心为首的多中心研究结果，该研究结果发现服用高剂量微量元素硒和维生素 E 可能会增加患高危前列腺癌的风险，风险的大小取决于人们在服用补充剂前体内硒元素的含量。

但越来越多的人群干预试验结果更倾向于补充硒对前列腺癌具有预防作用的结论。国内外流行病学研究表明，低硒地区及低硒人群中肿瘤发病率增高。美国亚利桑那大学的研究人员历经 13 年的研究结果证实，硒浓度最高组患前列腺疾病的风险比硒浓度最低组低 48%。还有研究发现，在年龄、种族等其他条件匹配的情况下，因前列腺癌死亡的患者血硒浓度比尚生存的前列腺癌患者低。在中国癌症高发区林县，持续补充硒、维生素和 β-胡萝卜素 5.25 年，癌症死亡率特别是胃癌死亡率显著降低。给予癌症患者补充剂量为 200 μg/d 的硒，癌症死亡率显著降低，肺癌、前列腺癌和结肠癌的发病率也显著降低。但是，补充硒却对预防非黑色素瘤没有效果（Duffield-Lillico，2003）。高剂量硒摄入有预防前列腺癌发展的作用。一项在荷兰进行的人群干预实验结果显示，趾甲中硒的高浓度与前列腺癌的低发性明显相关（Brandt et al.，2003）。一项超过 20 年的对日裔美国人的跟踪实验证实，血浆中的高水平硒与前列腺癌发生率下降有相关性（Nomura et al.，2000）。另外一项持续 13 年的跟踪实验也表明：高水平硒能显著降低前列腺癌的危险性，尤其是对血清前列腺特异抗原浓度大于等于 4ng/mL 的人群（Carroll，2004）。与硒预防前列腺癌相关的一些文献均指出：补充硒可降低前列腺癌发生率（Moreno-Reyes et al.，1998；Etminan et al.，2005）。但是在加拿大和英国的一项大范围病例-对照研究（case-control study）认为，尽管高水平硒能预防前列腺癌，但趾甲的硒水平与前列腺癌发生率无相关性（Allen et al.，2004）。也有文献报道欧洲人群血清中的硒浓度与前列腺癌的发生无相关性（Allen，2009）。

多数流行病学专家认为硒具有预防癌症发生的作用，近年来发现硒能降低前列腺癌发生的危险（Klein，2004）。Vogt 等（2003）研究了 4 组共 445 名非裔男性美国人发现，前列腺癌发生的危险与血清硒的含量成反比。更为确凿的证据是一项随机的肿瘤预防干预试验，

1312 名参与者每天分别口服 200μg 硒酵母和安慰剂，平均观察 4.5 年，服用硒酵母人群的前列腺癌发生率较服用安慰剂的下降三分之一。在近期的一项试验中，Duffield-Lillico 等（2015）的试验观察期长达 7.45 年，也显示补充硒能降低前列腺癌发生的危险。在试验的初期服用硒对于血清 PSA 小于 4ng/mL 和血清硒水平非常低的人的效果最好，相较于服用安慰剂，最后发生前列腺癌的概率变小。在荷兰进行的一个跟踪时间为 6.3 年的试验也说明硒具有预防前列腺癌发生的作用（Sloth et al.，2003）。

硒蛋白 P 与肿瘤的关系已为许多研究者重视，从已进行的研究中发现硒蛋白 P 与肿瘤发生的危险度呈负相关。在不同肿瘤发病前后组织中硒蛋白 P 水平对照中发现，硒蛋白 P 水平在肿瘤组织中较正常组织明显下降。在一定范围内，随着硒蛋白 P 浓度增高，肿瘤发生的危险度降低。Penney 等（2013）发现低水平的硒与前列腺癌（PCa）的风险增加有关。硒蛋白 P 是血清中含量最高的硒蛋白，可向组织输送 10 个硒代半胱氨酸残基。硒蛋白 P 基因（SEPP1）的变异可能影响 PCa 的发育或改变硒的作用。Gonzalez-Moreno 等（2011）发现硒蛋白 P 在前列腺癌中表达下调，导致缺乏对氧化损伤的保护作用。

6.2.2　动物实验

诸多动物及细胞水平实验结果也已表明，硒能够抑制前列腺癌细胞的生长。Wraters 等利用狗的模型，连续 7 个月在食物中添加不同形式的硒，与对照组相比可以增加前列腺内的细胞凋亡并且前列腺上皮细胞仅有低水平的 DNA 损伤（Waters et al.，2003）。硒化合物可以在体外抑制前列腺癌细胞系的生长，包括雄性激素敏感的 LNCaP 细胞系和雄性激素不敏感的 DU145 及 PC3 细胞系。甲基硒酸（methylseleninic acid，MSA）在前列腺癌细胞系 LNCaP 中可以抑制雄性激素受体（androgen receptor，AR）信号通路（Dong et al.，2004），提示含硒化合物可能是拮抗雄性激素物质。后续实验使用有机硒化合物硒-甲基硒代半胱氨酸（Se-methylselenocysteine，MSC），检测硒是否能在体内通过靶向雄性激素受体信号而影响人前列腺癌的生长。连续两周腹腔注射 MSC（100μg/d）可以显著地抑制前列腺细胞系 LNCaP 在裸鼠体内的生长，而且，经 MSC 处理过的裸鼠的肿瘤组织中，雄性激素受体的表达及血清中前列腺特异性抗原（postate-specific antigen，PSA）的含量均明显低于对照组。这一结果表明，有机硒化合物 MSC 可以通过影响前列腺癌中的雄性激素受体信号通路抑制细胞生长（Lee et al.，2006）。另外，还有研究发现，甲基硒酸能够在体外增强前列腺癌细胞对肿瘤坏死因子相关凋亡配体（tumor necrosis factor-related apoptosis-inducing ligand，TRAIL）介导凋亡作用的敏感性（Yamaguchi et al.，2005）。

钟明珠等（2012）分别观察了 0μmol/L、5μmol/L、10μmol/L、25μmol/L 浓度下硒-甲基硒代半胱氨酸（MSC）对前列腺癌 DU145 细胞的缝隙连接蛋白 43（Cx43）和细胞间隙连接通讯（GJIC）的影响及其作用。结果显示 MSC 浓度在 5μmol/L 以上，可以上调 DU145 细胞 Cx43 mRNA 和蛋白表达，不增加 GJIC 功能，同时 10μmol/L 以上可以明显抑制 DU145 细胞生长和增殖，可诱导 DU145 细胞表达 Cx43，且不增加 GJIC 功能，但能通过下调 Bcl-2 抑制前列腺癌 DU145 细胞生长和增殖。

刘艳波等（2008）研究了 1.25μmol/L、2.50μmol/L 和 5.00μmol/L 浓度下甲基硒酸（methylseleninic acid，MSA）对 DU145 前列腺癌细胞增殖及凋亡的影响，探讨其作用机制。结果显示 1.25μmol/L、2.50μmol/L 和 5.00μmol/L MSA 48h DU145 细胞生长抑制率

分别为16.35%、38.10%和73.54%，随浓度升高细胞生长抑制率增加，呈现明显的剂量依赖性；1.25μmol/L MSA处理即可引起细胞明显凋亡，并随浓度增加凋亡细胞数增多，1.25μmol/L、2.50μmol/L和5.00μmol/L MSA处理48 h的细胞凋亡率分别为5.34%、8.71%和13.60%，呈明显的剂量依赖关系；同时观察到细胞内激活的caspase-3表达上调。说明MSA对DU145细胞的抑制作用机制可能与激活的caspase途径诱导细胞凋亡有关。

刘艳波等（2008）还对比研究了另一种常见有机硒化合物——硒代蛋氨酸（selenomethionine）在1.25μmol/L、2.50μmol/L、5.00μmol/L对比浓度下，对DU145前列腺癌细胞增殖及凋亡的影响。结果显示，用1.25μmol/L、2.50μmol/L、5.00 μmol/L硒代蛋氨酸处理DU145细胞48h后，癌细胞生长抑制率分别为16.35%、38.10%和73.54%，随硒代蛋氨酸浓度升高，生长抑制率增加，呈现明显的剂量依赖性。细胞凋亡形态随药物剂量增加凋亡细胞数增多，细胞的凋亡率分别为5.34%、8.71%和13.6%，细胞凋亡率呈剂量依赖关系，同时也观察到细胞内激活的caspase-3表达上调。这说明硒代蛋氨酸对DU145细胞的抑制作用机制可能与甲基硒酸相似，也与激活的caspase途径诱导细胞凋亡有关。

刘艳波（2014）进一步研究了甲基硒酸（MSA）对前列腺癌LNCaP细胞促凋亡机制。分别将MSA按照低中高三个剂量（1.25μmol/L、2.50μmol/L和5.00μmol/L）分组，作用24h、48h和72h后，观察细胞形态，检测细胞增殖情况、细胞周期和凋亡以及细胞内STAT3的表达。结果显示：随MSA剂量增加及作用时间延长，LNCaP细胞生长受到明显抑制；MSA呈剂量及时间依赖关系促进细胞凋亡，并使细胞周期分布发生改变，多数细胞被阻滞于G_0～G_1期；MSA可明显抑制细胞内STAT3表达。这说明MSA抑制细胞增殖并促进细胞凋亡的机制可能与降低STAT3表达，进而抑制下游增殖基因表达有关。

张保国等（2005）使用亚硒酸钠（一种临床常见的无机硒化合物），对体外培养的人前列腺癌细胞PC-3进行给药处理，然后观察其对人前列腺癌细胞系PC-3生长和增殖的影响。结果发现亚硒酸钠可显著抑制PC-3细胞的活力和增殖，且呈剂量依赖效应。王雷（2005）利用辐照氧化性损伤小鼠模型、鸡胚绒毛尿囊膜模型、荷艾氏腹水癌小鼠模型和前列腺癌（LNCaP）细胞对比研究了无机硒亚硒酸钠和有机硒硒-甲基硒代半胱氨酸（MSC）的抗肿瘤作用和机制，观察了硒与长春新碱（VCR）联合使用对艾氏腹水癌和LNCaP肿瘤细胞的作用。研究显示，4mg/kg体重剂量的亚硒酸钠和硒-甲基硒代半胱氨酸单独作用于ICR小鼠腹腔艾氏腹水癌时，小鼠的生存周期没有明显的延长，但是它们能有效地抑制肿瘤细胞的增殖，使G_1期细胞率升高，血清中的SOD、GSH和GSH-Px的水平升高而MDA含量下降，提示机体抗氧化水平地提升；MSC与VCR联用时，对EAC肿瘤细胞的作用效果更强，能明显地抑制肿瘤细胞的增殖。2mg/kg体重MSC和0.4mg/kg体重VCR联用，可以明显地升高血清中SOD和GSH的含量，降低MDA的水平，这表明机体的抗氧化性损伤水平升高。流式细胞术检测MSC与VCR联用能促进肿瘤细胞的凋亡，延长小鼠的生存期，说明MSC与VCR在抗EAC肿瘤方面具有良好的协同作用。

近年来，纳米硒的抗癌作用备受关注。孔玲（2010）在体外培养的前列腺肿瘤细胞培养液中加入纳米硒颗粒48h后，肿瘤细胞的生长受到明显地抑制，同时能观察到肿瘤细胞的凋亡。雄激素受体作为一种转录因子，当其被雄激素激活后能够诱导其下游的一些蛋白质表达（例如前列腺特异性抗原PSA），这些蛋白质的表达直接或间接地影响前列腺癌的生长。我们发现纳米硒颗粒可以抑制雄激素受体的转录活性，而且也能抑制PSA的mRNA及蛋白质水平。进一步研究发现纳米硒颗粒能够抑制雄激素受体的mRNA及蛋白质水平的表达。此外，纳米硒颗粒可以激活前列腺癌细胞中的两种激酶 AKT 和 MDM2 的磷酸化。由于 AKT 和 MDM2 是雄激素受体在体内降解的重要激酶。纳米硒颗粒通过 AKT 激酶而增强 AR 的磷酸化水平，并且通过 AKT/MDM2 复合物调节蛋白水解酶活性来促进对 AR 蛋白的降解。

6.2.3 作用机制

硒抑制肿瘤发生的作用机制目前还处在探讨阶段。越来越多的证据显示硒是在肿瘤发生开始阶段起作用的。Dong（2004）利用甲基硒酸（methylselenic acid，MSA），一种可迅速被代谢的甲基硒（methylselenol）前体，证明剂量-时间依赖性地抑制 PC3 人类前列腺癌细胞的生长，并能介导细胞凋亡，作用机制与 MSA 介导的细胞周期 G_0/G_1 期阻滞有关，硒通过上调 $p19^{INK4D}$ 和 $p21^{WAF1}$ 以及下调 CDK1、CDK2 和细胞周期蛋白 A 来调节细胞周期。进一步在 LNCaP 细胞上，证实了 MSA 在转录水平上的细胞周期阻滞和降低细胞增殖的作用，MSA 还可以调节雄激素调控基因的表达，抑制雄激素受体的表达和细胞分泌前列腺特异性抗原（PSA）。另外一项试验显示维生素 E 和 MSA 共同应用具有协同抑制细胞生长、增强细胞凋亡的作用。因此，硒是在肿瘤发生的早期发挥作用，抑制肿瘤细胞增殖，介导细胞凋亡或者死亡，调节机体内抗氧化物酶的水平等。

6.3 硒与前列腺癌防治

(1) 硒联合化疗

血管生成是包括前列腺癌在内的许多实体肿瘤进展的基础。硒酸钠是一种小分子水溶性可口服给药的化合物，可显著提高蛋白磷酸酶 PP2A 的活性，抑制 VEGF 诱导的内皮细胞生长和存活信号，并阻碍肿瘤新生血管形成。Corcoran 等（2010）开展了一项 19 名患者参与的剂量临床 I 期研究，研究对象为无症状、放/化疗无效、去势耐药的前列腺癌患者，主要目的是确定硒酸钠的最大耐受量（MTD），次要目标包括建立安全性、耐受性和药代动力学特征。结果发现硒酸钠的耐受剂量为 45mg/d，MTD 为 60mg/d，单剂疗效适中，类似于其他抗血管生成药物。剂量限制毒性（DLT）为 90mg/d 时观察到疲劳和腹泻。所有治疗队列中最常报告的与治疗相关的不良事件是恶心、腹泻、疲劳、肌肉痉挛、脱发和指甲疾病。未观察到 4 级毒性反应，研究中无死亡病例。

(2) 硒联合放化疗

辐射和许多化疗药物通过诱导破坏 DNA 和蛋白质的自由基来杀死细胞。抗氧化剂，如维生素 E、β-胡萝卜素、番茄红素和硒摄入与前列腺癌患者降低癌症风险有关。硒化合物是一种很有前景的药物，目前在美国正被评估作为前列腺癌预防剂。硒是人体必需的微量元素，参与人体的氧化保护和氧化还原调节。癌症患者放疗和化疗所出现的不良反应与人体内的细胞氧化过程有关。补充硒可以保护健康组织，减少治疗的副作用。尽管对硒辅助癌症放化疗的问题欧美国家已开展 20 多年的前瞻性研究，硒在癌症治疗中的临床研究或营养学报道层出不穷，但直至今日仍没有明确作为药物出现的答案，但硒的总体作用是积极、明确的，且大量流行病学证据，包括观察性试验和随机对照临床试验，支持硒可以预防人类前列腺癌的命题。笔者相信在不久的将来，某种化学形式的硒也许会在癌症防治中崭露头角，大放光彩。因此，了解膳食营养硒在前列腺癌发生中发挥作用的机制，可能会吸引新的硒化学预防药物的开发热潮。

（3）硒与手术预后

对51位前列腺肥大并做了切除手术的男性患者每天口服200μg硒的研究发现，补硒组的血清硒水平较口服安慰剂组显著升高（Gianduzzo et al.，2003）。总体来讲，口服硒可以到达前列腺，并发挥一定的前列腺保护作用。硒代蛋氨酸（selenomethionine）影响前列腺癌（LNCaP）细胞分泌的前列腺特异性抗原（PSA）水平，但是它能抑制细胞的增殖（Bhamre et al.，2010）。

6.4 小结

用动物肿瘤模型进行的实验研究和对人类肿瘤进行的流行病学研究均揭示，硒是影响前列腺癌发生危险性的因素之一。补硒患者总体死亡率降低，而且癌症死亡率明显降低，总体癌症发生率及肺癌、直肠癌和前列腺癌的发生率降低，这些结果支持了补硒能降低癌症危险性的假说，今后有必要进行进一步的试验确证补硒对癌症死亡率的影响。但一般硒化物的毒性作用使其有效作用的浓度范围较窄，从而使硒的应用受到较大局限。寻找具有低毒性的新硒源是硒研究中的一个重要课题。

参 考 文 献

［1］ Venkateswaran V，Klotz L H. Diet and prostate cancer：mechanisms of action and implications for chemoprevention ［J］. Nat Rev Urol，2010，7（8）：442-453.

［2］ Alberti K G，Eckel R H，Grundy S M，et al. Harmonizing the metabolic syndrome：a joint interim statement of the International Diabetes Federation Task Force on Epidemiology and Prevention；National Heart，Lung，and Blood Institute；American Heart Association；World Heart Federation；International Atherosclerosis Society；and International Association for the Study of Obesity ［J］. Circulation，2009，120（16）：1640-1645.

［3］ Allen N E，Appleby P N，Roddam A W，et al. Plasma selenium concentration and prostate cancer risk：results from the European Prospective Investigation into Cancer and Nutrition（EPIC）［J］. British Journal of Cancer，2008，98（9）：1574-1581.

［4］ Allen N E，Morris J S，Ngwenyama R A，et al. A case - control study of selenium in nails and prostate cancer risk in British men ［J］. British Journal of Cancer，2004，90（7）：1392-1396.

［5］ Arab L，Su J，Steck S E，et al. Adherence to World Cancer Research Fund/ American Institute for Cancer Research lifestyle recommendations reduces prostate cancer aggressiveness among African and Caucasian Americans ［J］. Nutr Cancer，2013，65（5）：633-643.

［6］ Aronson W J，Barnard R J，Freedland S J，et al. Growth inhibitory effect of low fat diet on prostate cancer cells：results of a prospective，randomized dietary intervention trial in men with prostate cancer ［J］. J Urol，2010，183（1）：345-350.

［7］ Bhamre S，Whitin J C，Cohen H J. Selenomethionine does not affect PSA secretion independent of its effect on LNCaP cell growth ［J］. Prostate，2010，54（4）：315-321.

［8］ Bhindi B，Locke J，Alibhai S M，et al. Dissecting the association between metabolic syndrome and prostate cancer risk：analysis of a large clinical cohort ［J］. Eur Urol，2015，67（1）：64-70.

［9］ Van den B P A，Zeegers M P A，Bode P，et al. Toenail selenium levels and the subsequent risk of prostate cancer ［J］. Cancer Epidemiology，Biomarkers & Prevention，2003，12（9）：866-871.

［10］ Lee S K，Chun J Y，Nadiminty N，et al. Monomethylated selenium inhibits growth of LNCaP human prostate cancer xenograft accompanied by a decrease in the expression of androgen receptor and prostate-specific antigen (PSA) [J]. The Prostate, 2006, 66 (10): 1070-1075.

[11] Bray F, Ferlay J, Soerjomataram I, et al. Global cancer statistics 2018: GLOBOCAN estimates of incidence and mortality worldwide for 36 cancers in 185 countries [J]. CA: a cancer journal for clinicians, 2018, 68 (6): 394-424.

[12] Carroll P R . A prospective study of plasma selenium levels and prostate cancer risk [J]. Urologic Oncology, 2004, 22 (6): 496-497.

[13] Cerhan J R, Torner J C, Lynch C F, et al. Association of smoking, body mass, and physical activity with risk of prostate cancer in the Iowa 65+ Rural Health Study (United States) [J]. Cancer Causes Control, 1997, 8 (2): 229-238.

[14] Chen W, Zheng R, Baade P D, et al. Cancer statistics in China, 2015 [J]. CA: a cancer journal for clinicians, 2016, 66 (2): 115-132.

[15] Yamaguchi K, Uzzo R G, Pimkina J, et al. Methylseleninc acid sensitizes prostate cancer cells to TRAIL-mediated apoptosis [J]. Oncogene, 2005, 24 (38): 5868-5877.

[16] Corcoran N M , Hovens C M , Michael M , et al. Open-label, phase I dose-escalation study of sodium selenate, a novel activator of PP2A, in patients with castration-resistant prostate cancer [J]. British Journal of Cancer, 2010, 103 (4): 462-468.

[17] De Groat W C, Griffiths D, Yoshimura N. Neural control of the lower urinary tract [J]. Comprehensive Physiology, 2015, 5 (1): 327-396.

[18] Duffield-Lillico A J, Dalkin B L, Reid M E, et al. Selenium supplementation, baseline plasma selenium status and incidence of prostate cancer: an analysis of the complete treatment period of the Nutritional Prevention of Cancer Trial [J]. Bju International, 2015, 91 (7): 608-612.

[19] Duffield-Lillico A J. Selenium supplementation and secondary prevention of nonmelanoma skin cancer in a randomized trial [J]. CancerSpectrum Knowledge Environment, 2003, 95 (19): 1477-1481.

[20] Etminan M, Fitzgerald J M, Gleave M, et al. Intake of selenium in the prevention of prostate cancer: a systematic review and Meta-analysis [J]. Cancer Causes & Control, 2005, 16 (9): 1125-1131.

[21] Ferlay J, Parkin D M, Steliarova-Foucher E. Estimates of cancer incidence and mortality in Europe in 2008 [J]. Eur J Cancer, 2010, 46 (4): 765-781.

[22] Ferrís-i-Tortajada J, García-i-Castell J, Berbel-Tornero O, et al. Constitutional risk factors in prostate cancer [J]. Actas Urol Esp, 2011, 35 (5): 282-288.

[23] Ferrís-Tortajada J, Berbel-Tornero O, García-Castell J, et al. Dietetic factors associated with prostate cancer: protective effects of Mediterranean diet [J]. Actas Urol Esp, 2012, 36 (4): 239-245.

[24] Gianduzzo T R, Holmes E G, Tinggi U, et al. Prostatic and peripheral blood selenium levels after oral supplementation [J]. Journal of Urology, 2003, 170 (3): 870-873.

[25] Giles G G, Severi G, English D R, et al. Sexual factors and prostate cancer [J]. BJU Int, 2003, 92 (3): 211-216.

[26] Gonzalez-Moreno O, Boque N, Redrado M, et al. Selenoprotein-P is down-regulated in prostate cancer, which results in lack of protection against oxidative damage [J]. Prostate, 2011, 71 (8): 824-834.

[27] Islami F, Moreira D M, Boffetta P, et al. A systematic review and meta-analysis of tobacco use and prostate cancer mortality and incidence in prospective cohort studies [J]. Eur Urol, 2014, 66 (6): 1054-1064.

[28] Jemal A, Siegel R, Ward E, et al. Cancer statistics, 2009 [J]. CA Cancer J Clin, 2009, 59 (4): 225-249.

[29] Klein E A. Selenium: epidemiology and basic science [J]. Journal of Urology, 2004, 171 (2): S50-S53.

[30] López C E. Serum selenium and subsequent risk of prostate cancer [J]. Cancer Epidemiology Biomarkers & Prevention, 2000, 9 (9): 883-887.

[31] MacInnis R J, English D R, Gertig D M, et al. Body size and composition and prostate cancer risk [J]. Cancer Epidemiol Biomarkers Prev, 2003, 12 (12): 1417-1421.

[32] Mononen N, Schleutker J. Polymorphisms in genes involved in androgen pathways as risk factors for prostate cancer

[J]. J Urol, 2009, 181 (4): 1541-1549.

[33] Moreno-Reyes R, Suetens C, Françoise Mathieu, et al. Kashin-Beck osteoarthropathy in rural Tibet in relation to selenium and iodine status [J]. New England Journal of Medicine, 1998, 339 (16): 1112-1120.

[34] Morote J, Ropero J, Planas J, et al. Metabolic syndrome increases the risk of aggressive prostate cancer detection [J]. BJU Int, 2013, 111 (7): 1031-1036.

[35] Parekh N, Lin Y, Dipaola R S, et al. Obesity and prostate cancer detection: insights from three national surveys [J]. Am J Med, 2010, 123 (9): 829-835.

[36] Pastuszak A W, Pearlman A M, Lai W S, et al. Testosterone replacement therapy in patients with prostate cancer after radical prostatectomy [J]. J Urol, 2013, 190 (2): 639-644.

[37] Patel A R, Klein E A. Risk factors for prostate cancer [J]. Nat Clin Pract Urol, 2009, 6 (2): 87-95.

[38] Penney K L, Li H, Mucci L A, et al. Selenoprotein P genetic variants and mrna expression, circulating selenium, and prostate cancer risk and survival [J]. Prostate, 2013, 73 (7): 700-705.

[39] Perdana N R, Mochtar C A, Umbas R, et al. The risk factors of prostate cancer and its prevention: a literature review [J]. Acta Med Indones, 2016, 48 (3): 228-238.

[40] Roddam A W, Allen N E, Appleby P, et al. Endogenous sex hormones and prostate cancer: a collaborative analysis of 18 prospective studies [J]. J Natl Cancer Inst, 2008, 100 (3): 170-183.

[41] Rota M, Scotti L, Turati F, et al. Alcohol consumption and prostate cancer risk: a meta-analysis of the dose-risk relation [J]. Eur J Cancer Prev, 2012, 21 (4): 350-359.

[42] Salem H, Caddeo G, McFarlane J, et al. A multicentre integration of a computer led follow up in surgical oncology is valid and safe [J]. BJU Int, 2018, 122 (3): 418-426.

[43] Sesso H D, Paffenbarger R S, Lee I M. Alcohol consumption and risk of prostate cancer: The Harvard Alumni Health Study [J]. Int J Epidemiol, 2001, 30 (4): 749-755.

[44] Shui I M, Mucci L A, Kraft P, et al. Vitamin D-related genetic variation, plasma vitamin D, and risk of lethal prostate cancer: a prospective nested case-control study [J]. J Natl Cancer Inst, 2012, 104 (9): 690-699.

[45] Siddiqui M M, Rais-Bahrami S, Truong H, et al. Magnetic resonance imaging/ ultrasound-fusion biopsy significantly upgrades prostate cancer versus systematic 12-core transrectal ultrasound biopsy [J]. European Urology, 2013, 64 (5): 713-719.

[46] Sutcliffe S, Giovannucci E, De Marzo A M, et al. Gonorrhea, syphilis, clinical prostatitis, and the risk of prostate cancer [J]. Cancer Epidemiol Biomarkers Prev, 2006, 15 (11): 2160-2166.

[47] Tabassum A , Bristow R G , Venkateswaran V . Ingestion of selenium and other antioxidants during prostate cancer radiotherapy: A good thing? [J]. Cancer Treatment Reviews, 2010, 36 (3): 230-234.

[48] Taylor M L, Mainous A G, Wells B J. Prostate cancer and sexually transmitted diseases: a meta-analysis [J]. Fam Med, 2005, 37 (7): 506-512.

[49] Thompson I M, Goodman P J, Tangen C M, et al. The influence of finasteride on the development of prostate cancer [J]. N Engl J Med, 2003, 349 (3): 215-224.

[50] Vogt T M, Ziegler R G, Graubard B I, et al. Serum selenium and risk of prostate cancer in U. S. blacks and whites [J]. International Journal of Cancer, 2003, 103 (5): 664-670.

[51] Waters D J , Shen S , Cooley D M , et al. Effects of dietary selenium supplementation on DNA damage and apoptosis in canine prostate [J]. Journal of the National Cancer Institute, 2003, 95 (3): 237-241.

[52] 陈娜，张宝元，周玲．前列腺癌新发病例硒水平与对照组比较［J］．国外医学（医学地理分册），2005，26（2）：62-63.

[53] 李蕊岑，陈吉祥，雷亚莉，等．前列腺癌相关危险因素研究进展［J］．实用医院临床杂志，2019，16（1）：205-207.

[54] 张薇．硒作用于食管鳞癌细胞的调控机制研究［D］．北京：北京协和医学院，2010.

[55] 钟明珠，尧凯，董培，等．硒-甲基硒代半胱氨酸通过缝隙连接蛋白 43 抑制前列腺癌 DU145 细胞生长的研究［J］．中华实验外科杂志，2012，29（12）：2364-2366.

[56] Xie W , Wong Y C , Tsao S W . Correlation of increased apoptosis and proliferation with development of prostatic

intraepithelial neoplasia (PIN) in ventral prostate of the noble rat [J]. The Prostate, 2000, 44 (1): 31-39.

[57] Kibel A S , Faith D A , Bova G S , et al. Loss of heterozygosity at 12p12-13 in primary and metastatic prostate adenocarcinoma [J]. The Journal of Urology, 2000, 164 (1): 192-196.

[58] Alers J C , Krijtenburg P J , Rosenberg C , et al. Interphase cytogenetics of prostatic tumor progression: Specific chromosomal abnormalities are involved in metastasis to the bone [J]. Laboratory Investigation, 1997, 77 (5): 437-448.

[59] Mashimo T, Watabe M, Cuthbert A P, et al. Human chromosome 16 suppresses metastasis but not tumorigenesis in rat prostatic tumor cells [J]. 1998, 58 (20): 4572-4576.

[60] Dong J T , Boyd J C , Frierson H F . Loss of heterozygosity at 13q14 and 13q21 in high grade, high stage prostate cancer [J]. The Prostate, 2001, 49 (3): 166-171.

[61] Kolár Z, Murray P G , Scott K , et al. Relation of Bcl-2 expression to androgen receptor, $p21^{WAF1/CIP1}$, and cyclin D1 status in prostate cancer [J]. Molecular Pathology, 2000, 53 (1): 15-18.

[62] Nakashiro K I , Okamoto M , Hayashi Y , et al. Hepatocyte growth factor secreted by prostate-derived stromal cells stimulates growth of androgen-independent human prostatic carcinoma cells [J]. American Journal of Pathology, 2000, 157 (3): 795-803.

[63] Kristal A R , Till C , Song X , et al. Plasma vitamin D and prostate cancer risk: results from the selenium and vitamin E cancer prevention trial [J]. Cancer Epidemiology Biomarkers and Prevention, 2014, 23 (8): 1494-1504.

[64] Sloth J J, Larsen E H, Bügel S H, et al. Determination of total selenium and 77Se in isotopically enriched human samples by ICP-dynamic reaction cell-MS [J]. Journal of Analytical Atomic Spectrometry, 2003, 18 (4): 317-322.

[65] Nomura A M Y , Lee J , Stemmermann G N , et al. Serum selenium and subsequent risk of prostate cancer [J]. Cancer Epidemiology Biomarkers and Prevention, 2000, 9 (9): 883-887.

[66] Carroll P R . A prospective study of plasma selenium levels and prostate cancer risk [J]. Urologic Oncology, 2004, 22 (6): 496-497.

[67] Moreno-Reyes R , Suetens C , Mathieu F, et al. Kashin-Beck osteoarthropathy in rural Tibet in relation to selenium and iodine status [J]. New England Journal of Medicine, 1998, 339 (16): 1112-1120.

[68] Etminan M , Fitzgerald J M , Gleave M , et al. Intake of selenium in the prevention of prostate cancer: a systematic review and meta-analysis* [J]. Cancer Causes & Control, 2005, 16 (9): 1125-1131.

[69] Allen N E , Morris J S , Ngwenyama R A , et al. A case-control study of selenium in nails and prostate cancer risk in British men [J]. British Journal of Cancer, 2004, 90 (7): 1392-1396.

[70] Allen N E, Key T J. Prostate cancer: Neither vitamin E nor selenium prevents prostate cancer [J]. Nature Reviews Urology, 2009, 6 (4): 187-188.

第7章 硒与胃癌

胃癌（stomach cancer）是发生在胃上皮组织的恶性肿瘤，包括贲门胃癌（gastric cardia cancer，GCC）和非贲门胃癌（Gastric non-cardia cancer，GNCC）。胃癌是常见的消化系统恶性肿瘤。

7.1 胃癌的流行病学概述

7.1.1 发病率与死亡率

胃癌（包括贲门胃癌和非贲门胃癌）仍然是世界范围内的重要癌症，是第五大常见癌症和癌症死亡的第三大癌症。2018 年有超过 1000000 例新发病例以及 783000 例死亡病例，相当于全球每 12 例癌症死亡中就有 1 例胃癌。男性的胃癌发生率比女性高出 2 倍。

2018 年最新全球癌症统计数据《全球癌症报告》（Bray F，2018）指出，据估计，全世界 2018 年胃癌有近 103.4 万个新增病例和 78.3 万人死亡病例，发病人数约占癌症总发病人数的 5.7%，死亡人数约占癌症总死亡人数的 8.2%。胃癌在全球总人口两性（男性和女性）癌症发病率中排第 5 位（发病率 5.7%），死亡率中排第 3 位（死亡率 8.2%）；全球总人口（男性）的癌症发病率和死亡率排行分别位列第 4（7.2%）和第 3（9.5%）；全球总人口（女性）的癌症发病率和死亡率排行分别位列第 7（4.1%）和第 5（6.5%）。

根据国家癌症中心发布的中国癌症数据显示：2014 年胃癌在全国人口两性（男性和女性）癌症发病率中排名第 3（发病率 30.00 例/10 万人），死亡率排名第 3（死亡率 21.48 例/10 万人）；在全国男性癌症发病率中排名第 2（发病率 41.08 例/10 万），死亡率排名第 3（死亡率 29.24 例/10 万人）；在全国女性癌症发病率中排名第 5（发病率 18.36 例/10 万人），死亡率排名第 2（死亡率 13.33 例/10 万人）。

农村地区在发病率和死亡率上均高于城市。胃癌的发病率随年龄的增长而升高。25 岁之前各个年龄组胃癌发生率均低于1例/10万人，从55岁开始发病率超过50例/10万人，至80～84岁达到高峰，为185.85例/10万人；从40～44岁组开始，男性胃癌发病率显著高于女性，尤其在55～64岁组，男性发病率约是女性的2倍。不同年龄组胃癌死亡率特征与不同年龄组的发病率特征类似。45岁之后，男性胃癌死亡率显著高于女性。男性在80～84岁组的死亡率最高，为280.45例/10万人，而女性在85岁之后达到死亡率最高峰，为131.99例/10万人。

7.1.2 病因

在中国，胃癌是最常见的消化道肿瘤之一，其发生、发展是多因素、多步骤、多基因参与的复杂过程，迄今胃癌的病因和发病机制尚未完全阐明。因此，推动胃癌的病因研究并进行早期干预至关重要，可实现胃癌的预防和早期诊断及降低胃癌的发病率。

7.1.2.1 遗传易患性

胃癌人群中约10%具有一定程度的家庭聚集性，胃癌家族聚集倾向仅次于结直肠癌和乳腺癌。其遗传学基础是人类基因组DNA序列的变异性，其中最常见的是单核苷酸多态性，近年来分子流行病学研究发现，一些相对常见的基因发生单核苷酸多态性可能成为胃癌发生的遗传易患标记。其他胃癌相关易患基因还有细胞因子，如白细胞介素-1、白细胞介素-10、肿瘤坏死因子α、血管内皮生长因子、环加氧酶等；细胞介质相关基因的多态性也与胃癌遗传易患性有关，如基质金属蛋白酶、钙黏蛋白等；DNA合成和修复基因的多态性，如亚甲基四氢叶酸还原酶、DNA修复基因、抑癌基因等亦与胃癌遗传易患性有关；其他新报道的胃癌易患基因包括SLC23A2、Igkappa、H-RAS、Survivin、XPC、XPA以及前列腺干细胞抗原基因等。

7.1.2.2 感染因素

(1) 幽门螺杆菌

目前普遍认为，幽门螺杆菌感染后引起胃黏膜急、慢性炎症反应，细胞增生与凋亡平衡失调，胃癌相关基因变异，氧化性损伤，亚硝酸盐和亚硝基化合物增加，人端粒酶RNA的表达及端粒酶活性增加，环加氧酶表达增加，从而促进胃癌的发生和发展。

(2) EB病毒

EB病毒与人类的许多恶性肿瘤的发生有关，同时可能参与胃肿瘤的发生和进展过程。在约10%的胃癌和35%的残胃癌组织中发现了EB病毒。有研究显示，EB病毒与近贲门端胃癌的发生关系更为密切。

7.1.2.3 生活方式

(1) 饮食

许多研究证据提示，*N*-亚硝基化合物、高糖类伴低蛋白食物、高盐饮食、霉变食物、不良饮食习惯被认为是胃癌高危因素。研究证实，经常食用红色肉类可能是胃癌发生的另一个危险因素。

(2) 吸烟和饮酒

大多数研究均表明吸烟与胃癌呈正相关。最近的流行病学调查显示，吸烟可作为胃癌的独立危险因素影响胃癌的发生和发展，吸烟者患胃癌的风险是不吸烟者的2倍，嗜烟者若同时饮酒，其胃癌发生率为阴性对照组的 5 倍。

7.1.2.4 精神因素

正常情况下机体的免疫系统具有抑制和消灭突变细胞的能力，而精神压抑则可抑制副交感神经减少乙酰胆碱的释放，降低机体的免疫力，同时激活交感神经，促进肾上腺髓质释放，减少 T 细胞、B 细胞，导致免疫力降低，促进肿瘤的发生和发展。在我国胃癌危险因素的调查中发现，在胃癌组中性格忧郁的人所占比例显著高于对照组。

7.1.2.5 癌前状态

胃癌癌前状态包括癌前疾病与癌前病变。胃癌的癌前病变包括肠上皮化生和异型增生。异型增生是目前公认的癌前病变，尤其是中、重度异型增生。上皮内瘤变是异型增生的同义词。世界卫生组织推荐将上皮内瘤变分为 2 级，即低级别上皮内瘤变与高级别上皮内瘤变。研究发现，癌前期变化人群 95%癌变所需时间：萎缩性胃炎 11.6 年，肠上皮化生 11.4 年，异型增生 5.7 年，肠上皮化生（中、重度）加异型增生（中、重度）4.5 年。

7.1.2.6 地球化学因素

胃癌的发病在世界各地及各民族之间存在差异，可能与他们所在的环境及遗传背景有关。青海省地处高原，其病死率在全国最高。青年人胃癌在藏族中明显高于回族和汉族，主要考虑是民族间遗传因素的差别。

7.1.2.7 年龄和性别

有资料显示，40 岁以下年龄段中，女性发病者多于男性，40 岁以上相反。另有研究显示，微卫星不稳定性（microsatallite instability，MSI）与年轻女性之间有明显的阳性相关性，且远远超过年轻男性。随着年龄的增长，胃癌的发病率也增加，且男性发病率显著高于女性。青年女性胃癌多发可能与雌激素代谢有关。胃癌组织中存在雌激素受体，雌激素可能通过与其受体结合，介导某些直接、间接机制加强致癌因素。

7.1.2.8 血型与胃癌

曾有研究表明，与 A 型和 B 型血的个体相比，O 型血者更易感染幽门螺杆菌，从而与胃癌的发生、发展有关。

7.1.3 发病机制

近十年来，随着分子生物学的飞速发展，人们已认识到胃癌同其他肿瘤一样是一种分子疾病，可能涉及不同染色体上多个基因的改变。研究发现，在胃癌的发病过程中存在 CpG 岛甲基化表型和 MSI 两种分子途径，CpG 岛甲基化表型是指一些病例同时存在多个基因甲基化的现象；基因启动子区域的 DNA 甲基化是一种典型的表观遗传学表达机制，含义为在 DNA 序列不发生改变的情况下，基因的表达与功能发生改变，并产生可遗传的表型。

7.1.3.1 基因甲基化

最近的研究证明，在正常细胞转化为肿瘤细胞以及肿瘤细胞侵袭性不断增强的过程中，表观遗传学的改变，特别是基因的异常甲基化在肿瘤的发生与演进过程中发挥重要作用。其中基因启动子区域的 DNA 甲基化被认为是肿瘤中普遍发生的分子改变，研究最早也最为深入，逐渐成为热点。肿瘤DNA甲基化谱的特点为全基因组低甲基化和局部高甲基化，其中局部高甲基化在肿瘤中最常见，与肿瘤的关系比较明确，局部高甲基化主要指基因启动子区域CpG（胞嘧啶鸟嘌呤二核苷酸）岛胞嘧啶环上的第5位碳原子的高甲基化，几乎所有的抑癌基因和DNA错配修复基因的表达都受CpG岛甲基化调控。大量的研究表明，胃癌发生过程中伴随有许多基因启动子区域CpG岛的高甲基化，肿瘤抑制基因（tumor suppressor genes，TSG）启动子区CpG岛高甲基化导致的TSG转录沉默在胃癌发生、发展中具有重要作用。胃癌癌前病变组织中可检测到TSG甲基化，证明TSG启动子区域甲基化是胃癌癌变过程中一个频发的早期事件。通过检测40例早期胃癌组织中错配修复蛋白1（human MutL homolog 1，hMLH1）、金属蛋白酶组织抑制因子1、血小板应答蛋白、死亡相关蛋白激酶、glutathione S-transferase pi 1（GSTP1）、腺瘤息肉病大肠杆菌蛋白（adenomatous polyposis coli，APC）和Munc18-1-interacting protein 2（MINT2）的甲基化状况发现，除2例基因甲基化阴性外，CpG岛甲基化表型竟然高达40%。胃癌组织中甲基化基因的数量尚无准确报道，已知的胃癌组织中甲基化基因大约100个。目前已检测出胃癌中多个TSG的CpG岛发生异常甲基化，如p16、APC、hMLH1、RUNX3、Ras association（RalGDS/AF-6）domain family member 1（RASSF1A）、金属蛋白酶组织抑制因子1、脆性组氨酸三联体基因等。其他如钙黏蛋白、reelin（RELN）、patched 1a（PTCH1a）、Ⅰ类主要组织相容性复合体、claudin 11（CLDN11）、secreted frizzled-related protein 5（SFRP5）在胃癌中是被频繁甲基化的。许多学者认为，p16基因（又称多肿瘤抑制基因）异常与胃癌的发生、发展关系密切，并且与胃癌恶性程度相关，从慢性萎缩性胃炎、肠上皮化生到胃腺瘤、胃癌，p16基因的异常甲基化率逐渐增高，说明胃癌的早期即存在p16基因的高甲基化。Dong等研究发现了p16甲基化与幽门螺杆菌感染在胃癌前病变中关系密切，幽门螺杆菌感染有力地诱导了p16基因启动子CpG岛甲基化。Honda等研究显示，presenilin-2（PS2）基因在正常胃黏膜上皮细胞表达，在胃肠化生和胃癌中该基因启动子甲基化而不表达，说明该基因启动子甲基化发生在胃癌早期阶段。脆性组氨酸三联体基因是一种新的候选抑癌基因，该基因启动子区高甲基化导致的表达静默被认为是引起胃癌发生的分子机制之一，并且已经在胃癌组织中得到了证实。Honda等发现，KATOⅢ和ECC10胃癌细胞系及16%的原发性胃癌中均存在肺癌肿瘤抑制基因1基因启动子甲基化的现象，且在KATOⅢ和ECC10中2条该基因的等位基因均存在超甲基化现象。有学者发现，69%的胃癌组织及胃癌细胞系MKN28和KATOⅢ中存在视网膜母细胞瘤蛋白相互作用锌指基因启动子区超甲基化，通过脱甲基化剂可恢复其转录。最近有报道显示，60%的胃癌病例RUNX3基因表达缺失，主要是由于频发的杂合性缺失和高度甲基化。

7.1.3.2 微卫星不稳定性

研究发现，微卫星是一种散布于人类全基因组中的简单串联重复序列。微卫星不稳定性（microsatellite instability，MSI）是指由于DNA频发复制错误（replication error，RER）引起的简单重复序列的增加或缺失，也称RER阳性。其发生原因可能与DNA错配修复基因存在缺陷有关。错配修复系统属于一种DNA复制后的修复系统，由一系列生物进化过程中的保守基因组成，具有修复DNA碱基错配、增强DNA复制准确性、维持基因组稳定性、降低自发突变的功能，是修复各种碱基错配、防止基因突变积累的保障体系的重要组成部分。它的缺陷导致基因组不稳定而易患肿瘤。错配修复基因家族包括许多错配修复基因，任何一个主要基因突变都会导致肿瘤的发生，也可能是胃癌的发生和发展的机制之一。1993年MSI在遗传性非息肉性结直肠癌中被发现。随着研究的深入，有研究结果证实，MSI阳性表达亦见于食管小细胞癌、胃癌、乳腺癌、肺癌、膀胱癌、原发性肝癌等多种肿瘤中。胃癌是MSI发生率较高的恶性肿瘤，高于其他任何一种散发性癌。国外有资料表明，在人类散发性胃癌中MSI发生率为13.0%～44.0%；国内有报道，MSI发生率为23.3%～58.8%；个别报道达76.7%。有研究结果显示，MSI大部分发生于胃癌早期，MSI在萎缩性胃炎及肠上皮化生等癌前病变阶段就开始出现，高中分化腺癌MSI阳性率显著高于低分化腺癌，胃黏膜肠化生组织MSI阳性率为33%，提示胃癌早期阶段即有MSI的发生。MSI可能是胃癌多步骤发生过程中的早期分子事件，可能有助于胃黏膜细胞恶性转化表型的获得。

随着现代流行病学与分子生物学的进一步发展和完善，有关胃癌的危险因素、危险因素在不同致癌阶段的作用及其分子发病机制的研究将不断深入开展，对胃癌的早期诊断、早期治疗、延长生存期等方面必将起到积极的推进作用。

7.2 硒与胃癌的关系研究

7.2.1 流行病学实验

1969年，Shamberger首次提出了美国许多地区的癌症死亡率和人体硒含量呈负相关的观点。另有报告指出当地土壤中硒含量高，则胃癌发病率低，反之则发病率增高。某研究机构对我国8个省、24个地区居民血清硒测定结果表明，血清硒水平低，则患胃癌、食管癌、肝癌等概率更大。研究结果同时证实，血硒、头发中硒的水平与胃黏膜病变有关，随着胃黏膜向萎缩性胃炎和上皮内瘤变的发展，血硒和头发硒水平下降，而发生胃癌时血硒和头发硒水平最低。此外，有关研究还发现，硒是谷胱甘肽过氧化物酶（GPx）的必需组成部分，硒含量会影响体内GPx的活性，如果缺硒，GPx的活性和抗氧化能力就会下降，这样细胞更容易被氧化作用损伤，核酸、蛋白质和酶等正常代谢遭到破坏。

研究证实硒是胃癌、乳腺癌、肝癌、皮肤癌和结直肠癌等的强有力抑制剂。大量动物实验表明，在水或饲料中加入硒化合物，浓度为0.1～6.0μg/g，可有效抵抗化学致癌剂(3-甲基胆蒽、3-甲基-4-甲基氯基偶氮苯、2-乙酰氨基芴、黄曲霉毒素B1，苯并[a]芘、1,2-二甲基肼等）的致癌作用，降低小鼠和大鼠胃癌、肝癌、结肠癌和乳腺癌的发生率；在基础饲料中加硒（0.15～0.45μg/g）和水中加硒（0.1～5.0μg/mL）可使小鼠自发肿瘤减少36%～88%。

20世纪80年代初，中国医学科学院肿瘤医院肿瘤研究所与美国国立癌症研究所在河南林县对21584人采用四种营养素方案，进行6年干预研究。每天给药，A组：维生素A 5000IU，锌22.5mg；B组：维生素B 23.2mg，维生素PP 40mg；C组：维生素C 120mg，铝30mg；D组：β-胡萝卜素15mg、硒50μg、α-生育酚30mg。结果表明D组（β-胡萝卜素15mg、硒50μg，α-生育酚30mg）最佳，总死亡率可降低9%，总癌死亡率降低13%，胃癌死亡率降低20%，非贲门胃癌死亡率降低24%，总癌发病率降低8%，胃癌发病率降低16%。癌前病变的阻断治疗也有较好的效果，应用β-胡萝卜素及硒酵母含硒50 μg，每日3次，连续服用3个月，进行胃镜复查，使15例/15患者胃不典型增生消失，16例/22患者萎缩性胃炎病理好转。

大量的流行病学研究表明，硒水平的各种参数与胃癌、食管癌、结直肠癌及膀胱癌等呈负相关。在美国，土壤中硒含量相对较低的地区，其居民胃癌发病率和死亡率均高于其他地区，提示缺硒可能是胃癌发病的一种高危因素。区域性硒的生物利用度与当地居民的癌症死亡率之间存在着明显的关系。于树玉等（1995）随机检测我国8个省24个地区居民血硒水平，揭示癌症总的标化死亡率与当地人群血硒水平呈负相关，呈负相关的肿瘤依次为食管癌、胃癌和肝癌。硒与胃癌的关系已成为微量元素硒研究中最令人关注的领域之一。有报道认为，胃癌患者血硒值大约比正常人低45%，给动物肿瘤组织内注入亚硒酸钠，可抑制瘤体生长。如果患者在化疗期间，联合应用顺铂（DDP）和硒化合物，可降低肾脏的毒性反应及致死性，并能提高抗癌剂活性和治疗效果。焦鹏等（2011）发现，亚硒酸钠可明显抑制BGC823胃癌细胞的增殖，且呈剂量依赖性；同时亚硒酸钠可阻滞细胞于S期和增加BGC823胃癌细胞凋亡率，并随剂量增大作用增强。苏衍萍等（2011）研究显示，亚硒酸钠对人胃癌SGC-7901细胞具有明显的抑制作用，且随亚硒酸钠浓度的增加和培养时间的延长抑制作用逐渐加强，并下调hTERT表达。

徐策（2017）采用Meta分析，报告了硒的水平与胃癌患病风险。结果显示低血清水平患者的胃癌死亡风险高于高血清水平患者，硒的水平与胃癌的患病风险与死亡风险之间呈负相关。

7.2.2　动物实验

杨文婕等（2007）采用*N*-甲基-*N'*-硝基-*N*-亚硝基胍（MNNG）诱发大鼠胃癌模型，连续灌喂四种高剂量不同富硒植物17周，于18周末测定大鼠肝脏硒累积、丙二醛（MDA）含量和谷胱甘肽过氧化物酶（GPx）活性。结果表明，摄入富硒青花菜、富硒红羽、富硒绿羽的大鼠肝硒水平显著高于摄入富硒大蒜大鼠，补充植物硒显著降低了大鼠的肝MDA水平，提高了肝GPx活性；富硒大蒜高、低剂量组大鼠肝MDA含量差异显著，而GPx活性差异不显著。由此看出，长期摄入高剂量富硒大蒜后，动物肝组织低硒累积可作为富硒大蒜高安全性的重要依据。植物硒可通过GPx清除肝组织MDA，防止肝氧化损伤。唐福等（2001）比较了富硒大蒜、普通大蒜、亚硒酸钠以及普通大蒜与亚硒酸钠混合（蒜硒联合）处理影响人胃癌细胞生长的能力，观察富硒大蒜水溶物对离体培养的MGC803胃癌细胞系及其在裸鼠皮下生长的影响。结果显示，在离体条件下，富硒大蒜对MGC803细胞增殖有明显抑制作用，与等蒜量普通大蒜作用强度相似；等硒量亚硒酸钠抑制作用最弱，蒜硒联合抑制作用最强。富硒大蒜、普通大蒜和亚硒酸钠处理24h后，未同步化的细胞G_1期增多，已同步化的细胞S期增多；蒜硒联合处理则使未同步化和已同步化细胞G_2+M期增多。4种处理24 h后，同步化细胞的CDK2-Cyclin E和CDK 4-Cyclin D1复合物蛋白含量均降低。饲喂Balb/C裸小鼠含1.67%富硒大蒜粉（含硒2μg/g）的饲料，对移植瘤生长的抑制率达29.92%；0.83%富硒大蒜、1.67%普通大蒜和4.38μg/g亚硒酸钠（含硒2μg/g）处理组未见明显抑制作用。0.83%富硒大蒜处理可诱发裸鼠单核细胞包裹肿瘤。说明富硒大蒜能够抑制MGC803细胞在体外的生长，对裸鼠移植胃癌有抑制作用，作用比普通大蒜和亚硒酸钠强。

向琴等（2016）研究了硒-甲基硒代半胱氨酸（MSC）对胃癌SGC7901细胞增殖的抑制作用，并寻找这种抑制作用与硒结合蛋白1（SBP1）之间的关系。胃癌SGC7901细胞经浓度为25μmol/L、50μmol/L、75μmol/L、100μmol/L的MSC处理后，体外增殖均受到抑制。50μmol/L、75μmol/L、100μmol/L浓度组SBP1 mRNA的表达明显上调，在MSC有效浓度范围之内，随着 MSC 浓度的梯度增加，SBP1 mRNA 的表达也相应上调。MSC 分别作用 24h、48h 及 72h 后，各浓度组之间 SBP1 蛋白的相对表达量比较差异均有统计学意义，且随着 MSC 浓度的梯度增加，SBP1 蛋白的相对表达量呈上升趋势。由此得出结论：MSC 是一种低毒的含硒抗癌活性物质，它在干预胃癌中的作用并非基于对肿瘤细胞的直接毒性效应。MSC 可能通过上调胃癌 SGC7901 细胞 SBP1 的表达而发挥抗癌作用。

吴乔（2007）应用亚硒酸钠诱导 MGC803 细胞分化，对胃癌细胞的恶性表型逆转的结构与功能变化问题进行研究。实验表明，3×10^{-6}mol/L 亚硒酸钠能够有效抑制 MGC803 细胞的增殖活动。史福军等（2003）进一步发现补硒组大鼠肾上腺皮质束状带和网状带细胞内琥珀酸脱氢酶（SDH）和 3β-羟基类固醇脱氢酶（3β-HSD）的组化反应减弱，N-甲基-N'-硝基-N-亚硝基胍（MNNG）组大鼠 SDH 和 3β-HSD 的反应增强，提示硒在预防大鼠实验性胃癌过程中，可能参与了肾上腺皮质功能的调节。米娜娃（2000）观察了硒在预防大鼠实验性胃癌过程中垂体远侧部 ACTH 细胞的免疫组织化学变化，认为硒在预防大鼠实验性 MNNG 诱发胃癌过程中，可能参与了垂体远侧部 ACTH 细胞功能的调节。

李艳萍等（2006）给断乳 1 周的雄性 Wistar 大鼠以 N-甲基-N'-硝基-N-亚硝基胍（MNNG）20mg/kg 灌胃，每天 1 次，连续 10 天，以诱导大鼠胃黏膜异倍体形成（大鼠胃癌模型）。在灌胃前和灌胃后以普通饲料、低硒和高硒饲料等分别喂养。第 25 周时，用流式细胞仪测定硒对大鼠胃幽门黏膜异倍体形成的影响；同时用组织化学方法观察硒（0.2mg/kg 及 2.0 mg/kg）在预防大鼠胃黏膜异倍体形成过程中，大鼠肾上腺皮质细胞中脂类以及 SDH 和 3β-HSD 的组织化学变化。结果表明：硒能抑制大鼠胃黏膜异倍体形成；大鼠肾上腺皮质 3β-HSD 和 SDH 组织化学反应均减弱，尤以给 MNNG 前喂饲高硒饲料组减弱更明显；而肾上腺皮质细胞的脂滴含量均增多，尤以给 MNNG 前喂饲高硒饲料组增多更明显。因此推断，硒能抑制大鼠胃黏膜异倍体形成；MNNG 所致大鼠胃黏膜细胞异倍体的形成和发展过程中其肾上腺皮质细胞功能发生明显变化；硒在预防大鼠胃黏膜异倍体形成过程中对大鼠肾上腺皮质细胞的功能也有一定的影响。

辛林等（2010）分析了硒代蛋氨酸对胃癌 AGS 细胞蛋白表达谱的影响。结果发现胃癌 AGS 细胞在含硒代蛋氨酸培养液中培养 5d 后，部分细胞的细胞核内出现凋亡小体，含硒代蛋氨酸培养液中 AGS 细胞的凋亡率显著高于正常培养液组（$53.98\%\pm9.88\%$与 $15.76\%\pm9.03\%$，$P<0.01$），并筛选出 12 个可能与胃癌细胞凋亡有关的差异蛋白。

放化疗是运用较为普遍的肿瘤治疗手段，但放化疗在杀死癌细胞的同时，也大量损伤人体的正常细胞和组织，使患者白细胞大量减少，体质下降，免疫力和抗病力进一步削弱，以至有相当一部分患者因无法承受放化疗的毒副作用而不得不中途停止治疗。硒作为一种有效的防癌抗癌剂，多项研究显示它能够降低放化疗的毒副作用，增强化疗药物顺铂的敏感性。

陈晋等（2009）发现顺铂与硒代蛋氨酸联用对胃癌细胞 BGC803 的增殖有明显抑制作用，与单用同浓度顺铂组及空白对照组比较有差异性（$P<0.05$），且呈一定的浓度-时间依赖性。当顺铂加硒代蛋氨酸浓度为 40 mg/L＋20 mmol/L 作用 72 h 对胃癌细胞 BGC803 的增殖抑制作用最强；同时，化疗时补充硒代蛋氨酸能增强胃癌细胞 BGC803 中硒蛋白 P 的表达。该研究为硒作为胃癌化疗的辅助剂提供了理论依据；硒蛋白 P 可能成为衡量胃癌化疗敏感性的指标之一。

顺铂是临床上广泛应用的化疗药物，其主要不良反应为肾毒性和胃肠道反应，肾毒性主要是因为顺铂引起机体脂质过氧化反应增强。亚硒酸钠能够降低顺铂毒性，但不影响其疗效，从而允许高剂量顺铂的应用，进而增强顺铂抗肿瘤作用。在不同品系鼠的多个实验中均证实了亚硒酸钠降低顺铂肾毒性的积极作用。以顺铂与硒的摩尔比为3.5∶1的剂量合并应用亚硒酸钠，可使顺铂对动物的致死毒性降低，LD50提高近1倍而不影响其抗癌作用。硒除改善肾功能外，还可减少化疗引起的骨髓和消化系统不良反应。有研究认为，硒能降低顺铂肾毒性，有效率为62.7%，为提高顺铂的治疗效果创造了有利条件，而且随着硒口服剂量的增加，疗效也随之增加。

阿霉素也是一种广谱抗癌药物，毒副作用以心肌损伤最为突出，硒对阿霉素所致家兔心肌毒性具有保护作用，亚硒酸钠可使家兔心肌原纤维和肌丝溶解破坏减轻。硒还对恶性肿瘤放疗患者的白细胞降低具有改善和良好免疫调节作用，从而减轻放疗毒副作用。

张晨静（2013）研究发现硒结合蛋白1（SBP1）能降低胃癌细胞增殖和迁移能力。过表达SBP1减少胃癌细胞的增殖和迁移，但增加了顺铂引起的细胞死亡。李静等（2008）研究了乙烷硒啉（一种依布硒啉衍生物）与顺铂或氟尿嘧啶联合应用对胃癌BGC823的体内、外抗肿瘤作用。结果发现乙烷硒啉对BGC823细胞的增殖具有明显的抑制作用，作用24h、48h、72h的IC_{50}值分别为30.23μmol/L、19.70μmol/L和11.67μmol/L，说明联合用药后效果明显增强（$P<0.05$）。数据说明乙烷硒啉单药表现明显抗肿瘤作用，与顺铂或氟尿嘧啶联合后可以增效。

邓子清（2015）研究了硒代蛋氨酸联合5-氟尿嘧啶对人胃癌MKN-45细胞的抑制作用。结果表明：不同浓度的硒代蛋氨酸和5-氟尿嘧啶单药和联合干预后，MKN-45细胞的增殖明显受到抑制（$P<0.01$），且呈时间和剂量依赖性，两药联用有协同作用。硒代蛋氨酸和5-氟尿嘧啶联用后癌细胞的凋亡率增加，迁移及侵袭能力降低，p53、p21、p27蛋白的表达水平明显上调，而细胞周期蛋白D1的表达水平明显下调。结果说明硒代蛋氨酸联合5-氟尿嘧啶能协同抑制人胃癌MKN-45细胞增殖、迁移及侵袭，促进凋亡；其机制可能与调节MKN-45细胞中p53、p21、p27及细胞周期蛋白D1的表达水平有关。

目前对于恶性肿瘤所施行的治疗，基本上是针对肿瘤细胞的无限增殖进行抑制，常规的手术、放疗、化疗等手段主要是治疗肿瘤的原发病灶。多数实体瘤中存在不同程度的乏氧细胞，乏氧是肿瘤异质性的重要特征。实验及临床数据显示乏氧不仅导致放疗失败和化疗耐受，而且使肿瘤具有侵袭性，易发生治疗后复发和远处转移，为肿瘤治疗带来很大的困难。硒的应用修复了肿瘤未成熟血管基底膜，改善了肿瘤微循环，减少了肿瘤乏氧细胞，再结合化疗、放疗等措施将极大地提高治愈恶性肿瘤的概率，特别在消灭残余病灶、防止复发等方面硒将发挥巨大的作用。

7.2.3　作用机制

在大量的细胞、动物和人体试验中，微量元素硒均已证明对多种癌症具有抑制作用。许多学者对硒的抗癌机制进行了广泛的研究，并提出了各种理论和假设，但硒的多生物学功能或者多药理作用，既是硒的优势和魅力所在，也是横亘在科学家面前的一个困扰。人们更倾向于寻找靶点明确的抗癌化合物，硒的抗癌机制究竟如何，目前尚无定论。目前认为硒的抗肿瘤作用机制是多方面的，主要包括以下几个方面的机制。

7.2.3.1　硒通过调控癌基因的表达促进肿瘤细胞的凋亡

细胞凋亡又称程序性细胞死亡，是指在一定生理和病理情况下，机体为维护其内环境的稳定，通过基因调控使细胞自动消亡的过程。在癌症的发展和促进阶段，凋亡起着重要的作用。硒是癌基因表达的调控因子，对肿瘤细胞具有促分化、抑分裂、诱导癌细胞程序性死亡的作用，硒的水平可以明显影响癌基因与抑癌基因的表达。例如 p53 基因是一种抑癌基因，其生化功能是一种转录因子，在细胞的 G_1 期监视细胞基因组的完整性。当 DNA 遭到破坏，p53 则与之结合，直到受损的 DNA 修复为止。当某些严重损伤无法修复时，p53 蛋白合成增加，促进凋亡程序的启动，从而使细胞走向凋亡。再例如 Bcl-2 基因是一种凋亡抑制基因，是抑制细胞凋亡最重要的基因之一，能抑制许多因素介导的凋亡。已有的研究证实，硒在体外可以诱导多种癌细胞的凋亡，与 p53 基因表达上调和 Bcl-2 基因表达下调均有密切关联。例如有效剂量的亚硒酸钠作用后可以引起皮质神经元 p53、Bax、c-fos、achF 上调，Bcl-2 基因下调。在其他含硒化合物中也发现类似的作用，例如硒代蛋氨酸、硒-甲基硒代半胱氨酸（MSC）和甲基硒酸（methylseleninic acid，MSA）均可以影响 p53 的磷酸化。

参与引发细胞凋亡的蛋白酶种类很多，其中半胱氨酰天冬氨酸特异性蛋白酶（cysteingy laspartase specific protease，caspase）家族成员与细胞凋亡密切相关，他们是具有诱发凋亡作用的一系列酶的总称。由 caspase 诱发的级联反应可识别并水解相应底物，引起细胞骨架蛋白降解、核膜破裂、DNA 酶核酸自由化造成 DNA 降解，导致细胞形态及功能改变，出现凋亡的特征性变化。p53 丝氨酸 15P 与 caspase 的活化之间可能存在一种因果关系，p53 依赖性前凋亡基因在 caspase-8 级联反应（死亡受体信号）和 caspase-9 级联反应（线粒体信号）的转录过程可能包括从 p53 丝氨酸 15P 到 caspase 的活化信号。而在硒的有机和无机形式化合物中，有大量数据均已证实硒与 caspase 蛋白酶家族密切相关。

7.2.3.2 硒对肿瘤细胞信号转导途径的调控

细胞信号转导过程是一系列信息分子参与完成的有序的级联反应。细胞信号转导过程发生障碍或异常就必然会导致细胞生长、分化、代谢和生物学行为的异常甚至肿瘤的发生。在细胞信号转导中，蛋白质与蛋白质的相互作用是最主要的方式之一。硒可以通过影响信号转导途径中的连接蛋白如丝裂原蛋白激酶（MAPK）、磷脂酰肌醇 3-激酶（PI3K），从而调控肿瘤细胞凋亡，发挥其抗肿瘤作用。

（1）硒对 MAPK 信号转导通路的调控

MAPK 或称细胞外调节蛋白激酶（ extracellular regulated protein kinases，ERK）。MAPK 激活后，可催化 c-jun、c-myc、c-fos 及核糖 S6 激酶（ ribosomal S6 kinase，RSK）的磷酸化反应，从而调节基因转录，启动细胞分裂。硒诱导血管内皮细胞凋亡和抑制肿瘤相关血管生成与其化学抗癌作用有关。研究发现，p38MAPK 是调控甲基硒酸特异性诱导血管内皮 caspase 依赖性凋亡的关键因素，这种调节是通过 caspase-3 样活性来实现的。

（2）硒对 PI3K/AKT 信号转导通路的调控

PI3K 信号转导途径属于肌醇磷脂信号转导途径的一种，其作用是磷酸化 PT 肌醇环上第 3 位基团，产生非 PLC（磷脂酶 C）底物的其他磷酸肌醇。通过野生型 DU145 前列腺癌细胞（低本底 AKT 活性）和突变型 LNCaP 前列腺癌细胞（高本底 AKT 活性）对甲基硒酸和亚硒酸钠诱导凋亡的反应情况的对比结果表明，LNCaP 细胞对甲基硒酸诱导凋亡的耐受性是 DU145 细胞的 4 倍，但是对亚硒酸钠诱导的凋亡敏感。亚硒酸钠可能是通过非 PI3K 和 p53 的途径诱导 LNCaP 细胞凋亡，甲基硒酸引起 HUVECs 细胞生长周期的停滞和凋亡细胞激酶信号转导途径，甲基硒酸可以在 G_1 中期到晚期抑制由内皮细胞生长添加剂（ECGS）刺激的 HUVECs 有丝分裂，并在一定浓度诱导其凋亡，这种抗有丝分裂的活性是通过 PI3K 信号途径发挥作用的，而凋亡则与 p38MAPK 的磷酸化增加有关。

7.2.3.3 硒的抗氧化作用

硒能以硒蛋白的形式，通过提高谷胱甘肽过氧化物酶（GSH-Px）的活性来发挥作用，以清除自由基和过氧化物等，防止生物大分子发生氧化应激反应，保护细胞膜的结构和功能，干扰肿瘤的形成。因此，硒的抗癌作用与其抗氧化活性密切相关。

7.2.3.4 硒提高机体免疫功能抵御组织癌变

一般认为机体免疫功能下降是肿瘤发生的重要因素之一。硒能增强人和动物的体液和细胞免疫功能。研究发现，硒可提高免疫球蛋白的含量，对抗原刺激所致的淋巴细胞增殖有促进作用。

总之，硒的抗癌作用是多途径、多靶点共同作用的结果，这与硒在体内的分布、所发挥的生理意义密切相关。

7.3 硒与胃癌防治

硒化合物在几种实验室模型中显示出对化学诱导的肿瘤的抑制作用，并且硒状态与某些类型的癌症之间存在反向流行病学关系。但是关于硒对胃癌发展的影响知之甚少。Bergman（1986）研究了三种不同形式的膳食硒，硒代蛋氨酸、亚硒酸钠和高硒酵母作为苯并[*a*]芘诱导的小鼠前胃肿瘤的可能抑制剂。还研究了亚硒酸钠与维生素E的联合作用和硒缺乏症的关系。饮食结构的改变对肿瘤的发生率和数量都没有任何影响。在补充所有硒化合物的动物中，观察到全血谷胱甘肽过氧化物酶（GSH-Px）活性显著升高。高硒酵母引起的GSH-Px活性增加量最大，其次是亚硒酸钠和硒代蛋氨酸。结果表明，硒对癌变的抑制作用可能与所检测的器官部位或肿瘤细胞有关。

Caygill等（1989）测量了英国诺福克和诺维奇医院244名患者以及诺福克郡戈尔斯顿镇詹姆斯佩吉特医院246名患者血清中的硒浓度。戈尔斯顿的血清硒浓度的平均值和中位数都低于诺维奇，女性的差异比男性大得多。尽管硒浓度在诺维奇地区的平均值附近呈正态分布，但在戈尔斯顿地区却存在偏态分布。这些结果与之前在戈尔斯顿地区观察到的肠型胃癌的高发具有一定的关联。

史奎雄等（1993）选择亚硒酸钠和硒酵母来抑制MNNG的诱变，抑制率分别为66.5%和37.9%。同时测定了毛发、血清和胃液中的硒含量以及胃液中亚硝胺的含量。观察19例慢性萎缩性胃炎（CAG）患者用硒酵母治疗情况，并与16例对照组进行对照观察。治疗10周后，治疗组血清硒水平明显升高，CAG患者的症状也有所缓解。

Kabuto等（1994）调查了1970年至1972年在日本广岛和长崎采集的血清样本，其中208人在1973～1983年患胃癌；77人在1973～1983年患肺癌；对照组与年龄、性别、城市和采血季节相匹配。结果表明癌症患者血清硒和锌的平均水平略低于对照组（$<5\%$），但差异不显著（$P>0.05$）。吸烟后的肺癌风险仅在血清硒和锌四分位数最低的人群中升高；这种癌症风险随血清水平下降的趋势既不线性也不显著。在硒或锌水平最低的人群中，很少或没有胃癌的风险。这些探索性发现表明在日本人群中，在正常硒或锌的范围内，肺癌或胃癌与硒、锌几乎没有关联。

Wu等（1996）用仪器中子活化法同时测定39例胃切除时病理证实的胃腺癌及其相应的正常胃黏膜组织中10种微量元素的含量。样品被反应堆中子辐照，然后使用高分辨率

HPGe伽马能谱仪进行直接分析。单因素分析显示，胃癌组织中Fe、K、Mg、Na、Rb、Se和Zn的浓度明显高于正常胃黏膜组织。然而，多变量分析发现，Fe、K和Se是与胃癌相关的独立元素。在进一步评估其临床意义后，我们发现高组织K水平与淋巴管转移有关；高硒组织水平与肠型腺癌有关；高铁水平与血管受累呈正相关。这些发现表明Fe和K与胃癌的发展有关，硒参与高发区胃癌的发生。相应病理组织学特征的基础机制值得进一步研究。

从1986年3月到1991年5月，Mark等（2000）在中国林县进行了一项随机营养干预试验，即普通人群试验，该地区流行食管癌和贲门腺癌。研究发现，接受硒、β-胡萝卜素和维生素E补充的参与者癌症死亡率明显低于没有接受补充的参与者，血清硒水平与食道癌和贲门癌的发病率呈显著负相关。该研究支持先前的前瞻性研究和随机试验的结果，即硒水平的变化会影响某些癌症的发病率。鉴于美国硒的干预试验正处于设计阶段，应考虑将食管癌和贲门癌的高危人群包括在内。

先前在中国林县营养干预试验的一项嵌套研究中报道了诊断前血清硒浓度与食管鳞状细胞癌（ESCC）和贲门癌（GCC）的风险呈负相关，但没有报道非贲门胃癌（GNCC）。Wei等（2004）研究了基线血清硒与死于ESCC、GCC、GNCC、心脏病（HD）、中风风险以及与随访15年（1986～2001年）的总死亡风险之间的关系。结果发现基线血清硒与食管癌死亡呈显著负相关。在血清硒水平低、食管癌和GCC发病率高的中国地区，全人群补硒的建议值得认真考虑。

为了获得具有高健康价值（高活性和低毒）的新的硒资源，Yang等（2007）比较了三种富硒高等植物与亚硒酸钠和富硒大蒜对胃癌的预防效果。数据表明，富硒西兰花、红甘蓝和青甘蓝在预防胃癌方面具有与富硒大蒜相似的高活性，而毒性低于亚硒酸钠。

研究表明服用更多的生大蒜与消化系统癌症的风险降低有关。Li等研究了大剂量的大蒜素和微量的硒是否可以预防胃癌。对年龄在35～74岁，至少符合以下标准之一的受试者进行双盲干预研究：①胃病病史，②肿瘤家族史，③吸烟和/或饮酒。在山东省栖霞市7个社区的288个自然村中随机抽取2526人和2507人分别加入干预组和对照组。干预组在1989年11月至1991年12月期间，每人口服合成大蒜素200mg，隔日100μg硒，每年1个月。结果所有受试者均接受大剂量大蒜素治疗，研究过程中未发现任何不良反应。在停止干预后的第一个随访5年（1992～1997）中，干预组恶性肿瘤发病率下降了22%，而对照组则下降了47.3%。调整年龄、性别和其他潜在混杂因素后，整个人群肿瘤和胃癌的相对风险（RRS）分别为0.67（95%CI为0.43～1.03）和0.48（95%CI为0.21～1.06），男性组分别为0.51（95%CI为0.30～0.85）和0.36（95%CI为0.14～0.92）。该研究证明，大剂量大蒜素和微量硒可有效预防胃癌，尤其是男性。

Campos等（2008）为了研究硒水平与胃癌（GC）风险之间的关系，在哥伦比亚卡利进行了一项基于医院的病例对照研究。从住院的非癌症患者中选择142名GC患者和244名对照组，比较趾甲中的硒浓度。结果表明，硒水平与GC风险之间的反向关联可能只存在于低硒水平的人群中。

人体硒摄入量与癌症死亡率之间的反比关系是显而易见的。Charalabopoulos等（2009）在80例接受了原发性胃癌手术的患者中，术前分别用荧光法和免疫放射分析法（IRMA）测定血清硒和癌胚抗原（CEA）水平。结果发现血清硒与癌胚抗原血清水平呈负相关，患者血清/组织硒浓度与疾病阶段/组织学类型或性别无关。

Steevens等（2010）在荷兰前瞻性队列研究中研究了硒与食管鳞状细胞癌（ESCC）、食管腺癌（EAC）和贲门腺癌（GCA）风险的关系，该研究在120852名55～69岁的男性和女性中进行，并提供了用于确定基线硒状态的趾甲剪片。这项前瞻性研究支持趾甲硒与ESCC和GCA风险之间的反向关联，从不吸烟女性和低抗氧化剂患者与EAC风险反向关联。

Ji等（2012）为了研究胃癌的特征与血清硒和锌水平的临床相关性。在2005年3月至2012年8月，对74例确诊为胃癌的根治性胃切除术患者的血清硒和锌水平进行了基线测量。结果发现74例胃癌患者中，男性53例。血清硒和锌平均水平分别为（118.7±33.1）μg/L和（72.2±24.3）μg/dL。7例（9.5%）患者硒水平较低，33例（44.6%）患者锌水平较低。血清硒水平贲门癌组（10例）为（99.1±31.8）μg/L，非贲门癌组（64例）为（121.8±32.4）μg/L（$P=0.044$）。按肿瘤总体类型，早期胃癌（33例）和进展期胃癌（41例）锌水平分别为（78.7±29.6）μg/dL和（66.9±17.8）μg/dL（$P=0.064$）。结论是血清硒水平与胃癌部位高度相关，进展期胃癌患者血清锌水平较低。

Gong等（2016）为了阐明硒水平对胃癌（GC）风险和胃癌死亡率的影响，进行了Meta分析。该分析共涉及8项研究，包括17834名受试者。在病例对照研究和队列研究中，高硒水平与胃癌风险相关。此外，高硒水平与胃癌死亡风险相关。总之，Meta分析结果表明，硒可能与GC风险和GC死亡率呈负相关。

7.4　小结

硒能有效减轻化疗药物的不良反应，增加机体对药物的耐受性；大剂量硒制剂在化疗过程中的使用可减轻化疗药物对血液白细胞及中性粒细胞的毒性反应，降低由于化疗引起的白细胞下降程度。近年来有研究表明，微量元素硒可逆转耐药，改善微量元素营养环境，从而降低肿瘤细胞的耐药性，进而影响肿瘤的治疗效果。因此，微量元素硒在肿瘤治疗中的作用是十分重要的。虽然目前关于硒在胃癌化疗方面发挥的作用已比较明确，但是关于硒对胃癌化疗影响机制的确切揭示，尚需进一步的研究。而且对于在胃癌化疗过程的不同时期补充硒，疗效是否会有差别也还有待进一步研究。

参考文献

[1] Ajani J A. Evolving chemotherapy for advanced gastric cancer [J]. The Oncologist, 2005, 10 (S3): 49-58.

[2] Baldew G S, Hamer C J V D, Los G V D, et al. Selenium-induced protection against cis-diamminedichloroplatinum (II) nephrotoxicity in mice and rats [J]. Cancer Research, 1989, 49 (11): 3020-3023.

[3] Bergman K, Slanina P. Effects of dietary selenium compounds on benzo[a]pyrene-induced forestomach tumours and whole-blood glutathione peroxidase activities in C3H mice [J]. Anticancer Research, 1986, 6 (4): 785-790.

[4] Bray F, Ferlay J, Soerjomataram I, et al. Global cancer statistics 2018: GLOBOCAN estimates of incidence and mortality worldwide for 36 cancers in 185 countries [J]. CA: a cancer journal for clinicians, 2018, 68 (6): 394-424.

[5] Campos F I, Koriyama C, Akiba S, et al. Toenail zinc level and gastric cancer risk in Cali, Colombia [J]. Journal of Cancer Research and Clinical Oncology, 2008, 134 (2): 169-178.

[6] Caygill C P, Lavery K, Judd P A, et al. Serum selenium and gastric cancer in two regions of Norfolk [J]. Food Additives & Contaminants, 1989, 6 (3): 359-363.

[7] Charalabopoulos K, Kotsalos A, Batistatou A, et al. Serum and tissue selenium levels in gastric cancer patients and correlation with CEA [J]. Anticancer Res, 2009, 29 (8): 3465-3467.

[8] Chen W, Zheng R, Baade P D, et al. Cancer statistics in China, 2015 [J]. CA: a cancer journal for clinicians, 2016, 66 (2): 115-132.

[9] Gong H Y, He J G, Li B S. Meta-analysis of the association between selenium and gastric cancer risk [J]. Oncotarget, 2016, 7 (13): 15600-15605.

[10] Hu H, Jiang C, Li G, et al. PKB/AKT and ERK regulation of caspase mediated apoptosis by methyl seleninic cancer regulation [J]. Carcinogenesis, 2005, 26 (8): 1374-1381.

[11] Hu Y J, Chen Y, Zhang Y Q, et al. The protective role of selenium on the toxicity of cisplatin-contained chemotherapy regimen in cancer cancer patients [J]. Biological Trace Element Research, 1997, 56 (3): 331-341.

[12] Ji J H, Shin D G, Kwon Y, et al. Clinical correlation between gastric cancer type and serum selenium and zinc levels [J]. Journal of Gastric Cancer, 2012, 12 (4): 217-222.

[13] Jiang C, Kim K H, Wang Z, et al. methyl selenium-induced vascular endothelial apoptosis is executed by caspases and principally mediated by P38 MAPK pathway [J]. Nutrition and Cancer, 2004, 49 (2): 174-183.

[14] Kabuto M, Imai H, Yonezawa C, et al. Prediagnostic serum selenium and zinc levels and subsequent risk of lung and stomach cancer in Japan [J]. Cancer Epidemiol Biomarkers Prev. 1994, 3 (6): 465-469.

[15] Li H, Li H Q, Wang Y, et al. An intervention study to prevent gastric cancer by micro-selenium and large dose of allitridum [J]. Chinese Medical ournal, 2004, 117 (8): 1155-1160.

[16] Mark S D, Qiao Y L, Dawsey S M, et al. Prospective study of serum selenium levels and incident esophageal and gastric cancers [J]. J Natl Cancer Inst, 2000, 92 (21): 1753-1763.

[17] Ohkawa K, Tsudada Y, Dohzono H. The effect of co administration of selenium and cis-platin (CDDP) on CDDP - induced toxicity and antitumor activity [J]. Br J Cancer, 1988, 58 (1): 38-41.

[18] Satoh M, Naganuma A, Imura N. Effect of coadministration of selenite on the toxicity and antitumor activity of cis-diamminchloroplatinum (Ⅱ) given repeatedly to mice [J]. Cancer Chemother Pharmacol, 1992, 30: 439-443.

[19] 史奎雄，马冠生. 硒与胃癌关系的研究 [J]. 核技术，1993 (2): 107-110.

[20] Smith M I, Lancia J K, Mercer T I, et al. Selenium compounds regulate p53 by common and distinctive mechanisms [J]. Anticancer Res, 2004, 24 (3a): 1401-1408.

[21] Steevens J, van den Brandt PA, Goldbohm RA, et al. Selenium status and the risk of esophageal and gastric cancer subtypes: the Netherlands cohort study [J]. Gastroenterology, 2010, 138 (5): 1704-1713.

[22] Wei W Q, Abnet C C, Qiao Y L, et al. Prospective study of serum selenium concentrations and esophageal and gastric cardia cancer, heart disease, stroke, and total death [J]. Am J Clin Nutr, 2004, 79 (1): 80-85.

[23] Wu C W, Wei Y Y, Chi C W, et al. Tissue potassium, selenium, and iron levels associated with gastric cancer progression [J]. Digestive Diseases & Sciences, 1996, 41 (1): 119-125.

[24] Xiao R, Qiao J T, Zhao H F, et al. Sodium selenite induces apoptosis in cultured cortical neurons with special concomitant changes in expression of the apoptosis-related genes [J]. Neurotoxicology, 2006, 27 (4): 478-484.

[25] Yang W, Li W, Chen J, et al. Preventive effects of 4 Se-enriched plants on rat stomach cancer induced by MNNG—1. inhibitary effects of different selenium resources on rat aneuploid cell incidence in mucosal epithelium of gastric antrum [J]. Wei Sheng Yan Jiu, 2007, 36 (5): 612-614.

[26] 陈晋，陈家强，罗斌，等. 硒对胃癌化疗敏感性影响的研究进展 [J]. 预防医学情报杂志，2013，29 (8): 719-722.

[27] 陈晋，吴清明. 硒蛋氨酸对胃癌细胞 BGC-803 化疗敏感性的影响 [J]. 世界华人消化杂志，2009，17 (34): 3538-3542.

[28] 焦鹏，王慧，赵鹏，等. 亚硒酸钠抑制人胃癌 BGC823 细胞的作用及其机制探讨 [J]. 营养学报，2011，33 (6): 571-574.

[29] 黎同山，黄赐汀，李千德. 硒与癌 [J]. 黄河医学，1994，3 (2): 10-11.

[30] 李文广，谢金荣，于树玉，等. 启东县原发性肝癌地理分布特点与硒水平的关系 [J]. 中华肿瘤杂志，1986，8 (4): 262.

[31] 李文广，于树玉. 硒盐预防原发性肝癌前瞻观察六年 [J]. 癌症，1993，12 (2): 108.

[32] 李艳萍，唐军民，唐岩，等. 硒对 MNNG 诱导大鼠胃癌形成过程中肾上腺皮质酶活性的影响 [J]. 解剖学报，

2006，37（5）：568-572.

[33] 申社林，李兵，李建广，等．硒防癌抗癌机制的研究进展［J］．中国肿瘤生物治疗杂志，2008，15（6）：598-600.

[34] 史福军，李艳萍，唐军民，等．硒对胃癌大鼠肾上腺皮质 3β-HSD 和 SDH 组织化学的影响［J］．解剖学杂志，2003，26（2）：122-125.

[35] 苏衍萍，唐军民，唐岩，等．硒与肿瘤细胞凋亡研究进展［J］．国外医学（医学地理分册），2001，22（2）：49-53.

[36] 苏衍萍，王慧，葛丽，等．亚硒酸钠抑制人胃癌 SGC-7901 细胞系增殖和 hTE RT 的表达［J］．解剖学报，2011，42（2）：180-184.

[37] 孙明军，傅宝玉，刘春荣，等．胃癌患者血清、组织和血细胞硒含量的测定［J］．辽宁医学杂志，1996，10（4）：184-185.

[38] 孙毅，卢贤瑜．硒抗肿瘤机制的研究进展［J］．国际检验医学杂志，2006，27（11）：1042-1047.

[39] 万晶晶，马兴刚．胃癌病因学的研究进展［J］．医学综述，2014，20（14）：2542-2544.

[40] 王慧，苏衍萍，葛丽，等．亚硒酸钠对胃癌 SGC-7901 细胞增殖、凋亡及 hTERT 表达的影响［J］．营养学报，2011，33（1）：44-48.

[41] 王文娟，杨建．硒的抗肿瘤作用及其机制研究进展［J］．微量元素与健康研究，2010，27（5）：63-64.

[42] 王晓华，魏亚明，白海，等．SeO_2 诱导白血病细胞凋亡及对凋亡相关基因 Bcl-2 和 p53 表达调控的影响［J］．第一军医大学学报，2004，24（10）：1160-1163.

[43] 王中和．硒卡拉胶囊对恶性肿瘤放疗患者的辅助疗效［J］．中国现代实用医学杂志，2007，6（6）：4-6.

[44] 吴建民，陈婉容．硒在癌症治疗中的作用［J］．广东微量元素科学，2000，7（5）：1-4.

[45] 吴乔．微量元素硒对人体胃腺癌细胞系（MGc80-3）的细胞生物学效应［D］．厦门：厦门大学，2007.

[46] 吴清明，陈滋华，童强，等．硒蛋氨酸对耐顺铂食管癌细胞 P-170 的影响［J］．世界华人消化杂志，2005，13（10）：1179-1182.

[47] 向琴，邹金艳，易三凤，等．甲基硒代半胱氨酸上调硒结合蛋白 1 的表达对胃癌 SGC7901 细胞增殖的影响［J］．现代肿瘤医学，2016，24（15）：2343-2346.

[48] 徐策，陈君茂．体内硒水平与胃癌相关性的 Meta 分析［J］．中国医学创新，2017，（23）：69-73.

[49] 杨文婕，陈晓滨，陈竞，等．高剂量富硒植物硒对胃癌模型大鼠的安全性研究［J］．营养学报，2007，29（3）：257-259.

[50] 姚华，林德贵，王雷，等．微量元素硒预防和治疗肿瘤研究新进展［J］．微量元素与健康研究，2004，21（4）：59-61.

[51] 尹良伟，马海英，王怀瑾．硒在预防和治疗肿瘤中的作用及应用进展［J］．中国处方药，2005，12（45）：77-79.

[52] 张平．硒对肿瘤新生血管的诱导分化机制［J］．中国肿瘤，2000，9（10）：462-463.

[53] 周际昌，周力强．硒预防顺铂肾毒性的临床观察［J］．中华医学杂志，1993，73（11）：681.

[54] 诸亚君，李学汤．微量元素硒肿瘤防治中的作用及应用前景［J］．广东微量元素科学，1997，4（7）：1-8.

[55] Shamberger R J，Frost D V. Possible protective effect of selenium against human cancer［J］. Canadian Medical Association Journal，1969，100（14）：682.

[56] 王明荣，于树玉，诸亚君．食盐加硒对消化系统肿瘤的防治观察［J］．肿瘤，1995（1）：13-16.

第8章 硒与肝癌

肝癌（liver cancer）是指发生于肝脏的恶性肿瘤，包括原发性肝癌（primary liver cancer，PLC）和转移性肝癌（metastatic liver cancer，MLC）。PLC是指发生于肝细胞与肝内胆管上皮细胞的一种恶化程度高、浸润和转移性强的癌症，可分为肝细胞癌（hepatocellular carcinoma，HCC）、肝内胆管细胞癌（intrahepatic cholangiocarcinoma，ICC）和混合癌（肝细胞癌和肝内胆管细胞癌）；MLC指全身多个器官起源的恶性肿瘤侵犯至肝脏。其中ICC是起源于二级及以上肝内胆管分支的胆道上皮细胞恶性肿瘤，其发病率约占PLC的5%～30%，是仅次于HCC的第二大原发性肝脏恶性肿瘤。

8.1 肝癌的流行病学概述

8.1.1 发病率与死亡率

2018年最新全球癌症统计数据《全球癌症报告》（Bray F，2018）指出，据估计，全世界2018年肝癌有近84.1万个新增病例和78.1万个死亡病例，发病人数约占癌症总发病人数的4.7%，死亡人数约占癌症总死亡人数的8.2%。在全球总人口两性（男性和女性）癌症发病率中排名第6（发病率4.7%），死亡率排名第4（死亡率8.2%）；全球总人口（男性）的癌症发病率和死亡率排行分别位列第5（6.3%）和第2（10.2%）；全球总人口（女性）的癌症发病率和死亡率排行分别位列第9（2.8%）和第6（5.6%）。

2018年3月，国家癌症中心发布的中国癌症数据显示：2014年肝癌在全国人口两性（男性和女性）癌症发病率中排名第5（发病率26.67例/10万人），死亡率排名第5（死亡率13.13例/10万人）；在全国男性癌症发病率中排名第3（发病率38.37例/10万人），死亡率排名第2（死亡率33.32例/10万人）；在全国女性癌症发病率中排名第7（发病率14.38例/10万人），死亡率排名第3（死亡率12.78例/10万人）。

肝脏的痛感神经不敏感，所以肝癌早期一般没有特异性的症状，等出现疼痛、腹胀、乏力、黄疸等时，多已是中晚期，80%的患者已无法接受手术治疗，所以肝癌越来越受到人们的关注，必须及早做好防范。

8.1.2 病因

8.1.2.1 肝炎病毒

目前认为肝炎病毒有A、B、C、D、E、G等数种以及TTV。已证明与肝癌有关的肝炎病毒主要为乙型肝炎病毒（HBV）及丙型肝炎病毒（HCV）。我国江苏启东曾爆发过HBV诱发肝癌的区域性疾病。通过大规模肝癌流行病学调查和十余年的硒干预试验，最终该地区的肝癌发生率已回归正常水平，硒与肝癌的实验研究也获得了克劳斯·施瓦茨奖，我国江苏启东的例子说明，HBV感染在我国是肝癌发生的重要风险因素之一。乙型肝炎表面抗原（HBsAg）携带者的长期前瞻性研究数据显示，HBsAg阳性者发生肝癌的相对危险性（RR）为非携带者的13.69倍，其中男性的RR为11.98，女性的RR为17.06。同期观察的其他主要肿瘤的RR差异均无显著意义。可见，HBV与肝癌的因果关系强烈，并且这种关系有特异性。江苏海门的8年前瞻性队列研究发现，26～64岁的男性和女性的HBV携带率分别为15.0%和10.7%。采用Cox比例危险模型分析了与肝癌死亡率可能有关的危险因素，结果显示，男女性肝癌死亡率与HBV感染和急性肝炎史均有显著的关系。

HCV在国外与肝癌的关系也十分密切，特别是在日本，丙肝的慢性化率约为67%，从HCV感染至诊断为肝硬化或至发生肝癌的间隔约为20～40年。在日本，肝癌的增加是第二次世界大战以后HCV感染增加的后果，肝癌中HCV的感染率甚至高达90%。有西方学者认为，0.4%～2.5%的HCV感染者会发展成为肝癌，患者的年龄较大，发展相对较缓慢。但在启东的研究发现，HCV在启东肝癌及正常人群中的感染率并不高，因此HCV可能不是启东肝癌的主要病因。

目前病毒致肝癌作用的分子机理尚不十分清楚，但根据转基因鼠模型研究显示，HBV X蛋白（HBx蛋白）及HCV核蛋白可能具有致瘤性。一系列遗传畸变的积累也许对于肝癌的多阶段发生是必需的，不过，HBx蛋白和HCV核蛋白在致肝癌作用的多阶段中也许不需要完全的遗传畸变也能诱发肝癌。

8.1.2.2 肝硬化

多种原因引起的肝硬化（liver cirrhosis）都有发生肝癌的倾向，且原发性肝癌合并肝硬化的发生率很高。肝硬化可通过一种或多种途径引起肝脏损伤，肝脏呈进行性、弥漫性、纤维性病变，大大提高了肝癌发生的概率。有研究指出（Ali et al.，2011），在肝硬化的过程中，肝细胞弥漫性变性坏死，继而出现纤维组织增生、肝细胞结节状再生，这三种变化反复交错进行，引起肝小叶结构和血液循环途径被逐渐改建，使肝脏变形、变硬，进而导致肝硬化、肝癌，乃至死亡。也有学者认为（Chiba et al.，1996），肝硬化时肝细胞转换速率加快，使得这些细胞对环境中的致癌因子更为敏感，即致癌因子更有可能引起肝细胞的损伤，如在损伤修复前发生DNA复制，则产生永久改变的异常细胞，进而可能导致肝癌的产生。

8.1.2.3 黄曲霉毒素

黄曲霉毒素B1（AFB1）的致肝癌性在实验研究中已无人怀疑，食物中的黄曲霉毒素污染诱发人类癌症发生已得到广泛认可，世界上的黄曲霉毒素高污染地区，都是肝癌高发区。

例如苏丹2个地区进行的150个病例和205个对照的肝癌病例研究，黄曲霉毒素主要来源于当地花生酱的摄入，花生酱已被确认为苏丹黄曲霉毒素污染流行区肝癌的强烈危险因素，花生酱摄入量及潮湿的储存系统与肝癌的发生有正向联系。再例如广西扶绥一个肝癌高发村，对不同家庭的15名男性和14名女性的监测表明，在76.7%花生样品、66.7%的烹饪花生油及23.3%的大米样品中均检测到AFB1。尿中AFB1代谢产物可在88.9%的样本中检测到；2次血清黄曲霉毒素白蛋白加合物（AFB1-ALB）检测平均水平分别为（1.24±0.31）pmol/mg和（1.21±0.19）pmol/mg。因此，黄曲霉毒素与肝癌的发生存在重要关联。这种关联随后得到进一步确认，发现尿中黄曲霉毒素代谢物水平与肝癌的危险性有正相关，而且HBV与黄曲霉毒素具有协同作用，这种联系与AFB1-N^7-鸟嘌呤加合物的作用最强。

8.1.2.4 遗传因素

20世纪70～80年代在启东的研究发现，约42%的肝癌患者有家族史；肝癌先证者一级和二级亲族的肝癌曾患率显著高于对照组的肝癌曾患率，说明肝癌有家族聚集性；并估计肝癌的分离比为0.13～0.16；一级和二级亲族的遗传度分别为53.08%和43.68%；联合估算的遗传度为［51.85±2（1.76）］%。且已证明，肝癌的发生是遗传和环境共同作用的结果，肝癌的发生在多基因基础上有主基因作用。我国台湾学者进行的一项病例-对照研究发现，HBV阳性肝癌患者的一级亲属有肝癌增加的危险。患肝癌的调整率比（OR）为2.4，若家中有大于2例的肝癌患者，则OR增加到5.5。病例一级亲属比对照一级亲属更易发生肝癌（年龄调整OR=2.57）。

肝癌中染色体17p13.3最小杂合性缺失（LOH）的范围被确认在D17S643和D17S1574。此外，在最小LOH的D17S926有最高的LOH缺失率。新命名的一个肝癌基因（肝癌S1）是肝癌可能的抑制基因。肝癌S1有18个外显子，其cDNA全长2.0kb。肝癌S1的蛋白表达产物定位于线粒体，在肝癌组织中发现肝癌S1高突变率，而在配对的非癌肝组织中未发现有改变。肝癌S1 cDNA转染到肝癌细胞株显著地抑制其克隆形成及在裸鼠体内的成瘤。

8.1.2.5 饮水污染

在启东进行的饮水与肝癌关系的流行病学调查显示，不同饮水类型的居民肝癌发病（死亡）率差异有显著意义。例如饮用宅沟、泯沟、河、浅井和深井水居民的肝癌发病率分别为141.40例/10万人、72.32例/10万人、43.45例/10万人、22.26例/10万人及0.23例/10万人，差异有极显著意义。在上海南汇和江苏海门的研究也发现，饮沟塘水和河水的危险性较大，而饮井水和深井水为肝癌的保护因素；但水中何种物质与肝癌有关并不十分清楚。有文献认为，水中的蓝绿藻毒素与肝癌有关，这些毒素包括微囊藻毒素（MC）和石房蛤毒素等，其毒性作用范围从肝脏损伤（包括肝癌）一直到神经毒性。在60多种毒素中，MC-LR（L：L-亮氨酸；R：L-精氨酸）是研究最多的一种。不同剂量MC-LR可引起大鼠DNA的损伤，且在停药后DNA的损伤很快得到修复。富营养化导致沟塘水中藻类疯长、释放藻类毒素，这种毒素具有促进肝肿瘤的作用，并可与黄曲霉毒素B1一起诱发HBx转基因鼠的肝癌。流行病学研究显示，HBsAg、AFB1-ALB及饮用沟塘水与肝癌死亡率相关，沟塘水中的微囊藻毒素是肝癌的促癌因素，可以诱发肝炎并促进肝癌的发生。

8.1.2.6 其他因素

有研究认为，饮水中的无机砷与肝癌等癌症的死亡率有关，并呈非线性的剂量效应关系。有资料显示煤燃烧中释放出的砷也可能与肝硬化和肝癌有关。也有学者认为性激素及/或X-染色体连锁基因可能与致肝癌机制有关。同样是HBV携带者，最高睾酮水平者比最低睾酮水平者有显著增高的肝癌危险（OR=2.06）。日本男性肝硬化患者的随访研究中，检查了血清睾酮、游离睾酮、雌二醇、性激素黏蛋白及睾酮/雌二醇之比与肝癌发生的结果，在平均为5.1年的随访期间，20例患者（43%）发生了肝癌。

有报道糖尿病（DM）可增加肝癌的危险。对15417名年龄30～79岁的日本人研究表明，在调整吸烟、饮酒及与肝癌有关的疾病后，糖尿病患肝癌的RR为2.06，肝炎及/或肝硬化患者加上糖尿病，可增加肝癌的危险性（RR=2.90），并且糖尿病与肝炎及/或肝硬化对于肝癌的发生有协同作用。

微量元素与肝癌也存在联系。例如在血色素沉着病（hemochromatosis，HH）和铁代谢紊乱的患者的研究中发现铁含量的过载可能引起原发性肝癌。HH可加速患者肝纤维化和HCV的感染。血色病患者患肝癌的危险性是正常人的200倍。国内外学者对环境硒的含量和肝癌的死亡率进行相关性观测发现两者呈负相关。检测居民的粮食和头发含硒量也发现肝癌高发区显著低于低发区。其他微量元素，如血清中含铜、锌较高，钼低。

在肝癌病因的认识上，目前倾向于多因素、多步骤发生且各因素间有交互作用的观点。在病毒病因中，HBV和HCV的致肝癌作用已经确认，但在世界不同地区，两者的主次作用可能不一致。在日本，HCV的病因作用或归因危险更大；而在中国，特别是在江苏启东，HBV的作用或归因危险更大。黄曲霉毒素是重要的肝癌病因因素，且与HBV有强烈的协同作用。此外p53突变与AFB1暴露及HBV感染有强烈的关联，在黄曲霉毒素高污染地区，p53 Ser249突变率高。HBsAg携带者中$GSTM_1$和T_1多态与AFB1-ALB加合物之间存在交互作用；肝癌可能抑制基因的存在说明了遗传病因在肝癌发病过程中具有的作用，并显示遗传与环境的相互作用。饮水与肝癌关系的研究近年主要集中在微囊藻毒素上，得到一定的试验证据和部分流行病学结果的支持。性激素可能与致肝癌机理有关；糖尿病等可能与肝癌危险性的增高有关。

8.1.3 发病机制

据调查显示，在肝癌患者中，病例为HCC的患者占总患者的70%～85%，病例为ICC的患者占总患者的10%～20%，并且慢性乙型肝炎病毒感染（HBV）引起的肝癌病例占到了80%。其他因素，包括饮食中的黄曲霉毒素、饮用水中的藻肝毒素、咀嚼槟榔、糖尿病、非酒精性脂肪肝、饮酒和吸烟等，已被报道为肝癌的潜在危险因素。据流行病学资料及相关实验研究表明，导致肝癌发生的高危因素主要有HBV感染、黄曲霉素及亚硝胺类物质的使用。

8.1.3.1 HBV致病机制

HBV在动物细胞中是不常见的，在被侵染的细胞内能产生多种类型的与病毒相关的颗粒。病毒颗粒的外膜蛋白和宿主细胞上的受体结合，脱去外壳，核心颗粒进入细胞质，进而脱去核壳，病毒DNA及聚合酶进入细胞核。HBV基因组结构特殊，呈不完全闭合的双链结构。进入宿主细胞后，HBV聚合酶修复不完整的基因链，使其与完整的基因链完全互补，形成共价闭合环状。HBV利用宿主细胞聚合酶转录出长短不一的mRNA，这些mRNA分子从细胞核转移到细胞质。mRNA在细胞质内被翻译成外膜、核心、X蛋白和聚合酶多种蛋白质。在致病过程中，HBx 蛋白起着至关重要的作用。

HBx 具有广泛的非特异性反式激活作用和转录激活功能。在细胞核内，HBx 虽然不具备直接结合双链 DNA 的能力，但可通过蛋白质间相互作用，直接或间接作用于基因启动子或增强子而发挥反式激活作用。在胞浆中，HBx 具有广泛的调控能力。

目前发现的几条通路如下：

① 蛋白激酶 B(PKB/AKT) 信号途径。AKT 是胞内信号转导通路网络的中心分子，广泛参与了细胞代谢、增殖、凋亡、迁移、侵袭等多种细胞生命活动。HBx 能促进多种生长因子，刺激细胞膜募集磷脂酰肌醇 3-激酶（PI3K）调节亚基 p85 和催化亚基 p110，促使其形成 p85-p110 复合物，进一步激活 PKB/AKT 信号途径。

② 酪氨酸蛋白激酶（janus kinase，JAK）信号转导子和转录活化子（STAT）信号途径。JAK/STAT 信号途径是调节细胞增殖、分化、凋亡、炎症反应以及免疫调节最重要的信号途径之一。HBx 能够特异性上调 JAK1 活性，激活 JAK1-STAT 级联信号途径。而活化的 JAK1 和 STAT 又能作用于 PI3K p85 亚基从而进一步激活 PKB/AKT 信号通路。

③ c-jun 氨基端激酶（JNK）信号途径。JNK 信号途径是细胞凋亡的主要信号转导途径，JNK 高水平的表达预示着肝细胞的增生和再生。

④ NF-κB 信号途径。NF-κB 是重要的真核细胞转录因子，与肿瘤的发生、发展、侵袭转移、凋亡控制密切相关。HBx 能结合并活化所有类型的 NF-κB。同时，HBx 还能促进 KBα(IKB) 和 p105 抑制因子的降解，进一步促进 NF-κB 活化；能刺激受体酪氨酸激酶（RTK）激活 Ras/Raf/MAPK 信号通路，稳定 β-链蛋白，活化 Wnt/β-catenin 信号通路。由此观之，HBx 对细胞关键信号的通路都具有激活作用，所有的通路连接起来构成巨大的网络来参与癌细胞的代谢、增殖、凋亡、侵袭等细胞生命活动。

HBx 可以抑制 p53 基因的表达。p53 基因可以监督细胞基因组的稳定、调节 DNA 损伤反应、促进细胞老化等，对于细胞的稳定和维持机体活动有重要的作用。p53 有两个独立与 HBx 结合的位点，分别位于 p53 蛋白特异性 DNA 结合区及寡聚区。p53 和 HBx 结合后使 p53 的胞核定位变为胞浆定位，导致 p53 蛋白在胞浆滞留及功能丧失，从而极大地促进了 HCC 的发生、发展。

HBx 可以参与细胞凋亡过程。正常的细胞凋亡对于机体是有益的，可以清除多余的、受损害的和病毒感染的细胞。

HBx 参与细胞凋亡的途径有以下四种：

① 激活端粒酶。端粒在真核细胞中位于染色体的两端，并且随着细胞周期的进展逐渐缩短。端粒的缩短导致细胞衰老和凋亡。端粒酶激活是促进肿瘤细胞增殖的关键步骤。

② 调节 caspase-3 活性。caspase-3 是细胞凋亡过程中的关键效应因子。HBx 与 caspase-3 虽然不能发生直接的相互作用，但是可以与 caspase-3 的底物发生竞争性结合，起到阻断 caspase 所参与的凋亡过程，而抑制细胞凋亡。

③ 促进 Survivin 基因表达。Survivin 是目前发现最强的细胞凋亡抑制因子。HBx 能够上调肝癌组织中 Survivin 的表达，抑制阿霉素诱导的细胞凋亡。此外，HBx 还可通过激活 PKB/AKT 信号通路，磷酸化 Bad，促使凋亡相关蛋白 Bcl-2 和 Bcl-xl 的活性消失；上调 JNK 信号通路、激活早期生长反应基因 *Egr* 而阻止 Fas 介导的凋亡效应；以及通过甲基化沉默 $p16^{INK4A}$ 启动子，抑制细胞衰老关键信号通路 $p16^{INK4A}$/Rb。由此说明，HBx 是一个凋亡抑制因子，它的作用贯穿细胞凋亡的整个过程，作用机制复杂而功能强大，这可能是肝

癌细胞具有强大抗凋亡能力的重要原因。

④ HBx可以影响细胞周期调节的过程。HBx能通过多种机制促进肝癌细胞的侵袭转移：抑制细胞整合素亚基的表达，改变细胞与细胞外基（ECM）之间的黏附机制；诱导基金属蛋白酶MMP-3、MMP-9、MT1-MMP的表达，促进细胞外基质的降解；促进血管生成因子HIF-VEGF、COX-2的表达，诱导肿瘤血管生成；上调细胞运动关键蛋白RhoC（Ras related GTPase C）的表达，促使亚基聚集于细胞伪足顶端，促进肝癌细胞侵袭运动。而细胞与ECM间黏附机制的改变、ECM的降解、肿瘤血管生成和细胞侵袭运动均是肿瘤转移的关键步骤。通过对上述步骤的调控，HBx实现了肝癌细胞的间皮内充细胞转化，大大增强了肝癌的侵袭转移能力，直接导致肝癌患者的不良预后。以上为HBV的发病机制。

8.1.3.2 黄曲霉毒素致病机制

黄曲霉毒素（AFT）在引发肝癌时和HBV起协同作用，黄曲霉毒素主要通过影响AMPK、VEGF/VEGFR、PI3K/AKT/mTOR、Wnt/β-catenin四个与HCC有关的信号通路导致肝癌。

（1）AMPK通路

腺苷酸激活蛋白激酶（AMPK）在细胞能量稳态调节中起到关键作用。此激酶的激活是对应激因素的反应，应激可耗尽细胞ATP的供应，这些因素包括低血糖、低氧、缺血和热休克。AMPK可作为异源三聚体复合体出现，内含一个催化性α亚基和调节性β和γ亚基。AMP结合到γ亚基后，可变构激活复合体，使其变为苏氨酸172位点更易磷酸化的底物，在α亚基的激活中更易被主要的上游AMPK激酶LKB1磷酸化。AMPK还能被CAMKK2在苏氨酸172位点直接磷酸化，这是由代谢激素（如脂联素和瘦素）刺激后胞内钙离子水平变化引起的反应。

作为细胞能量感受器，AMPK可对ATP低水平做出反应，在其激活后，可对补充细胞ATP供应的信号转导通路做出正向调控，这些通路包括脂肪酸氧化和自噬。AMPK对消耗ATP的生物合成过程具有负向调控作用，包括糖异生、脂质和蛋白质合成。AMPK可通过直接磷酸化这些过程中的一系列酶，或者通过磷酸化转录因子、协同激活因子和协同抑制因子对代谢进行转录调控，从而实现其负向调控作用。

AMPK是脂代谢和糖代谢的主要调控分子，因此可作为2型糖尿病、肥胖症和癌症的潜在治疗靶标。越来越多的证据表明，AMPK的水平在各种癌症，特别是HCC中发生改变。一项研究表明，大多数HCC患者中AMPK下调，这与预后较差相关。另一项研究表明，AMPK是HCC中的肿瘤抑制因子，其失活可能导致HCC发生，其原因是p53不稳定。这些研究表明AMPK的丢失可以促进HCC的进展。

（2）VEGF/VEGFR通路

血管内皮生长因子（vascular endothelial growth factor，VEGF）是一种高度特异性的促血管内皮细胞生长因子，具有促进血管通透性增加、细胞外基质变性、血管内皮细胞迁移和增殖以及血管形成等作用。VEGF与其受体（VEGFR）结合后，可通过旁分泌或自分泌的方式使信号通路表达上调，在肝癌血管生成、肿瘤生长和转移中发挥重要的作用。在HCC中，VEGF对血管内皮细胞有高度特异的促有丝分裂作用，通过与VEGFR结合后激活细胞表面酪氨酸激酶从而发挥生物效应，导致细胞生长失调，而与VEGF结合后的VEGFR则形成二聚化并发生自身磷酸化和去磷酸化。在VEGF家族中，与血管生成作用有关的成员主要是VEGF-A、VEGF-B、VEGF-C和VEGF-D。而VEGFR则主要包括3种酪氨酸激酶受体：Flt-1（VRGFR-1）、KDR（VRGFR-2）、Flt-4（VRGFR-3），其中 VEGF-A/KDR 通路是形成新生血管的主要通路。

VEGF/VEGFR 通路的机制主要是：VEGF 与 VEGFR 结合后，激活下游 p44/p42-MAPK 和 P13K/AKT 通路，并传导至细胞膜，从而促进内皮细胞分化、增殖、转移，刺激成纤维细胞分泌细胞外基质，进而促进肿瘤新生血管的生长。VEGF 和 VEGFR 的表达和活性的增加与 HCC 中的细胞增殖呈正相关，VEGF 和 VEGFR 的高表达会导致 HCC 预后较差、容易复发和转移。

（3）PI3K/AKT/mTOR 通路

PI3K 是一种胞内磷脂酰肌醇激酶，与 v-src 和 v-ras 等癌基因的产物相关，且 PI3K 本身具有丝氨酸/苏氨酸（Ser/Thr）激酶和磷脂酰肌醇激酶的活性。PI3K 可分为 3 类，其结构与功能各异。其中研究最广泛的为 I 类 PI3K，此类 PI3K 为异源二聚体，由一个调节亚基和一个催化亚基组成。调节亚基含有 SH2 和 SH3 结构域，与含有相应结合位点的靶蛋白相作用。该亚基通常称为 p85，参考于第一个被发现的亚型（isotype）。催化亚基有 4 种，即 p110 α、β、δ、γ，而 δ、γ 仅限于白细胞，其余则广泛分布于各种细胞中。由调节亚基 p85 和催化亚基 p110 构成。

PI3K/AKT/mTOR 通路在细胞调控中起重要作用，其中 PI3K/AKT 下游的 mTOR 是该通路的关键激酶。该途径涉及许多细胞过程，如细胞分裂、细胞生长和程序性细胞死亡，并可被许多不同的刺激激活，如激活的酪氨酸激酶生长因子受体、G-蛋白偶联受体和癌基因（如 RAS）等。该通路的主要机制是生长因子与相应受体（如 EGFR）的结合触发 PI3K；活化的 PI3K 聚集到细胞膜，然后催化磷酸化并激活 AKT 丝氨酸/苏氨酸激酶的 PIP3 的产生；随后，磷酸化的 AKT 通过血小板-白细胞 C 激酶同源区与 PIP3 相结合，通过磷酸化作用激活下游蛋白（如 mTOR），从而抑制 HCC 细胞凋亡。有报道使用抑制剂 LY294002 处理细胞，结果证实肝癌细胞的增殖和迁移随着 LY294002 介导的 PI3K/AKT/mTOR 通路的抑制而减少。这表明 PI3K/AKT/mTOR 通路促进了肝癌细胞增殖和迁移。

（4）Wnt/β-catenin 通路

Wnt/β-catenin 信号通路是目前研究比较透彻的一种，对维持肝癌的“干细胞”特性是必需的，其特征在于促进细胞增殖和永生化。当活化 β-catenin 的 CTNNBl、AXINl 或腺瘤性息肉病菌（APC）发生突变时，Wnt/β-catenin 信号通路则被激活。在 Wnt 信号的作用下，β-catenin 与跨膜受体 FZD 结合，使细胞内的 DVL 或 DSH 发生磷酸化，进而募集与细胞膜相邻的糖原合成酶激酶-3β（GSK-3p），抑制 GSK-3p 的活性，从而抑制 β-catenin 的磷酸化，阻止 β-catenin 的降解。因此，β-catenin 在细胞质中积累并转移到细胞核中，通过与 TCF/LEF 转录因子和其他蛋白质如 CBP、Bcl-9 和 Pygo 的相互作用促进靶基因如 c-myc 和细胞周期蛋白 D1 等的激活和表达，从而导致细胞异常增生，促进肝癌的发生和发展。研究显示 Wnt/β-catenin 信号通路在 HCC 细胞中处于激活状态，可促进下游靶基因的表达以及细胞增殖。

8.1.3.3 亚硝胺类物质致癌机制

通常用二乙基亚硝胺（DEN）来做动物模型致癌剂进行研究。DEN 在肝脏中并非通过分子本身而显示出毒性，而是被肝脏中的酶如细胞色素 P450 ⅡE1 代谢成甲醛、甲醇和烷基化中间产物，后者可以与蛋白质和 DNA 上碱基结合，从而显示出强烈的肝毒性，这就是为什么它对肝脏表现出很强的亲和性，并可以造成肝细胞的大面积坏死。此外，DEN 还可通过氧化应激反应诱导肝癌的发生。P-450 依赖酶系统生成的活性氧（reactive oxygen species，ROS）可通过形成过氧化氢和超氧化物阴离子引起氧化应激反应。氧化应激反应会引起 DNA、蛋白质和脂质损害，导致肝细胞的损伤。因此，氧化应激在致癌机制中发挥着重要的作用。

8.2　硒与肝癌的关系研究

8.2.1　流行病学实验

原发性肝癌的发生是多因素协同作用的结果，在我国以乙型肝炎病毒、黄曲霉毒素、遗传因素和饮水污染为主，而硒的缺乏又促进了肝癌的发生、发展。硒是维持生命必需的微量元素，它是机体的一种非特异性抗氧化剂——谷胱甘肽过氧化物酶（GSH-Px）的重要成分之一。国内外大量流行病学、实验室和临床等研究均表明硒与肝脏疾病的发生、发展及预后关系密切。流行病学调查研究结果表明：土壤及食物中含硒量比较低的国家及地区，其人群癌症的发病率显著高于土壤和食物中含硒量高的国家和地区；人体血硒浓度与恶性肿瘤的发病率、死亡率均呈负相关。

江苏省启东市是我国肝癌高发区之一，得到国内外肿瘤学术界广泛关注（李文广，1995）。自 1972 年起，对全市百万人口进行 1958～1971 年恶性肿瘤死亡病例回顾调查，相继建立了恶性肿瘤登记报告制度，从而摸清了启东市 1958 年以来恶性肿瘤，尤其是肝癌的流行规律，进而对肝癌病因（如乙型肝炎与肝癌、黄曲霉毒素与肝癌、饮水与肝癌关系等）进行系列研究。20 世纪 80 年代初，开始研究微量元素硒与肝癌的关系，从流行病学、动物实验和防治等方面研究，证实了硒与原发性肝癌具有高度相关性，确定了补硒可以预防原发性肝癌。实验发现，随着补硒时间的增加，补硒人群血硒水平明显高于未补硒人群，同时，居民的肝癌发病率亦明显降低。陈陶阳等（2006）评价了补硒对 HBsAg 携带者肝癌发生的效果。采用实验流行病学研究设计，以 1996～1999 年在启东肝癌高发区对 HBsAg 携带者补硒预防肝癌干预试验队列为实验对象，停药后定群随访到 2004 年，收集死亡资料。结果发现，停药后 5 年（2000～2004 年）干预组肝癌（4.384%）和慢性肝炎（简称“慢肝”）或肝硬化（0.939%）的死亡率显著低于对照组（肝癌 7.533%，$U=2.827$，$P=0.005$；慢肝或肝硬化 2.552%，$U=2.636$，$P=0.009$），干预组肝癌死亡相对危险度是对照组 0.582 倍（$RR=0.582$，95%CI 为 0.389～0.871），慢肝或肝硬化死亡相对危险度是对照组 0.368 倍（$RR=0.368$，95%，CI 为 0.168～0.808），硒与慢肝或肝硬化死亡关联强度较强；硒对肝癌、慢肝或肝硬化保护率分别为 41.804%和 63.182%。由此得出结论，HBsAg 携带者持续补硒能有效降低肝癌和其他肝病的发生率，值得继续观察研究。

美国和加拿大的研究显示肝癌死亡率与环境含硒量呈负相关。我国也观察到了类似结果。根据江西不同地貌、地质条件，在 30 个县市按剖面、同步、随机取土样 372 份，测定硒含量，做等级相关分析显示：土壤硒含量与肝癌呈负相关。做相对危险度、剂量-效应及多因素分析，认为此负相关并非偶然现象。中国医学科学院肿瘤医院肿瘤研究所于树玉等研究表明，启东粮食含硒水平与肝癌发病率呈负相关。血清流行病学研究显示，硒水平与肝癌发病率密切相关。随机检测我国 8 个省 24 个地区居民血硒水平，揭示肝癌总的标化死亡率与当地人群血硒水平呈负相关（$P<0.01$）。

临床流行病学研究证明，肝癌患者的血硒水平显著低于良性肝病和正常人，国外有研究显示（Combs，2006），肝癌患者血清硒水平为（0.5066±0.0127)mg/L显著低于健康对照组（0.8105±0.1520)mg/L。国内研究显示（杨容甫，1994），原发性肝癌患者和正常人的血硒水平分别为（0.113±0.025)mg/L和（0.130±0.023)mg/L，两者有极显著性差异。巨块型和结节型原发性肝癌患者的血硒水平分别为（0.127±0.032)mg/L和（0.098±0.017)mg/L，前者与正常人比较无显著性差异，后者则有极显著性差异。对肝癌、肝硬化、慢活肝、其他消化道癌血硒水平的检测发现（刘为纹，1987），血硒含量呈现正常人＞慢活肝＞肝硬化＞肝癌顺序，其他消化道癌组血硒较正常人组低，而肝癌组又明显低于其他消化道癌组。以上提示肝癌前期病变阶段已有低硒，低硒不是癌症的继发现象。王志新等（1994）也观察到类似结果。崔晞等（1990）发现肝硬化和肝癌患者血硒含量均显著低于正常人，早期肝硬化患者血硒高于晚期患者，而与肝癌患者相近。另外，发现肝癌组织中硒水平为（0.308±0.114)μg/g，显著低于其癌周组织的（0.474±0.146)μg/g（$P<0.001$）。资料还表明，转移性肝癌患者血硒显著降低。

8.2.2 动物实验

20世纪70年代，一项基于全人群的癌症死亡率回顾性调查显示，江苏启东的肝癌死亡率为48.37例/10万人，不仅在本地所有肿瘤死因中排名第一，肝癌死亡率也高于长江沿岸其他地区，如海门、上海。随后进行的全人群肝癌发病率研究发现，1983～1987年，启东的男性肝癌发病率为85.1例/10万人，女性肝癌发病率为23.3例/10万人，在中国大陆地区位居肝癌高发排行最前列。从此，“启东肝癌高发现场”从20世纪70年代便为国内外学术界所公认。现如今已发现启东肝癌呈现地区高发的危险因素（病因），包括以下几个：乙肝病毒感染、食物黄曲霉毒素污染、硒缺乏、家族遗传、饮水中蓝绿藻毒素等。

江苏启东肝癌研究成果先后获得国际和全国医学大奖。其中，微量元素硒在肝癌发生和发展中相关性研究由中国医学科学院肿瘤研究所与启东肝癌研究所协作的课题，获1990年中国医学科学院一等奖。该研究内容包括：①流行病学研究表明，不同地区肝癌发病率与硒水平呈负相关；②动物实验证明，硒能抑制肝癌的发生和发展；硒能抑制黄曲霉毒素B1诱发大鼠和麻鸭的肝癌；硒对移植性肝癌的生长有抑制作用；③以人肝癌细胞株为实验对象，在细胞水平上显示亚硒酸钠（1mg/kg）具有抑制肝癌细胞分裂和增殖的作用，致癌力下降；④在启东现场居民中干预实验表明，4年来服硒盐（15mg/kg）人群肝癌标化发病率由原来的42例/10万人降至30例/10万人；而对照组发病率未见下降。此外，补硒能预防甲肝和乙肝。1996年营养学家于树玉发表论文，用硒降低了肝炎和肝癌的发病率50%以上，获得1996年的国际生物无机化学家授予的克劳斯·施瓦茨奖。

在江苏省启东市高发人群中进行了三项干预肝癌发生的现场试验，收到了显著效果。其一，在肝癌高发区13万人中进行肝癌预防试验。试验组供食硒强化食盐（含15mg/kg的硒酸钠），对照组供食普通食盐，历经10年追随给硒组肝癌发病率逐年下降，与对照组比较，下降了46%。值得提出的是，在试验期间1987年，启东市发生肝炎流行，发现给硒区肝炎发病率较未给硒区低56.9%，这表明硒对人的肝炎也有预防作用。其二，用富硒酵母干预乙型肝炎患者（澳抗阳性）发生肝癌的试验。乙型肝炎表面抗原携带者（HBsAg）是发生肝癌的高危人群，其肝癌发生率为正常人群的204倍。选择HBsAg者226例为试验对象，试验组113例每日口服富硒酵母片（含200μg硒），连服4年无肝癌发生，而对照组（服普通酵母片）4 年中发生 7 例肝癌。其三，用富硒酵母片在肝癌高发家族中进行试验。肝癌具有明显的家族聚集性，肝癌高发家族中肝癌发生率比无家族史者高 7.76 倍。因此肝癌患者家族成员是肝癌高危者。在肝癌高发家族一级亲属 3849 例进行干预试验，试验组每日口服含 200μg 硒的硒酵母片，对照组口服普通酵母片。连续两年的观察（1986～1988 年），服富硒酵母片组肝癌发生率较对照组下降 60%。在各组试验期间，未见不良反应。值得注意的是，当停止供食硒后，肝癌发病率有上升，这是由于硒是一种营养素，体内硒水平的维持依赖于从体外摄取。从长远看，供食含 15μg/g 的亚硒酸钠的方法经济、方便、安全，群众乐于接受，尤其适用于癌症高发低硒地区。

微量元素硒是谷胱甘肽过氧化物酶（GSH-Px）的必需成分，而 GSH-Px 为肝脏内重要的抗氧化酶，是人体内重要的自由基清除剂。硒既能通过 GSH-Px 活性降低分解过氧化物及利用谷胱甘肽（GSH）的还原作用，又能增强维生素 E 的抗氧化能力，从而阻止过氧化物对细胞膜、线粒体及溶酶体膜上的脂质产生破坏性的过氧化反应，保护细胞膜的完整性、稳定性及细胞的正常功能。所以硒也可以称为抗肝坏死保护因子，是阻止肝坏死的因素之一。肝炎、肝硬化患者血硒水平降低，与肝病严重程度有关。国内研究结果显示，肝病患者血硒水平呈现慢性活动性肝炎、肝硬化、肝癌依次递减现象。硒缺乏时，肝代谢功能紊乱，导致肝细胞损伤，以致坏死，从而引起肝脏损害。硒缺乏还能使机体免疫力下降，降低对病毒性肝炎的抵抗能力。硒能阻断肿瘤的氧化磷酸化过程及抑制肝癌细胞株的己糖激酶活性和有氧糖酵解率，从而阻断肿瘤的能量供应，这可能是硒抑制肿瘤生长的机制之一。在细胞水平上，很多研究都显示，硒能够引起癌细胞的凋亡。

硒抗氧化、增强免疫力的特性，对肿瘤的防治工作具有重要作用。硒通过减轻细胞病变，降低细胞分子修复的概率，从而减少修复错误导致癌变的概率。此外，硒对机体免疫功能也有较大的影响，免疫功能下降会导致肿瘤发生增加。另有研究表明，补硒有保肝、抗病毒和抗肝纤维化的作用，这些均可能与其对肝癌的防控作用有关。补硒可降低化学致癌物包括黄曲霉毒素引起的多种癌症发病率。

有报道显示黄曲霉毒素诱发大鼠肝癌的发生率为 65%，补硒后降为 24%；黄曲霉毒素诱发鸭肝癌前病变的发生率为 26%，补硒后降为 6%；对二乙基亚硝胺诱发肝癌的大鼠饲以含 3μg/kg 的硒饲料，可见肝癌结节面积显著缩小。有人曾尝试对添加维生素和硒的大鼠，持续 24 个月饲以含黄曲霉毒素的饲料，发现很少发生肝癌。化学致癌物诱生大鼠肝癌的同时，通过饮水补充 1μg/kg 及 5μg/kg 亚硒酸钠（此剂量高于营养量而低于中毒量），结果显示，在开始期，组间无统计学差异，即亚硒酸钠无预防作用，而在促进期，肿瘤前期肝结节的体积比例在对照组为 38%，预防组则分别为 25%（1μg/kg）及 14%（5μg/kg），结节内的细胞增殖在对照组为 42%，预防组分别为 22%（1μg/kg）及 17%（5μg/kg）；在进展期，肝肿瘤的体积比例在对照组为 26%，预防组为 14%（5μg/kg），细胞增殖也减少，分别为 63%及 34%。25μmol/L 的 MSC 处理 HepG2 细胞 24h 后，细胞生长受到明显抑制，出现 S 期阻滞和细胞凋亡，呈现浓度-时间依赖关系。由此可得，SS 对肝癌细胞 HepG2 具有较强的抑制作用。这说明硒以及含硒物质对肝癌细胞的防治有很好的作用。

邓银芝等（2018）研究证实，硒-甲基硒代半胱氨酸（MSC）抑制原发性肝癌大鼠模型瘤体中新生血管的生成机制与 MSC 抑制癌组织内 HIF-1α 和 VEGF 的表达有关。史传兵等（2006）通过实验发现 MSC 抑制 HepG2 细胞增殖，诱导其凋亡，瘤细胞的恶性程度减弱，这种表型变化与细胞周期蛋白 D1 的表达减弱和 caspase-3 的活性增强有关。王智（2012）

发现 MSC 对肝癌 MMC-7721 细胞株有抑制增殖、促进凋亡的作用，其机制可能通过调控 AIF 表达激活非 caspases 依赖凋亡通路实现的。魏振利等（2006）发现 MSC 抑制 HepG2 细胞增殖，诱导其凋亡，其凋亡与 caspase-3、caspase-8、caspase-9 的活性增强有关。

崔东晓（2018）利用昆布多糖作为稳定剂和修饰剂，以抗坏血酸还原亚硒酸钠的方法制备得到昆布多糖修饰的纳米硒（LP-SeNPs）。采用 MTT 法研究 LP-SeNPs 对 HepG2 肝癌细胞的增殖抑制作用，结果表明昆布多糖纳米硒对人肝癌细胞具有显著的生长抑制作用，其作用机制可能是通过抑制自噬和诱导细胞凋亡发挥对人肝癌细胞的抗肿瘤作用。戴伟娟等（2001）研究了 4-硒硫酸酯多糖体外给药对人肝癌细胞 Bel/7402 DNA、RNA 及蛋白质的抑制作用，结果发现 4-硒硫酸酯多糖可抑制肿瘤细胞 DNA、RNA 及蛋白质合成，其对瘤细胞生长的抑制作用，可能与抑制瘤细胞 DNA、RNA 及蛋白质合成有关。

凌娜等（2016）通过体内抗肿瘤试验，研究硒化卡拉胶（KSC）联合表阿霉素（EPI）对 H22 肝癌移植瘤生长的抑制及抗氧化作用。结果表明 KSC 单独及联合 EPI 可改善 H22 小鼠的免疫器官指数，提高抑瘤率；中、高剂量 KSC 可显著提高 GSH-Px、CAT 活性及 GSH 含量（$P<0.05$），高剂量 KSC 可显著提高 SOD 活性（$P<0.01$），同时各 EPI 组 GSH-Px、SOD、CAT 活性均显著降低（$P<0.05$），而 MDA 显著增高（$P<0.01$）；中、高剂量 KSC 联合 EPI 可使 GSH-Px、SOD、CAT 活性均显著恢复（$P<0.05$），而 MDA 含量显著降低（$P<0.01$）。说明硒化卡拉胶具有良好的免疫调节和抗氧化作用，联合用药可显著改善表阿霉素的毒副作用，提高机体抗氧化水平，对治疗小鼠移植性肝癌有显著的增效作用。

段耀奎等（2005）研究了硒、镉对裸鼠人肝癌细胞的协同影响作用，结果发现腹腔注射硒组，抑瘤率增大，且硒的抑瘤率与硒浓度成正相关。

富硒麦芽是以小麦作为硒离子转化的活性载体，利用亚硒酸钠溶液进行发芽培养，通过发芽过程中的生化作用，使硒离子富集在麦芽所含的氨基酸、蛋白质等分子上，从而获得一种富含天然有机硒的生物制品。与亚硒酸钠等无机硒相比，富硒麦芽具有食用安全、无毒副作用、吸收利用率高、营养价值高（如高水平的维生素、高质量的蛋白质等）等优点。赵洪进（2005）以二乙基亚硝胺诱发大鼠肝癌为模型，观察富硒麦芽对大鼠肝癌发生、发展的影响，并从脂质过氧化、细胞增殖周期、细胞凋亡、肿瘤血管生成等方面初步探讨富硒麦芽的抗癌机制，为富硒麦芽的研制开发提供试验依据。结果表明，补充一定量的富硒麦芽能减轻 DEN 所致的肝损伤，延缓和阻滞大鼠肝癌的发生、发展进程，并且可以减轻自由基所致的脂质过氧化损伤；富硒麦芽通过干扰大鼠肝癌细胞增殖周期，阻断 DNA 合成与复制，使癌细胞在 G_1 期堆积，再诱导 G_1 期细胞发生凋亡，提示抑制癌细胞增殖和促进癌细胞凋亡可能是富硒麦芽发挥其抗癌作用的细胞学基础之一；并且富硒麦芽对肝肿瘤血管生成有明显的抑制作用，下调 VEGF 表达以及 NO、NOS 水平可能是其抑制肿瘤血管生成的主要机制之一。

硒的生物效应和毒性效应取决于它的化学形式，零价态元素硒之前一直被公认为是既无活性也无毒性的硒形式，即属于生物惰性的硒形式。亚硒酸钠与还原剂反应形成红色元素硒，该种红色元素硒为浑浊状态，不稳定，受热快速或室温下缓慢聚合形成灰或黑色元素硒。以牛血清白蛋白为分散剂，亚硒酸钠与谷胱甘肽作用生成的元素硒能聚集在纳米尺寸，其纳米尺寸范围小于 200nm，即纳米硒（SeNPs）。初步研究已经说明与亚硒酸钠相比，纳米硒有较低的急性毒性和相似的生物利用性，而且在直接清除自由基方面存在尺寸效应。这些研究挑战了长期持有的零价态元素硒无生物利用度的观念。檀艳萍（2012）研究发现纳米硒能够显著抑制小鼠腹水 H22 细胞增殖且未产生毒性，该抑制效应很大程度上依赖于纳米尺寸的分布，尺寸越小抑制效应越强。

尹居鑫等（2016）合成了由硒代半胱氨酸（U）、谷氨酰胺（Q）和色氨酸（W）组成的 QUW、QWU、WQU、WUQ、UWQ、UQW 共 6 个具有谷胱甘肽过氧化物酶（GSH-Px）活力的含硒三肽；采用双酶偶联法进行了 GSH-Px 活力测定和稳态动力学分析；通过四甲基噻唑蓝（MTT）比色法、划痕愈合实验和 Westem blot 技术表征了含硒三肽对肝癌 HepG2 细胞生长和迁移能力的影响。结果表明，当 U 位于氨基端时，含硒三肽的 GSH-Px 活力高于 U 位于中间位置或者羧基端时；UWQ 催化谷胱甘肽（GSH）还原 H_2O_2 的活力最高，其催化机制为乒乓机制；UWQ 可使 HepG2 细胞运动能力减弱，降低肝癌细胞的浸润转移能力。

陈婷等（2017）以人肝癌 HepG2 细胞为对象，研究硒化镉/硫化锌（CdSe/ZnS）量子点对肝癌细胞的毒性及其作用机制。通过透射电子显微镜观察 CdSe/ZnS 量子点的微观结构，用荧光分光光度计测量 CdSe/ZnS 量子点的吸收和发射光谱。将 HepG2 细胞分为 3 组，2 个实验组分别与 0.5nmol/L、5nmol/L CdSe/ZnS 量子点共孵育，对照组不做处理。采用激光共聚焦显微镜观察共孵育 4h 后细胞对量子点的摄取情况和量子点在细胞中的定位，用流式细胞术检测细胞对量子点的摄取率；用四甲基噻唑蓝（MTT）法检测共孵育 24h 和 48h 后 CdSe/ZnS 量子点对 HepG2 细胞增殖的影响；用 Western blot 法检测共孵育 4h 后 CdSe/ZnS 量子点对 HepG2 细胞凋亡相关蛋白 caspase-9 和 caspase-3 的影响。结果发现，CdSe/ZnS 量子点粒径小且分散性好，吸收光谱宽发射光谱窄而对称；0.5nmol/L 和 5nmol/L 的 CdSe/ZnS 量子点处理 4h 后均可被 HepG2 细胞摄取并定位于胞浆内，且摄取率达到 99%以上；0.5nmol/L、5nmol/L CdSe/ZnS 量子点处理 24h 后，细胞相对存活率分别为（99.2±5.1）%、（99.5±7.0）%，与对照组比较，差异无统计学意义（$P>0.05$）；0.5nmol/L、5nmol/L CdSe/ZnS 量子点处理 48h 后，细胞相对存活率分别为（91.6±3.2）%和（75.1±4.6）%，显著低于对照组（$P<0.05$ 或 $P<0.01$）；Western blot 结果显示，与对照组相比，实验组 HepG2 细胞凋亡相关蛋白 caspase-9 和 caspase-3 表达量均增加。由此得出结论，CdSe/ZnS 量子点可被 HepG2 细胞摄取并抑制 HepG2 细胞的增殖，此抑制作用可能与其诱导细胞凋亡相关蛋白表达有关。

8.2.3 作用机制

前面所述的大量研究结果表明，硒有抗肝癌的作用，但其作用机制还不是很清楚。目前认为硒的抗癌机制可能涉及下列几个方面。

8.2.3.1 抗增殖作用

（1）硒是癌基因表达的调控因子

大量研究表明（Fleming，2001；Youn，2001），硒具有抑制肿瘤细胞增殖的作用。通过抑制蛋白质和 DNA 的生物合成，硒对细胞周期中的有丝分裂（M 期）有延迟作用，同时延长细胞有丝分裂前的静止期（G2 期），并为 DNA 修复创造条件。硒的这种作用在对小鼠肝局部切除（PH）后再生的研究中得到证实。当给予 PH 手术后的小鼠低硒饲料时，肝细胞的生长呈现异常加速状态，而这些新生细胞发育不完善，生命周期较短；补硒后肝的再生速度恢复正常。硒可能是通过抑制和调节受增生刺激细胞的增生来降低细胞恶变的。于树玉等（1993）报道，硒对肿瘤细胞有促进分化、抑制分裂的双向调节作用，在化学致癌过程中，硒对抗致癌物引起的许多生化变化，对始发及促发阶段皆有抑制作用，并刺激 c-fos 基因的表达而对 c-myc 基因的表达有抑制作用。因此认为硒是癌基因表达的调控因子。

（2）硒抑制蛋白激酶 C 的活性

蛋白激酶 C（PKC）在传导生长因子和有丝分裂原的增殖信号中有重要作用，因而与细胞增殖的关系密切。有研究表明（Gopalakrishna，2001），高活性表达的 PKC 对于细胞癌变和其增殖状态的维持是必需的，对 PKC 有抑制作用的化合物，很可能是有效的抗癌药物。于树玉等（1993）报道，硒能明显抑制肿瘤细胞的生长增殖，同时，使肿瘤细胞中 PKC 的活性明显受到抑制。对来源于小鼠脑组织的 PKC 粗提液做体外实验，发现硒可以抑制酶的活性，并随浓度（1～10μg/mL）增加而增强，呈剂量-效应关系。因此可以认为，硒的抗癌用与调节蛋白激酶系统有关，并在其中直接或间接地发挥了重要作用。研究还发现，硒与癌细胞共同孵育后，不但抑制了 PKC 活性，而且改变了 PKC 亚细胞分布。PKC 在胞内的定位决定了其活性是否表达，一般以无活性的形式存在于细胞质中，受到佛波酯（TPA）等促癌剂刺激后，就转移到膜上被活化，当硒与癌细胞共同孵育 1h 后，膜组分中高比例的 PKC 显著降低。结果表明，硒主要抑制了膜组分中以活性形式存在的 PKC。与此同时，研究还发现，cAMP 增加，而 cGMP（环鸟苷酸）下降（$P<0.05$），说明硒使癌细胞的信号传导系统发生了不利于其增殖分裂的生化改变。PKC 由胞质向膜上的转移，是传导 TPA 等增殖信号的基本步骤，PKC 已被证明是促癌剂 TPA 的胞内受体。因此，硒对 PKC 的影响可能是硒抗癌作用机制的中心环节。

8.2.3.2 硒与硫醇的反应

硒抗肿瘤作用与体内产生的硫醇和二硫化物密切相关。用亚硒酸盐进行的许多抗癌实验中，都详细地研究了硒与各种硫醇的反应。体外、体内实验均证明亚硒酸钠与硫醇（如 GSH）反应生成硒代三硫化物（RSSeSR）和硒代二硫化物（RSSeH）。在亚硒酸钠与 GSH 的反应中，GSSeSG 很稳定，可以分离出来，它能够抑制大鼠肝细胞中的蛋白质合成，并表现出一定的抗肿瘤活性。一系列证据提示，硒的抗癌效应最终与它促进细胞呼吸的能力以及有选择地氧化调节蛋白质的 SH 基转化到 S-S 键有关，现已确认硒可促进这类反应。在离体肝细胞的培养液中加入亚硒酸钠，细胞中 GSSG/GSH 的比率明显升高，吡啶核苷酸氧化物的含量也同步增加。由此推测，细胞的 GSH 或 GSSG 变化可能会影响细胞因子或其他有 SH 基和 S-S 键的生物活性蛋白质的氧化及还原形式的平衡浓度。因此，硒化合物可能通过催化某些关键的 SH 基和 S-S 键的氧化还原反应，激活或抑制细胞生长因子和其他功能蛋白质，而起到“氧化还原开关”的作用，达到对细胞增殖和分化的调控。

研究表明，巯基化合物如 GSH 能增强亚硒酸钠的细胞毒性。亚硒酸钠的细胞毒作用依赖于细胞内一定浓度的巯基化合物的存在，这些作用包括已知 DNA、RNA 的合成和细胞克隆的形成。他们还进一步研究了亚硒酸钠与胞内巯基化合物的反应产物，认为硒代三硫化物具有直接的细胞毒作用。苯并芘（B[*a*]P）诱导的荷瘤 Wistar 大鼠口服含有 5μg/mL 亚硒酸钠的 0.1%GSH 溶液，其具有很好的抑瘤效果。耐药性肿瘤细胞内含有较高浓度的 GSH，因而它对亚硒酸钠的细胞毒作用可能比相应的非耐药性细胞株更为敏感。通过亚硒酸钠对耐药性人类卵巢肿瘤细胞（NIH：OVCAR-3）和非耐药性细胞 A2780 的毒性作用，包括对细胞增殖、存活率以及对固体基质吸附的影响，可以证实这一推测。鉴于目前癌症化疗中存在严重的耐药性问题，这一结果为硒化合物用于治疗某些耐药性肿瘤提供了重要依据。

如前所述，如果硒是通过催化来控制细胞的蛋白质及有关因子的 SH 基和 S-S 键的氧化还原作用调节细胞的增殖，则硒的效应依赖于氧的压力。在 Carbogen 气氛中（93.5%O_2，6.5%CO_2），大鼠肝细胞由^{75}Se-Na_2SeO_3 合成二价硒醚的速度比在空气中要慢，而且只有氧压较低时才能形成，细胞所供给的氧量极大地影响着硒的代谢作用。由此推测，硒的抗肿瘤作用在缺氧条件下受到抑制，而当氧分压较高时，这种作用将随之增强。硒的抗肿瘤活性与硒对细胞呼吸的刺激作用有关。在 Na_2SeO_3-GSH 组成的化学模拟体系中观察到，当有溶解或 H_2O_2 存在时，体系内有大量的活性氧自由基特别是 O_2 产生，硒化合物存在毒性自由基机制，即硒化合物的毒性与其催化产生活性氧有关。活性氧在硒化合物对肿瘤细胞的细胞毒作用中扮演了重要的角色。

8.2.3.3 硒对癌细胞遗传物质的影响

通过小鼠遗传突变性试验和人类淋巴细胞培养试验，证明硒对有活性的化学复合物诱发的细胞遗传突变性有抑制作用。硒干扰了致癌剂所引起的姐妹染色体的交换率增加。另有报道亚硒酸钠（SS）可以使诱导培养的人淋巴细胞染色体发生畸变。SS 还可减少 *N*-甲基-*N*′-硝基-*N*-亚硝基胍（MNNG）诱导的中国仓鼠 CH_2B_2 细胞染色体损伤。SS 可能与致癌剂相互竞争，通过改变细胞的代谢、细胞膜或染色体结构，减轻致癌物对 DNA 的损伤。

8.2.3.4 硒抑制癌细胞的能量代谢

有实验证实，硒还可以通过选择性作用于肿瘤细胞的许多生化代谢活动而达到其抗癌作用。SS 能抑制肝癌细胞线粒体氧化磷酸化的某些环节，阻断肝癌线粒体氧化磷酸化途径。于树玉发现（1993）：①SS 对正常肝线粒体的老化膨胀有促进作用，其作用随硒的浓度（10^{-6}～10^{-3}mol/L）升高而增强，但随老化时间的延长，硒的作用逐渐消减而随后与对照组接近。而在相同条件下，硒对肝癌细胞线粒体的老化膨胀却表现出拮抗作用，其作用随硒的浓度（10^{-6}～10^{-3}mol/L）升高及老化时间的延长而加大。②SS 对正常肝线粒体 ATP 酶活性有刺激作用，其作用随硒浓度升高而加大，当硒浓度为 10^{-3}mol/L 时，ATP 酶活性为对照组的 3 倍。而在相同条件下，硒对肝癌线粒体 ATP 酶活性无明显影响。③ 10^{-3}mol/L SS 对正常肝线粒体的氧化功能有刺激作用，可抑制肝癌线粒体氧化谷氨酸和丙酮酸，但不抑制对苹果酸、琥珀酸及抗坏血酸的氧化。由此可见，亚硒酸钠的作用不在呼吸链上，亚硒酸钠似乎是抑制了谷氨酸、丙酮酸脱氢酶系统的某些环节。以上结果提示，硒能调控干预肝线粒体的结构和功能，选择性地限制肝细胞能量代谢，从而起到抑制癌细胞生长的作用。

此外，肿瘤细胞的产能代谢除氧化磷酸化之外，有氧酵解也占有十分重要的地位。于树玉从 SS 对正常肝细胞和腹水型肝细胞的有氧酵解以及对有关酶的不同影响，考察了硒的抗癌作用机制。研究发现：SS 浓度在 10μg/mL 以下时，对正常肝细胞有氧酵解速度无明显的影响；而对肝癌细胞有氧酵解有抑制作用，其抑制作用和 SS 浓度成正比，2μg/mL、5μg/mL、10μg/mL SS 分别抑制有氧酵解 10%、24.3%、59.2%。②正常肝线粒体结合的己糖激酶活力很低为 0.008 单位，而肝癌细胞该酶活力为 0.440 单位，是正常肝的 50 倍。SS 浓度小于 10μg/mL 时，对正常肝线粒体结合的己糖激酶活力没有明显作用，同样条件下，SS 能抑制腹水型肝癌细胞该酶的活力，1μg/mL、5μg/mL、10μg/mL SS 分别抑制其活力的 16.7%、33.2%、43.7%。

正常组织有氧酵解速度很低，细胞恶变后其能量代谢发生改变，酵解速度提高，这是肿瘤细胞最显著的生化改变之一。肿瘤恶性程度越高，这一趋势越明显。肿瘤中由酵解产生的

ATP 大量增加，在腹水型肿瘤中，这一部分 ATP 可达总 ATP 的 50%。在腹水型肿瘤中，通过有氧酵解利用葡萄糖作为主要能量来源，抑制肿瘤的糖酵解会降低细胞 ATP 水平，引起细胞生化代谢（特别是蛋白质合成代谢）的抑制，许多化疗药物可以抑制肿瘤糖酵解或（和）呼吸作用，从而引起肿瘤细胞损伤直至死亡。于树玉结合他们所证实的亚硒酸钠（SS）对肝癌细胞有氧酵解的抑制，得出 SS 对肿瘤细胞的两条功能途径都有抑制作用，从而阻断了肿瘤细胞的能量供应，这可能是 SS 抑制肿瘤生长的机制之一。SS 对肿瘤交界的抑制除对肿瘤产生直接作用外，还对宿主的代谢产生一定影响。糖酵解被认为是晚期肿瘤患者“恶病质”的主要原因之一。因此，控制肿瘤组织的高糖酵解，能够改善宿主的身体状态，增强机体抗肿瘤作用。

生物学效应差异的基础是分子差异，与正常细胞比较，肿瘤细胞的酵解代谢有很大不同。肿瘤细胞酵解的限速酶活力上升，其中，己糖激酶与肿瘤的高糖酵解关系最为密切。这是由于在正常组织中，该酶活力很低，却在肿瘤组织中，该酶活力上升，并且主要分布于线粒体上，又称为线粒体结合的己糖激酶。研究显示，肿瘤线粒体结合的己糖激酶活力越高，则肿瘤糖酵解的速度越高。抑制该酶的活力，即可以抑制肿瘤的糖酵解通路。因此，Na_2SeO_3 对线粒体结合的己糖激酶活力的抑制，是其抗肝癌的分子基础；具体可能与己糖激酶同工酶在正常和癌变细胞中的类型和通路不同有关。

8.3 硒与肝癌防治

江苏省启东市是我国肝癌高发区之一，据 1972～1981 年调查统计，肝癌平均发病率为 46.61 例/10 万人（年龄调整）。启东从 1982 年起进行补硒预防肝病的实验，经三年观察，结果表明：①血硒水平升高，吃硒盐后一个月检查，血硒水平上升（0.112±0.032）μg/mL，而对照组变化不大；②高发区肝癌发病率下降，对照乡都上升；③一年后，服硒组和对照组甲胎蛋白（AFP）低浓度持续阳性者转阴率分别为 83.33%和 16.67%（$P<0.001$），表明补硒对肝癌高危人群 AFP 低浓度持续阳性者的转阴具有显著的作用；④补硒乡 1987 年肝炎发病率为 4.55%，而周围对照的 6 个乡，发病率为 7.06%～14.73%（$P<0.001$）。对肝癌高危人群应用富硒盐预防原发性肝癌的实验，经六年系统观察，补硒盐乡居民肝癌发病率由 52.84 例/10 万人降为 33.05 例/10 万人，对照乡在 56.81 例/10 万人至 64.27 例/10 万人之间波动。Yu 等在启东肝癌高发区，应用硒盐及硒酵母进行预防试验。补硒乡 20847 人，1985～1992 年食用硒盐，肝癌发生率由 41.9 例/10 万人降至 14.2 例/10 万人，年平均下降值为 27.2 例/10 万人（$P<0.01$），即肝癌发生率降低了 35%，对照乡的肝癌发病率却略有上升。

此外，对高危人群（乙型肝炎表面抗原携带者）用硒酵母预防肝癌的试验中，实验组 113 人每天口服含 200μg 硒的富硒酵母片，连服 4 年，未发生 1 例肝癌，对照组 1133 人服用普通酵母片发生 7 例肝癌。统计学处理表明，两组差异显著（$P<0.05$）。在肝癌高发家族成员预防肝癌的试验中也发现连续服硒酵母片 2 年（200μg/d 硒），其肝癌发病率较服普通酵母片的对照组低 50%以上，差异极显著（$P<0.01$）。以上这些试验结果均说明，补充硒可以降低人肝癌发病率。

2003 年，汪俊之对 138 例肝病患者适用微量元素硒进行治疗，就诊者均在服用硒后 5～10 天，肝脏体积均有明显缩小，质地变软，自觉症状减轻。

体内外实验表明，硒可降低抗癌药物（如 DDP、ADM 等）的肾毒性、胃肠道毒性、心肌毒性以及血液学毒性等，又不降低抗癌活性，硒对骨髓造血功能有明显保护作用，但硒制剂不是“升血药”，它的作用是阻止白细胞的减少。临床研究证实，在化疗前后服用较大剂量的硒制剂，白细胞总数及中性粒细胞数与不用硒制剂比显著提高，这比用粒细胞刺激因子一类昂贵药物要经济得多。

腹腔化疗是目前医学上治疗腹腔恶性肿瘤以及腹腔种植性转移瘤的主要手段。亚硒酸钠具有强大抗癌效应，最大耐受剂量的亚硒酸钠可引起癌细胞形态改变、生长周期停滞、蛋白质大量降解、活性氧大量生成、数量大幅度减少，最后延长小鼠存活时间以及存活率，总体效应强于临床上的广谱抗癌药物顺铂。亚硒酸钠进入生物体后，可借助硫氧还蛋白系统（Trx）和谷氧还蛋白（Grx）偶联谷胱甘肽（GSH）系统代谢，大量产生活性氧。而癌细胞中 Trx 系统与 Grx-GSH 系统往往高表达，因此在一些体内实验中，采用腹腔化疗的方式，亚硒酸钠对种植在腹腔中的多种癌细胞表现出强大的杀伤力，且宿主无明显的毒性反应。体外实验证明，亚硒酸钠在 Trx 系统和 Grx-GSH 系统的作用下会代谢为硒纳米颗粒（SeNPs）并大量产生活性氧，而且 SeNPs 也通过两大系统代谢大量活性氧。吴喜明（2018）认为亚硒酸钠是 SeNPs 的原药，在体内大量蛋白存在的情况下，亚硒酸钠代谢为硒原子后，被蛋白迅速包裹形成 SeNPs，继续发挥抑癌效应。

8.4　小结

肝脏是人体中含硒量较多的器官。国内外均有报道，硒是动物和人的必要膳食成分，是已知的营养素中确定的与病毒感染有一定直接关系的化学元素。硒的补充降低 HBV 对肝脏的感染，能有效阻止病毒发生变异，利于患者的恢复，避免因缺硒造成迁延不愈。同时在对肝脏患者检查的过程中发现患者体内广泛存在硒缺乏的现象。而且在由病毒诱导肝癌形成过程的早晚期，硒均可起到对病毒的阻断作用。硒还可以增强机体的免疫功能，防止肝病反复。硒具有良好的解毒功能，能拮抗多种有毒重金属物质和一些有害化合物，从而减少环境中有毒物质对肝脏的伤害。硒可以提高抗氧化能力，清除自由基，加快脂质过氧化物的分解，防止肝纤维化，使肝功能可以正常行使，起到保护肝脏的作用。肝炎等慢性肝病向肝硬化、肝癌转化的过程中通常伴随着肝纤维化，抑制肝纤维化对肝硬化甚至肝癌具有重要的预防作用。硒可以降低黄曲霉素对肝脏的诱癌作用。

参　考　文　献

[1] Ali S, Prasad R, Naime M, et al. Dried peel fraction of Citrus sinensispartially reverses pathological changes in rat model of liver cirrhosis [J]. Mediterranean Journal of Nutrition & Metabolism, 2011, 4 (1): 57-67.

[2] Bjorkhem-Bergman L, Torndal U B, Eken S, et al. Selealum prevents tumor development in a rat model for chemical carcinogenesis [J]. Carcinogenesis, 2005, 26 (1): 125-131.

[3] Bray F, Ferlay J, Soerjomataram I, et al. Global cancer statistics 2018: GLOBOCAN estimates of incidence and mortality worldwide for 36 cancers in 185 countries [J]. CA: a cancer journal for clinicians, 2018, 68 (6): 394-424.

[4] Brown K M, Arthur J R. Selenium, selenoproteins and human health: a review [J]. Public Health Nutrition, 2001, 4 (2B): 593-599.

[5] Celik H A, Avdin H H, Deveci, et al. Biochemical and morphological characteristics of selenite-induced apoptosis in human hepatoma HepG2 cells [J]. Biol Trace Elem, 2004, 99 (1-3): 27-40.

[6] Chen W, Zheng R, Baade P D, et al. cancer statistics in china, 2015 [J]. CA: a cancer journal for clinicians, 2016, 66 (2): 115-132.

[7] Chiba T, Matsuzaki Y, Abei M, et al. Multivariate analysis of risk factors for hepatocellular carcinoma in patients with hepatitis C virus-related liver cirrhosis [J]. Journal of Gastroenterology, 1996, 31 (4): 552-558.

[8] Fleming J, Ghose A, Harrison P R. Molecular mechanisms of cancer prevention by selenium compounds [J]. Nutrition and Cancer, 2001, 40 (1): 42-49.

[9] Ganther H E. Selenium metabolism and mechanisms of cancer prevention [J]. Advances in Experimental Medicine & Biology, 2001, 492 (2): 119-130.

[10] Gopalakrishna R, Gundimeda U. Protein kinase C as a molecular target for cancer prevention by selenocompounds [J]. Nutrition and Cancer, 2001, 40 (1): 55-63.

[11] Hu D, Liu Q, Cui H, et al. Effects of amino acids from selenium-rich silkworm pupas on human hepatoma cells [J]. Life Sei, 2005, 77 (17): 2098-2110.

[12] Kim Y S, Milner J. Molecular targets for selenium in cancer prevention [J]. Nutrition and Cancer, 2001, 40 (1): 50-54.

[13] Lee C W, Wong L L, Tse E Y, et al. AMPK promotes p53 acetylation via phosphorylation and inactivation of SIRTI in liver cancer cells [J]. Cancer Res, 2012, 72 (17): 4394-4404.

[14] Li L, Wang H. Heterogeneity of liver cancer and personalized therapy [J]. Cancer Letters, 2015, 379 (2): 191-197.

[15] Liu L, Liao J Z, He X X, et al. The role of autophagy in hepatocellular carcinoma: friend or foe [J]. Oncetarget, 2017, 8 (34): 57707-57722.

[16] Navarro-Alarcón M, López-Martínez M C. Essentiality of selenium in the human body: Relationship with different diseases [J]. Science of The Total Environment, 2000, 249 (1-3): 347-371.

[17] Nyandieka H S, Wakhisi J. The impact of vitamins A, C, E, and selenium compound on prevention of liver cancer in rats [J]. East Aft Med J, 1993, 70 (3): 151-153.

[18] Peng S, Wang Y, Peng H, et al. Autocrine vegfsignaling promotes cell proliferation and modulates the sorafenib treatment efficacy in hepatocellular carcinoma [J]. Hepatology, 2014, 60 (4): 1264-1277.

[19] Pez F, Lopez A, Kim M, et al. Wnt signaling and hepatocarcinogenesis: molecular targets for the development of innovation anticancer drugs [J]. Hepatol, 2013, 59 (5): 1107-1117.

[20] Qi Y, Chen X, Chan C Y, et al. Two-dimensional differential gel electrophoresis/analysis of diethylnitrosamine induced rat hepatocellular carcinoma [J]. International Journal of Cancer. 2008, 122 (12): 2682-2688.

[21] Zheng R S, Qu C F, Zhang S W, et al. Liver cancer incidence and mortality in China: Temporal trends and projections to 2030 [J]. Chinese Journal of Cancer Research, 2018, 30 (6): 5-21.

[22] Scartozzi M, Faloppi L, Svegliati Baroni G, et al. VEGF and VEGFR genotyping in the prediction of clinical outcome for HCC patients receiving sorafenib: The ALICE-l study [J]. Int J Cancer, 2014, 135 (5): 1247-1256.

[23] Schrauzer G N. Anticarcinogenic effects of selenium [J]. Cellular & Molecular Life Sciences, 2000, 57 (13-14): 1864-1873.

[24] Shen H M, Yang C F, Ong C N. Sodium selenite-induced oxidative stress and apoptosis in human hepatoma HepG2 cells [J]. International Journal of Cancer, 1999, 81 (5): 820-828.

[25] Shih W L, Kuo M L, Chuang S E, et al. Hepatitis B virus X protein inhibits transforming growth factor-β- induced apoptosis through the activation of phosphatidylinositol 3-kinase pathway [J]. J Biol Chem, 2000, 275 (33): 25858-25864.

[26] Tang H, Li R P, Liang P, et al. miR-125a inhibits the migration and invasion of liver cancer cells via suppression of the P3K/AKT/mTOR signaling pathway [J]. Oncol Lett, 2015, 10 (2): 681-686.

[27] Thirunavukkarasu C, Singh J P, Selvendiran K, et al. Chemopreventive efficacy of selenium against N-nitrosodiethylamine-induced hepatoma in albino rats [J]. Cell Biochemistry & Function, 2001, 19 (4): 265-271.

[28] Tsao C M, Yan M D, Shih Y L, et al. SOX1 functions as a tumor suppressor by antagonizing the WNT/β-catenin signaling pathway in hepatocellular carcinoma [J]. Hepatology, 2012, 56 (6): 2277-2287.

[29] Valko M, Rhodes C J, Moncol J, et al. Free radicals, metals and antioxidants in oxidative stress-induced cancer [J]. Chemico-Biological Interactions, 2006, 160 (1): 1-40.
[30] Waris G, Huh K W, Siddiqui A. Mitochondrially associated hepatitis B virus X protein constitutively activates transcription factors STAT-3 and NF-κB via oxidative stress [J]. Mol Cell Biol, 2001, 21 (22): 7721-7730.
[31] Xia X M . Mechanism of the anticancer action of selenium-influence on glycolysis and its key enzyme [J]. Chinese Journal of Oncology, 1987, 9 (4): 255-257.
[32] Xie X L, Wei M, Kakehashi A, et al. 2-Amino-3-methylimidazo [4,5-f] quinoline (IQ) promotes mouse hepatocarcinogenesis by activating transforming growth factor-β and Wnt/β-catenin signaling pathways [J]. Toxicol Sci, 2012, 125 (2): 392-400.
[33] Yothaisong S, Dokduang H, Techasen A, et al. Increased activation of PI3K/AKT signaling pathway is associated with cholangiocarcinoma metastasis and PI3K/mTOR inhibition presents a possible therapeutic strategy [J]. Tumour Boil, 2013, 34 (6): 3637-3648.
[34] Youn B W, Fiala E S, Sohn O S. Mechanisms of organoselenium compounds in chemoprevention: Effects on transcription factor-DNA binding [J]. Nutrition & Cancer, 2001, 40 (1): 28-33.
[35] Yu S Y, Zhu Y J, Hou C, et al. Selective effects of selenium on the function and structure of mitochondria isolated from hepatoma and normal liver cells [J]. Proc Chin Acad Med Sci Peking Union Med Coil, 1986, 1 (2): 70-74.
[36] Yu S Y, Zhu Y J, Huang Q S, et al. A preliminary mpon of the intervention trials of primary liver cancer in high risk populations with nutritional supplementation of selenium in China [J]. Biol Trace Elem Res, 1991, 29: 289-294.
[37] Yu S Y, Zhu Y J, Li W G. Protective role of selenium against hepatitis B virus and primary liver cancer in Qidong [J]. Biol Trace Elem Res, 1997, 56: 117-124.
[38] Zhang X, Dong N, Yin L, et al. Hepatitis B virus X protein upregulates survivin expression in hepatoma tissues [J]. J Med Virol, 2005, 77 (3): 374-381.
[39] Zheng L, Yang W, Wu F, et al. Prognostic significance of AMPK activation and therapeutic effects of mefformin in hepatocellular carcinoma [J]. Clin Cancer Res, 2013, 19 (19): 5372-5380.
[40] Zhu R, Li B Z, Li H, et al. Association of $p16^{INK4A}$ hypermethylation with hepatitis B virus X protein expression in the early stage of HBV associated heptocarcinogenesis [J]. Pathol Int, 2007, 57 (6): 328-336.
[41] 陈果，李波．原发性肝癌分子信号通路及靶向药物的研究进展 [J]．现代医药卫生，2007，33 (8)：1175-1179.
[42] 崔东晓．昆布多糖纳米硒的制备及其对人肝癌细胞的生长抑制作用研究 [D]．太原：山西医科大学，2018.
[43] 邓银芝，丁俊，张家耀，等．硒-甲基硒代半胱氨酸抑制原发性肝癌大鼠肿瘤血管生成的作用及机制 [J]．中国肝脏病杂志（电子版），2018，10 (2)：88-92.
[44] 丁濂，于树玉，李文广，等．亚硒酸钠抑制鸭肝癌前病变的研究 [J]．中国医学科学院学报，1988 (2)：100-103+157.
[45] 段耀奎，曹文华，周欣，等．硒镉对裸鼠人肝癌细胞的协同影响作用 [J]．泰山医学院学报，2005 (6)：509-511.
[46] 俸家富．硒硒蛋白和硒的抗癌机理 [J]．微量元素与健康研究．2001，18 (1)：70-72.
[47] 高艳芳，欧阳璐，胡恭华．信号转导通路与肝细胞癌发生机制的研究进程 [J]．赣南医学院学报，2018，38 (1)：80-83.
[48] 顾公望．肝癌防治研究 [M]．上海：上海科学技术出版社，1991.
[49] 韩力，刘琳．靶向 VEGF/VEGFR 路径治疗肝细胞癌的临床研究进展 [J]．东南大学学报（医学版），2017，36 (2)：266-270.
[50] 李文广，邵龙．硒阻断黄曲霉毒素 B1 诱发大白鼠原发性肝癌实验 [J]．中华预防医学杂志，1987，21 (1)：11-22.
[51] 李文广．硒预防原发性肝癌的研究进展 [J]．广东微量元素科学，1995 (7)：1-3.
[52] 凌娜，王帆，宋冬雪，等．硒化卡拉胶联合表阿霉素体内对 H22 肝癌小鼠抗肿瘤与抗氧化作用的研究 [J]．中国海洋药物，2016 (6)：56-61.
[53] 刘尧，王长振，刘明华，等．VEGF/VEGFR 信号转导通路在肝癌靶向治疗中的研究进展 [J]．中国免疫学杂志，2013，29 (1)：97-101.
[54] 宁力．硒蛋白 P 凋亡功能结构域的确定及其突变体诱导人肝癌细胞 BEL-7204 凋亡的初步研究 [D]．西安：第四军

医大学，2004.
[55] 史传兵，卢航青，郑杰．硒-甲基硒代半胱氨酸对肝癌 HepG2 细胞的抑制作用 [J]. 中国临床药理学与治疗学，2006，11（3）：286-291.
[56] 汪俊之．微量元素硒治疗肝病 138 例的探讨 [J]. 广东微量元素科学，2003，10（6）：32-33.
[57] 王智．硒-甲基硒代半胱氨酸诱导肝癌 SMMC-7721 细胞株的凋亡及机制探讨 [J]. 江苏医药，2012，38（11）：1263-1266.
[58] 魏振利，戴灵．硒-甲基硒代半胱氨酸诱导肝癌 HepG2 细胞凋亡作用 [J]. 中国肿瘤，2006，15（6）：409-411.
[59] 吴疆，周振华，孙学华，等．HBV 细胞模型研究进展 [J]. 临床肝胆病杂志，2015，31（7）：1168-1172.
[60] 肖天利，袁爱力，刘为纹．硒对二乙基亚硝胺诱发大鼠肝癌生长的抑制作用的观察 [J]. 第三军医大学学报，1997（3）：254-256.
[61] 杨建青，吕新生．HBx 在肝细胞癌发生发展中的作用机制 [J]. 中国普通外科杂志．2008，17（3）：277-279.
[62] 于树玉，诸甄君，刘秋燕，等．硒对艾氏腹水癌生长的抑制作用及对癌细胞线粒体呼吸及氧化磷酸化的影响 [J]. 中华肿瘤杂志，1993，5（1）：8-11
[63] 张忠诚，戴承功，刘学沂．微量元素与病毒性肝炎 [J]．广东微量元素科学，2002，9（1）：10-12.
[64] 赵洪进．富硒麦芽对二乙基亚硝胺诱发大鼠肝癌的影响及其机制研究 [D]. 南京：南京农业大学，2005.
[65] 郑岩松，吕新生，曾永毅，等．乙肝病毒 X 基因对肝癌细胞表达 RhoC 的影响 [J]. 中国普通外科杂志，2006，15（12）：923-926.
[66] 陈陶阳，姚红玉，倪正平，等．HBsAg 携带者补硒后影响肝癌发生的实验流行病学研究 [J]. 肿瘤，2006，26（12）：1085-1087.
[67] Combs GF，Lü JX. Selenium as a cancer preventive agent [J]. Selenium（Chapter 22）．2006，249-264.
[68] 杨容甫，冯公侃，梅承恩．原发性肝癌患者的血硒水平 [J]. 实用癌症杂志．2000（3）：279-280.
[69] 刘为纹，杨冬华．硒、肿瘤、肝病、肝癌 [J]. 临床肝胆病杂志，1987，3（1）：8-10.
[70] 王志新．肝炎、肝硬化、肝癌患血硒变化的临床意义 [J]. 微量元素与健康研究，1994，11（3）：15-16.
[71] 崔晞，姜会敏，孙淑爱，等．硒与原发性肝癌、肝硬化的相关性研究 [J]. 中国肿瘤临床，1990，17（4）：247-248.
[72] 尹居鑫，李祖宏，牟颖，等．具有谷胱甘肽过氧化物酶活力的含硒三肽 [J]. 高等学校化学学报，2016，37（7）：1302-1306.
[73] 陈婷，郑至嘉，许改霞，等．硒化镉/硫化锌量子点对 HepG2 细胞增殖和凋亡相关蛋白的影响 [J]. 癌变・畸变・突变，2017，29（1）：18-22.
[74] 吴喜明．亚硒酸钠基于 H22 肝癌腹水模型的治疗效果及纳米硒转化研究 [D]. 合肥：安徽农业大学，2018.

第9章　硒与食管癌

食道癌又叫食管癌（esophageal cancer，EC），是发生在食管上皮组织的恶性肿瘤，占所有恶性肿瘤的2%。从组织学上划分，EC可分为食管鳞状细胞癌（esophageal squamous cell carcinoma，ESCC）和食管腺癌（esophageal adenocarcinoma，EAC），两者流行病学特征差异明显。西方国家EAC发病率高于ESCC，我国以ESCC为主，占90%以上。中国是食管癌发病率和死亡率最高的国家。

9.1　食管癌的流行病学概述

9.1.1　发病率与死亡率

食管癌是全球第六大癌症死亡原因。食管癌有两种不同的组织学类型，即食管鳞状细胞癌和食管腺癌，具有不同的地理、人口分布及危险因素。国际癌症研究机构（International Agency For Research On Cancer）的数据表明，ESCC约占EC病例的88%，大多数发生在经济不发达地区。ESCC发病率最高的地区出现在东亚至中亚，以及沿大裂谷的非洲印度洋海岸。公认的ESCC热点地区存在于明确界定的区域内，包括中国林县、伊朗的格列斯坦省、肯尼亚西部和南部的马拉维、南非的东开普省、法国的卡尔瓦多斯省、巴西南部和乌拉圭。

我国是食管癌高发国家，每年新发病例25.9万例，死亡21.1万例，发病率与死亡率均占世界的一半以上，在我国超过90%的食管癌为鳞癌，严重地威胁人们的健康和生命。目前，手术是治疗食管癌的主要手段，但局部晚期食管癌患者单纯手术切除的5年生存率仅为20.64%～34.00%。

世界卫生组织下属国际癌症研究机构（IARC）于2018年9月发布的2018年最新全球癌症统计数据《全球癌症报告》（Bray F，2018）指出，据估计，全世界2018年食管癌有近57.2万个新增病例和50.9万个死亡病例，发病人数约占癌症总发病人数的3.2%，死亡人数约占癌症总死亡人数的5.3%。其在全球总人口两性（男性和女性）癌症发病率中排名第7（发病率3.2%），死亡率中排名第6（死亡率5.3%）；全球总人口男性的癌症发病率和死亡率排行分别位列第7（4.2%）和第6（6.6%）；全球总人口女性的癌症发病率较低，但死亡率位列第9（3.6%）。

2018年3月，国家癌症中心发布的中国癌症数据显示：2014年食管癌在全国人口两性（男性和女性）癌症发病率中排名第6（发病率18.85例/10万人），死亡率排名第6（死亡率9.90例/10万人）；在全国男性癌症发病率中排名第5（发病率26.46例/10万人），死亡率排名第4（死亡率19.92例/10万人）；在全国女性癌症发病率中排名第8（发病率10.85例/10万人），死亡率排名第6（死亡率8.00例/10万人）。农村地区食管癌的死亡率显著高于城市地区，男性的发生率和死亡率均显著高于女性。尤其45岁以后，食管癌的死亡率增加。地理分析表明：中国食管癌的死亡率，东部高于南部，中部高于东北部。

9.1.2 病因

食管癌是消化系统中最常见的恶性肿瘤之一，具有高发病率、高侵袭性以及预后差等特点。食管鳞状细胞癌是一种在亚洲人口中最为常见的食管癌类型，通常患者都会出现吞咽困难、体重骤减等一系列症状，给患者带来巨大痛苦。目前认为食管癌的发生、发展是多种环境因素和宿主基因组相互作用并经长时间阶段演化的结果。

9.1.2.1 生活饮食习惯与食管慢性刺激

（1）亚硝胺类化合物

亚硝胺类化合物是已被公认的一种强致癌物质。现已证实约十多种亚硝胺能诱发动物的食管癌，包括甲基苄基亚硝胺（NMBAR）、肌氨酸乙酯亚硝胺（NSAR）、亚硝基吡咯烷（NPyr）和亚硝基哌啶（NPip）、*N*-3-甲基丁基-*N*-1-甲基丙酮基亚硝胺（NAMBNA）等。亚硝胺及其前体物广泛分布于环境中，通过饮水和食物进入人体。食物、化妆品、啤酒、香烟中都含有亚硝胺。近几年研究发现，食管癌高发区河南林县、河北磁县和涉县、广东汕头、山西垣曲和阳城的饮水中，硝酸盐的含量明显高于低发区。研究表明从膳食中摄入亚硝胺的量与食管癌的发病率呈正相关。例如，对林县人群胃液中总亚硝胺含量进行测定发现，男性胃液中其含量平均为24.93μg/L，而女性为20.51μg/L，男性高于女性18%，这和林县食管癌发病率的男女比例吻合。林县人胃液中亚硝胺的含量和受检者食管上皮的病变、正常轻度增生、重度增生和癌变呈明显正相关。动物实验证明，亚硝胺能诱发动物食管癌，而阻断胺类的亚硝基化合物能预防食管癌的发生。目前认为与食管癌有关的两种致癌食物，一种是含有亚硝胺类化合物的食物，另一种是含有真菌毒素的食物，前者主要是见于腌制的食物里（如酸菜和熏腊食品），后者则主要见于霉变的食物。亚硝胺类化合物和真菌毒素都是很强的致癌物，长期进食这两种食物，会让食管癌的发病率大幅度提高，另外，两种致癌物还具有协同作用，比如真菌能促进亚硝胺的合成，常常与亚硝胺协同致癌。

（2）吸烟

西方学者多认为吸烟可能是食管癌发生的主要因素。通过流行病学调查发现一些食管癌高发区居民吸烟相当普遍，一些地区居民不吸烟，食管癌则很少见。如嗜好吸黑檀叶烟和咀嚼萎叶的人群中，食管癌发病率高，而无此嗜好的人群中食管癌则很少见，故认为嗜烟可能是食管上段癌和中段癌发病率高的原因。但国内既往的流行病学调查却没有发现吸烟与食管癌发生存在密切联系。现在看来既往这些研究绝大部分来自食管癌局部高发区，且仅局限于农村人口。近年来我国学者同时对高发区、低发区以及城市、乡村食管癌进行了大量流行病学调查，多数仍认为吸烟可能也是我国食管癌发生不可忽视的促癌因素。许多研究表明烟草是一种致癌物质，其对人体的危害是多效应的，烟草中的致癌物质有可能随唾液或食物下咽到食管或吸收后作用于食管引起癌变。现已发现香烟的烟和焦油含有多种致癌物，如苯并芘等多环芳烃、环氧化物、内酯、过氧化物及卤醚等，并且还含有多种亚硝基化合物如亚硝基吡咯烷、二甲基亚硝胺、亚硝基去甲烟碱或亚硝基新烟碱。此外烟雾中还有大量 NO、NO_2 和烃类反应生成的烷类和烷氧自由基，这些成分可直接攻击细胞的脂肪、蛋白质和核酸等成分，造成细胞损伤，引起癌变。

(3) 饮酒

有人认为酒本身可能并不直接致癌，但有促癌作用。酒精可以作为致癌物的溶剂，促进致癌物进入食管，造成食管黏膜损伤，为食管癌的发生创造条件。国内外一些研究发现，有些酒中可能有亚硝胺、多环芳烃、酚类化合物等，这些污染物质可能会增强酒精对食管黏膜的损害。国外学者通过大量流行病学调查发现，许多食管癌患者有大量饮酒史，认为饮酒和吸烟均是食管癌的风险因子，会促使突变细胞数量增加，重度饮酒和吸烟似乎会加速突变的积聚过程。因此，食道癌患者是必须忌烟酒的。

另外的一些饮食习惯也与食管癌关联。食物到达胃腔必须要经过食管，食管具有一定的弹性，并且最里面是黏膜上皮层又薄又软，容易和食物摩擦，很容易受到食物的多种刺激。在高发区的病因调查发现食管癌患者有进食粗、糊等食物，进食速度过快，喜喝热饮料的习惯，这些因素损伤了食管上皮，增加了致癌物的敏感性。多数研究表明，热食是食管癌的发病因素之一。在我国食管癌高发区中，许多居民和患者都有好吃热食的习惯。研究者测量了高发区居民进食时碗内食物的温度，发现可高达 70～80℃，最高为 80～88℃。有报道用 75℃热水灌饲小鼠，即可发现上皮细胞变性，黏膜炎症和细胞核酸代谢受影响，有可能促使食管发生癌变。也有报告认为进食过快、食物粗糙、蹲位进食及好饮浓茶、三餐不定时等与食管癌有关。

(4) 食管慢性刺激

食管癌是出现在食管上皮组织中的恶性肿瘤，而食管炎则泛指食管黏膜浅层或深层组织由于受到刺激或损伤，食管黏膜出现水肿和充血等，引发一些炎症反应。食管癌与食管炎虽然都是消化系统疾病，但它们的临床症状却不同，临床上，很多食管癌患者，都错把食管癌症状误认为是食管炎，从而错过了最佳治疗时机，严重者甚至危及生命。食管癌典型的症状为进行性咽下困难，先是难咽干的食物，继而是半流质食物，最后水和唾液也不能咽下。食管炎的症状主要以“烧心”，吞咽疼痛、困难及胸骨后疼痛居多。当食管炎严重时可引起食管痉挛及食管狭窄，吞咽食物感到“发噎”，甚至呕吐。一般食管炎出血较轻微，但也可能引起呕血或黑便（柏油便）。食管炎和食管癌关系十分密切，食管炎往往比食管癌早发 10 年左右。在食管癌早期，多数患者无明显症状，会有吞咽不适或者胸骨后不适感，此时的症状通常是间断出现，缓慢加重，有些可以持续数年，很容易被忽视。当病情发展到进展期时，主要体现为进行性吞咽困难，在短期内持续进行加重，多为 2～6 个月，这是食管癌最典型、最常见的症状。一些致病因素都会造成对食管的刺激，长期反复刺激会进一步导致食管黏膜病变。研究发现，某些食管病变，如食管贲门失弛缓症、慢性食管炎、食管良性狭窄和食管黏膜白斑病等的食管癌发病率高，表明慢性刺激所引起的慢性损伤和炎症在食管癌的发病中起一定作用。

9.1.2.2 微生物的作用

(1) 真菌

通过多次对食管癌高发区林县、阳城、磁县、盐亭、南溴和新疆等地进行流行病学调查，发现粮食、酸菜及霉变食物中某些真菌及其代谢物是引起食管癌的重要危险因素。例如黄曲霉毒素B1的致癌作用已得到公认。林县食物常被串珠镰刀菌、互隔交链孢霉、圆弧青霉、白地霉、黄曲霉等污染。这些真菌不仅能将硝酸盐还原成亚硝酸盐，还能分解蛋白质，增加食物中胺含量，促进亚硝胺的合成。

(2) 病毒

病毒在食管癌发病中的作用也引起了国内外学者的重视。目前研究的病毒主要为人乳头状瘤病毒（HPV）和EB病毒（EBV）。HPV感染与宫颈癌发生的关系已被公认。研究发现，食管也是HPV感染的好发部位。有学者认为，HPV-DNA可以整合到食管癌组织DNA中，进而引起基因异常，参与肿瘤发生与发展。也有学者认为，HPV可能通过减少局部的淋巴细胞，破坏机体局部的免疫监视系统，并与其他致病因素协同作用进而导致食管癌的发生。但陆士新等运用分子杂交和多聚酶链式反应等方法，未能在林县食管癌及癌旁组织中检出HPV-DNA。

(3) 幽门螺旋杆菌

幽门螺旋杆菌是胃溃疡的直接病原，是胃癌的可疑病因。但是，有研究发现在胃感染幽门螺旋杆菌的同时，食管黏膜也有幽门螺旋杆菌感染。有人调查59例食管癌手术标本发现食管上段幽门螺旋杆菌感染率为67.8%，中段100%，下段91.4%，与对照组的28.7%对比，差异有统计学意义。

9.1.2.3 饮食与营养

饮食方面，Meta分析显示多吃水果能使食管腺癌发病率降低27%，多吃蔬菜也能使其降低24%，多吃水果和蔬菜能使之降低32%。水果和蔬菜含有多种潜在抗癌物质，如维生素、矿物质、纤维和其他植物化学物质，可以抑制炎症的产生，防止氧化应激，同时能抑制细胞的增殖或促进细胞凋亡。食管癌的发生通常涉及细胞DNA的损伤。研究显示某些维生素（如维生素E和维生素C）、类胡萝卜素和矿物质（如微量元素硒）能抑制自由基对DNA的氧化损伤，降低自由基对细胞膜的伤害，防止脂质过氧化反应。

营养学方面，Meta分析显示补充β胡萝卜素和维生素C可使食管腺癌的发病率分别降低54%和51%。补充维生素E也能降低食管腺癌的风险，但是不同实验的研究结果差异较大，其降低食管腺癌的风险从10%～87%不等。之前的研究报告显示补充适量叶酸降低30%～52%的食管腺癌的发病风险。一项针对爱尔兰人的病例对照研究显示补充适量维生素B_6减少了60%食管腺癌的风险，但是补充B_{12}可使食管腺癌的风险增加近4倍。

微量元素方面，澳大利亚和爱尔兰的病例对照研究均表明硒的摄入使食管腺癌的风险降低15%～20%。荷兰的病例对照研究通过考察趾甲中硒的水平和食管腺癌的发病率得出硒能使食管腺癌的风险降低24%。膳食中锌摄入不足有可能增加食管鳞癌的风险。

另外，饮食结构和方式也是食管癌的影响因素。糖（或碳水化合物）摄入量过高将使食管腺癌的发病风险增加62%。长期食用含有高碳水化合物的食物可能导致慢性高血糖和高胰岛素血症。肉的长期大量摄入也与食管腺癌的发病率呈正相关，尤其是食用熏制和高温烧烤的红肉。红肉中的铁和脂肪均是诱导食管腺癌发生的危险因素。研究发现红肉中的血红素铁能使食管腺癌的发病率增加47%～211%，这可能与铁能诱导体内氧化应激的发生有关。此外熏制和高温烧烤使红肉中的亚硝酸盐/硝酸盐、杂环胺和多环芳烃等致癌物质显著增加，这进一步增加了食管腺癌的发病风险。多吃鱼被发现能降低食管腺癌的发生（大概能降低14%）。长期饮食过烫会造成食道局部的炎症和热刺激，也可能是食管癌发生的促进因素。

9.1.2.4 肥胖与巴雷特食管症

巴雷特食管症（Barrett's esophagus）是诱导食管腺癌发生的一个重要因素，同时也是食管腺癌的癌前病变。肥胖可使腹内压增高，引起胃食管反流，频发的反流反复刺激食管黏膜而导致食管上皮细胞慢性损伤，引起巴雷特食管症。据统计，有2%～4%的巴雷特食管症患者一生中有可能发生食管腺癌。有研究认为，胃食管反流病患者反流液中的牛黄胆酸、鹅胆酸属于内源性二级胺，能够与胃液中的亚硝酸盐反应生成致癌物亚硝胺，从而导致食管、贲门、胃等部位的肿瘤发生。

9.1.2.5 消化道微生物群

有研究在食管活检中发现链球菌、普氏菌和韦永氏球菌属是食管中最普遍的菌属。研究人和小鼠食管癌组织样本发现，食管癌组织上大肠杆菌和肺炎链球菌的数量明显增加。有学者将食管微生物群分为两个亚型：Ⅰ型微生物是以链球菌为主，这代表了食管正常的微生物群体；而在Ⅱ型微生物群中，革兰氏阴性厌氧菌占主导地位，这些细菌可诱导巴雷特食管症、食管炎和食管癌。消化道微生物群紊乱和食管鳞状上皮发育不良有显著的联系，食管鳞状细胞发育不良是食管癌前重要的病变。

9.1.2.6 基因突变

随着细胞遗传学和分子遗传学的发展，很多学者从基因和染色体水平对食管癌的发生进行了深入研究，发现在食管癌肿瘤细胞中TP53、p16/MTS-1、细胞周期蛋白D1或Rb基因都有不同程度的异常表达，这些抑癌基因的突变或杂合性缺失，影响了食管上皮细胞的正常生长发育，导致细胞在分化过程中异型性增加，引起细胞癌变。血管内皮生长因子（VEGF）在调控血管生成中起重要作用。研究表明，20%～70%的食管癌存在VEGF的表达，并且与食管癌浸润深度、肿瘤分期、静脉侵入、淋巴细胞浸润及淋巴结转移相关，提示VEGF在食管癌发生中起重要作用。

综上所述，导致食管癌发生的因素是多种多样的，既有先天因素，如基因突变和基因多态性，又有后天的因素，如吸烟、酗酒和不健康的饮食。因此，在日常生活中，人们应该尽可能养成好的生活习惯，以减小食管癌的发病风险。

9.1.3 发病机制

近年来随着研究的深入，人们已逐渐认识到肿瘤的本质是细胞基因组本身的改变，特别是癌基因、抗癌基因及其相互关系的改变。正常情况下，癌基因和抗癌基因处于平衡之中，癌基因以其前身物原癌基因存在于细胞之中，并通过编码生长因子、酪氨酸激酶或激素受体等参与细胞的生长和增殖，而抗癌基因则可能对细胞的生长和增殖起一种调控作用。当机体受到外界环境致癌因素的作用后，癌基因和抗癌基因之间的平衡被打破，表现为癌基因激活或抗癌基因失活，从而使细胞处于一种不受控制的生长状态，出现生长加快，接触抑制性丧失等一系列肿瘤细胞的表型特征。对整个癌变过程，通常人为地将其分为启动（initiation）、促进（promotion）和进展（progression）三个阶段。正常细胞处于生长与调控的平衡状态，必须给予较强的刺激才能启动细胞进入癌变过程，而启动的细胞一旦进入癌变过程，由于启动因素的继续作用（如激活的癌基因等），细胞将很容易沿着癌变过程逐步走向恶性状态。至于遗传因素的作用，可能是使正常食管上皮细胞在出生前即发生抗癌基因（如 Rb 和 p53 等）的杂合丢失，出生后由于环境因素作用使抗癌基因的另一条等位基因也失去功能。同时，由于环境因素的作用，使得细胞中的原癌基因被激活（如 H-ras、c-myc、EGFr、hst-1、int-2 等）。这样，在抗癌基因失活和癌基因激活的共同作用下，正常食管上皮细胞癌变为恶性细胞。如果无遗传背景的影响，正常细胞必须经过两次打击（two-hit）才能发生两个等位的抗癌基因的功能全部丧失，因此，非高癌家族成员食管癌的发病率要比高癌家族成员低，因为受到两次攻击的机会少。

近年来，全基因组相关性分析的发展使得人们发现多种基因的突变与食管癌的发生、发展有关。有研究对比 1852 例巴雷特食管组织样本和 5172 例正常食管组织样本发现，在染色体 6p21 位于 HLA 基因和染色体 16q24 靠近 FOXF1 基因有明显差异。Levine 等（2013）对比 1633 例含巴雷特食管症、食管腺癌的组织样本和 3209 例正常食管组织样本发现，染色体 19p13 靠近 CRTC1 基因、染色体 9q22 位于 BARX1 基因和染色体 3p13 位于 FOXP1 基因有明显差异。此外还有研究显示，GDF7（rs3072）基因和 TBX5（rs2701108）基因的变异增加了食管腺癌的风险。Jia 等（2015）通过对 360 例来自中国汉族人群食管癌样本和 310 例正常食管样本的全基因组相关性分析发现染色体 10q23（rs2274223）位于 PLCE1 基因，染色体 6p21（rs10484761）靠近 UNC5CL 基因，染色体 16q12（rs47 85204）位于 HEATR3 基因，染色体 22q12（rs4822983 和 rs738722）位于 CHEK2 基因的突变和食管癌的发生有显著联系。异常的 DNA 甲基化通常涉及肿瘤的发生和发展。一方面抑癌基因启动子区高甲基化将抑制抑癌基因的表达；另一方面致癌基因启动子区低甲基化将导致致癌基因的过度表达。DNA 甲基化主要发生在 CG 二核苷酸（CpG 位点）的胞嘧啶残基，含有丰富的 CpG 位点的基因组区称之为 CpG 岛。一项针对 250 例样本（包括 125 例食管腺癌、19 例巴雷斯特食管症、85 例食管鳞癌和 21 例正常食管组织）的全基因组分析得出食管腺癌中基因的甲基化位点和甲基化程度与巴雷特食管症类似，但不同于食管鳞癌。食管腺癌和巴雷特食管症中基因的甲基化位点主要发生在 CpG 岛区域，总共有 18575 个 CpG 位点（涉及 5538 个基因）甲基化水平异常，60%的甲基化异常影响到了基因的表达水平。这些甲基化水平异常的基因调控细胞黏附、TGF 和 Wnt 信号通路、染色体分离和纺锤体形成等。这些过程在肿瘤发生中起了重要作用。日本的一项研究发现，在日本人食管癌组织基因中胞嘧啶脱氧核苷酸替换为胸腺嘧啶脱氧核苷酸，即所谓的 C 替换为 T，和胞嘧啶脱氧核苷酸替换为鸟嘌 呤脱氧核苷酸或胸腺嘧啶脱氧核苷酸，即所谓的 C 替换为 G/T，均非常普遍。前者主要出现在 CpG 标记部位，后者则主要出现在 APOBEC 标记部位。同时此研究还发现众多突变出现在细胞周期的调控基因（如 TP53、CCND1、CDKN2A 和 FBXW7）、表观遗传基因（MLL2、EP300、CREBBP 和 TET2）、Notch 信号调控基因（如 Notchl 和 Notch3）、Wnt 信号调控基因（FAT1、YAP1 和 AJUBA）和受体酪氨酸激酶调控基因（如 PIK3CA、EGFR 和 ERBB2）中。其中，最常见的突变出现在 TP53，在 93.1%的食管癌患者中存在基因突变，其次依次为 Notch1（18.6%）、MLL2（18.6%）、NFE2L2（16.7%）、ZNF750（16.7%）、FAT1（14.6%）、PIK3CA（10.4%）、EP300（8.3%）、CDKN2A（8.3%）、CREBBP

(7.6%)、Notch3(7.6%)、TET2(6.3%)、FBXW7(5.6%)、TGFBR2(5.6%)和AJUBA(4.2%)。

9.2 硒与食管癌的关系研究

9.2.1 流行病学实验

流行病学研究表明，微量元素硒的缺乏与消化道肿瘤发病有关，但关于硒及其他微量元素在食管癌中的研究甚少。Virtoma等(1987)经过9年随访研究血硒浓度与患癌风险的关系，认为硒能降低致癌物质的诱癌性，选择性地抑制癌细胞，并对机体遗传物质有保护作用。硒在一定剂量范围内对体液免疫、细胞免疫以及非特异性免疫都具有一定促进作用。Jaskiewicz(1988)对南非人群中食管癌发病率呈高、中、低三种情况进行了调查，对五个地区183例患者(包括高发区96例、中等发病地区30例和低发区57例)进行了血硒、磷、镁、钙、钾、钠、铜、锌等浓度的测定，以了解上述各种微量元素，特别是硒与食管癌和癌前期病变的关系，结果表明：在南非食管癌高、中等发病区血硒浓度分别为(71±8)ng/mL、(58±12)ng/mL和(69±13)ng/mL，明显低于食管癌低发区(114±18)ng/mL($P<0.0005$)，且与年龄、性别无关。而其他微量元素无明显差异。有食管癌家族史而细胞学检查无癌前病变者血硒浓度明显低于无食管癌家族史者($P<0.0025$)。食管细胞学检查显示有癌前期病变或癌变者，血硒水平低于无上述病变者。在食管癌高发区和中等发病区有癌前期病变及癌变者，血硒水平明显低于无上述病变者($P<0.005$)。血硒浓度和食管细胞学检查异常程度呈负相关，食管细胞学检查呈中等度及重度异常增生和癌变者，血硒水平最低，其他微量元素与食管细胞学之间无明显相关。有家族史者及食管细胞学检查是癌前期病变或癌变者血硒水平明显降低，且与食管黏膜病变异常呈负相关。血硒浓度低下是引起食管癌的原因，虽尚未肯定，但揭示了低水平硒与食管癌癌前病变之间的伴随关系，提示硒在食管癌病因学上有重要作用。

张羽捷(2002)研究发现食管癌患者抗氧化酶活性及抗氧化元素硒水平明显低于对照组，证明食管癌患者抗氧化体系受到严重损伤。当手术成功，瘤体切除彻底、无转移的患者术后抗氧化酶及硒水平明显升高，且接近正常水平。

中国是食管癌的高发国家，且大部分病例以食管鳞癌为主。虽然在食管鳞癌的诊断和治疗上取得了不少进展，但其预后依然很差，5年生存率很低。流行病学调查发现，不同地区环境中的发硒水平及人体内硒水平与食管癌发病率或死亡率呈负相关，提示低硒可能是食管癌的致病因素之一。河南省林州市是食管癌高发区。在林州开展的流行病学调查发现，血清硒水平与食管癌及胃癌的发生风险和死亡率呈负相关，并且硒化合物能够逆转食管鳞状上皮的轻度不典型增生(Mark et al.，2000；Wei et al.，2004；Limburg et al.，2005)。流行病学和人群营养干预研究表明硒具有抗食管鳞癌的作用。有研究表明：发硒含量可能与食管癌发病有关，癌症病例体内的硒含量水平显著低于对照组；人体内硒含量，不仅与环境、年龄以及性别有关，而且受膳食结构和居民生活方式的影响。发硒能反映膳食和机体内硒含量，可作为机体硒是否缺乏的营养指标。杨春艳(2006)对食管癌高发区林州市和低发区禹州市居民发硒含量进行分析，认为机体中低硒可能是造成两地食管癌发病率差别的原因之一。同时认为男性体内所消耗硒的量高于女性，所以男性和女性同时缺硒时，男性比女性易发生癌变。

磁县位于河北省南部，是食管癌高发区，1980 年公布该地区中国标化死亡率男性为 132.08 例/10 万人，女性为 67.89 例/10 万人。张秀兰等（1998）对磁县居民的血清硒、铜、锌水平进行分析，并与当地食管贲门癌及重症患者做比较，结果提示硒、铜、锌在食管癌的发生、发展及预防、治疗和诊断中可能发挥重要作用。王朝俊等（1998）用荧光法检测了四川省食管癌高、中、低发地区正常人群和高发区食管癌患者发硒含量，结果显示三个不同地区的发硒含量有显著差异，而高发区正常人群和食管癌患者间无明显差异。结合四川省情况认为，硒相对不足可能是食管癌的发病因素之一。林英等（1996）研究玉米中硒含量及发硒含量对食管癌发生、发展的影响，结果为食管癌高发区玉米的硒含量高于低发区玉米的硒含量，有显著性意义。食管上皮细胞轻度增生、重度增生、食管癌患者发硒含量与正常人发硒含量的比值分别为 0.8609、0.7384、0.6812，有显著性意义。结果提示：食管癌患者体内硒含量下降的原因可能是食管癌的发展。

20 世纪 80 年代末的一项研究发现，扬中市居民上消化道癌死亡率的不同地理分布与血硒水平呈负相关，食管癌及胃癌患者、患癌家庭成员血硒水平尤为低下。随后开展了一项加硒食盐干预研究（王明荣等，1995），经 5 年观察，硒盐区恶性肿瘤死亡率下降明显，与对照区相比有统计学差异。后来发现土壤硒含量与胃癌、肝癌发病率呈负相关（王建明等，2003），提示地质条件的差异可能是上消化道癌分布具有地区聚集性的一个重要原因。这也解释了食管癌呈区域点状分布的发病特征。

梁钢等（2017）研究了食管癌、胃癌及结直肠癌肿瘤组织、癌旁组织中硒元素含量及硒结合蛋白 1（selenium binding protein 1，SBP1）的表达。通过收集山西医科大学第一医院经手术切除的食管癌、胃癌、结直肠癌组织及相应的癌旁组织各 30 例，采用原子吸收光谱法检测各组织中硒元素的含量，Western blot 检测 SBP1 蛋白的表达，分析 SBP1 的表达量与患者临床病理特征之间的关系。结果发现，与癌旁组织相比，食管癌、胃癌及结直肠癌癌组织中硒元素含量明显降低，SBP1 的表达量显著下调，差异有统计学意义（$P<0.05$）；食管癌中 SBP1 蛋白的表达在不同性别、年龄、分化程度、TNM 分期及淋巴结转移的患者中无显著差异（$P>0.05$）；胃癌及结直肠癌中 SBP1 在 TNM 分期Ⅲ＋Ⅳ及淋巴结转移组织中的表达显著低于 TNM 分期Ⅰ＋Ⅱ及淋巴结无转移的患者，差异有统计学意义（$P<0.05$）；SBP1 蛋白的表达在不同性别、年龄、分化程度的胃癌及结直肠癌患者中无显著差异（$P>0.05$）。结论：硒元素及 SBP1 在食管癌、胃癌及结直肠癌组织中下调，SBP1 的低表达可能与胃癌、结直肠癌的进展及预后相关。

9.2.2 动物实验

硒为人体必需的微量元素，实验发现硒可以阻止化学致癌物的诱癌作用。国内学者于 1983 年证明，1μg/mL 的亚硒酸钠能有效地抑制体外培养的食管癌细胞分裂和增殖，而对正常的人胚肺细胞则无影响，这也说明了癌细胞和正常细胞对硒的反应不同。王朝俊等（1988）用甲基戊基亚硝胺诱发大鼠食管瘤的同时，给大鼠长期饮用含亚硒酸钠的自来水溶液，结果显示亚硒酸钠对大鼠食管黏膜的增生、癌前及癌病变均具有明显的阻断作用。肖慧娟等（2008）观察了硒、锌单独和联合作用对人食管癌细胞株 Eca109 生长增殖的影响。采用不同浓度硒、锌培养液培养人食管癌细胞株 Eca109，以人正常肝上皮细胞株 HL7702 为对照，采用 MTT、3H-TDR 掺入实验及流式细胞术研究不同浓度硒、锌对两株细胞生长增殖的影响。结果：高浓度硒（0.3μg/mL）、锌（3.5μg/mL）抑制 Eca109 细胞增殖，且二者联合作用比单独作用强（$P<0.05$）；0.3μg/mL 硒引起癌细胞 S 期阻滞，作用不明显（$P>0.05$），而 3.5μg/mL 锌引起 G_1 期癌细胞显著增加（$P<0.05$），二者联合使其出现 G_1 期阻滞，并都促进细胞凋亡，联合作用强于单独作用（$P<0.05$）。结论：高浓度硒、锌抑制人食管癌细胞株 Eca109 生长增殖，且二者联合作用比单独作用强；该联合作用对人正常肝上皮细胞株可能有一定毒性作用；细胞生长周期改变、促进细胞凋亡可能是硒、锌抑制食管癌细胞生长增殖的机制之一。2012 年，肖慧娟等观察了不同剂量硒、锌灌胃大鼠血清对人食管癌细胞株 Eca109 生长增殖的影响。具体方法：将 SD 大鼠随机分为 7 组（基础饲料组、低硒组、高硒组、低锌组、高锌组、低硒低锌组、高硒高锌组），每组 8 只，喂养 30 天后取大鼠血清培养人食管癌细胞株 Eca109 和人正常肝上皮细胞株 HL7702；用 AAS 法分别测定各组大鼠血清硒、锌；采用 MTT 法、3H-TDR 掺入实验研究不同浓度硒、锌灌胃大鼠血清对两株细胞生长增殖的影响。研究结果：①基础饲料组血清硒、锌水平最低，高锌组血清锌最高；高硒高锌灌胃组大鼠血清硒水平最高，低硒低锌灌胃组血清硒水平次之，均明显高于基础饲料组；而此两组大鼠血清锌与基础饲料喂饲组大鼠血清锌水平差异无统计学意义（$P>0.05$）。②与小牛血清对照组相比，只有高硒高锌灌胃组大鼠血清从第 72h 起抑制癌细胞生长（$P<0.05$），其余各组均促进食管癌细胞的生长；且该组大鼠血清也抑制肝细胞生长（$P<0.05$）。③高硒高锌灌胃组大鼠血清明显抑制食管癌细胞 DNA 合成（$P<0.05$），其余各组与对照组作用相近，但该组对肝细胞 DNA 合成的抑制作用也最强。结论：硒、锌在吸收、代谢等方面可能存在相互抑制作用；血清硒、锌含量较低会促进人食管癌细胞的增殖，而增加硒、锌的摄入可提高血清硒、锌的含量且可能抑制癌细胞的增殖。

随着对微量元素硒的生物作用认识的不断深入，发现有机硒化合物尤其是甲基化硒，既有更强的抗肿瘤作用，又有比无机硒酸盐更低的毒性，因此其作为药物的研究开发越来越受到重视。硒-甲基硒代半胱氨酸（MSC）作用较温和，在表现出较强生长抑制作用的同时，细胞毒性作用不明显，即使浓度为 8.0μg/mL，作用 48h，仍未见明显的细胞肿胀、胞浆空泡增多等毒性改变。杨辉等（2010）实验研究发现维生素 E 和硒缺乏能够明显促进 N-甲基苄基亚硝胺（NMBA）诱导的食管肿瘤的发生；在癌变早期和晚期补充正常水平的维生素 E 和硒进行干预均具有化学预防作用。

陈滋华等（2004）通过观察硒代蛋氨酸对体外培养食管癌细胞系（EC9706）生长的影响，发现硒代蛋氨酸对 EC9706 的增殖有较强的抑制作用，且当硒代蛋氨酸处理 EC9706 浓度为 400μmol/L 时，对癌细胞增殖的抑制作用最明显。之后，陈滋华等（2004）又对硒代蛋氨酸诱导 EC9706 细胞凋亡及细胞周期的影响进行了研究。结果发现硒代蛋氨酸呈时间、剂量依赖性方式抑制 EC9706 细胞增殖，改变细胞周期分布，增加 G_0/G_1 期细胞比例，诱导细胞凋亡。陈占峰等（2009）的研究指出，硒代蛋氨酸可能通过抑制食管癌细胞系 EC9706 COX-2 的表达从而抑制 EC9706 细胞增殖，诱导细胞凋亡。硒代蛋氨酸可能是预防和治疗食管癌的一种新制剂。

硒代蛋氨酸对食管癌放射抗拒细胞的药物耐受性具有一定的逆转作用。王艳等（2013）以食管癌 EC9706 细胞为研究对象，建立放射抗拒的食管癌 EC9706 细胞株 EC9706R，研究硒代蛋氨酸对 EC9706R 细胞的影响，结果发现 EC9706R 细胞耐药指数是 EC9706 细胞的 1.24 倍，硒代蛋氨酸浓度大于 4μmol/L 时明显降低 EC9706R 细胞对顺铂的药物耐受性（$P<0.05$）。机制研究表明（吴清明，2005），硒代蛋氨酸可抑制多药耐药（MDR）基因编

码的糖蛋白（P-170）的表达，在一定程度上逆转了肿瘤细胞耐药性。

裴小娟等（2004）通过对另一种常见的硒代氨基酸硒-甲基硒代半胱氨酸（MSC）的抗癌机制研究发现，MSC 有抑制人食管癌细胞系（EC109）细胞增殖及下调 Bcl-2、Bax 表达的作用。

9.2.3 作用机制

大量的流行病学调查及实验动物研究表明硒有抗癌作用。但硒并非对各种癌症有同样的抑制效率，而且不同的硒化合物对癌的抑制作用也不尽相同。不同硒化合物的抗癌活性与其生物学效应和代谢途径密切相关，影响摄入硒生物效应的关键是其化学形式和剂量，但其作用机理尚不清楚。

亚硒酸钠（Na_2SeO_3）及硒-甲基硒代半胱氨酸（Se-methylselenocysteine，MSC）具有抑制 ECl09 细胞增殖、诱导凋亡及调节细胞周期的作用，但其作用机制尚不清楚。Ras/ERK 途径（Raf-1-Erkk-Mapk）是 MAPK 信号级联反应通路的原型，它参与细胞的生长、发育、分化、细胞增殖及细胞周期等。MAPK 作为体内细胞 2 个重要通路 Ras 通路（其传导的信息通常引发细胞增殖）和 Jak-STAT 通路（能产生各种细胞效应的独立信号级联）的汇聚点，在细胞信号由胞外传至细胞核并介导细胞产生各种反应的信号传导中起着至关重要的作用。裴小娟等（2004）利用细胞形态学、吖啶橙（acridine orange，AO）荧光染色、免疫组化及免疫蛋白印迹等方法，观察分析亚硒酸钠（Na_2SeO_3）及硒-甲基硒代半胱氨酸（MSC）在不同作用浓度与时间下对人食管癌 EC109 细胞的形态学改变以及 EGFR、MAPK、act-ERK1/2 蛋白表达的影响。研究结果显示，Na_2SeO_3 及 MSC 这两种硒化合物对人食管癌 EC109 细胞 EGFR 及 act-ERK1/2 蛋白表达均有低浓度（1μg/mL）激活、高浓度抑制的作用，并均呈明显的时间和浓度依赖性，但其区别表现在：①细胞形态学观察，Na_2SeO_3 主要表现为细胞肿胀，出现胞质空泡及颗粒状物质增多等毒性改变，并随剂量增加毒性改变愈明显；MSC 则主要呈现细胞固缩、凋亡小体形成，未见明显细胞毒性作用；②MSC 组对 EC109 细胞 EGFR/act-ERK1/2 信号传导的抑制作用均明显高于相应浓度的 Na_2SeO_3 组，$P<0.01$，但 MSC 16μg/mL 作用 24h、48h 时 EGFR 及 act-ERK1/2 蛋白表达有很微弱回升。结论：①Na_2SeO_3 和 MSC 对 EC109 细胞系细胞形态学影响与 MAPK 信号传导相关，且对 EGFR/MAPK 信号通路有抑制作用；②与 Na_2SeO_3 比较，MSC 低毒且具有更强的作用。

细胞凋亡是由基因控制的细胞的程序性死亡，它可在不同的细胞周期中被启动。引发细胞凋亡的因素有很多，其中包括：DNA 损伤、来自细胞死亡受体的信号、对细胞生长因子受体信号传导途径的抑制等。Bcl-2 基因定位于 18q21，是一种凋亡抑制基因，它与 Bax 基因作为一对平衡体共同参与细胞凋亡的调控。硒可能通过抑制肿瘤的增殖并诱导 Bax 蛋白表达上调及 Bcl-2 蛋白下调，从而促使癌细胞的凋亡。MSC 可能通过下调 Bcl-2 基因和上调 Bax 基因，影响两者蛋白的表达和功能，使 Bcl-2/Bax 蛋白比例失调，促进细胞凋亡。

硒代蛋氨酸对食管癌细胞系 EC9706 的生长有明显抑制作用，且有一定时间、浓度的依赖性。随着浓度增大，时间延长，EC9706 生长明显受到抑制。硒代蛋氨酸对食管癌 EC9706 细胞的增殖抑制作用可能机制之一在于改变细胞周期分布，增加 G_0/G_1 期细胞比例，诱发细胞凋亡。

硒是调节免疫应答的一种介质，促使各种免疫细胞的增殖和对肿瘤细胞的抑制作用。Se具有捕获各种反应所产生的自由基的能力，直接阻断自由基对生物膜的损害。谷胱甘肽过氧化物酶（GSH-Px）作为一种含硒酶，也是体内重要的抗氧化酶。Se是GSH-Px的活性成分，当Se缺乏时，GSH-Px活性明显下降，细胞抗氧化功能受损，导致化学致癌或自然肿瘤的发生和发展。另一方面，Se作为谷胱甘肽过氧化物酶的重要成分，发挥抗氧化、抑制自由基反应链作用的同时，能选择性地抑制癌细胞的氧化磷酸化和有氧糖酵解过程，从而阻断癌细胞的能量来源。食管癌患者血清Se水平与SOD和GSH-Px活性呈明显正相关，并随手术治疗的成功而明显回升，提示检测血清Se水平、SOD和GSH-Px抗氧化酶活性，不仅为食管癌发生、发展和预防提供科学依据，而且为监测病情的严重程度和估计预后有重要的临床意义。

9.3 硒与食管癌防治

提到食管癌，不得不说我国林县的营养干预试验（NIT）。我国林县（现在的林州市）在全世界食管癌的防治中占有重要的地位，硒对食管癌的防治作用与我国林县20世纪80～90年代所开展的大规模食管癌人群防治试验密不可分。从20世纪80年代开始，在林县长达数十年的研究项目中，中外科学家努力调查食管癌的流行病学特征，研究病因学，首次系统阐明了硒在食管癌防治中的地位，以及维生素E和硒与食管癌的防治关系。林县的食管癌防治和研究经验，为全世界食管癌的预防和控制提供了极具参考价值的研究资料和实践模式，并有可能将治疗策略推广到其他食管癌高发病率国家，如巴西、伊朗、马拉维和南非等，造福世界人民（Wang et al.，2019）。

食管癌是全球第六大癌症死亡原因。食管鳞状细胞癌（ESCC）占食管癌病例的90%，其中一半以上发生在中国。位于太行山中北部的河南林县，是食管癌死亡率最高的地区，而且研究发现巴雷特食管症和食管腺癌在该地区人群中很少见，林县几乎所有的EC病例都是鳞状细胞癌。为了检验补充维生素/矿物质是否可以降低人类癌症的死亡率、发病率以及其他疾病的死亡率，并为人类癌症的预防和控制提供科学依据和可行方法，1982～1991年，中国和美国的科学家在林县进行了两次随机、双盲和安慰剂对照的营养干预试验（Li et al.，1993）。由于林县的食道/贲门癌死亡率是世界上最高的，人们怀疑人群中多种营养素的慢性缺乏与病因学有关。在第一次试验，即异型增生试验中，3318名被细胞学诊断为食管发育不良的个体接受每日26种维生素/矿物质补充剂或安慰剂治疗6年；第二项试验，普通人群试验，涉及29584人，采用二水平四因素析因设计，随机分为8组，测试每天补充4种不同维生素/矿物质组合和安慰剂的效果，为期5年半。通过每月的药片计数和每季度的生化分析监测评估的依从性表明，参与者的依从性很好。作为试验的终点，意外癌症和死亡通过当地的所有医疗设施进行确认，并辅之以特殊的内窥镜检查和细胞学检查，并由3级审查小组进行确认。在不典型增生试验的参与者中，6年内共有323人死亡，在5年半的时间里，普通人群试验中的死亡人数为2127人。此外，眼科检查（包括详细的晶状体评估）也包括在广泛的复查方案中，以确定补充剂的使用是否影响了两个试验参与者患年龄相关性白内障的风险。发育不良试验的结果表明，在每天补充多种维生素和矿物质6年后，积极治疗组的总死亡率比安慰剂组略低（9%）；食管癌死亡率也下降了17%，脑血管病死亡率也大幅下降（接近40%），尽管没有统计学意义。然而，干预降低了眼核白内障的患病率（43%）（$P<$

0.01)。普通人群试验的结果为特定微量营养素的摄入可能抑制癌症发展的假设提供了支持。服用β-胡萝卜素/维生素 E/硒的患者总死亡率（9%）、癌症死亡率（13%）、胃癌死亡率（20%）和其他癌症死亡率（19%）均显著降低（$P<0.05$）。1307 例病例的癌症发病率模式与癌症死亡率的模式大致相似。

Wang 等（1994）在干预结束时，在受试者样本中进行了内窥镜检查，以了解营养补充剂是否影响了临床上无症状的癌前病变和食管或胃癌的早期侵袭性癌症的患病率。其对来自两个研究村的 391 人进行了内窥镜检查，通过营养因素比较食管胃不典型增生和癌症的患病率。15%的参与者被诊断为癌症或不典型增生。四种维生素/矿物质组合中的任何一种在统计学上都没有显著降低食道或胃发育不良或癌症的患病率。风险降低最大的是视黄醇和锌对胃癌患病率的影响（优势比：0.38；$P=0.09$）。虽然在这次内窥镜检查中没有发现明显的保护作用，但有一种建议，补充视黄醇和锌可以预防这一高危人群胃肿瘤的发展。需要许多具有更多端点的研究来进一步评估这种可能性。

Taylor 等（1994）再次回顾这些试验的方法和内窥镜检查的结果。从两个村庄评估的 391 名受试者的内镜活检中发现了 15 例食管癌和 16 例胃癌，几乎所有人都是无症状的。四个补充组中的任何一个人都没有发现食道或胃不典型增生或癌症患病率的显著降低。然而，接受视黄醇和锌的参与者的胃癌患病率比未接受这些补充剂的参与者低 62%，而接受β-胡萝卜素、维生素 E 和硒的参与者食管癌患病率降低了 42%。该次回顾获得一个明确的结论，在整个 5.25 年期间，接受β-胡萝卜素、维生素 E 和硒的患者的癌症死亡率显著降低。

Mark 等（2000）根据前期接受硒、β-胡萝卜素和维生素 E 的参与者的癌症死亡率明显低于没有接受硒、β-胡萝卜素和维生素 E 的参与者的研究结论，再次检查了受试者在试验前（1985 年）血清中测得的硒水平与随后试验期间发生食管鳞状细胞癌、贲门癌和非贲门癌的风险之间的关系。按照分层病例队列抽样方案进行设计和分析，测定了 590 例食管癌患者、402 例贲门癌患者、87 例非贲门癌患者以及 1062 名对照组的血清硒水平。在 Cox 比例风险模型的基础上估计癌症的相对风险（RRs）、绝对风险和人群归因风险。结果发现血清硒水平与食道癌和贲门癌的发病率呈显著负相关。该研究支持硒水平的变化会影响某些癌症的发病率的前瞻性研究和随机试验，并建议在美国的硒干预试验应考虑将食管癌和贲门癌的高危人群包括在内。

Wei 等（2004）在林县营养干预试验的一项嵌套研究的基础上，检查了基础血清硒与随后死于食管癌、GCC、GNCC、心脏病（HD）、中风和随访 15 年（1986～2001 年）的总死亡风险之间的关系。从一个更大的试验队列中随机选择 1103 名受试者的基础血清硒浓度。在 15 年的随访中，确认 516 例死亡，其中 75 例死于食管鳞状细胞癌，36 例死于 GCC，116 例死于 HD，167 例死于中风。用 Cox 比例风险回归模型估计相对风险（RRs）和 95%顺式。报告的 RRs 估计了血清硒相对于人群分布增加 25%所带来的风险变化。所有的估计都调整了性别、年龄、吸烟、饮酒和血清胆固醇，结果发现基础血清硒与食管癌死亡呈显著负相关；HD 死亡有反向关联的趋势，但总死亡和中风没有关联。结论是在血清硒水平低、食管癌和 GCC 发病率高的中国地区，全人群补硒值得认真考虑。

先前的人类干预试验结论：低维生素 E 和硒营养状态与食管鳞状细胞癌（ESCC）风险增加有关。补充维生素 E 和硒可以降低年轻参与者中食管癌死亡的发生率，但不会降低老年参与者中食道癌死亡的发生率。Yang 等（2011；2012）模拟人类的这种营养状况，以确定在维持低维生素 E 和硒饮食的大鼠食管癌发生的早期或晚期补充维生素 E 和硒的化学预防作用。用 *N*-亚硝基甲基苄胺（NMBzA）（0.35mg/kg 体重，皮下注射，每周 3 次，共 5 周）诱导 F344 大鼠食管鳞状细胞癌（ESCC）。将大鼠维持在改良的 AIN-93M 饮食中，低水平的维生素 E 和硒或通过使用 AIN-93M 饮食补充到正常水平。在第 25 周，AIN-93M 饮食的大鼠在整个实验期间（D 组）或早期（B 组）可见肿瘤数量和体积、异型增生和 ESCC 数量明显减少，而晚期（D 组）无明显变化。早期补充维生素 E 和硒可显著降低大鼠食管癌变过程中的细胞增殖、核因子 κB（NF-κB）活化、环氧合酶 2 和 5-脂氧合酶的蛋白和 mRNA 表达以及前列腺素 E2 和白三烯 B4 的生物合成。结果表明，补充维生素 E 和硒可以抑制 NMBzA 诱导的低维生素 E 和硒饮食大鼠的食管癌发生，并且在癌变的早期阶段补充比在癌变的晚期阶段更有效。NF-κB 信号通路激活和花生四烯酸代谢异常可能是其潜在机制。

在中国林县所观察到补充硒、维生素 E 和 β-胡萝卜素对总死亡率和癌症死亡率的有益影响，并在干预后持续了 10 年，但更长时间的效果尚不清楚。

鉴于越来越多的流行病学研究证据对于维生素 E 在癌症发病风险中的作用一直是不一致的。Wang 等（2019）评估了基础血浆维生素 E 水平与中国成年高血压患者随后的癌症风险之间的前瞻性关联，并确定效应调节剂。在 2008 年 5 月至 2013 年 8 月进行的随机、双盲、对照试验——中国卒中一级预防试验中，有 20702 名高血压患者参与了一项嵌套的病例对照研究。使用条件 Logistic 回归模型计算癌症与血浆维生素 E 浓度相关的优势比（OR），中位随访时间为 4.5 年。结果表明，维生素 E 与随后发生全癌增加和非胃肠道癌的风险无关。然而，维生素 E 与胃肠道癌，特别是食道癌之间存在显著的负相关。此外，在硒水平高的患者中，高维生素 E 降低了总癌症和胃肠癌的风险，并且在低硒水平的人群中，增加了总癌和非胃肠道癌的风险。这项研究表明，较高水平的血浆维生素 E 与降低胃肠道癌症的风险有关。高维生素 E 降低了高硒患者患总癌症的风险，但增加了低硒患者患总癌症的风险。该研究为维生素 E 和硒在降低食道癌的影响和作用再次提供新的思路。

9.4　小结

硒作为人体必需的微量元素，对维持机体健康发挥着重要作用。各种动物及临床研究表明，含硒化合物具有潜在的抗肿瘤作用。值得注意的是，硒发挥抗肿瘤作用除了依赖于其存在形式、使用剂量及作用时间，还与机体的基础血清硒水平相关。人体的正常硒水平应在一个范围之内，硒水平过低会引发多种疾病（如克山病），而过高亦会带来负面影响。这可能是某些人群（尤其是欧美国家）补充了硒，却未显现出防治肿瘤作用的原因。在这些国家或地区，人体血清中硒含量大多处于正常水平，因此肿瘤的发生、发展与硒水平并不相关，故而补充硒无法达到防治肿瘤的效果。而在一些缺乏硒的地区（如中国林县），由于土壤和水中硒含量低，人体血清硒水平普遍偏低，低硒可能是肿瘤发生的众多诱因之一，因此补充硒能够取得较好的肿瘤防治作用，尤其对于食管癌。总之，想要有效地利用硒防治肿瘤，不仅要寻找合适的硒化合物及使用剂量，还应该针对人群基本血清硒水平进行评估和判断，才能达到预期的效果。

参 考 文 献

[1] Bray F, Ferlay J, Soerjomataram I, et al. Global cancer statistics 2018: GLOBOCAN estimates of incidence and mortality worldwide for 36 cancers in 185 countries [J]. CA: a cancer journal for clinicians, 2018, 68 (6): 394-424.

[2] Chen W, Zheng R, Baade P D, et al. Cancer statistics in China, 2015 [J]. CA: a cancer journal for clinicians, 2016, 66 (2): 115-132.

[3] Jaskiewicz K, Marasas W F, Rossouw J E, et al. Selenium and other mineral elements in populations at risk for esophageal cancer [J]. Cancer, 1988, 62 (12): 2635-2639.

[4] Layke J C, Lopez P P. Esophageal cancer: a review and update [J]. Am Fam Physician, 2006, 73 (12): 2187-2194.

[5] Li J Y, Li B, Blot W J, et al. Preliminary report on the results of nutrition prevention trials of cancer and other common diseases among residents in Linxian, China [J]. Zhonghua Zhong Liu Za Zhi, 1993, 15 (3): 165-181.

[6] Limburg P J, Wei W, Ahnen D J, et al. Randomized, placebo-controlled, esophageal squamous cell cancer chemoprevention trial of selenomethionine and celecoxib [J]. Gastroenterology, 2005, 129 (3): 863-873.

[7] Mark S D, Qiao Y L, Dawsey S M, et al. Prospective study of serum selenium levels and incident esophageal and gastric cancers [J]. J Natl Cancer Inst. 2000, 92 (21): 1753-1763.

[8] Levine D M, Ek W E, Zhang R, et al. A genome-wide association study identifies new susceptibility loci for esophageal adenocarcinoma and Barrett's esophagus [J]. Nature Genetics, 2013, 45 (12): 1487-1493.

[9] Taylor P R, Li B, Dawsey S M, et al. Prevention of esophageal cancer: the nutrition intervention trials in Linxian, China. Linxian nutrition intervention trials study group [J]. Cancer Res, 1994, 54 (S7): 2029s-2031s.

[10] Virtamo J, Valkeila E, Alfthan G, et al. Serum selenium and risk of cancer. A prospective follow-up of nine years [J]. Cancer, 1987, 60 (2): 145-148.

[11] Dawsey S M, Wang G Q, Taylor P R, et al. Effects of vitamin/mineral supplementation on the prevalence of histological dysplasia and early cancer of the esophagus and stomach: Results from the General Population Trial in Linxian, China [J]. Cancer epidemiology, biomarkers & prevention : a publication of the American Association for Cancer Research, cosponsored by the American Society of Preventive Oncology, 1994, 3 (2): 167-172.

[12] Wang J, Guo H, Lin T, et al. A nested case-control study on plasma vitamin E and risk of cancer: evidence of effect modification by selenium [J]. J Acad Nutr Diet, 2019, 119 (5): 769-781.

[13] Wang S M, Abnet C C, Qiao Y L. What have we learned from Linxian esophageal cancer etiological studies? [J]. Thorac Cancer, 2019, 10 (5): 1036-1042.

[14] Wei W Q, Abnet C C, Qiao Y L, et al. Prospective study of serum selenium concentrations and esophageal and gastric cardia cancer, heart disease, stroke, and total death [J]. American Journal of Clinical Nutrition, 2004, 79 (1): 80-85.

[15] Jia X, Liu P, Zhang M, et al. Genetic variants at 6p21, 10q23, 16q21 and 22q12 are associated with esophageal cancer risk in a Chinese Han population [J]. International Journal of Clinical and Experimental Medicine, 2015, 8 (10): 19381-19387.

[16] Yang H, Fang J, Jia X, et al. Chemopreventive effects of early-stage and late-stage supplementation of vitamin E and selenium on esophageal carcinogenesis in rats maintained on a low vitamin E/selenium diet [J]. Carcinogenesis, 2011, 32 (3): 381-388.

[17] Yang H, Jia X, Chen X, et al. Time-selective chemoprevention of vitamin E and selenium on esophageal carcinogenesis in rats: the possible role of nuclear factor κB signaling pathway [J]. Int J Cancer, 2012, 131 (7): 1517-1527.

[18] 陈占峰，陈滋华，万春辉，等．硒蛋氨酸对食管癌细胞株环氧合酶-2 表达影响 [J]. 武汉大学学报（医学版），2009, 30 (6): 740-743.

[19] 陈滋华，吴清明，谢国建，等．硒蛋氨酸诱导食管癌细胞株凋亡的实验研究 [J]. 临床消化病杂志，2004, 16 (2): 68-70.

[20] 梁钢，赵婷婷，肖虹，等．硒元素及硒结合蛋白 1 在消化系统常见恶性肿瘤中的表达及意义 [J]. 山西医科大学学报，2017 (3): 60-63.

[21] 林英，王德英．粮食中硒含量和发硒含量与食管癌发生发展的关系［J］．河南预防医学杂志，1996，(4)：207-208.

[22] 裴小娟，苏敏，田东萍．硒-甲基硒代半胱氨酸对人食管癌 EC109 细胞 Ki-67 及 Bcl-2/Bax 蛋白表达的影响［J］．汕头大学医学院学报，2004，17 (2)：65-67.

[23] 裴小娟，苏敏，田东萍，等．硒化合物与 EGFR/MAPK 信号传导相关性的初步研究［J］．肿瘤防治杂志，2004 (12)：1233-1238.

[24] 王朝俊，罗德元，邓士林，等．硒对大鼠食管癌的阻断作用研究［J］．四川大学学报（医学版），1988，19 (2)：154-157.

[25] 王朝俊，肖志芳，江映虹，等．四川省食管癌死亡率与发硒含量关系探讨［J］．微量元素与健康研究，1998 (2)：24-26.

[26] 王建明，徐飚，王理伟．扬中市上消化道癌地区聚集性研究［J］．中国初级卫生保健，2003，17 (3)：30-31.

[27] 王明荣，于树玉，诸亚君．食盐加硒对消化系统肿瘤的防治观察［J］．肿瘤，1995，15 (1)：13-16.

[28] 王少明，范金虎，杨召，等．补充硒、维生素 E 和 β-胡萝卜素对降低人群上消化道癌症死亡率可能有长期持续效益：林县营养干预试验 27 年随访结果［C］．全国肿瘤流行病学和肿瘤病因学学术会议论文集．2015，161.

[29] 彭仙娥，史习舜．食管癌病因学研究进展［J］．肿瘤防治杂志，2003，10 (9)：897-899.

[30] 肖慧娟，黄承钰，王华余，等．硒、锌对人食管癌细胞株 Eca109 生长增殖的影响［J］．南方医科大学学报，2008，28 (12)：2117-2120.

[31] 杨春艳．食管癌高发区居民发硒含量的分析［J］．公共卫生与预防医学，2006，17 (5)：91-92.

[32] 杨辉，方瑾，贾旭东，等．维生素 E 和硒对 N-甲基苄基亚硝胺诱发大鼠食管癌的化学预防作用［C］．食品、饲料安全与风险评估学术会议．2010.

[33] 杨壹羚，李锋，王明荣．食管癌细胞与分子遗传学研究进展［J］．国外医学（肿瘤学分册），2004，31 (8)：620-624.

[34] 张秀兰，乔翠云，李学东，等．食管癌高发区磁县居民硒铜锌水平的研究［J］．微量元素与健康研究，1998，(2)：27-29.

[35] 周祖文．微量元素与消化系统肿瘤关系的研究近况［J］．微量元素与健康研究，2001，18 (2)：68-70.

[36] 张羽捷，荆洁线，韩存芝，等．食管癌抗氧化体系损伤的研究［J］．中华实验外科杂志，2002，19 (2)：182.

[37] 肖慧娟，江岩，齐玉梅，等．硒和锌对人食管癌细胞株 Eca109 生长增殖影响的血清生理学研究［J］．卫生研究，2012 (2)：17-22.

第10章　硒与宫颈癌

宫颈癌（cervical cancer，CC）是发生在宫颈阴道部或移行带的鳞状上皮细胞及宫颈管内膜的柱状上皮细胞交界处的恶性肿瘤，是严重威胁妇女健康的恶性肿瘤之一。其早期为宫颈上皮内瘤变（cervical inteaepithelial neoplasia，CIN），即癌前病变。宫颈癌发病率高居女性生殖系统恶性肿瘤之首。

10.1　宫颈癌的流行病学概述

10.1.1　发病率与死亡率

在全球，宫颈癌是最常见的女性恶性肿瘤之一，在女性恶性肿瘤中的发病率仅次于乳腺癌。

世界卫生组织下属国际癌症研究机构（IARC）于2018年9月发布的2018年最新全球癌症统计数据《全球癌症报告》（Bray F，2018）指出，据估计，全世界2018年宫颈癌有近57.0万个新增病例和31.1万个死亡病例，发病人数约占癌症总发病人数的3.2%，死亡人数约占癌症总死亡人数的3.3%。在全球总人口两性（男性和女性）癌症发病率中排名第7（发病率3.2%），死亡率排名第9（死亡率3.3%）；全球总人口（女性）的癌症发病率（6.6%）和死亡率（7.5%）排行均位列第4。

2018年3月，国家癌症中心发布的中国癌症数据显示：2014年宫颈癌在全国人口两性（男性和女性）癌症发病率中排名第8（发病率7.46例/10万人），死亡率排名第8（死亡率4.11例/10万人）；在全国女性癌症发病率中排名第6（发病率15.30例/10万人），死亡率排名第8（死亡率4.57例/10万人）。

宫颈癌在2018年WHO全球新发病例数估计为569847例，死亡病例数为311365例；其中，85%的宫颈癌发生在欠发达国家及发展中国家。发达国家的妇科恶性肿瘤以宫体癌，主要是子宫内膜癌（endometrial carcinoma，EC）最常见，其次是卵巢癌、宫颈癌。据美国癌症协会（American cancer society，ACS）报告，女性新发妇科恶性肿瘤中 JEC 约占 50%，2018 年新发病例为 63230 例，死亡病例为 11350 例；宫颈癌新发病例 13240 例，死亡病例 4170 例。我国的妇科恶性肿瘤中，发病率以宫颈癌最高（98.9‰），其次是 JEC（63.4‰）；宫颈癌每年新发病例 98900 例，死亡病例 30500 例，死亡率为 30.5‰；JEC 每年新发病例 63400 例，死亡病例 21800 例，死亡率为 21.8‰。与发达国家发病率下降的趋势相反，近年来，在我国宫颈癌、宫体癌发病率呈明显的上升趋势。我国每年新发的宫颈癌病例达 13 万人以上，占世界总发病数的 28%。根据我国癌症统计数据显示，2015 年宫颈癌新发病例数估计为 9.89 万人，死亡例数约为 3.05 万人。宫颈癌每年以 2%～3%的速度递增，且发病平均年龄在 10 年间从 50 岁下降至 45 岁，明显趋于年轻化。宫颈癌是 20～39 岁年轻女性癌症死亡的第二大主要原因。这表明需要加强年轻女性的宫颈癌筛查，并提高 HPV 疫苗接种率。

10.1.2　病因

尽管目前针对宫颈癌的病因研究及癌前筛查已经得到较好的普及和发展，但随着科技及医疗的不断发展，宫颈癌的病因治疗以及预防仍是全球医疗的热点问题。

10.1.2.1　人乳头状瘤病毒（HPV）感染

HPV 是一种可引起组织异常增生的、无包膜的小 DNA 病毒，其感染是宫颈癌及宫颈上皮内瘤变（cervical inteaepithelial neoplasia，CIN）的关键致病因素，可分为高危型和低危型，其中慢性高危型是宫颈癌发生的主要诱因，高危型 HPV 感染进展为宫颈癌是一个漫长、复杂的过程。大规模人群的流行病学研究显示，超过 99%的宫颈癌样本中有 HPV-DNA 存在，认为 HPV 感染为诱发宫颈癌的首要因素。消除女性生殖道 HPV 感染、防止 CIN 的形成及阻止进展为宫颈癌是预防宫颈癌的重要措施。

10.1.2.2　子宫慢性疾病

宫颈息肉、慢性子宫炎症、宫颈湿疣等慢性子宫疾病均具有发生癌变的潜在风险，与宫颈癌的发生可能密切相关。有研究显示宫颈慢性疾病患者发生 HPV 感染概率是无宫颈疾病者的 1.6 倍，其发生宫颈 CIN II 级以上病变风险是无宫颈疾病者的 1.1 倍，而生殖道感染发生宫颈癌前病变是无感染者的 17.7 倍。真菌性宫颈糜烂，可产生亚硝酸盐等合成致癌物的癌性毒素，生殖道感染使得微生物增加也导致宫颈癌发生风险增高。

10.1.2.3　机体免疫因素

在免疫力低下或在免疫抑制个体中，特别是人类免疫缺陷病毒（HIV）感染者中，HPV 感染、高度鳞状上皮内损伤（HSIL）及子宫颈癌的发生率高。宿主的免疫反应对 HPV 感染转归起决定性作用，机体免疫功能与 HPV 持续性和重复性感染及宫颈癌密切相关。在免疫功能低下时，机体清除病毒的能力下降，从而使病毒呈持续感染状态，并致发病率增加。

10.1.3　发病机制

宫颈癌的发生和发展是一个与多种因素有关的复杂病理过程。诸多危险因素，如高危人乳头状瘤病毒（HPV）持续感染，宿主癌基因激活和抑癌基因失活，端粒酶活性高表达及免疫调节的失衡等，可导致宫颈组织发生一系列病理改变，引起细胞增殖与凋亡调节异常，最终导致组织癌变。

10.1.3.1 HPV 感染引发宫颈癌的机制

HPV 是宫颈癌强致癌因子。宫颈癌可能由病毒产生的假设在 20 世纪 70 年代就已经提出，并在 20 世纪 90 年代确认宫颈部肿瘤与 HPV 感染密切相关。HPV 是一种乳多空病毒科的乳头瘤空泡病毒 A 属，是一种具有种属特异性、嗜上皮、无包膜的 20 面对称的核壳病毒。病毒颗粒由单拷贝 DNA 和蛋白质组成，毒粒直径 45～55nm，表面有 72 个壳微粒。根据其对生殖系统的致瘤性不同，HPV 分为高危型和低危型 2 类，高危型（如 HPV16、18、31、33、35、39、45、51、52、56、58、59 和 68）与宫颈癌及宫颈上皮内高度病变的发生相关；低危型（如 HPV6、11、40、42、43、44）主要引发良性增生，如外生殖器湿疣、宫颈上皮内低度病变等。高危 HPV 中以 HPV16 和 HPV18 型感染率最高。在宫颈鳞癌（SCC）中，HPV16 是感染的主要类型，占 46%～63%；其次是 HPV18，占 10%～14%。但在子宫颈腺癌和腺鳞癌（ADC）中，HPV18 是感染的主要类型，占 37%～41%；其次是 HPV16，占 26%～36%。

HPV 基因组为双链闭环状 DNA 分子，包含约 8000 个碱基对。其基因组分为 3 个区段。

① 早期区（E）：长约 4kb，含 8 个开放读码框架（ORF），编码的病毒蛋白依次为：E6、E7、E1、E8、E2、E4、E3、E5。E1 编码解旋酶，E2 编码转录因子，E4 的表达产物可与细胞骨架蛋白相互作用并介导病毒组装，E5 的表达产物可下调 HLA-I 的表达，刺激细胞生长，E6、E7 编码的 E6、E7 蛋白引起宫颈上皮细胞永生化。

② 晚期区（L）：长约 3kb，含 Ll 和 L2 两个主要 ORF。晚期读码框 Ll 和 L2 基因分别编码 HPV 的主要和次要衣壳蛋白，用于组装 HPV 的衣壳。

③ 上游调节区（URR）或长控制区（LCR），为非编码区（NCR），长约 1kb，位于 E 基因上游，不编码蛋白，含有不同转录受体和激活因子的重叠结合位点，控制早、晚转录区的转录和病毒颗粒的合成。

HPV 病毒蛋白中目前研究最多的是 E6 和 E7。E6 和 E7 蛋白分别通过与细胞内抑癌蛋白 p53、视网膜母细胞瘤蛋白（pRb）的结合，使这 2 种抑癌基因失活，最终改变机体角蛋白细胞的终末分化，破坏细胞周期的负调控，诱导细胞进入 S 相，从而使感染并表达 E6 和 E7 原癌蛋白的细胞绕过正常细胞周期检测位点，导致上皮细胞永生化，增殖失控，细胞凋亡异常。HPV-DNA 以游离和整合 2 种形式存在于细胞中。游离形式的病毒 DNA 位于宿主染色体之外，侵犯鳞状上皮底层细胞，呈低度复制状态，在良性病变、宫颈上皮内瘤变（CIN）的轻度不典型增生（CIN Ⅰ）中主要以此形式存在；整合形式的病毒基因整合在宿主细胞的 DNA 中，易引起癌变，侵犯鳞状上皮底层至中表层 细胞，在 CIN Ⅲ（重度不典型增生）和原位癌、宫颈癌中以此形式为主。HPV16/18 的 DNA 在宫颈癌细胞中以整合形式为主。有研究指出，HPV 病毒的 El 和 E2 基因产物能抑制 E6 和 E7 基因表达，如基因突变致使病毒 El 或 E2 基因失活，可引起 E6、E7 基因的转录调节失控，两基因得以持续表达，由此导致感染细胞永生化和细胞癌变。HPV 的 E6 具有永生化人乳腺上皮细胞，与 E7 协同永生化角质形成细胞 HK 的能力。其可能的机制是，细胞中 E6 的表达可活化 c-myc，后者上调人端粒酶逆转录酶（hTERT），导致端粒酶活化，进而使细胞永生化。但后来发现，E6 本身并不足以诱导人类细胞的转化，推测由 E6、E7 引起的基因组不稳定性能使细胞累积较多的对恶性转化非常重要的基因的表达异常，由此间接影响细胞的转化。与此一致的是，高危型 HPV 感染后，只有少数进展为恶性损害，而且即使发生，也通常有一个非常长的潜伏期，即肿瘤的发生需要病毒的持续性感染。宿主细胞基因组异常等因素在高危型 HPV 的致病过程中也起重要作用，它有利于病毒基因在宿主基因组的整合和持续性感染的维持，加速肿瘤的发展。

10.1.3.2　癌基因与子宫颈癌

（1）人半翼（hWAPL）基因

hWAPL 基因定位于人染色体 10q23.12，长 30793bp，编码一种聚合锚定蛋白，可以在有丝分裂前期使染色体臂的聚合适时解离，是最近几年来发现的与子宫颈癌及 HPV 关系十分密切的一个基因。研究发现，相对于其他癌组织及其相应的正常组织，子宫颈癌中 hWAPL 基因的 mRNA 表达升高十分明显，可视作是一个子宫颈癌特异性高表达基因。HPV 阳性和阴性的宫颈癌细胞系中，hWAPL 基因均为高表达，但是 HPV 阳性的正常宫颈组织，hWAPL 的表达呈低水平。HPV16 的 E6 和 E7 癌蛋白可诱导 hWAPL 表达，hWAPL 的转录上调可能是 E6 和 E7 所导致的特殊癌前细胞周期的一种反映。

（2）c-erbB-2 癌基因

c-erbB-2 癌基因定位于染色体 17q21，编码一个分子量为 185kD（p185）的细胞表面糖蛋白，具有酪氨酸激酶活性。c-erbB-2 为跨膜蛋白，定位于细胞膜和细胞质内，许多恶性肿瘤有不同程度的 c-erbB-2 癌基因的扩增和表达，而正常组织中表达较低。研究提示 c-erbB-2 基因在子宫颈癌发生早期起着重要的作用。

（3）c-myc 癌基因

c-myc 基因定位于染色体 8q24，全长 6～7 kb，在子宫颈癌组织中经常发现 c-myc 的过度表达和扩增。研究表明在发育不良的细胞中，c-myc 表达活跃，提示在 CIN 演进中，c-myc 是一个重要的原癌基因，且在分化较差的癌组织中。c-myc 癌基因较易扩增和（或）过度表达，这些患者在治疗后也较易复发。

（4）c-fos 癌基因

c-fos 癌基因是即刻早期基因（IEG）家族中的一员。IEG 是一组能对各类外界传入信息刺激在数分钟之内迅速响应并表达的原癌基因。c-fos 基因编码产物是 1 个 52 kD 的核磷蛋白，与 jun 蛋白结合形成异源二聚体，具有转录调节活性，进而影响细胞内特定靶基因，促进细胞生长与分化，诱导肿瘤发生。c-fos 在大多数正常细胞中处于极低水平的表达。在多种环境或遗传因素的作用下，可发生突变成为癌基因或被激活而过度表达，2 种方式均可导致细胞恶性转化。研究发现 c-fos 在宫颈癌中表达增高，其高表达可能与 HPV 感染，病毒癌基因的激活有关。

（5）Bcl-2 基因

Bcl-2 基因是细胞凋亡抑制基因，在多种肿瘤的发生中起重要作用。Bcl-2 基因定位于染色体 18q21.3，全长 230kb。Bcl-2 基因高表达与肿瘤发生密切相关，其机制并非通过促进细胞增殖，而是由于细胞凋亡受抑制造成肿瘤细胞堆积。有作者通过对子宫颈原位癌及浸润癌的研究提示，Bcl-2 基因的过度表达可能为子宫颈肿瘤发生的早期事件。

10.1.3.3 抑癌基因的甲基化与子宫颈癌

表观遗传的概念于1942年由Waddington首先提出，指在不改变DNA序列的条件下所发生的可遗传的基因表达的变化。表观遗传学主要包括DNA甲基化、组蛋白修饰、染色质重塑、基因组印记和非编码RNA调控等几个方面。DNA甲基化表现为在DNA甲基化转移酶（DNMT）作用下，利用S-腺苷蛋氨酸提供的甲基，将胞嘧啶的第5位碳原子甲基化，从而使胞嘧啶转化为5-甲基胞嘧啶。在哺乳动物中，DNA甲基化主要发生在5′-CpG-3′的C上。CpG岛是DNA上一段长度不小于500bp、GC含量不小于55%、CpG含量与期望含量之比不小于0.65的区域。据统计，50%以上基因的启动子区含有CpG岛。当基因启动子内的CpG岛高甲基化时，基因的转录将受到抑制。肿瘤组织中的DNA甲基化状态多表现为总体甲基化水平降低和某些特定区域（启动子CpG岛）发生高甲基化。基因总体甲基化水平降低导致染色体不稳定，特定区域高甲基化则表现为DNA修复基因、细胞周期调控基因、血管形成及细胞凋亡基因相应的CpG岛甲基化，致使这些基因表达沉默，进而促进肿瘤的发生与发展。目前，已鉴定的在子宫颈癌中易发生高甲基化的基因包括：参与DNA修复的基因（如MGMT）、细胞周期调控基因（如p16INK4a、RASSFIA）、细胞分化和凋亡相关基因（如DAPK）、肿瘤转移相关基因（如APC）、浸润和血管生成相关基因等。对15种基因（DAPK1、RASSF1、CDH1、CDKN2A、MGMT、RARB、APC、FHIT、MLH1、TIMP3、GSTP1、CADM1、CDH13、HIC1、TERT）在子宫颈癌中的甲基化状态的研究显示，7个基因（CDH1、FHIT、TERT、CDH13、MGMT、TIMP3、HIC1）的甲基化频率大于60%。Virmani等（2001）研究还发现，RAR-β2和GSTP1甲基化是子宫颈癌发生的早期事件，p16和MGMT甲基化发生于宫颈癌形成的中期，而FHIT甲基化发生于晚期。

10.1.3.4 端粒及端粒酶与宫颈癌

端粒（telomere）是染色体末端一种维持染色体完整和稳定的特殊结构。端粒酶（telomerase）是由RNA和蛋白质组成的一种核糖核蛋白复合体，具有逆转录酶的活性，能以自身的RNA为模板合成端粒DNA重复序列（TTAGG），从而稳定端粒的长度。正常人体细胞中端粒酶的表达量很低，甚至检测不到。该酶的激活是高危型HPV感染宫颈组织后，由CIN向宫颈癌转化过程中相当关键的步骤。端粒酶的阳性表达在子宫颈病变中普遍存在，它不是宫颈癌发病的关键因素，但其阳性表达率随着宫颈癌前病变的进展逐渐升高，与子宫颈癌变的级别呈正相关，因此对子宫颈癌的诊断和预后具有实用价值。

10.2 硒与宫颈癌的关系研究

10.2.1 流行病学实验

中国是低硒环境分布面积最广的国家，将中国宫颈癌高死亡率地区地理分布图（卫生部肿瘤防治研究办公室，1979）和中国硒生态环境分布图（中国科学院地理研究所环境与地方病研究组，1988）重叠，可见宫颈癌死亡率分布地区与低硒生态环境大部分相重合，提示宫颈癌在中国的地理分布大部分处于低硒生态环境。

硒与妇科肿瘤的发生发展有着密切的联系，体内缺硒可能增加癌症发生的危险性。目前普遍认为硒是一种营养性防癌剂。实验证明，硒不仅对多种结构不同的化学致癌剂和病毒致癌过程中的多个阶段有显著预防作用，而且对多种实验性可移植性肿瘤和体外培养的人癌细胞生长有抑制作用。

流行病学研究表明血清硒水平与宫颈癌的发生密切相关。血清硒与宫颈癌的关系国内外曾进行了诸多研究，我国的研究几乎与国外同时起步。艾志宏等（2001）报道了宫颈癌患者血清硒［（1.06 ±0.18)μg/mL］明显低于宫颈癌良性患者［（1.28 ±0.17)μg/mL］和健康人［（1.28 ±0.24)μg/ mL］，而良性患者与健康人之间差异不显著（$P>0.05$），与荆洁线等（2000）和楼洪坤等（1995）的结果一致。张红等（1996）报道了相似的结果，并统计了不同宫颈癌临床期与血清硒的关系，Ⅰ～Ⅳ期宫颈癌患者血清硒值分别为（1.06±0.24)μg/mL、（0.81±0.17)μg/mL、（0.70±0.15)μg/mL 和（0.58±0.20)μg/mL，且其间差异显著（$P<0.01$）。宫颈癌在治疗后血清硒升高至（0.95±0.24)μg/mL，但与治疗前的(0.85±0.19)μg/mL 比较，差异不显著（$P>0.05$）。

楼洪坤等（1995）对 20 例子宫颈癌（研究组）、21 例子宫肌瘤和 1 例宫颈息肉患者（对照组）的血清、头发和宫颈组织（或子宫颈癌组织）的硒含量，以及子宫颈癌高、低发区土壤、水、米的硒含量进行了测定。结果显示，子宫颈癌患者血清和子宫颈癌组织的硒含量明显低于对照组（$P<0.05$），发硒含量两组差异无显著性意义（$P>0.05$）。子宫颈癌高发区米、水和土壤硒含量明显低于低发区（$P<0.05$）。提示低硒水平引起抑制癌变的作用减弱。黄燕等（2015）研究了壮族妇女宫颈癌与硒元素关系以及人乳头状瘤病毒（HPV）、解脲支原体（UU）、衣原体（CT）感染情况。收集 241 例壮族妇女的宫颈分泌物进行 HPV 分型及 UU、CT 检测，同时收集空腹静脉血 5mL 检测血硒水平。241 例壮族妇女中有 68 例宫颈癌患者为观察组，其他 173 例壮族妇女为对照组。比较两组血硒水平和病原体感染的差异，分析可能影响壮族妇女罹患宫颈癌的重要因素。结果观察组血硒水平低于对照组（$P<0.05$）；HPV 感染率达 95.59%；UU、CT 的感染在两组间差异无统计学意义（$P>0.05$）。说明缺硒和 HPV 感染是壮族女性宫颈癌的重要致病因素。

吐尼沙汗·阿布都热依木（2016）研究了维吾尔族妇女血清中微量元素硒含量变化与宫颈 HPV 感染、宫颈癌前病变和宫颈癌发生的关系以及在宫颈癌防治中的意义。结果发现维吾尔族妇女 HPV 感染与血清中的硒含量有一定的关系，血清中高含量硒是其保护因素之一。新疆喀什地区维吾尔族妇女补充适量的微量元素硒可能有利于 HPV 感染的消除和宫颈病变的防治。

国外血清硒与宫颈癌的关系研究较多。KIM 等（2003）报道，韩国子宫颈上皮内瘤变（CIN）和宫颈癌患者血清硒均显著低于对照组；印度、澳大利亚（Bhuvarahamurthy，1996)、芬兰（Brock et al.，1991；Drózdz et al.，1989）等国宫颈癌患者的血清 Se 也显著低于对照组，但在美国伯明翰等 5 个城市（Sundstrom，1984；1985；1986）和华盛顿地区（Thompson，2002）所进行的宫颈癌危险因素病例-对照人群的观察结果表明，血清硒与浸润宫颈癌的关系不十分突出，提出补充抗氧剂如胡萝卜素、玉米类黄素和番茄红素可能对宫颈癌有保护作用。

以上流行病学研究表明，血清硒水平与宫颈癌的发生密切相关，但发硒水平与宫颈癌关系的报道尚不多，由于对照组设置、取材部位、样本大小和实验条件的不同，结果差异也较大。孙秀华等（2000）利用荧光原子吸收光谱光度仪测定子宫颈癌 81 例、妇科良性肿瘤 53 例、非肿瘤 25 例头发中硒的水平。结果表明：子宫颈癌患者发硒含量显著低于妇科良性肿瘤和非肿瘤者，而良性肿瘤和非肿瘤者发硒的含量差异无显著性。同时他们还对不同期别的子宫颈癌患者发硒的变化进行了研究，结果显示随着病情发展，临床期别越高，硒的含量越低，差异有显著性。

关于癌组织中化学元素含量及分布的研究，据群体统计结果大致可归纳为以下几种模式：①癌变组织中的含量高于或低于同一组织之灶旁组织，灶旁组织与健康组织之间差异显著或不明显；②癌变组织中的含量显著高于或低于相同组织良性病变患者和健康对照，良性病变与健康对照组之间差异显著或不显著；③癌变组织元素含量与相同组织良性病变和健康对照组之间无差异。对这一领域我国的报道较多，就宫颈癌组织硒含量及其分布特征的研究仅见于我国文献。来自山西省宫颈癌高发区 75 例宫颈癌组织，28 例宫颈良性疾病和 32 例正常组织（干质量）的硒含量分别为（2198 ±1178）μg/g、（3175 ±1180）μg/g 和（4132±2108）μg/g，宫颈癌组织硒显著低于宫颈良性疾病和健康对照组织（$P<0.101\sim P<0.1001$），宫颈癌良性疾病组织硒虽低于健康对照组织，但无统计学意义（$P<0.105$）。我国浙江省宫颈癌高发区的研究结果与山西省一致，表明宫颈癌组织硒显著低于宫颈良性疾病和健康对照组织。

尿中化学元素通常反映机体元素代谢或者环境暴露的状态，高于或低于正常对照表征这些元素代谢或摄取量异常。Navarrete 等（2001）报道了 82 例墨西哥处于严重进展阶段的宫颈癌患者尿硒排泄量，结果表明，患者尿硒显著高于健康对照组，且差异显著，提示进展中的宫颈癌患者机体的硒代谢异常，并与低硒有关。

如前所述，宫颈癌的发生、发展并非由单一因素参与，而是由多种因素决定的。郑曙民等（2002）研究发现宫颈癌的发病与多种病原微生物感染有关，尤其 16、18 型 HPV 和 2 型单纯 HSV 感染率较高，同时伴有白介素-2 受体和肿瘤坏死因子水平升高与血清硒低下密切相关。对宫颈癌、宫颈良性疾患及健康人血清及组织中硒测定的结果表明，宫颈癌患者血清及组织中的硒含量明显低于宫颈良性疾患者及健康人（$P<0.01\sim P<0.001$），宫颈良性疾患者血清硒与健康人比较，差异也很显著（$P<0.05$），提示低硒可能与病原微生物感染、细胞因子升高相关。

杨美平等（2016）进一步探究发现微量元素硒和病原微生物感染与宫颈癌发病密切相关，宫颈癌患者标本血清中会出现肿瘤坏死因子和白介素-2R 水平上升和硒含量降低。

由于硒有抑制癌细胞生长、干扰致癌物代谢、增加细胞免疫等功能，当体内硒的含量减少时，抑制癌变的作用就会减弱，从而使某一器官组织发生癌变。宫颈癌患者体内硒含量降低。给中老年妇女，特别是给予宫颈癌高发人群补充一定量的硒对预防宫颈癌的发生有一定的实际意义。同样给治疗中的宫颈癌患者补充一定量的硒，有利于降低放疗、化疗过程中的各种副作用。徐志强等（1990）研究发现宫颈癌治疗缓解后硒含量恢复正常，复发时则降低，提示监测宫颈癌患者头发中硒的含量，有利于估计病情和预测预后。

SBP1 是一种细胞溶质蛋白，为硒元素在体内的蛋白结合物，位于染色体 1q21-22，分子量为 56000，人类 SBP1 与老鼠 SP56 基因为同系物，所以又称为 hSP56。在硒元素摄入量增加的情况下，SBP1 的转录增高有利于机体增强对癌症的抵抗能力。研究表明 SBP1 在甲状腺癌、卵巢癌、肺癌等恶性肿瘤组织中表达要低于在其正常组织中的表达，差异具有统计学意义。雷杨等（2010）的研究结果与以往文献较为一致，在宫颈癌病变的发生、发展过程中 SBP1 的表达水平逐渐降低，并且在宫颈癌与宫颈上皮内瘤变中的表达中差异有统计学意义。推测 SBP1 表达的缺失与宫颈癌的发生、发展密切相关，是肿瘤发生的早期事件。提示 SBP1 的表达水平降低可以考虑用于宫颈癌的辅助诊断。他们还发现 SBP1 的表达与患者年龄、宫颈癌的组织学分级及肌层浸润深度无关，与 TNM 分期有关，即 TNM 临床分期越高，SBP1 的表达就越低，提示 SBP1 的表达与肿瘤的侵袭性有关。

王凤杰等（2016）进一步探讨了宫颈癌患者血清和组织中谷胱甘肽过氧化物酶（GPx）活性和宫颈组织中硒结合蛋白 1（SBP1）表达之间的相互关系，为 SBP1 在宫颈癌发生、发展中的作用机制提供理论基础。通过收集临床住院患者血清样本检测 GPx 活性，收集相应宫颈组织样本检测 GPx 活性及采用 Western blot 方法检测组织内 SBP1 蛋白表达水平，用 Spearman 等级相关来分析其相关性。结果：宫颈癌患者血清中 GPx 活性明显降低；与正常宫颈、CINⅢ级组织和相应癌旁组织相比，癌组织中 GPx 活性增强，SBP1 蛋白表达也降低。结论：宫颈癌组织中 SBP1 表达水平与肿瘤组织微环境中 GPx 活性呈负相关，而与患者血清中 GPx 活性无关，提示 SBP1 可能是通过肿瘤微环境中 GPx 来发挥抗肿瘤作用。

贺传勇等（2018）研究了硒结合蛋白 1（SBP1）对宫颈癌的发生、发展与预后的影响。通过选取 2016 年 10 月至 2017 年 11 月来恩施土家族苗族自治州中心医院住院的宫颈癌患者及同期住院的宫颈上皮内肿瘤患者与其他宫颈良性疾病切除患者为研究对象，每种病例 70 例，检测血清硒水平，采用免疫组化法检测组织蛋白表达水平，然后根据宫颈癌组织中 SBP1 的表达情况，将病例分为高表达组与低表达组，观察疾病发展与预后相关指标；选择正常宫颈上皮细胞 H8，以及宫颈癌细胞系 Hela、SiHa 和 CaSki 为研究细胞模型，采用免疫印迹检测细胞蛋白表达水平。结果：宫颈癌患者血清硒含量最低，宫颈上皮内肿瘤血清硒含量次之，宫颈良性疾病患者的血清硒含量最高；宫颈癌细胞系中 SBP1 的表达明显降低；SBP1 的表达与促癌基因 c-myc 的表达呈负相关，与抑癌基因 p53 呈正相关，SBP1 的高表达能降低宫颈癌的复发率和转移率，减小宫颈癌的恶性程度。结论：SBP1 的表达与宫颈癌的发生、发展与预后密切相关，其高表达能抑制宫颈癌的发生，改善宫颈癌预后。

10.2.2　动物实验

汪鋆植等（2006）通过体外培养宫颈癌细胞，经不同浓度的硒酵母处理，MTT 法测定硒酵母对肿瘤细胞的抑制作用；研究了不同浓度硒酵母对肿瘤细胞的抑制作用。结果表明无机硒 3 个剂量组、硒酵母低、中剂量组对宫颈癌细胞生长具有显著抑制作用；硒酵母具有良好的抗肿瘤作用，其作用优于同剂量的亚硒酸钠。

刘玥等（2007）以宫颈癌 HeLa 细胞株为研究对象，用 MTT 法检测硒化麒麟菜多糖对肿瘤细胞增殖的影响，流式细胞仪检测细胞周期、细胞凋亡以及凋亡基因 Fas 的表达情况，以顺铂为对照组，比较硒化麒麟菜多糖与顺铂的疗效，研究硒化麒麟菜多糖在体外对宫颈癌 HeLa 细胞株生长和凋亡的作用及机制。结果表明：硒化麒麟菜多糖可阻滞宫颈癌 HeLa 细胞的生长，使之停留在 S 和 G_2/M 期，从而抑制了肿瘤细胞增殖，同时通过促进 Fas 表达，诱导 HeLa 细胞凋亡。硒化麒麟菜多糖通过阻滞肿瘤细胞的生长及诱导细胞凋亡等机制，对宫颈癌细胞的增殖有一定的抑制作用。

近年来，人们通过人工方法在适宜培养条件下将无机硒添加到真菌、藻类等的培养基中，通过微生物的生长代谢，对硒进行富集和生物转化，从而获得硒多糖，或者通过化学合成的方法获得硒多糖。梁淑轩等（2010）在硝酸催化作用下，利用亚硒酸钠对枸杞多糖进行分子修饰，合成硒化枸杞多糖，并采用体外抗肿瘤实验测定硒化枸杞多糖对人宫颈癌细胞生长的抑制作用。结果显示硒化枸杞多糖对人宫颈癌细胞具有一定的抑制作用，与未硒化的枸杞多糖相比有显著性差异，且呈一定的剂量依赖性。

孙丽翠等（2015）研究了几种化学小分子硒化合物甲基硒酸（MSA）、硒代蛋氨酸（SeMet）和硒-甲基硒代半胱氨酸（MSC）对宫颈癌 HeLa 细胞的增殖、迁移及黏附功能的影响。对体外培养的 HeLa 细胞，分别采用 3μmol/L 的 MSA、SeMet 和 MSC 处理 12～72h，用 MTT 法、划痕实验和体外基质黏附实验检测 HeLa 细胞的增殖、迁移及黏附功能。结果发现 MSA 可以更好地抑制 HeLa 细胞的增殖和迁移，而 MSC 对 HeLa 细胞的黏附功能抑制作用更强。

袁启霞等（2015）研究了硒代胱氨酸（selenocystine，SeCys）增强抗肿瘤药物顺铂（cisplatin，Cis）对子宫颈癌 HeLa 细胞的生长抑制作用及其机制。结果显示 SeCys（5μmol/L）预处理 HeLa 细胞 24h，再联合 Cis（5 和 10μmol/L）共处理 24h，可显著增强 Cis 对 HeLa 细胞的生长抑制，细胞形貌表现为凋亡性改变。机制研究表明，SeCys 联合 Cis 对 HeLa 细胞的生长抑制主要是通过诱导线粒体介导的凋亡来实现的，表现为 Sub-G 峰的升高，caspase-3、caspase-8 和 caspase-9 的激活，TUNEL 阳性细胞的增多，线粒体膜电位的耗散和 Bcl-2 家族蛋白表达的失衡。结论 SeCys 可协同增敏 Cis 诱导 HeLa 细胞凋亡，为子宫颈癌的治疗提供新策略。

熊洁琦等（2017）研究了二氧化硒（SeO_2）对高危型 HPV 亚型宫颈癌细胞凋亡的诱导作用及其分子途径。结果显示 SeO_2 作用后宫颈癌细胞变圆、皱缩；SeO_2 呈量效依赖关系抑制宫颈癌细胞增殖，其中 HeLa 细胞在 7.5～30μmol/L 组抑制作用显著；Caski 细胞在 SeO_2 低浓度组即有显著抑制作用（$P<0.05$）。宫颈癌细胞凋亡率亦随 SeO_2 浓度升高而升高，在 Caski 细胞上升更加明显。SeO_2 可明显上调宫颈癌细胞系中 caspase-3 与 p53 蛋白水平，在 HeLa 细胞中二者均于 7.5μmol/L 处达到峰值。Caski 细胞从 7.5μmol/L 组开始凋亡，蛋白表达量显著性升高（$P<0.05$）。SeO_2 还可显著上调两细胞系实验组细胞 LET-7a 表达水平，且均在 7.5μmol/L 处出现峰值。所以 SeO_2 通过上调高危型 HPV 亚型宫颈癌细胞中凋亡相关蛋白 p53 及 miRNA LET-7a 的表达，经 caspase-3 途径诱导细胞凋亡。而且发现对于 SeO_2 诱导宫颈癌细胞凋亡，$HPV16^+$ 型较 $HPV18^+$ 型宫颈癌细胞更为敏感。

丁佳玉等（2019）研究了亚硒酸钠和硒化牡蛎多糖（SeOPS）的自由基清除作用、抗氧化活性，以及对细胞周期和凋亡的影响。结果表明，SeOPS 具有清除 DPPH·和 $ABTS^+$ 作用，IC_{50} 值分别为 7.102mg/mL 和 2.243mg/mL。OH 自由基及铁还原力清除效果与牡蛎多糖（OPS）无显著差别。SeOPS 阻滞人宫颈癌（HeLa）细胞 G_0/G_1 期及肝癌（HepG2）S 期的发育，诱导细胞凋亡，从而抑制肿瘤细胞的增殖。

Guo 等（2013）合成蔗糖硒酯（蔗糖硒）对宫颈癌细胞株 HeLa 的增殖有明显的抑制作用，且对人正常肝细胞株 HL-7702 无抑制作用。形态学观察和琼脂糖凝胶电泳表明，蔗糖硒诱导 HeLa 细胞凋亡。此外，蔗糖硒还能抑制膀胱癌细胞系 5637、人恶性黑色素瘤细胞系 A375 和胃癌细胞系 MGC803 的增殖。在小鼠急性毒性试验中，蔗糖硒和亚硒酸钠的平均致死剂量分别为 290.0mg/kg 和 13.1mg/kg。研究发现蔗糖硒具有诱导细胞凋亡的能力和较低的生物毒性，在肿瘤的化学预防中具有一定的应用前景。

硒是一种具有抗癌作用的必需微量元素，可诱导癌细胞凋亡。Bae 等（2009）研究光动力疗法（PDT）加硒对宫颈癌 TC-1 肿瘤细胞移植到小鼠体内的增强抗肿瘤作用。在 PDT 加不同剂量硒后不同时间间隔评价 MTT 检测和肿瘤生长抑制情况。3h 后注射 Radachlorin（一种俄罗斯光敏剂，在 PDT 时用作治疗剂），给予硒（2μg/kg，以体重计）。然后，对肿瘤进行体外光疗（300J/cm）。硒服用 20d。与对照组相比，PDT 或硒的含量更高。此外，PDT 与硒联用在体内外显示出明显地抑制肿瘤生长的作用。这些数据表明，与单独使用 PDT 相比，硒加 PDT 可以诱导显著的肿瘤抑制反应。同时，它也是抗癌治疗策略的有效途径。

几十年来，放射治疗一直是癌症的主要治疗手段，同时伴随着化疗和外科治疗。然而，由于低氧肿瘤对 X 射线不敏感，放射治疗仍然不能有效地去除缺氧肿瘤。在 Xie 等（2014）的研究中，硒代半胱氨酸（Sec）是胱氨酸（Cys）的类似物，通过硒取代硫，可作为一种有效的放射增敏剂，通过诱导肿瘤细胞凋亡来提高放射治疗的疗效。通过比较 Sec 和 Cys 的 ROS 生成活性，发现硒替代显著增强了 X 射线诱导的宫颈癌 HeLa 细胞产生 ROS 的能力。过量的 ROS 可攻击 HeLa 细胞 DNA 的多种成分并激活下游信号通路。特别是，Sec 增强了辐射诱导的 p53 和 p38MAPK 通路的磷酸化，下调了磷酸化的 AKT 和 ERK，最终导致辐射敏感性的提高，抑制了肿瘤增殖。总之，这项研究表明，硒替代设计可能是一种癌症放射增敏剂的新策略。

10.2.3 作用机制

硒化合物具有二重性，在适宜浓度对细胞具有保护作用，但在高浓度时会损伤甚至崩解细胞膜结构，同时易造成蛋白交联过度，引起硒依赖性酶失活。硒可对肿瘤细胞产生直接的细胞毒作用，杀伤或杀死肿瘤细胞。抗氧化作用是机体抵抗肿瘤的重要机制之一，现有研究表明硒有显著的抗氧化能力。机体在代谢过程中产生大量的自由基，可使膜的结构和功能遭到破坏而易于癌变，而清除这些自由基主要依靠具有强大抗氧化酶系统的硒依赖性 GSH-Px 以及 SOD、GSH。硒蛋白 P 也可消除自由基，可能是其具有抗氧化性的保护作用，减少了 DNA 损伤，预防肿瘤突变的发生。通过蛋白组学研究发现，硒化合物对 HeLa 细胞的抑制作用机制涉及对 ROS 介导的线粒体路径蛋白表达的调控。研究发现硒还可通过抑制异柠檬酸脱氢酶影响细胞内氧化还原状态诱导肿瘤 HeLa 细胞凋亡。这为硒对宫颈癌的作用机制提供了新的思路。二氧化硒高浓度组的凋亡率明显升高，而作为凋亡执行者的 caspase-3 及促凋亡蛋白 p53 表达量较前低浓度组反而有所下降，可能是细胞整体功能衰退导致。硒化合物对肿瘤的抑制作用机制与自噬等其他细胞死亡方式也可能相关（Sanmartin et al.，2012）。

caspase 家族在介导细胞凋亡的过程中起着非常重要的作用，其中 caspase-3 是关键的执行分子，它通过自身裂解在凋亡信号转导的许多途径中发挥功能，活化的 caspase-3 催化裂解相应的细胞质细胞核底物，最终导致细胞凋亡。熊洁琦等（2014）观察到 caspase-3 的表达量增高，在 7.500μmol/L 时达到峰值，提示 caspase-3 参与了二氧化硒对 HeLa 细胞凋亡的调节作用。而凋亡的生物学程序是通过一系列的信号转导通路来实现的，p53 作为管理细胞周期和诱导细胞凋亡的重要基因，在 DNA 损伤、癌变、缺氧、细胞成分丢失等应激情况下对保持基因组的完整性发挥了关键的调控作用。一方面它通过调节下游效应 CIP/WIFI、GADD45 和 MDM2 的转录从而实现细胞周期阻滞的功能，同时可以通过内源性和外源性通路活化诱导细胞凋亡。研究还发现，且在给予 HeLa 细胞不同浓度二氧化硒刺激 24h 后，伴随细胞活力显著性降低、凋亡率呈现浓度依赖性增加的同时，p53 与 caspase-3 表达量明显升高，二者之间存在正相关性，诱导表达趋势相同，提示二氧化硒对 HeLa 细胞诱导凋亡的作用可能是通过上调抑癌基因 p53 的表达，进而活化裂解 caspase-3 协同发挥凋亡诱导作用。Luo（2012）研究发现硒纳米颗粒可使宫颈癌 HeLa 细胞周期阻滞于 S 期，从而使细胞有丝分裂和扩增停滞，这可能也与 p53 基因上调而发挥的细胞周期阻滞功能有关。而在宫颈癌 HeLa 细胞中外源性导入野生型 p53 基因则可显著降低细胞的恶性生长。同时还有研究报道，野生型 p53 基因的导入可提高宫颈癌肿瘤抗原的免疫原性，因此，p53 蛋白在宫颈癌治疗中的调节机制也为进一步探讨宫颈癌的疫苗研发提供了实验基础和理论依据。

越来越多的动物及人体试验证明，提高硒的摄入量可以降低肿瘤风险，增强胸腺及甲状腺功能，减轻自身免疫性疾病病情，提高繁殖能力等，对部分疾病的治疗作用也已进入临床试验阶段。通过不同机制诱导宫颈癌细胞凋亡的研究为硒作为宫颈癌治疗药物的开发提供了重要依据，也对宫颈癌的治疗提供了新的思路。

综上所述，caspase-3 和 p53 均为与凋亡关系密切的基因，二氧化硒对宫颈癌 Hela 细胞有促凋亡作用，其作用机制与凋亡相关蛋白 p53、caspase-3 上调有关，但二者引起细胞凋亡的确切关系尚待进一步研究。

10.3 硒与宫颈癌防治

高春娥等（2017）观察锌硒宝联合治糜灵栓治疗慢性宫颈炎的临床效果，且分析预防宫颈癌的作用。选取医院 2015 年 2 月～2016 年 2 月收治的慢性宫颈炎患者 58 例，依据随机数字表法均分为试验组与参照组（各 29 例），参照组采取局部微波治疗，试验组采取锌硒宝与治糜灵栓联合治疗，比较 2 组患者的临床疗效。在对患者实行 1 年随访之后给予患者宫颈刮片细胞学检查，也可予以宫颈管与宫颈活检，对宫颈癌情况进行观察。结果：试验组患者的临床治疗总有效率为 96.55%，显著高于参照组的 72.41%，差异有统计学意义（$\chi^2=6.4444$，$P<0.05$）。试验组患者随访 1 年后经宫颈刮片细胞学检查出现阳性 4 例，经宫颈管与宫颈活检确诊为宫颈癌 1 例（3.44%）；参照组患者随访 1 年后经宫颈刮片细胞学检查后出现阳性 14 例，经宫颈管与宫颈活检确诊为宫颈癌 6 例（20.68%），试验组宫颈癌发生率低于参照组，差异有统计学意义（$\chi^2=4.0616$，$P<0.05$）。结论：将锌硒宝联合治糜灵栓应用在慢性宫颈炎治疗中疗效显著，对预防宫颈癌具有显著作用。

Muecke 等（2005）将 72 例子宫鳞状细胞癌（N12）或腺癌（N60）经根治性手术治疗后和硒缺乏（全血）患者在放射治疗前随机分成两组。补充组患者放疗当天口服亚硒酸钠 500g，未治疗日至放疗结束日给予亚硒酸钠 300μg。对照组给予辅助性放疗，不补充硒。辅助放疗（RT）前，补充组全血硒平均水平为 64.3μg/L，对照组为 63.9μg/L，放疗结束时补充组全血硒平均水平（85.9μg/L）明显升高，达到正常范围下限，对照组平均硒水平无变化（58.8μg/L）。在第 5/6 周补充硒的情况下，腹泻发生率组间差异具有统计学意义（卡方检验，$P=0.034$）。中位随访 24 个月（12～36 月），补充硒患者的 2 年总生存率为 94.7%，而对照组为 85.9%（$P=0.6605$）。且在补充硒的过程中没有观察到副作用。结果显示，口服亚硒酸钠能显著提高接受盆腔放疗的妇科肿瘤患者的全血硒水平，并具有预防放射性腹泻的趋势。这些数据可以作为癌症患者放射治疗过程中成功补充硒的进一步证据。

Muecke 等（2010）研究发现在放射治疗（RT）期间补充亚硒酸钠（500μg/放射当天，300μg/维持）可以有效地提高缺乏硒的宫颈癌和子宫癌患者的血液硒水平，并减少 RT 引起的腹泻发作次数和严重程度。Muecke 等（2014）进一步考察了辅助 RT 期间补充硒是否影响这些患者的长期生存。共有 81 名患者被随机分成两组，其中 39 人接受硒补充（补硒组，SeG），42 人作为对照组（CG）。在中位随访 70 个月（0～136 个月）后重新识别以前的患者时，SeG 组的精算 10 年无病存活率为 80.1%，而 CG 组为 83.2%。SeG 组患者的精算 10 年总生存率为 55.3%，而 CG 组为 42.7%。长期随访分析表明，补充硒对抗癌放射治疗的有效性没有影响，也不会对患者的长期生存产生负面影响。鉴于补硒对 RT 所致腹泻的积极作用，认为补充硒对于接受盆腔放疗的低硒宫颈癌和子宫癌患者是一种有意义且有益的辅助治疗。

10.4 小结

目前尚难以定义低硒是宫颈癌的原因抑或是其结果，但肯定的是低硒增加了宫颈癌发生的危险性。另由健康人到癌变过程中机体硒与抗氧化系统变化的轨迹可见，病变过程机体抗氧化系统遭到损伤，病毒感染引起的氧化应激反应，引发硒代谢向负平衡方向发展，并随病变过程的进展而形成恶性循环，可能是低硒的原因之一。中国是低硒环境分布面积最广的国家，中国宫颈癌的地理分布相当大的一部分处于低硒生态环境。来自宫颈癌高发区的环境调查表明，宫颈癌高发区属于低硒生态环境。在中国所进行的宫颈癌与硒的相关研究证明，宫颈癌患者硒水平均显著低于健康人群，而宫颈癌患者在治疗后其硒水平恢复到健康人的水平，复发者的硒水平又明显降低。上述现象是否具有普遍意义，有待进一步调查证实。此外，宫颈癌的低硒表征，具体反映在与健康人（或良性改变）比较处于相对低硒的状态，但低硒在不同的报道中其含量的差异很大，提示宫颈癌的低硒表征与许多其他因素有关，这些因素也有待进一步研究阐明。因此这一研究对揭示宫颈癌的发生、发展及其机理不仅具有理论意义，而且对开展以硒预防或辅助治疗宫颈癌具有现实应用价值。

参 考 文 献

[1] Aoyama C, Peters J, Senadheera S, et al. Uterine cervical dysplasia and cancer: identification of c-myc status by quantitative polymerase chain reaction [J]. Diagnostic Molecular Pathology, 1999, 7 (6): 324-330.

[2] Bae D H, Wen L Y, Bae S M, et al. Selenium enhances the efficacy of Radachlorin mediated-photodynamic therapy in cervical cancer model [J]. Progress in Biomedical Optics & Imaging, 2009 (7): 7380-7390.

[3] Batieha A M, Armenian H K, Norkus E P, et al. Serum micronutrients and the subsequent risk of cervical cancer in

a population-based nested case-control study [J]. Cancer Epidemiology Biomarkers & Prevention, 1993, 2 (4): 335-339.

[4] Bhuvarahamurthy V, Balasubramanian N, Govindasamy S . Effect of radiotherapy and chemotherapy on circulating antioxidant system of human uterine cervical carcinoma [J]. Molecular and Cellular Biochemistry, 1996, 158 (1): 17-23.

[5] Bray F, Ferlay J, Soerjomataram I, et al. Global cancer statistics 2018: GLOBOCAN estimates of incidence and mortality worldwide for 36 cancers in 185 countries [J]. CA: a cancer journal for clinicians, 2018, 68 (6): 394-424.

[6] Brock K E, Gridley G, Morris J S, et al. Serum selenium level in relation to in situ cervical cancer in Australia [J]. Journal of the National Cancer Institute, 1991, 83 (4): 292-293.

[7] Chen W, Zheng R, Baade P D, et al. Cancer statistics in China, 2015 [J]. CA: a cancer journal for clinicians, 2016, 66 (2): 115-132.

[8] Clifford G M, Smith J S, Plummer M, et al. Human papillomavirus types in invasive cervical cancer worldwide: a meta-analysis [J]. British Journal of Cancer, 2003, 88 (1): 63-73.

[9] Cooper K, Herrington C S, Stickland J E, et al. Episomal and integrated human papillomavirus in cervical neoplasia shown by non-isotopic in situ hybridisation [J]. Journal of Clinical Pathology, 1991, 44 (12): 990-996.

[10] Defilippis R A, Goodwin E C, Wu L, et al. Endogenous human papillomavirus E6 and E7 proteins differentially regulate proliferation, senescence, and apoptosis in HeLa cervical carcinoma cells [J]. Journal of Virology, 2003, 77 (2): 1551-1563.

[11] Feinberg A P, Tycko B . The history of cancer epigenetics [J]. Nature Reviews Cancer, 2004, 4 (2): 143-153.

[12] Feliu M S, Squassi A, Sánchez G, et al. Selenium levels and total antioxidant capacity in serum of AIDS adult patients. Preliminary study [J]. Proceedings of the Nutrition Society, 2010, 69 (OCE3): E268.

[13] Galani E, Christodoulou C. Human papilloma viruses and cancer in the post-vaccine era [J]. Clin Microbiol Infect, 2010, 15 (11): 977-981.

[14] Goldberg A D, Allis C D, Bernstein E. Epigenetics: A Landscape Takes Shape [J]. Cell, 2007, 128 (4): 635-638.

[15] Guo P, Zhao P, Liu J, et al. Preparation of a novel organoselenium compound and its anticancer effects on cervical cancer cell Line HeLa [J]. Biological Trace Element Research, 2013, 151 (2): 301-306.

[16] H Sundström. Annual variation of serum selenium in patients with gynaecological cancer during 1978-1983 in Finland, a low selenium area [J]. International Journal for Vitamin and Nutrition Research, 1985, 55 (4): 433-438.

[17] Iliopoulos D, Oikonomou P, Messinis I, et al. Correlation of promoter hypermethylation in hTERT, DAPK and MGMT genes with cervical oncogenesis progression [J]. Oncology Reports, 2009, 22 (1): 199-204.

[18] Kim S Y, Kim J W, Ko Y S, et al. Changes in lipid peroxidation and antioxidant trace elements in serum of women with cervical intraepithelial neoplasia and invasive cancer [J]. Nutrition and Cancer, 2003, 47 (2): 126-130.

[19] Kuroda M, Kiyono T, Oikawa K, et al. The human papillomavirus E6 and E7 inducible oncogene, hWAPL, exhibits potential as a therapeutic target [J]. British Journal of Cancer, 2005, 92 (2): 290-293.

[20] Kuroda M, Oikawa K, Yoshida K, et al. Effects of 3-methylcholanthrene on the transcriptional activity and mRNA accumulation of the oncogene hWAPL [J]. Cancer Letters, 2005, 221 (1): 21-28.

[21] Larsen F, Gundersen G, Lopez R, et al. CpG islands as gene markers in the human genome [J]. Genomics, 1992, 13 (4): 1095-1107.

[22] Layke J C, Lopez P P. Esophageal cancer: a review and update [J]. Am Fam Physician, 2006, 73 (12): 2187-2194.

[23] Drózdz M, Tomala J, Jendryczko A, et al. Concentration of selenium and vitamin E in the serum of women with malignant genital neoplasms and their family members [J]. Ginekologia Polska, 1989, 60 (6): 301-305.

[24] Mcmurray H R, Mccance D J . Human Papillomavirus type 16 E6 Activates TERT gene transcription through induction of c-myc and release of USF-mediated repression [J]. Journal of Virology, 2003, 77 (18): 9852-9861.

[25] Mildelangosch K. The Fos family of transcription factors and their role in tumourigenesis [J]. European Journal of Cancer, 2005, 41 (16): 2449-2461.

[26] Muecke R, Schomburg L, Glatzel M, et al. Multicenter, phase 3 trial comparing selenium supplementation with

observation in gynecologic radiation oncology [J]. Integrative Cancer Therapies, 2010, 78 (3): 828-835.

[27] Muecke R, Glatzel M, Bernd-Skorka R, et al. Adjuvant treatment with sodium selenite in gynecologic radiation oncology: first results of a phase Ⅲ study [J]. International Journal of Radiation Oncology Biology Physics, 2005, 63 (S1): S218-S219.

[28] Muecke R, Micke O, Schomburg L, et al. Multicenter, phase III trial comparing selenium supplementation with observation in gynecologic radiation oncology: follow-up analysis of the survival data 6 years after cessation of randomization [J]. Integr Cancer Ther, 2014, 13 (6): 463-467.

[29] Münger K, Howley P M. Human papillomavirus immortalization and transformation functions [J]. Virus Research, 2002, 89 (2): 213-228.

[30] Narisawa-Saito M, Handa K, Yugawa T, et al. HPV16 E6-mediated stabilization of ErbB2 in neoplastic transformation of human cervical keratinocytes [J]. Oncogene, 2007, 26 (21): 2988-2996.

[31] Navarrete M, André Gaudry, Revel G, et al. Urinary selenium excretion in patients with cervical uterine cancer [J]. Biological Trace Element Research, 2001, 79 (2): 97-105.

[32] Oikawa K, Ohbayashi T, Kiyono T, et al. Expression of a novel human gene, human wings apart-like (hWAPL), is associated with cervical carcinogenesis and tumor progression [J]. Cancer Research, 2004, 64 (10): 3545-3549.

[33] Romanczuk H, Howley P M. Disruption of either the E1 or the E2 regulatory gene of human papillomavirus type 16 increases viral immortalization capacity [J]. Proceedings of the National Academy of Sciences, 1992, 89 (7): 3159-3163.

[34] Snijders P J, Steenbergen R D, Heideman D A, et al. HPV-mediated cervical carcinogenesis: concepts and clinical implications [J]. The Journal of Pathology, 2006, 208 (2): 152-164.

[35] Subramanyam D, Krishna S. c-Myc substitutes for Notch1-CBF1 functions in cooperative transformation with papillomavirus oncogenes [J]. Virology, 2006, 347 (1): 191-198.

[36] Sundstrom H, Ylikorkala O, Kauppila A. Serum selenium and thromboxane in patients with gynaecological cancer [J]. Carcinogenesis, 1986, 7 (7): 1051-1052.

[37] Sundström H, Yrjänheikki E, Kauppila A. Low serum selenium concentration in patients with cervical or endometrial cancer [J]. International Journal of Gynaecology & Obstetrics: the Official Organ of the International Federation of Gynaecology & Obstetrics, 1984, 22 (1): 35-40.

[38] Takai D, Jones P A. Comprehensive analysis of CpG islands in human chromosomes 21 and 22 [J]. Proceedings of the National Academy of Sciences of the United States of America, 2002, 99 (6): 3740-3745.

[39] Thompson F E, Patterson B H, Weinstein S J, et al. Serum selenium and the risk of cervical cancer among women in the United States [J]. Cancer Causes & Control, 2002, 13 (6): 517-526.

[40] Tjalma W, De C E, Weyler J, et al. Expression of Bcl-2 in invasive and in situ carcinoma of the uterine cervix [J]. American Journal of Obstetrics & Gynecology, 1998, 178 (1): 113-117.

[41] Vertino P M, Yen R W, Gao J, et al. De novo methylation of CpG island sequences in human fibroblasts overexpressing DNA (cytosine-5-)-methyltransferase [J]. Molecular and Cellular Biology, 1996, 16 (8): 4555-4565.

[42] Wang Y, Leung F C. An evaluation of new criteria for CpG islands in the human genome as gene markers [J]. Bioinformatics, 2004, 20 (7): 1170-1177.

[43] Wentzensen N, Sherman M E, Schiffman M, et al. Utility of methylation markers in cervical cancer early detection: appraisal of the state-of-the-science [J]. Gynecologic Oncology, 2009, 112 (2): 293-299.

[44] Xie Q, He L, Lai H, et al. Selenium substitution endows cystine with radiosensitization activity against cervical cancer cells [J]. RSC Advances, 2014, 4 (64): 34210-34216.

[45] Yang H J, Liu V W, Wang Y, et al. Differential DNA methylation profiles in gynecological cancers and correlation with clinico-pathological data [J]. BMC Cancer, 2006, 6 (1): 212.

[46] Yu M Y, Tong J H, Chan P K, et al. Hypermethylation of the tumor suppressor gene *RASSF1A* and frequent concomitant loss of heterozygosity at 3p21 in cervical cancers [J]. International Journal of Cancer, 2003, 105 (2): 204-209.

[47] 艾志宏，程丽坤，张红丽，等．宫颈癌患者血清硒含量分析 [J]．黑龙江医学，2001，25 (8)：572-573.

[48] 陈凌，沈柱，伍津津．HPV16 型 E6 蛋白诱导 PHK 多倍体的形成与消除细胞纺锤体检查点无关 [J]. 中国肿瘤临床，2009，36（1）：38-41.

[49] 丁佳玉，曲敏，佟长青，等．硒化牡蛎多糖制备及其抗氧化和抗肿瘤活性研究 [J]. 农产品加工，2019，3：10-14.

[50] 凡时财，张学工．DNA 甲基化的生物信息学研究进展 [J]. 生物化学与生物物理进展，2009，36（2）：143-150.

[51] 高春娥，展玲．治糜灵栓联合锌硒宝治疗慢性宫颈炎及预防宫颈癌效果观察 [J]. 临床合理用药杂志，2017，10（31）：83-84.

[52] 贺传勇，陈典，邹毅，等．硒结合蛋白表达对宫颈癌发生发展与预后的影响分析 [J]. 成都医学院学报，2018（3）：274-278.

[53] 荆洁线，韩存芝，郑曙民．宫颈癌患者血清、组织硒与细胞因子相关性的研究 [J]. 中国肿瘤临床，2000，27（8）：565-567.

[54] 雷杨，路喜安，齐广强，等．硒结合蛋白-1 在宫颈癌中的表达及意义 [J]. 中国药物与临床，2010（5）：496-498.

[55] 梁华茂．宫颈癌的病因学研究进展 [J]. 中国全科医学，2010（29）：3239-3241.

[56] 梁淑轩，马二红，许成燕，等．枸杞多糖的硒化及其对人宫颈癌细胞的抑制作用 [J]. 食品科学，2010，31（9）：243-246.

[57] 刘玥，江振友，施珊珊，等．硒化麒麟菜多糖对宫颈癌细胞株生长和凋亡的影响 [J]. 暨南大学学报（自然科学与医学版），2007，28（6）：546-549.

[58] 楼洪坤，吴荣献，傅一穷，等．硒与子宫颈癌关系的初步探讨 [J]. 中华肿瘤杂志，1995（2）：112-114.

[59] 卢博奇，蔺莉．子宫颈癌相关基因的研究进展 [J]. 中国妇产科临床杂志，2009，10（3）：235-236.

[60] 孙丽翠，卢佳希，王琴，等．硒化合物对宫颈癌 HeLa 细胞增殖、迁移及黏附功能影响的研究 [J]. 卫生研究，2015（2）：276-278.

[61] 孙秀华，王瑞斐，王志美，等．头发中硒的含量与子宫颈癌之间的关系研究 [J]. 中华肿瘤防治杂志，2000，7（5）：467-468.

[62] 吐尼沙汗•阿布都热依木．维吾尔族宫颈癌与血清叶酸、铁、锌、铜、镉、硒含量的相关性研究 [D]. 乌鲁木齐：新疆医科大学 . 2016.

[63] 汪鋆植，邹坤，肖玲玲，等．硒酵母抗癌活性研究 [J]. 时珍国医国药，2006（11）：2188-2189.

[64] 王凤杰，王科坤，陈显兵，等．宫颈癌组织中硒结合蛋白 1 表达与肿瘤微环境中抗氧化酶活性有关 [J]. 中国免疫学杂志，2016，32（5）：711-714.

[65] 王国庆，李明众，徐瑞．宫颈癌相关基因的研究进展 [J]. 癌变•畸变•突变，2004，16（3）：190-192.

[66] 黄燕，黄群欢，韦亚平，等．壮族妇女宫颈癌与硒元素、HPV、UU、CT 感染情况的研究 [J]. 中国妇幼保健，2015，30（21）：31-32.

[67] 卫生部肿瘤防治研究办公室．中国恶性肿瘤死亡调查研究 [M]. 北京：人民卫生出版社，1980.

[68] 彭仙娥，史习舜．食管癌病因学研究进展 [J]. 肿瘤防治杂志，2003，10（9）：897-899.

[69] 熊洁琦，郭玲，陈夏，等．硒化合物诱导高危型 HPV 亚型宫颈癌细胞凋亡 [J]. 基础医学与临床，2017，37（12）：1712-1719.

[70] 徐志强，张铱. 子宫颈癌患者头发中 11 种化学元素含量的测定及其临床意义 [J]. 同济医科大学学报，1990（2）：121-124.

[71] 杨美平，袁超燕，张元珍．硒、病原微生物感染与宫颈癌的关系 [J]. 中国地方病防治杂志，2016（6）：605-606.

[72] 杨壹羚，李锋，王明荣．食管癌细胞与分子遗传学研究进展 [J]. 国外医学肿瘤学分册，2004，31（8）：620-624.

[73] 袁启霞，张毅芳，范丰田，等．硒代胱氨酸协同增敏顺铂诱导人子宫颈癌 HeLa 细胞凋亡 [J]. 实用肿瘤杂志，2015，30（4）：330-334.

[74] 张红，王恩智，高英敏，等．甘肃省子宫颈癌患者血清中锌、铜、锰、硒含量测定 [J]. 兰州大学学报（自然科学版），1996，32（2）：95-98.

[75] 郑曙民，张春玲，李连青，等．宫颈癌与多种病原微生物感染、细胞因子及硒元素含量相关性研究 [J]. 中华实验和临床病毒学杂志，2002，16（2）：179-183.

[76] 中国科学院地理研究所环境与地方病研究组．我国低硒带和克山病、大骨节病病因研究 [J]. 中国科学院院刊，1988（1）：54-60.

[77] Virmani A K，Muller C，Rathi A，et al. Aberrant methylation during cervical carcinogenesis [J]. Clinical Cancer

Research：an official journal of the American association for cancer research，2001，7（3）：584-589.

[78] Carmen Sanmartin，Daniel Plano，Arun K Sharma， et al. Selenium Compounds，Apoptosis and Other Types of Cell Death：An Overview for Cancer Therapy [J]. International Journal of Molecular Sciences，2012，13（8）：9649-9672.

[79] 熊洁琦．硒化合物调控凋亡相关 microRNA 诱导宫颈癌细胞凋亡 [D]. 南昌：南昌大学，2014.

[80] Luo H，Wang F，Bai Y，et al. Selenium nanoparticles inhibit the growth of HeLa and MDA-MB-231 cells through induction of S phase arrest [J]. Colloids and Surfaces B Biointerfaces，2012，94：304-308.

第11章 硒与甲状腺癌

甲状腺癌（thyroid carcinoma，TC）是较为常见的甲状腺恶性肿瘤，也是最常见的内分泌肿瘤。不同组织学类型的甲状腺癌具有不同的细胞来源、特征和临床预后。约95%甲状腺癌来源于甲状腺滤泡上皮细胞，包括乳头状甲状腺癌（papillary thyroid cancer，PTC）（80%）、滤泡状甲状腺癌（follicular thyroid cancer，FTC）（10%～15%）、低分化型甲状腺癌（poorly differentiated thyroid cancer，PDTC）和未分化甲状腺癌（anaplastic thyroid cancer，ATC）（1%～2%），其中，PTC和FTC传统定义为分化型甲状腺癌；还有一小部分甲状腺癌来源于滤泡旁C细胞，称为甲状腺髓样癌（medullary thyroid cancer，MTC）。

11.1 甲状腺癌的流行病学概述

11.1.1 发病率与死亡率

世界卫生组织下属国际癌症研究机构（IARC）于2018年9月发布了2018年最新全球癌症统计数据《全球癌症报告》（Bray F，2018）指出，据估计，全世界2018年甲状腺癌有近56.7万个新增病例和4.1万人死亡病例，发病人数约占癌症总发病人数的3.1%，死亡人数约占癌症总死亡人数的0.4%。在全球总人口两性（男性和女性）癌症发病率中排名第9（发病率3.1%），死亡率较低；全球总人口（男性）的癌症发病率和死亡率均较低；全球总人口（女性）的癌症发病率排第5位（5.1%），死亡率较低。

根据国家癌症中心发布的中国癌症数据显示：2014年甲状腺癌在全国人口两性（男性和女性）癌症发病率中排名第7位（发生率12.40例/10万人），死亡率排名第7位（死亡率5.93例/10万人）；男性发病率较低；在全国女性癌症发病率中排名第4（发病率18.99例/10万人），死亡率较低。

据《中国癌症研究》报道（Du Lingbin et al.，2019），我国2008～2012年甲状腺癌发

病率为7.56例/10万人，死亡率为0.52例/10万人，甲状腺癌的发病率和死亡率分别居癌症发病率和死亡率的第7位和第22位。其中，甲状腺癌发病率和死亡率女性高于男性，城市高于农村，东部及发达地区发病率最高、其余依次是中部和西部。

文章显示，我国甲状腺癌的发病呈较快的发展趋势，2008～2012年5年间我国甲状腺癌发病总共约为47550人（其中男性11382人，女性36168人），占所有癌症新发病例的2.67%。甲状腺癌的发病率和年龄标准化发病率分别为7.56例/10万人和6.25例/10万人；男性甲状腺癌发病率为3.57例/10万人，发病率位列第16位；女性甲状腺癌发病率为11.64例/10万人，发病率居第8位。城市地区发病率为9.99例/10万人，农村地区则为3.77例/10万人。

甲状腺癌的死亡率则相对较低，我国2008～2012年5年间甲状腺癌死亡数约为3280人（其中男性1159人，女性2121人），甲状腺癌死亡率和年龄标准化死亡率分别为0.52例/10万人和0.34例/10万人，占所有癌症死亡病例的0.29%。甲状腺癌死亡率男性为0.36例/10万人，女性0.68例/10万人；城市地区为0.60例/10万人，农村地区0.40例/10万人。

11.1.2 病因

甲状腺癌的病因尚不明确，但经过多年临床试验研究及流行病学调查已确定某些因素与甲状腺癌的发生存在密切联系。

11.1.2.1 电离辐射

甲状腺是人体重要的内分泌器官，位于颈前正中，呈“蝴蝶状”伏于气管前方，它分泌的甲状腺素是维持人体新陈代谢的重要物质。甲状腺癌的发病率不断增加与多种因素有关，最主要的因素是高频超声在甲状腺检查中的广泛应用。早期甲状腺癌几乎没有任何症状，晚期主要有局部压迫、侵犯邻近器官和远处转移出现的相应症状，包括声音嘶哑，吞咽、呼吸困难，咯血及胸部不适感等表现。甲状腺髓样癌则可能有一些其他伴随症状，如腹泻、心悸、脸面潮红和血钙降低等。电离辐射是迄今为止甲状腺癌最明确的危险因素（Nix P et al.，2010）。切尔诺贝利核事件后，辐射地区儿童甲状腺癌发病率明显上升。Cardis等（2005）发现切尔诺贝利核事件中大部分辐射来自碘131（^{131}I），认为儿童时期^{131}I辐射会增加甲状腺癌发生危险，并与剂量呈一定相关性，辐射剂量在1.5～2.0Gy时两者呈线性相关。由于甲状腺癌早期几乎没有任何症状，预防和及早发现就比较重要。儿童应尽量避免颈部医源性辐射，如颈部CT、颈椎X光片、邻近部位必要的如胸片和牙片等，做这些检查时最好要采用“铅围脖”进行甲状腺防护。

11.1.2.2 碘摄取异常

碘的摄入量一直是较为关注的致病因素之一。碘摄入和甲状腺癌的关系目前仍然不十分明确，但有些研究证明缺碘会增加甲状腺癌风险，主要证据是世界上比较缺碘的地方，比如中亚和中非，甲状腺癌的发病率比靠海的地方更高。另外，缺碘导致甲状腺肿大的患者，以后得甲状腺癌的概率更高。有资料显示碘缺乏地区的FTC发病率较高；而在碘充足地区则以PTC发病率为高。希腊的一项调查发现，出生于碘充足地区的人群其PTC的发生率为84%，明显高于缺碘地区出生人群PTC的发生率（74%）（Ilias I et al.，2002）。甲状腺癌常见的非手术治疗方法是使用碘131或甲状腺激素。碘131具有放射性，碘131的射线具有破坏甲状腺组织的作用，而分化型甲状腺癌具有摄碘131的功能，因此临床上用来治疗分化型甲状腺癌。

11.1.2.3　遗传因素

伴随 MTC 的多发性内分泌腺瘤病（MEN）、家族性甲状腺髓样癌（FMTC）以及家族性甲状腺非髓样癌（FNMTC）均为遗传性内分泌肿瘤。以 FMTC 为例，其分子生物学基础是 RET 原癌基因的胚系突变，基因突变发生在种系水平，可遗传给后代，在一级亲属中该癌发病率可上升 4～6 倍。H J Biersack 等通过长时间地筛选 FMTC，发现携带相同 RET 癌基因突变家族成员具有相同的表现。

11.1.2.4　疾病因素

（1）结节性甲状腺肿

甲状腺癌与结节性甲状腺肿的发病原因均与 TSH 的长期刺激有关。在结节性甲状腺肿的病例中，由于缺碘，甲状腺素生理需要的急增，甲状腺生物合成分泌障碍，使血液中甲状腺素浓度下降，从而引起 TSH 的分泌增加，甲状腺滤泡细胞普遍增加，终致癌变。有文献报道（R J Sampson，1969）：结节性甲状腺肿手术的病例中甲状腺癌的发生率高达 4%～17%。

（2）甲亢

以往曾有不少学者认为甲亢与甲状腺癌的发生有拮抗作用。20 世纪 60 年代以来，甲状腺癌与甲亢并存已为临床证实，多数学者认为甲亢形成与长效甲状腺刺激素（LATA）、甲状腺刺激抗体（TSAb）、刺激甲状腺免疫球蛋白（TSI）等有关，LATS 可以经 TSH 受体作用于甲状腺滤泡，使滤泡上皮过度增生，产生类似 TSH 的致癌效应。

（3）毒性甲状腺肿

毒性甲状腺肿与甲状腺癌的关系尚不明确。有报道毒性甲状腺肿患者中甲状腺癌的患病率为 2.5%，亦有人报道为 9%。

（4）甲状腺炎

Hirabayashi 等（1965）曾对 9287 例甲状腺标本进行检查，发现患有慢性甲状腺炎的患者有 25%患有甲状腺癌，而对照组仅为 2.4%，尤其与乳头状癌的关系更明显。调查发现桥本甲状腺炎（HT）患者发生甲状腺癌的可能性为一般人群的 3 倍。

（5）甲状腺腺瘤

甲状腺癌是否由甲状腺腺瘤恶变而来一直存在争议，其机制尚不清楚。曾有报道：甲状腺腺瘤之恶变率高达 7%～38%。沈康年等（1995）随访 354 例甲状腺腺瘤患者，发现有 27 例患者发生癌变，发病率为 7.6%。

（6）Graves 病

Graves 病又称原发性甲状腺功能亢进症，可能为甲状腺癌的诱发因素之一，目前认为 Graves 病是由刺激甲状腺免疫球蛋白（thyroid stimulating immunoglbulin，TSI）引起的自身免疫性疾病。有学者提出甲状腺刺激抗体（TSAb）在 Graves 病患者甲状腺癌的发生和发展中起着重要的作用，类似于 TSH 的作用，通过激活 cAMP 和 PIP2 的级联反应，参与甲状腺细胞生长的调控。此外，Graves 病患者的 TSAb 还可以通过 TSH 受体或其他相关受体，刺激血管生成，促进肿瘤的发展。

11.1.2.5　激素因素

（1）TSH 及其受体

有不少资料表明促甲状腺素（TSH）是甲状腺肿瘤的促发因素，长期 TSH 分泌过多，促进 cAMP 的合成，激活 cAMP 依赖性蛋白激酶信号传导系统，同时促进表皮生长因子（EGF）介导的细胞增殖，减少转化生长因子 β1（TGF-β1）产生，从而刺激甲状腺细胞生长，使发生肿瘤危险性增加。

（2）雌激素与性别

诸多调查显示女性甲状腺癌发病率明显高于男性，因此认为甲状腺癌为雌激素依赖性疾病。已有很多研究表明，甲状腺癌组织中有雌激素受体（ER）的表达，一些学者认为雌激素本身为一种促癌物。近年有体外试验发现随着雌激素的增加，ER 阳性的 PTC 原代培养细胞发生增殖反应增强，因此认为雌激素可能为女性甲状腺癌的重要促发因素。

11.1.3 发病机制

目前，甲状腺癌的发病机制尚未明确，现有的研究表明甲状腺癌的发生也是一个多基因参与、多步骤进行的复杂过程。甲状腺癌分子发病机制研究比较深入的有遗传和表观遗传改变以及信号转导通路的异常活化。

遗传和表观遗传改变包括基因突变、基因拷贝数异常扩增、基因易位以及异常基因甲基化，主要包括：BRAF、RAS、PIK3CA、PTEN、TP53 和 β-catenin 突变，RET/PTC、PAX8/PPARγ 重排，TERT 启动子突变等，其中，基因异常甲基化是甲状腺癌发生的重要始动因素。

甲状腺癌分子发病机制还涉及多种信号通路的异常活化，如：丝裂原激活的蛋白激酶（MAPK）、磷脂酰肌醇-3-羟激酶/蛋白激酶 B（PI3K/AKT）、核因子 κB（NF-κB）、Ras 相关域家族/巨噬细胞刺激因子 1/叉形头转录因子 O3（RASSF/MST1/FOXO3）、果蝇同源基因 WNT /β-连锁蛋白（Wnt/β-catenin）、低氧诱导因子 1α（HIF1α）和促甲状腺激素/促甲状腺激素受体（TSH/TSHR）等信号通路。

甲状腺生理功能的改变也会影响甲状腺肿瘤的发生，钠碘同向转运体（NIS）、促甲状腺激素受体（TSHR）、甲状腺过氧化物酶（TPO）和甲状腺球蛋白（TG）等基因表达异常导致甲状腺激素合成、分泌、转运及代谢系统的损伤。同时，甲状腺干扰物等外界刺激也影响着甲状腺肿瘤及相关疾病的发生发展，尤其是近年来在人类生活中广泛暴露的环境内分泌干扰物（EEDs），使甲状腺滤泡的大小、数量以及滤泡腔中胶质的含量发生变化，通过结合雌激素受体（ER）及 TSHR 等相关受体，干扰下丘脑-垂体-甲状腺轴（HPT），破坏甲状腺激素稳态。

此外，一些细胞因子也在甲状腺癌的发生发展中起着重要的作用，例如血管内皮细胞生长因子（VEGF）、碱性成纤维细胞生长因子（bFGF）和转化生长因子-β（TGF-β）等均能促进甲状腺癌的发生与发展，在甲状腺癌中上述因子的分泌往往明显增加。

11.2 硒与甲状腺的关系

硒作为人体的一种必需微量元素，存在于多种组织器官中，其中在甲状腺中浓度最高（Dickson，1967）。在动物实验中发现即使提供完全不含硒的食物，在甲状腺中仍保留接近正常浓度的硒，但在血浆、肝、肾中几乎测不到硒。在人体中即使存在硒不足的情况，甲状腺也可优先利用。

甲状腺激素的合成、分泌、代谢和作用除了受碘的调控外，硒、铁、锌、铜和钙等元素也参与其中。Duntas（2010）的研究发现，即使摄入足够量的碘，甲状腺的发育和功能也可能因其他几种必需微量元素的不足而受到损害。硒元素和铁元素均为限制性营养因素。这些微量元素的过量和不足都会损害甲状腺功能，并有明显的加剧或拮抗作用，表明需要通过营养摄入或额外补充来实现适当的平衡。一种微量元素（如碘）的过量供应可能会掩盖其他微量元素（如硒或铁）的潜在营养不足，从而导致甲状腺功能受损甚至组织损伤。相反，随着许多农村的经济发展，大量营养素摄入量的改变和饮食习惯的改变可能需要补充更多的微量元素，以确保与热量较高的食物和卡路里摄入量相关的甲状腺激素产量增加。

敲除硒蛋白 P（SeP P）基因会导致多器官组织含硒量明显下降，但有趣的是，在基因敲除 SeP P、严格控制硒摄入的条件下，与大脑相比，甲状腺内更能保持较高水平的硒。由此可见，硒对甲状腺正常功能的维持十分重要，也反映出硒与甲状腺之间的关系非常紧密。

硒与甲状腺的联系方式主要通过硒蛋白来实现（见表 13-1）。

表 13-1 甲状腺中发现的主要硒蛋白及其功能（Mara，2017）

硒蛋白名称	英文缩写	功　能
谷胱甘肽过氧化物酶	GPx	催化还原 H_2O_2 和氧化应激保护
胞浆 GPx1	GPx1	抗氧化
胃肠 GPx2	GPx2	结肠隐窝的抗凋亡功能；有助于保持肠黏膜完整性
细胞外 GPx3	GPx3	细胞外液中的抗氧化剂；保护甲状腺防御甲状腺细胞和滤泡腔中的过氧化氢
磷脂 GPx4	GPx4	减少磷脂氢过氧化物；调节细胞凋亡
碘甲状腺原氨酸脱碘酶	DIO	甲状腺激素 T3、反向 T3(rT3)和 T2 的生成
1 型脱碘酶	DIO1	使 T4 转化为 T3
2 型脱碘酶	DIO2	局部(细胞内）使 T4 转化为 T3
3 型脱碘酶	DIO3	使 T4 转化为 rT3；T3 转化为 T2
硫氧还蛋白还原酶	TrxR	以 NADPH 为辅助因子的氧化还原酶活性
胞浆硫氧还酶	TrxR1	细胞水平上的主要抗氧化剂
线粒体硫氧还酶	TrxR2	调节细胞增殖

硒和硒蛋白是功能性甲状腺组织的组成成分。人类和一些物种的甲状腺是独特的器官，甲状腺每组织单位的硒含量在所有器官中是最高的，大约在 0.2～2μg/g，即使在硒严重缺乏时，甲状腺也比睾丸、大脑和其他几个内分泌器官更能贮存硒，并表达硒蛋白。硒蛋白 P 在人体中含有多达 10 个硒代半胱氨酸残基，硒蛋白 P 是血浆中硒的主要来源，因此它是这种微量营养素的主要转运体和分配者。它是由肝细胞产生的，在硒平衡方面起着至关重要的作用，因为它确保硒含量在体内保持不变，并促进硒在肝脏和肝外组织中的分布，包括在营养缺乏的情况下运输到大脑。然而，在缺硒的情况下，没有这种转运体，内分泌器官和大脑似乎是优先供应的。即使在没有硒蛋白 P 的情况下，甲状腺也能有效地积累、保留和回收硒。尽管其他一些组织也随着年龄的增长，因为不溶性镉、汞和铅硒（如肾脏和垂体）的沉积积累了大量的硒，但大多数甲状腺硒都包含在甲状腺细胞的功能性硒蛋白中。

需要指出的是，硒蛋白 P 的敲除，对肾脏、睾丸等组织的硒水平产生影响，但不影响甲状腺硒含量和硒蛋白功能。甲状腺硒摄取似乎独立于硒蛋白 P 介导的硒供应，因此在某种程度上类似于大脑，它独立于肝脏硒蛋白 P 供给，更多地受局部独立和/或备用的硒蛋白 P 合成和转运系统的影响（Köhrle，2009）。

大多数已知的硒蛋白在多个物种的甲状腺中的表达在转录、蛋白质或功能水平上都得到了证实。硒蛋白在甲状腺抗氧化系统及甲状腺激素的合成、活化、代谢过程中发挥重要作用，其中与甲状腺关系最为密切的硒蛋白为谷胱甘肽过氧化物酶（GPx）和脱碘酶（ID）。

甲状腺通过产生甲状腺激素，作用于机体的任何组织来维持机体的活动。其中，激素合成过程中碘的活化、酪氨酸碘化和碘化酪氨酸偶联都是在过氧化氢（H_2O_2）存在的条件下，通过甲状腺过氧化物酶（TPO）合成的。但甲状腺组织中 H_2O_2的生成量远超过球蛋白碘化过程的需要，而 H_2O_2是一个高度活性的细胞毒性代谢产物，且人类自胎儿起便开始出现碘浓集及甲状腺激素的合成，这意味着甲状腺滤泡腔内一直产生 H_2O_2，这需要一个强大的抗氧化系统来抵御其及其活性氧中间产物，使甲状腺细胞免于受损。而谷胱甘肽过氧化物酶是甲状腺内最主要的还原 H_2O_2 酶系，硒代半胱氨酸位于其催化中心，因此体内硒水平决定着该酶的活性。硒水平的不足可能会导致该酶活性降低，不能抵御过量 H_2O_2 对甲状腺的氧化损伤。

硒蛋白不仅参与甲状腺激素的合成，同样可调节甲状腺激素的代谢。甲状腺素（T4）在脱碘酶的作用下，脱碘形成三碘甲腺原氨酸（T3）和逆-三碘甲腺原氨酸（rT3）。而体内三种脱碘酶 DIO1、DIO2、DIO3 经证实均为含硒酶。T4 转化为 T3 可由 DIO1 或 DIO2 调节，DIO1 和 DIO3 可使 T3 转化为 rT3。在人群中发现编码硒蛋白的基因突变会使甲状腺的功能受到影响。此外，硒对免疫系统的调节及抗炎症作用对自身免疫性甲状腺病也有保护作用。

综上，硒是谷胱甘肽过氧化物酶、脱碘酶Ⅰ和硫氧还蛋白还原酶等酶活性部位的重要组成部分，硒在甲状腺激素的合成、保护细胞免受自由基和氧化损伤功能方面具有根本的作用。维持适宜的酶活性所需的硒摄入量为 60～75μg/d。硒缺乏导致 GPx 活性降低而导致氧化损伤，或导致脱碘酶活性降低从而引起甲状腺活性受损。

碘甲状腺原氨酸脱碘酶通过去除外环上的碘原子来控制甲状腺激素的转换，并催化 T4 转化为其生物活性形式 T3。它们还可以通过去除内环的碘原子而使甲状腺激素失活，将 T4 转化为非活性代谢物 T3（rT3）。谷胱甘肽过氧化物酶负责腺体的保护，因为它们能清除甲状腺激素正常合成过程中产生的过量氧自由基。

11.3　硒与甲状腺癌的关系研究

11.3.1　流行病学实验

人体中含硒量最高的器官是甲状腺，甲状腺滤泡上皮细胞表达功能性含硒代半胱氨酸的酶，包括硒蛋白 P、Ⅰ型 5′-脱碘酶、谷胱甘肽过氧化物酶和硫氧还蛋白还原酶。硒蛋白是硒在体内的主要功能形式，硒主要通过影响上述四种酶的表达，对甲状腺的正常生理功能造成影响。

硒在甲状腺抗氧化、免疫系统及甲状腺激素的合成、活化、代谢过程中均发挥重要作用。据流行病学研究，足够的硒摄入量是保证甲状腺功能正常的前提。长期以来硒缺乏被认为对免疫细胞的激活、分化及增殖产生负面影响，并且会造成甲状腺相关硒蛋白抗氧化能力下降，导致甲状腺滤泡上皮细胞结构损伤和凋亡，引发免疫炎性损害。炎性细胞释放的一氧化氮（NO）在乳头状甲状腺癌中释放也明显增加，NO 可以引起炎性调节因子高迁移率族蛋白 B1（HMGBl）的产生，又激活在甲状腺细胞中的核因子-κB（NF-κB），维持癌周围的炎性反应，因此低硒介导的免疫炎性反应能增加患甲状腺癌的风险。

1989 年 Glattre 等对硒和甲状腺癌关系的研究发现，甲状腺癌的发病率随着血硒水平的降低而升高。血硒浓度≤1.25μmol/L组与≥1.65μmol/L组比较，前者较后者甲状腺癌发病率增加7.7倍。Moncayo等（2008）的研究显示甲状腺乳头状癌和滤泡型癌患者血清硒水平低于正常人。Kucharzewski等（2002）对各种甲状腺疾病患者进行对比发现甲状腺组织中平均含硒量最高者为结节性甲状腺肿及毒性弥漫性甲状腺肿（GD），最低者为甲状腺癌；血硒水平甲状腺癌组较正常对照组明显降低。推测甲状腺组织中低硒、血硒水平低可能会增加甲状腺癌的发病风险。其可能机制为：含硒化合物可影响瘤细胞的增殖周期及凋亡；硒对细胞生化及功能也有诸多影响；此外，硒还可以影响机体的免疫功能。Duntas等（2006）指出低硒增加甲状腺癌发病率，可能有致癌作用。补硒对甲状腺癌细胞的生长具有抑制作用。

在波兰缺硒地区的小型人群（16例）研究中，分化型甲状腺癌（DTC）患者血清和甲状腺组织中硒含量较低（Kucharzewski et al.，2002）。挪威的一家血清银行的数据也表明（Bellisola et al.，1998；Jellum et al.，1995），低硒水平在甲状腺癌的发生中起作用。在美国硒充足地区，Jonklaas等（2013）进行了一项试验研究，来探讨硒浓度与甲状腺癌诊断之间的关系，结果证实了血清促甲状腺激素（TSH）与晚期甲状腺癌的相关性。此外，他们还提出硒浓度与甲状腺癌高分期之间的潜在联系。

乌鲁木齐地区近年来甲状腺癌的发病率逐年增高，新疆除其东部地区都属于低硒地区，硒缺乏很可能是导致乌鲁木齐地区甲状腺癌高发的重要外部因素。马欣等（2017）通过收集乌鲁木齐地区甲状腺癌、良性甲状腺结节患者及甲状腺形态正常人群的相关资料，分析并比较不同健康状况者的甲状腺功能及自身抗体指标水平、血清硒水平、尿碘水平，进而探讨硒、碘元素营养状态对患甲状腺癌的影响，以期为甲状腺癌的防治提供科学依据。结果显示甲状腺癌组血清TT_3、TT_4、血清硒水平较甲状腺形态正常组低，血清TSH水平较甲状腺形态正常组高。多元逐步Logistic回归分析结果显示，低血清硒水平是甲状腺癌的独立危险因素。

白超等（2016）开展了乌鲁木齐地区人群碘和硒营养状态与甲状腺癌的相关性研究。结果提示新疆乌鲁木齐地区高尿碘和低血硒水平可能是甲状腺癌发病的相关因素，碘和硒在甲状腺癌的发生和发展中可能起着协同作用，可以通过控制碘摄入和提高硒营养状态来防治甲状腺结节，但需进一步研究确认乌鲁木齐地区硒的最适营养水平。白超等（2018）进一步研究发现，甲状腺癌组血硒水平低于甲状腺形态正常组和甲状腺良性结节组，多因素Logistic回归分析提示低血硒水平是甲状腺癌的独立危险因素。低硒通过影响甲状腺激素水平和甲状腺自身免疫反应诱导甲状腺癌发生，提高人群硒营养状态，可能有助于甲状腺癌的防治。

娄萍萍等（2012）的研究结果显示甲状腺乳头状癌（PTC）组与正常对照组、结甲组相比，血清硒水平明显降低，PTC组组织含硒水平最低，说明了甲状腺乳头状癌患者血清及组织均是低硒状态，与国外的研究结果相似，低硒水平可能参与甲状腺乳头状癌的发病过程。其机制可能是由于低硒水平，导致GPx和DIO合成减少，体内免疫紊乱。首先，GPx减少，甲状腺抗氧化能力减弱，氧自由基产生增多，导致甲状腺滤泡上皮细胞易受损，易引起DNA氧化损伤，导致癌症的发生；其次，脱碘酶减少，导致甲状腺激素代谢障碍，易引起TSH增高，升高的TSH对甲状腺滤泡上皮细胞过量刺激，导致发生病变；最后，低硒导致体内免疫紊乱，容易引起基因突变。通过补硒可以预防、减少某些癌症的发生，实验证明甲状腺癌患者体内也是缺硒状态，那么通过补硒是否可以减少和预防甲状腺癌的发生，需要更进一步的研究。

另一方面，血清硒（Se）水平与甲状腺癌的相关性也存在不同的说法（Thomas et al.，2014）。针对此问题，Shen 等（2015）通过 Meta 分析进一步支持了血清硒与甲状腺癌之间存在显著关联的理论。研究显示中国和波兰等国的硒水平对甲状腺癌的发生有显著影响。因此，这一发现需要通过一项跨区域的多中心研究来进一步证实，以便更好地理解硒与不同种族或地区的甲状腺癌之间的因果关系。当然，研究者也提出需要更多的研究，比如采用生物标志物方法，来进一步阐明硒和其他微量营养素在甲状腺癌发生中的作用。

11.3.2　动物实验

实验证实（Aruna，2014），补充硒可使机体血清硒水平及 GPx 活性明显升高。因此补充硒可以保护甲状腺组织细胞免受活性氧的损伤，维持其正常功能。

Kato 等（2009）发现 150μmol/L 剂量的 L-硒代蛋氨酸（SLM）可通过 Gadd 基因家族的时间依赖性上调和阻滞细胞周期的 S 期和 G_2/M 期来抑制甲状腺癌细胞的增殖，明显抑制甲状腺癌细胞株的增殖。

硒-甲基硒代半胱氨酸（MSC）可以诱导 BHT101 与 8305C 细胞在短时间内产生大量的 ROS，进而抑制 PI3K/AKT 信号通路，引起线粒体膜的通透性增加、线粒体膜电位下降以及凋亡相关因子的释放，继而引起 caspase 级联反应，最终诱导凋亡的发生。陈肖俊（2018）发现硒-甲基硒代半胱氨酸可以明显抑制未分化甲状腺癌 BHT101 和 8305C 细胞增殖且呈现一定的剂量相关性；其主要是通过诱导细胞凋亡而抑制细胞的增殖，在 150μmol/L 剂量下有一定的细胞周期阻滞作用；机制研究表明 MSC 可以使线粒体膜通透性增加，线粒体膜电位下降，凋亡相关因子 Cyt C 等释放，Bcl-2/Bax 比值下降，继而激活下游 caspase 级联反应。同时也发现 MSC 能明显抑制 PI3K/AKT 的活性，影响其下游相关蛋白 mTOR、GSK-3β、Mcl-1、Suvivin、Bad、p53 和 p-P65。进一步研究表明 MSC 可以影响 BHT101 与 8305C 细胞内 ROS 的释放进而诱导其发生凋亡。MSC 有望成为治疗未分化甲状腺癌的药物之一。

硒蛋白表达与甲状腺癌之间也存在联系。秦跃辉等（2014）应用免疫组织化学 SP 法检测 GPx3 蛋白在甲状腺组织细胞中的表达情况，表明 GPx3 蛋白低表达与甲状腺癌的发生和淋巴道转移有关。

11.3.3　作用机制

甲状腺癌是较为常见的内分泌肿瘤，女性多见，儿童至老年均可发病，其发病机制尚未被完全阐明，微量元素碘和硒的摄入、性激素、年龄、遗传等均可能与甲状腺癌患病相关。研究表明硒通过以下几个方面对甲状腺癌发挥作用。

11.3.3.1　甲状腺抗氧化系统

作为硒蛋白中最重要的酶，谷胱甘肽过氧化物酶其功能是中和，尤其是中和细胞内和细胞外 H_2O_2。谷胱甘肽过氧化物酶（GPx）是含硒蛋白，属于抗氧化酶，可以去除脂质和磷脂过氧化物，从而维护细胞膜的完整性，同时调控花生四烯酸的合成、控制炎症反应及氧化损伤。硒与甲状腺抗氧化系统的联系主要通过 GPx 来实现。甲状腺激素的合成需要甲状腺过氧化物酶（TPO）在 H_2O_2 的存在下氧化碘为活性碘。在甲状腺组织中，H_2O_2 的生成量远超过球蛋白碘化过程的需要量，所以必须要有相应的抗氧化机制抵御 H_2O_2 的侵害。另外在甲状腺上还发现了硒蛋白 P（SeP P）、硒蛋白 N（SeP 15）及硫氧还蛋白还原酶（TrxR）。硒蛋白 P 每摩尔含 10 个硒代半胱氨酸，主要负责硒的转运和抗氧化防御功能。硒蛋白 N 的主要功能是降解 H_2O_2。TrxR 也是一种硒蛋白，参与以 NADPH 为辅酶的氧化还原系统，调节转录因子和信号转导。上述硒蛋白是组成甲状腺抗氧化系统的重要组成部分，正是由于上述硒蛋白的存在，甲状腺组织才避免被氧自由基损伤，得以维持正常功能。

11.3.3.2 甲状腺激素的代谢

硒与甲状腺激素代谢主要是通过脱碘酶建立联系。脱碘酶有 3 种类型，分别为脱碘酶 1（DIO1）、脱碘酶 2（DIO2）、脱碘酶 3（DIO3）。DIO1 主要分布于肝脏、肾脏，在甲状腺、骨骼肌、心肌等组织中少量存在。哺乳动物中 DIO1 的主要作用是催化硒蛋白催化甲状腺素（T4）的 5′位脱碘，从而提供循环中的 T3。DIO2 主要分布于垂体、脑和棕色脂肪组织中，催化 T4 的 5′位脱碘，对这些组织中 T3 的产生起着重要作用。DIO2 在生长发育中也起着重要作用，是哺乳动物胚胎中主要的 5′脱碘酶。DIO3 催化 5′脱碘，使 T4→rT3，T3→T2，它在胎盘和胎儿的其他组织中表达，表明其在胎儿的生长发育中起重要作用。Arthur（1990）和 Behne 等（1990）先后应用双标记技术证实了脱碘酶是硒蛋白。后来的研究又陆续证明了其余两种脱碘酶也是含硒酶（Croteau et al.，1995 和 1996）。

11.3.3.3 免疫作用

考虑低硒介导免疫炎症能增加患甲状腺癌的风险。当硒缺乏时，硒蛋白组成的抗氧化系统功能减低，导致甲状腺局部组织可能受到强氧化损伤，使甲状腺自身免疫性抗体，如 TgAb、TPOAb 等释放到血液中，引起自身免疫反应，进一步对甲状腺组织进行破坏，其慢性炎症反应过程可能促进甲状腺癌的发生、发展。当硒足量时，能保护甲状腺局部组织避免强氧化损伤，所以硒足量的个体中，TPOAb 水平较硒缺乏个体低。

综上，硒化合物作为调控癌基因表达的因子，具有抑制分裂、促进分化、诱导癌细胞程序性死亡的作用。T4 转化为 T3，为体内 T3 主要来源途径，是维持甲状腺发挥正常功能的关键。此外含硒的谷胱甘肽过氧化物酶有氧化还原酶作用，可保护甲状腺细胞免受氧化应激。当硒缺乏时，机体硒蛋白减少，造成甲状腺激素代谢异常，使 T3 水平下降，反馈性刺激使 TSH 分泌增加，增加的 TSH 可以促进环磷酸腺苷（cAMP）的合成，激活 cAMP 依赖蛋白激酶信号转导系统，促进表皮生长因子介导的细胞增殖，刺激甲状腺滤泡细胞生长，对肿瘤侵袭起中介和放大信号的作用。

11.4 硒与甲状腺癌防治

硒作为人体必需的微量元素，通过参与硒蛋白的合成在甲状腺抗氧化系统、免疫系统以及甲状腺激素的合成、活化、代谢过程中发挥重要作用。目前已有研究发现，补充硒可通过参与甲状腺激素的调节和保护甲状腺、减少氧化损伤来降低自身免疫性甲状腺炎（ATID）患者的甲状腺抗体水平。TgAb 是针对 Tg 产生的抑制性自身免疫抗体，主要由 IgG 组成，少部分为 IgA 和 IgM。多存在于 ATID 患者体内，是机体免疫功能紊乱的标志。有研究证实甲状腺癌患者 TgAb 的升高与癌症的复发或转移有关，丛慧等（2015）观察了 TgAb 阳性

DTC 患者应用硒酵母片（SYT）100μg/d 服用中位时间 4.4 个月（1.0～12.2 个月）后 TgAb 的变化水平，结果表明 SYT 的应用可加快绝大多数患者 TgAb 水平的下降，明显降低 TgAb 阳性 DTC 患者总体的 TgAb 水平。

甲状腺癌患者补硒剂量可参考甲状腺疾病的使用案例。目前推荐成人每日硒摄入量为 55μg/d。L-硒-甲基硒代半胱氨酸、硒代蛋氨酸和亚硒酸钠为硒补充的常见形式，硒每日摄入量为 100～200μg/d。硒摄入量上限为 800μg/d。现认为硒安全摄入量低于 400μg/d 不会导致非常严重的副作用，大于 800μg/d 则可能致毒，尤其是对于无机形态的亚硒酸钠；对于有机形态的 L-硒-甲基硒代半胱氨酸以及硒代蛋氨酸来说，其安全摄入量可以大于 800μg/d，对于癌症辅助治疗的剂量有报道甚至高至 30000μg/d。硒中毒的早期症状有呼气有大蒜气味，头发和指甲出现干枯等变化。慢性硒病会出现明显的胃肠炎、皮炎、头发和指甲改变和神经综合征，如肢端感觉异常、意识功能减退。硒的有益剂量和毒性剂量范围极其狭窄，因此需在适当范围内补硒，并根据体内硒水平随时调整补硒剂量。L-硒-甲基硒代半胱氨酸安全和效果均优，最佳剂量为 200μg/d，该剂量有很好耐受性。

Turkey（2006）使用 100μg/d 或 200μg/d 的 L-硒代蛋氨酸评估对女性自身免疫性甲状腺炎患者治疗 9 个月的效果，结果发现口服给予 L-硒代蛋氨酸 200μg/d 可以有效降低甲状腺过氧化物酶抗体滴度。因此认为 L-硒代蛋氨酸替代治疗可抑制自身免疫性甲状腺炎患者血浆甲状腺过氧化物酶抗体滴度，但是抑制作用需要硒的剂量高于 100μg/d，以使谷胱甘肽过氧化物酶活性达到最佳。这与其他研究结果一致：高硒（200μg/d）治疗时抗体水平在第一个 3 个月开始下降，总体可下降 50%～80%。Karanikas（2008）等也认为对甲状腺过氧化物酶抗体低水平的自身免疫性甲状腺炎患者短期（3 个月）补充亚硒酸钠对抑制其体内抗体水平效果欠佳。因此，100μg/d 的亚硒酸钠补充不能有效抑制 AIT 抗体滴度，需高硒剂量替代治疗。

但 Nacamulli 等（2010）通过对自身免疫性甲状腺炎患者以生理剂量（80μg/d）的亚硒酸钠治疗 12 个月可以降低其甲状腺过氧化物酶抗体水平。

目前多数研究认为短期补充 200μg/d 亚硒酸钠可改善自身免疫性甲状腺炎患者的病情，然而也有人发现生理剂量的硒摄取 12 个月以上可以降低自身免疫性甲状腺炎患者体内甲状腺过氧化物酶抗体的水平，只是显效缓慢。如果既想显效快又需快速缓解病情，最好选用 200μg/d 的剂量。但是亚硒酸钠治疗需注意防止过量。由于其有效剂量及安全范围较狭窄，亚硒酸钠的补充须严格控制在一定范围内，过高的硒补充会导致硒中毒。因此，在治疗前可通过测量患者血液中的硒含量，根据其血液中的硒含量制定补硒方案。在硒治疗期间，患者需定期随访。

11.5 小结

总之，对于缺硒患者或低硒地区的甲状腺癌患者，可以通过适量补充硒以利于患者的治疗与康复（李江平，2016）。但人体内硒与甲状腺癌之间的关系仍需足够的流行病学以及进一步基础与临床研究来证实。

参 考 文 献

[1] Aruna D. Selenium supplementation in thyroid associated ophthalmopathy: an update [J]. Int J Ophthalmo1, 2014,

7 (2): 365-375.

[2] Behne D, Kyriakopoulos A, Meinhold H, et al. Identification of type I iodothyronine 5′-deiodinase as a selenoenzyme [J]. Biochem Biophys Res Commun, 1990, 173 (3): 1143-1149.

[3] Bellisola G, Bratter P, Cinque G, et al. The TSH-dependent variation of the essential elements Iodine, selenium and zinc within human thyroid tissues [J]. J Trace Elem Med Biol, 1998, 12 (3): 177-182.

[4] Bray F, Ferlay J, Soerjomataram I, et al. Global cancer statistics 2018: GLOBOCAN estimates of incidence and mortality worldwide for 36 cancers in 185 countries [J]. CA: a cancer journal for clinicians, 2018, 68 (6): 394-424.

[5] Cardis E, Kesminiene A, Ivanov V, et al. Risk of thyroid cancer after exposure to ^{131}I in childhood [J]. J Natl Cancer Inst, 2005, 98 (8): 724-732.

[6] Chen W, Zheng R, Baade P D, et al. Cancer statistics in China, 2015 [J]. CA: a cancer journal for clinicians, 2016, 66 (2): 115-132.

[7] Croteau W, Davey J C, Galton V A, et al. Cloning of the mammalian type II iodothyronine deiodinase. A selenoprotein differentially expressed and regulated in human and rat brain and other tissues [J]. Journal of Clinical Investigation, 1996, 98 (2): 405-417.

[8] Croteau W, Whittemore S L, Schneider M J, et al. Cloning and expression of a cDNA for a mammalian type III iodothyronine deiodinase [J]. Journal of Biological Chemistry, 1995, 270 (28): 16569-16575.

[9] Dickson R C, Tomlinson R H. Selenium in blood and human tissues [J]. Clinica Chimica Acta, 1967, 16 (2): 311-321.

[10] Du L B, Li R H, Ge M H, et al. Incidence and mortality of thyroid cancer in China, 2008-2012 [J]. Chinese Journal of Cancer Research, 2019, 31 (1): 148-155.

[11] Duntas L H. Selenium and the thyroid: a close-knit connection [J]. The Journal of Clinical Endocrinology & Metabolism, 2010, 95 (12): 5180-5188.

[12] Duntas L H. The role of selenium in thyroid autoimmunity and cancer [J]. Thyroid, 2006, 16 (5): 455-460.

[13] Fleet J C. Dietary selenium repletion may reduce cancer incidence in people at high risk who live in areas with low soil selenium [J]. Nutrition Reviews, 1997, 55 (7): 277-279.

[14] Glattre E, Thomassen Y, Thoresen S O, et al. Prediagnostic serum selenium in a case-control study of thyroid cancer [J]. International Journal of Epidemiology, 1989, 18 (1): 45-49.

[15] Hirabayashi R N, Lindsay S. The relation of thyroid carcinoma and chronic thyroiditis [J]. Surg Gynecol Obstet, 1965, 121: 243-252.

[16] Ilias I, Alevizaki M, Lakkapapadodima E, et al. Differentiated thyroid cancer in Greece: 1963-2000. Relation to demographic and environmental factors [J]. Hormones, 2002, 1 (3): 174.

[17] Arthur J R, Nicol F, Beckett G J. Hepatic iodothyronine 5′-deiodinase. The role of selenium [J]. Biochemical Journal, 1990, 272 (2): 537-540.

[18] Jellum E, Andersen A, Lundlarsen P, et al. Experiences of the Janus Serum Bank in Norway [J]. Environmental Health Perspectives, 1995, 103 (Suppl 3): 85-88.

[19] Jonklaas J, Danielsen M, Wang H. A pilot study of serum selenium, vitamin D, and thyrotropin concentrations in patients with thyroid cancer [J]. Thyroid, 2013, 23 (9): 1079-1086.

[20] Kato M A, Finley D J, Lubitz C C, et al. Selenium decreases thyroid cancer cell growth by increasing expression of GADD153 and GADD34 [J]. Nutrition and Cancer, 2009, 62 (1): 66-73.

[21] Köhrle J, Gärtner R. Selenium and thyroid [J]. Best Practice & Research. Clinical Endocrinology & Metabolism, 2009, 23 (6): 815-827.

[22] Kucharzewski M, Braziewicz J, Majewska U, et al. Concentration of selenium in the whole blood and the thyroid tissue of patients with various thyroid diseases [J]. Biological Trace Element Research, 2002, 88 (1): 25-30.

[23] Mara V, Miguel M, Francisco C. Selenium and thyroid disease: from pathophysiology to treatment [J]. International Journal of Endocrinology, 2017: 1-9.

[24] Moncayo R, Kroiss A, Oberwinkler M, et al. The role of selenium, vitamin C, and zinc in benign thyroid diseases

and of selenium in malignant thyroid diseases：Low selenium levels are found in subacute and silent thyroiditis and in papillary and follicular carcinoma [J]. Bmc Endocrine Disorders，2008，8 (1)：1-12.

[25] Nacamulli D，Mian C，Petricca D，et al. Influence of physiological dietary selenium supplementation on the natural course of autoimmune thyroiditis [J]. Clinical Endocrinology，2010，73 (4)：535-539.

[26] Nix P，Nicolaides A，Coatesworth A P. Thyroid cancer review 1：presentation and investigation of thyroid cancer [J]. International Journal of Clinical Practice，2010，59 (11)：1340-1344.

[27] Sampson R J，Key C R，Buncher C R，et al. Thyroid carcinoma in hiroshima and nagasakiI. prevalence of thyroid carcinoma at autopsy [J]. Jama the Journal of the American Medical Association，1969，209 (1)：65.

[28] Shen F，Cai W S，Li J L，et al. The association between serum levels of selenium，copper，and magnesium with thyroid cancer：a Meta-analysis [J]. Biological Trace Element Research，2015，167 (2)：225-235.

[29] Thomas J. O'Grady，Kitahara C M，Dirienzo A G，et al. The association between selenium and other micronutrients and thyroid cancer incidence in the NIH-AARP diet and health study [J]. PLoS One. 2014：9 (10)：e110886.

[30] Turker O，Kumanlioglu K，Karapolat I，et al. Selenium treatment in autoimmune thyroiditis：9-month follow-up with variable doses. [J]. Journal of Endocrinology，2006，190 (1)：151-156.

[31] Yu S Y，Chu Y J，Gong X L，et al. Regional variation of cancer mortality incidence and its relation to selenium levels in China [J]. Biological Trace Element Research，1985，7 (1)：21-29.

[32] 白超，魏巍，张丽，等．乌鲁木齐地区人群碘和硒营养状态与甲状腺癌相关性研究 [J]. 新疆医科大学学报，2016，39 (9)：1183-1186.

[33] 白超，杨雯雯，张丽．硒与甲状腺癌风险相关性研究 [J]. 新疆医科大学学报，2018，41 (7)：842-846.

[34] 陈肖俊．硒-甲基硒代半胱氨酸诱导未分化甲状腺癌细胞凋亡及其机制研究 [D]. 苏州：苏州大学，2018.

[35] 李江平，晋建华．微量元素硒与甲状腺疾病关系的研究进展 [J]. 中西医结合心血管病电子杂志，2016 (26)：5-7.

[36] 娄萍萍．结节性甲状腺肿和甲状腺乳头状癌患者血清及组织中硒、锌水平变化 [D]. 济南：山东大学，2012.

[37] 马欣，张丽，杨雯雯，等．血清硒水平和尿碘水平对甲状腺癌患病的影响研究 [J]. 中国全科医学，2017 (20)：4270-4274.

[38] 秦跃辉．GPx3、MMP-2、TIMP-2 在甲状腺癌中的表达及其意义 [D]. 郑州：郑州大学，2014.

[39] 沈康年．与甲状腺癌共存的其它甲状腺疾病（附 49 例临床分析）[J]. 中国实用外科杂志，1995 (2)：83-85.

[40] 丛慧，梁军，李方，等．分化型甲状腺癌治疗后 TgAb 变化趋势及其影响因素 [J]. 中国医学科学院学报，2015，37 (1)：61-65.

[41] Turker O，Kumanlioglu K，Karapolat I，et al. Selenium treatment in autoimmune thyroiditis：9-month follow-up with variable doses [J]. Journal of Endocrinology，2006，190 (1)：151-156.

[42] Karanikas G，Schuetz M，Kontur S，et al. No immunological benefit of selenium in consecutive patients with autoimmune thyroiditis [J]. Thyroid，2008，18 (1)：7-12.

第12章　硒与白血病

白血病（leukemia）也称为血癌，它是由于造血干细胞发生恶性肿瘤而产生的疾病，其特征为骨髓内异常的白细胞（白血病细胞）弥漫性增生取代正常骨髓组织，并常侵入周围血液使周围血内白细胞出现量和质的改变，血液白细胞数量常明显增多，故称之为白血病。根据白血病细胞的成熟程度和自然病程可分为急性白血病（acute leukemia，AL）和慢性白血病（chronic leukemia，CL）两大类。

12.1　白血病的流行病学概述

12.1.1　发病率与死亡率

世界卫生组织下属国际癌症研究机构（IARC）于2018年9月发布了2018年最新全球癌症统计数据《全球癌症报告》(Bray F，2018)，提供了全球185个国家和地区36种癌症的发病率、死亡率等相关数据。报告指出，据估计，全世界2018年白血病有近43.7万个新增病例和30.9万个死亡病例，发病人数约占癌症总发病人数的2.4%，死亡人数约占癌症总死亡人数的3.2%。在全球总人口两性（男性和女性）癌症发病率中排名第15（发病率2.4%），死亡率中排名第10（死亡率3.2%）；全球总人口（男性）的癌症发病率排行位列第10位（2.6%），死亡率排行位列第8位（3.3%）；全球总人口（女性）的癌症发病率排行位列第11位（5.3%），死亡率排行位列第10位（3.1%）。

根据国家癌症中心发布的中国癌症数据统计显示：2014年白血病在全国人口两性（男性和女性）癌症发病率和死亡率均不高；但是唯一较高的指标是，在全国男性癌症死亡率排行位于第8位（4.31%）。从少儿阶段的癌症威胁类型分布来看，白血病是少儿阶段的最主要癌症威胁。2018年的统计数据显示：0～14岁的男性癌症新发病例合计1.29万例，其中，白血病新增案例达到0.53万例；少儿阶段的女性合计新发癌症病例为0.95万例，其中，白血病新发病例高达0.38万例。通过对比可以看出，此阶段男性和女性癌症威胁几乎一致，但此阶段的男性发病率明显高于女性。

12.1.2　病因

白血病是造血组织克隆性恶性疾病，是造血干细胞、造血祖细胞的恶性病变。表现为贫血、出血、感染发热以及肝、脾、淋巴结肿大和骨骼疼痛。根据临床表现，白血病可分为 5 种类型：①急性型（57%），急性或亚急性病程，出现典型临床症状，对化疗不敏感，对所有治疗无效，大部分患者发病 6 个月死亡；②慢性型（19%），有的患者合并 B 细胞淋巴瘤；③迟缓型（5%），有少数 ATL 细胞存在于外周血中，有 0.5%～3% 长期不发病，与健康携带者很难区别；④淋巴瘤型（19%），即非白细胞病型 ATL，特征是淋巴结肿大；⑤危象型，慢性和迟缓型 ATL 经过较长一段时间后会发展成为急性 ATL，成为危象型 ATL。近几年，随着环境污染地加重，白血病越来越常见。临床上白血病的发病与许多因素有关，其中病毒可能是主要因素，此外，尚有遗传、放射、化学毒物或药物等因素。某些染色体的异常与白血病的发生有直接关系，因为染色体的断裂和易位可使癌基因的位置发生移动和被激活，染色体内基因结构的改变可直接引起细胞发生突变，免疫功能地降低则有利于白血病的发病。

病毒能通过内生的逆转录酶按照 RNA 顺序合成 DNA 的复制品，当其插入宿主的染色体 DNA 中可诱发恶变。

遗传因素和某些白血病发病有关。有研究表明，白血病患者中有白血病家族史者占 8.1%，而对照组仅为 0.5%；近亲结婚人群急性淋巴细胞白血病的发病率是非近亲结婚人群的 30 倍。另外，某些染色体有畸变、断裂的遗传性疾患常伴有较高的白血病发病率。

放射因素也和白血病发病有关，电离辐射有致白血病的作用，其作用与放射剂量大小及辐射部位有关。特别是骨髓受到照射时，可观察到染色体的断裂和重组，诱发急、慢性非淋巴细胞白血病和慢性粒细胞白血病。

某些化学物质如苯、烷剂类和细胞毒药物可致急性粒细胞白血病和继发性白血病。

白血病可根据病情缓急、白细胞成熟程度、细胞增生的类型而分为急性与慢性或者淋巴细胞性和粒细胞性白血病。白血病患者骨髓和周围血象中异常的原始细胞和早幼粒细胞明显增多。

12.1.3　发病机制

白血病是一类造血干细胞的克隆性疾病，在骨髓和其他造血组织中白血病细胞大量增生积聚，并浸润其他器官和组织，而使正常造血功能受到抑制。白血病细胞的增生和浸润为本病的特异性病理变化，主要发生于造血组织，如骨髓、脾、肝及淋巴结，并可累及全身组织，可发生出血、组织营养不良和坏死。出血部位可遍及全身，以皮下、口腔、鼻腔为常见；致命出血如颅内、消化道或呼吸道感染，以细菌和真菌为多见。中青年以下人群白血病发病率较高，儿童常为受累者。人类白血病的发病机制尚不完全清楚。随着分子生物学、遗传学、免疫学的发展，人们对其发病机制进行了深入研究。

12.1.3.1　人 T 细胞白血病病毒 1 型（HTLV-1）与白血病的关系

成人型 T 细胞性白血病（adult T-cell leukemia，ATL）是一种与人 T 细胞白血病病毒1（HTLV-1）感染直接相关、发生于成人的特殊类型淋巴系统恶性克隆增殖性疾病，其病变主要发生在外周血淋巴细胞，亦可侵及骨髓。世界上有三个 HTLV-1 的流行区，分别是日本西南部、加勒比海地区和非洲中部。日本是世界上最大的 HTLV-1 流行区，40 岁以上的健康人群中，抗体阳性率高达 6%～37%。白血病于 1976 年首先由日本学者高月清提出，继日本西南部发现该病之后，美国、加勒比海地区及其他国家也陆续报道该病存在。1980 年 Poiesz 等在 ATL 患者细胞线粒体中发现了人类逆转录病毒，并把它命名为 HTLV-1。Hinuma 等（1981）通过实验在 HTLV-1 患者的血浆中找到了 HTLV-1 抗体，证明了 ATL 与 HTLV-1 之间存在密切联系。

HTLV-1 病毒和其他逆转录病毒有着相似的结构，在电镜下呈 C 型病毒颗粒形态，有芽生现象，浮力密度为 1.16g/mL，含有高分子量的 RNA 和逆转录酶，属于 RNA 肿瘤病毒。HTLV-1 病毒引发白血病涉及一种复杂偶发机制，是多阶段演变过程，这也是其致癌发病率仅 5%的关键。在此过程中病毒首先与 $CD4^+$ 细胞结合并活化受染细胞，细胞膜上表达 IL-2 受体，进而经病毒的逆转录酶作用形成病毒 DNA，并整合于宿主细胞染色体形成前病毒；在病毒 *tax* 基因作用下，$CD4^+$ 细胞 IL-2 及其受体的基因开始异常表达，使受染细胞大量增殖，带有病毒的宿主细胞可因病毒 DNA 整合部位的多样性，转化成不同的细胞克隆，并在细胞继续增殖过程中，某一克隆的某一细胞 DNA 发生突变而演变成白血病细胞，进而形成白血病细胞克隆。

12.1.3.2 融合基因与白血病的关系

白血病是一组异质性疾病，每种疾病有其独特的分子遗传学异常，融合基因形成是白血病的发生、发展的重要机制。所谓融合基因（fusion gene），是指将两个或多个基因的编码区首尾相连，置于同一套调控序列（包括启动子、增强子、核糖体结合序列、终止子等）控制之下，构成的嵌合基因。融合基因的形成机制包括染色体重排和异常转录。由形成机制可以看出，融合基因能够驱动肿瘤的发展和向恶性转化。急性髓系白血病-1 癌基因（AML-1）（定位于 8q22，又称为 Runxl、CBFa2、PEBP2aB）就是一个重要的调节造血和细胞周期相关基因表达的转录因子。它是人类白血病中最常发生突变的基因之一。在急性髓系白血病中多染色体的易位都累及该基因，如 t(8；21)、t(16；21) 和 t(3；21)，其中 t(8；21) 易位是最常见的核型异常之一，占 M2 亚型急性髓系白血病的 30%～50%。80%～90%急性白血病有克隆型染色体异常，染色体分析不仅有重要诊断和预后意义，而且能够显示与白血病转化和增殖有关的分子损伤位点。与人类白血病相关的染色体易位经常涉及编码转录因子的基因。在白血病染色体异常中，平衡性易位最为常见，并导致融合基因。因此，染色体易位导致融合基因的形成在白血病的发生中起重要作用，不同染色体易位引起不同生物亚型的白血病，具有不同的特征性临床表现或预后，同时融合基因产生的肿瘤蛋白可作为不同亚型白血病的分子标记。对这些特征性的染色体易位进行深入研究将有助于开展基因治疗。

12.1.3.3 电离辐射与白血病的关系

电离辐射是指波长短、频率高、能量高的射线（粒子或波的双重形式）。电离辐射可以从原子、分子或其他束缚状态放出一个或几个电子。人们通常将辐射分为电离辐射与非电离辐射两类。电离辐射包括宇宙射线、X 射线和来自放射性物质的辐射。非电离辐射包括紫外线、热辐射、无线电波和微波。世界卫生组织国际癌症研究机构将电离辐射（所有类型）列在一类致癌物清单中。辐射可诱发急、慢性非淋巴细胞白血病和慢性粒细胞白血病，但未见慢性淋巴细胞白血病，并且发病前常有一段骨髓抑制期，其潜伏期约为 2～16 年。研究表明，全身或大面积电离辐射源照射，可导致骨髓抑制和机体免疫缺陷，染色体发生断裂和重组，染色体双股 DNA 有可逆性断裂。染色体畸变在癌变过程中至关重要。此外，研究证明，辐射通过作用于染色体，使染色体发生易位；同时作用于抑癌基因，导致抑癌基因发生突变或丢失，使其抑制肿瘤发生的功能丧失，从而导致白血病的发生。因此，在存有辐射的环境中工作时，以及在用射线治疗疾病时，应该注意和加强防护，避免白血病的发生。

12.1.3.4　化学物质与白血病的关系

一些化学物质有致白血病的作用。多年接触苯以及含有苯的有机溶剂与白血病发生有关。接触苯及其衍生物的人群白血病发生率高于一般人群。亚硝胺类物质与白血病发生有明显关系，例如乙双吗啉是乙亚胺的衍生物，具有极强的致染色体畸变和致白血病作用。有些药物可损伤造血细胞引起白血病，如氯霉素、保泰松致造血功能损伤者发生白血病的危险性显著增高，但还缺乏统计资料。抗肿瘤药物中烷化剂和拓扑异构酶Ⅱ抑制剂被公认为有致白血病的作用，这些抗肿瘤的细胞毒药物包括氮芥、环磷酰胺、甲基苄肼等。化学物质所致的白血病以急性髓细胞白血病为多。

12.1.3.5　其他血液病与白血病的关系

血液病是一大类，直接危害生命的是急性白血病，慢性血液病的种类很多。慢性血液病并不等于白血病，但某些血液病最终可能发展为白血病，如真性红细胞增多症、原发性血小板增多症、骨髓纤维化、多发性骨髓瘤、骨髓增生异常综合征（MDS）等。骨髓增生异常综合征的特点是骨髓出现病态性造血，外周血细胞减少，部分患者发展成白血病。

肿瘤的发生过程是一个多阶段、多因素参与的复杂过程，白血病也不例外。上面所述的机制只是白血病发生的一部分，还有一些发病机制至今未明。对白血病发病机制的研究不是单纯的研究病因，而是为了更有利地预防和治疗白血病。一旦白血病的病因及发病机制被完全阐明，人类就有望于着手预防白血病。

12.2　硒与白血病的关系研究

12.2.1　流行病学实验

硒是近年来被发现的具有防癌和抑癌作用的天然微量元素。饮食中硒含量少不会直接导致肿瘤的发生，但机体内硒水平下降能明显增加机体对致癌物诱发的肿瘤的易感性，并降低机体对肿瘤应激的抵抗能力。多种实体瘤及血液系统恶性肿瘤均伴有血硒含量地下降。肿瘤患者体内红细胞、血浆、血清和尿中的硒含量明显低于正常人。王燕等（2008）对 36 例白血病患者中血清硒含量进行测试，发现初发组的血清硒含量明显低于正常对照组，差异有统计学意义。化疗效果差，难治复发的患者血清硒含量较初发者进一步降低，而对化疗敏感的缓解期患者血清硒上升，并与正常对照组无显著性差异，表明不同疾病状态的白血病患者血硒含量不同。其他学者亦发现急性白血病患者的血硒值显著低于正常人，经治疗后（不用含硒制剂）随病情缓解，血硒含量趋于正常。由此推测硒可能参与肿瘤细胞的代谢，从而导致白血病患者的低硒状态。值得注意的是难治性复发性白血病患者的血硒含量下降尤为明显，由于此类白血病多伴有肿瘤细胞耐药，因此硒可能与白血病耐药相关。所以硒与紫杉醇、柔红霉素联合应用的疗效比单一用药更优，化疗效果更佳。

李彦毕等（2016）采用多聚酶链反应-限制性片段长度多态性（PCR-RFLP）方法分析121例急性白血病患儿和129名正常对照GPx1 pro200leu基因型。非条件logistic分析各基因型与发病中易感性关系以及与缺硒的交互作用。结果发现：携带L（LL/PL）基因个体患病风险较非L基因携带者（PP）风险明显增加，携带LL/PL基因型缺硒个体儿童急性白血病罹患风险是携带PP基因型非缺硒的3.39倍。因此，GPx1 pro200leu多态性增加恩施地区儿童急性白血病罹患风险，且与缺硒在儿童急性白血病发病中存在协同效应。

较高浓度的亚硒酸钠能够显著抑制白血病细胞增殖并诱导白血病细胞快速发生凋亡；同时亚硒酸钠作为一种普通膳食中的硒化合物，在食品中作为添加剂已经有很长时间了，显然它的毒性比目前化学治疗中所用的药物，如三氧化二砷副作用小很多，结合其细胞毒性实验的结果，充分证明其所具有的安全性，提示它有望成为一种新的安全、高效抗白血病的治疗药物。

12.2.2 动物实验

白血病是一种以不成熟白细胞异常增多为特征的血液系统恶性肿瘤。硒是具有抗癌作用的人体必需微量元素之一，许多研究表明硒可以抑制肿瘤发生、促进肿瘤凋亡、减少动物模型中小鼠体内肿瘤的大小。此外，硒在白血病领域中也有研究表明其具有抗肿瘤的作用，亚硒酸钠可促进白血病细胞凋亡。1979年，Ebert与Malinin报道，无机硒化物对Friend小鼠红白血病细胞（FELC）有诱导分化作用。之后，Cox等（1986）对硒诱导FELC分化的作用机制进行了研究，指出硒直接抑制了DNA甲基化酶而导致DNA甲基化不足，可能是硒对FELC诱导分化的一种作用机制（谢根法，1992）。1987年，Frenkel等证明，亚硒酸盐与硫基化合物生成的产物三硫代硒对DNA、RNA聚合酶均有抑制作用。他们推测硒的抗肿瘤作用可能是抑制DNA聚合酶的结果。国内学者也相继研究证实（姜绪荣，1990），亚硒酸钠能干扰人早幼粒白血病细胞（HL-60）DNA的代谢而抑制其生长，并能诱导HL-60细胞分化。1983年，Lucas等研究发现，含硒核苷同类物硒吡咯核苷在一定的药物浓度下（$\geqslant 1\mu mol/L$）不仅抑制HL-60细胞的繁殖生长，而且还可诱导其分化成熟，这种诱导分化作用可能与硒吡咯核苷抑制了鸟苷酸生物合成的关键酶——磷酸次黄苷脱氢酶（IMP0）有关。

一系列体外实验发现，硒化合物对生物代谢具有双相作用，即在低浓度时能促进细胞的生长和代谢，高浓度时（一般大于$10^{-8}mol/L$）能抑制其生长。$10^{-4}mol/L$的硒代半胱氨酸可导致HL-60细胞90%死亡，亚硒酸钠致死70%，毒性显著大于硒酸钠（30%）和硒代蛋氨酸（10%）。这表明硒对细胞作用的强弱取决于硒化物的剂量和形式。

杨宏新等（2006）研究了硒协同茯苓多糖（CMP）对P388小鼠白血病的抗癌效果和分子机制。结果发现CMP、硒与化疗药物环磷酰胺合用后具有协同抗癌效应，能显著抑制癌细胞增生，下调Bcl-2基因的表达，诱导癌细胞凋亡，从而延长荷瘤小鼠的生存期，同时减轻环磷酰胺的毒副作用。杨宏新等（2008）又研究了香菇多糖协同硒酸酯多糖对白血病细胞的抑制作用，结果显示香菇多糖和硒酸酯多糖均可抑制白血病细胞增殖。其中，硒酸酯多糖主要通过上调Fas和FasL促进凋亡发挥肿瘤抑制作用；香菇多糖主要通过上调Fas促进细胞凋亡，FasL表达没有变化，二者存在不同抑癌机理。香菇多糖协同硒酸酯多糖可显著提高白血病抑制效应。众多的体外实验研究表明，硒取代或衍生化后的天然产物可表现出明显的或更强的抗肿瘤活性。邓守恒课题组（2014）研究发现硒化壳聚糖可通过多条途径对体外培养的多种白血病细胞 K562、HL-60、NB4 产生抑制增殖和诱导凋亡的作用。

谈立等（2010）对微量元素硒联合环磷酰胺对 P388 小鼠白血病的抗癌效果进行了深入研究。结果证明含硒化合物尤其是有机含硒化合物联合环磷酰胺能够使荷瘤小鼠的生存期延长，Bcl-2 基因表达下调，细胞凋亡指数增高，机体抗氧化水平升高，与对照组比较有统计学差异（$P<0.05$）。进一步说明微量元素硒联合抗肿瘤化疗药物后对肿瘤治疗具有协同作用，能显著抑制癌细胞的增殖，下调 Bcl-2 基因的表达，诱导癌细胞的凋亡，延长荷瘤小鼠的生存期。

潘静波等（1996）也观察到硒（Se）、环磷酰胺（CY）和白介素-2（IL-2）单独和联合应用延长荷瘤小鼠生存期效果。硒源为富硒香菇粉末，掺入 C57BL/6 小鼠正常饲料，制成硒饲料，含硒约 4mg/kg。非加硒饲料亦掺等量正常香菇粉末。结果显示 Se 与 CY 联合应用组有显著性（$P<0.05$）；Se 与 IL-2 联合组效果更显著（$P<0.01$）。提示硒与免疫制剂、抗癌剂的联合应用可能具有更佳的治疗效果。

杨磊等（2008）的研究证明小剂量亚硒酸钠和 K562 细胞裂解液负载均可诱导出特异性杀伤靶细胞的细胞毒性 T 淋巴细胞（CTL），且两者具有协同作用。

在 AML 患者骨髓中血管内皮生长因子（VEGF）信号是异常的，其与癌症患者预后较差有关。信号转导通路的改变表现为存在多个自分泌和旁分泌信号通路共同干预。血管内皮生长因子信号促进急性髓细胞白血病细胞增殖、生存以及抵抗化疗，产生耐药性。此外在急性髓细胞白血病中，血管内皮生长因子信号可以调节血管内皮细胞的旁分泌控制血管生成。崔晶等（2007）研究了亚硒酸钠对 K562/ADR 细胞 VEGF 表达的影响，结果表明：亚硒酸钠可以增加 K562/ADR 细胞对阿霉素的敏感性，其逆转耐药的倍数为 3.48；两种细胞系分泌的 VEGF 含量随培养时间的延长增加，并且各个时间段的 K562/ADR 细胞 VEGF 表达均高于 K562 细胞（$P<0.05$），亚硒酸钠则能抑制白血病细胞分泌 VEGF。

硒对癌细胞的生长抑制及凋亡诱导作用可能通过调节氧化应激来实现。孙义民等（2002）以人急性髓系白血病 M3 型耐药细胞株（抗全反式维甲酸 ATRA）MR2 为研究对象，通过细胞生长增殖分析、细胞凋亡相关指标的检测、细胞内活性氧自由基含量的测定等，探讨亚硒酸钠对 MR2 细胞的凋亡诱导作用及其作用机制。结果发现：亚硒酸钠浓度大于 10μmol/L 时对细胞株有明显的生长抑制作用，大于 20μmol/L 时有明显的凋亡作用，并呈剂量-时间依赖性增加。40μmol/L 的亚硒酸钠作用细胞 60h 后，可使凋亡百分率超过 80%；另一方面，亚硒酸钠作用细胞一定时间后可使胞内自由基水平增加，并在 24h 时出现最大值。

亚硒酸钠（大于 5μmol/L）能抑制 HL-60 细胞的增殖及存活，且能够诱导其凋亡，抑制率及凋亡率与药物剂量呈相关性。亚硒酸钠处理 HL-60 细胞后，肿瘤细胞线粒体膜电位下降，caspase-3 活性升高，凋亡基因 Bcl-2 的 mRNA 的表达明显降低（贾永清，2011）。另有人认为，亚硒酸钠还可通过抑制 PI3K/AKT/mTOR 信号通路的激活，诱导白血病细胞 HL-60 凋亡。许京淑等（2018）探究了亚硒酸钠诱导白血病细胞 HL-60 凋亡的信号通路及其对信号通路的影响。结果发现与空白对照组凋亡比例（0.045 ± 0.0013）相比，10μmol/L 及 20μmol/L 亚硒酸钠处理组可有效诱导白血病细胞 HL-60 凋亡［凋亡比例分别为（0.254 ± 0.0016）和（0.435 ± 0.0021）］，差异均有统计学意义（$P<0.05$）。此外与 10μmol/L 亚硒酸钠处理 0h 组相比［凋亡比例（0.055 ± 0.0011）］，10μmol/L 亚硒酸钠作用 24h、48h、72h 后，HL-60 细胞的凋亡显著［凋亡比例分别为（0.179 ± 0.0018）、（0.384 ± 0.0023）和

(0.535±0.0034)]，差异均有统计学意义（$P<0.05$）。而且亚硒酸钠处理细胞能下调PI3K、AKT、mTOR的磷酸化水平，但对总的PI3K、AKT以及mTOR的表达没有影响。在过表达PI3K的细胞中，AKT、mTOR表达上调，而亚硒酸钠可逆转过表达PI3K导致的PI3K/AKT/mTOR信号通路的过度激活。过表达PI3K使细胞凋亡被抑制，而亚硒酸钠可诱导过表达PI3K的细胞凋亡增加。

史可鉴（2016）实验证明超营养剂量的亚硒酸钠（20μmol/L）可以通过核内积累IKKα，诱导Jurkat细胞发生自噬依赖的caspase-8激活及凋亡。段婧等（2013）实验证明亚硒酸钠可通过激活AMPK表达，抑制mTOR及P70S6K，促进NB4细胞凋亡。

张秀敏等（2014）发现富硒麦芽粉水提取物能抑制K562细胞的增殖，IC_{50}值为0.5mg/mL。进一步研究发现：富硒麦芽粉水提取物使细胞阻滞在G_2/M期、增加细胞内活性氧自由基水平，染色质发生凝集，引起细胞凋亡标志蛋白的切割。此外，4mg/mL水提取物能引起60%的细胞发生衰老，说明富硒麦芽粉水提取物具有明显地抑制K562细胞增殖的作用，其机制与诱导细胞衰老和凋亡有关。

张俊德等（1994）为探索硒的抗白血病机理，观察了硒代二半胱氨酸对白血病U937和K562细胞cAMP、cGMP及细胞周期的影响。结果表明，用3.0μmol/L硒代二半胱氨酸作用3d后，白血病细胞生长和增殖被抑制，其细胞内cAMP含量增加，cGMP含量减少，cAMP/cGMP比值在U937和K562细胞分别从0.24和2.08提高到1.53和4.77，S与G_2/M期细胞百分比分别减少3.8%和12.3%。同年张俊德等（1994）又研究了硒代二半胱氨酸对白血病细胞系（U937和K562）第二信使的影响，旨在探讨其抑制白血病细胞生长和有丝分裂的机制。结果表明，经3.0μmol/L（半数抑制浓度）的硒代二半胱氨酸作用3d后，白血病细胞内cGMP和Ca^{2+}含量明显降低，cAMP含量显著增高，cAMP/cGMP比值增大，从而抑制白血病细胞DNA合成期所需的胸腺嘧啶核苷酸合成酶活性，抑制有丝分裂期微管蛋白的解聚，干扰有丝分裂过程，造成白血病细胞生长和增殖障碍。次年，张俊德等（1995）再次观察了硒代二半胱氨酸对白血病细胞系（U937和K562）生长增殖和谷胱甘肽过氧化物酶的影响。结果表明，硒代二半胱氨酸抑制白血病细胞生长和增殖，其抑制作用与药物浓度呈正相关，经3.0μmol/L（IC_{50}）硒代二半胱氨酸作用3d后（U937和K562）白血病细胞内谷胱甘肽过氧化物酶活性显著提高（$P<0.01$），在培养第3天和第6天无显著差别，谷胱甘肽过氧化物酶活性的提高有利于白血病细胞生长的抑制。1995年，张俊德等又证明硒抑制体外白血病细胞的生长和增殖，并能诱导部分白血病细胞分化成熟，硒代二半胱氨酸能诱导部分白血病细胞分化成熟。

12.2.3 作用机制

尽管硒对动物肿瘤生长有抑制的作用，但肿瘤患者以硒作为主要化疗药物的报道甚少。早在1956年曾有学者报道，2例急性白血病和2例髓性白血病患者试用硒代胱氨酸治疗，患者口服100mg硒代胱氨酸10～57d，可见幼稚白细胞迅速减少，脾脏缩小，但终因副作用太大，患者不能坚持治疗。此后未见类似的治疗试验报道。近年来，在硒的治疗应用方面，侧重于将硒作为化疗辅助剂的可能性研究，以降低化疗药物的毒副作用。其中，亚硒酸钠是抗白血病含硒化合物中研究最为广泛的一个。

硒是人体内必需的微量元素之一，硒的基本生理需要量为40μg/d，其可使全血硒浓度达到约 0.1μg/mL（1.27μmol/L）。硒的界限中毒量为 800～1000μg/d，全血硒浓度可达 1.0μg/mL（12.7μmol/L）。推荐膳食中硒的供给量为 50～250μg/d，这个剂量可维持全血硒浓度为 0.1～0.4μg/mL（1.27～5.06μmol/L）。这些数据已为 FAO/WHO/IAEA 3 个国际组织所采用，也是我国和美国制定 RDA 的参考标准（夏弈明，1993；Jr，1993）。因此，在研究亚硒酸钠对白血病细胞株的影响时，在培养体系中加入亚硒酸钠的浓度分别为 2μmol/L、5μmol/L、10μmol/L 和 20μmol/L。所采纳的这一浓度范围应能覆盖从摄入基本生理需要量至临界中毒量的硒所能达到的全血硒浓度，且在临床上是可被接受的。

细胞凋亡的机制极为复杂，迄今尚未完全阐明。其中 caspase-3 蛋白酶被认为是各种外源性或内源性促凋亡信号最终引起细胞凋亡所依赖的中心环节。研究结果表明，2μmol/L、5μmol/L、10μmol/L、20μmol/L 亚硒酸钠作用 24h 后，与对照组相比，除 2μmol/L 组之外其余各处理组的 caspase-3 蛋白酶的活性明显升高，说明在亚硒酸钠诱导 HL-60 细胞凋亡的过程中 caspase-3 蛋白酶起着至关重要的作用。亚硒酸钠诱导凋亡在相当程度上依赖于 caspase-3 蛋白酶的激活。目前认为在细胞凋亡过程中有两条途径可激活 caspase-3，即细胞表面死亡受体信号途径和线粒体途径。后者使各种促凋亡因素直接或间接损坏线粒体的功能，引起线粒体膜电位丧失和外膜通透性转变，从而导致线粒体释放细胞色素 c，并在 dATP/ATP 存在下与凋亡蛋白酶活化因子 caspase-9 形成复合体，这将激活 caspase-9，并进一步激活下游的 caspase-3。亚硒酸钠能迅速显著地引起 HL-60 细胞线粒体膜电位的丧失，说明线粒体膜电位的丧失与 caspase-3 蛋白酶具有较好的同步趋势。亚硒酸钠诱导 HL-60 细胞凋亡的过程在相当程度上依赖于经典的线粒体凋亡途径。关于亚硒酸钠如何引起 HL-60 细胞线粒体膜电位的丧失，有待进一步研究。

细胞凋亡是在基因控制下的细胞自我消亡过程。它涉及基因表达的级联反应。Bcl-2 定位于细胞内产生氧自由基的部位，包括线粒体、内质网及细胞核等质膜结构的外膜上。通过阻止细胞色素 c 由线粒体内释放来阻止 caspase-3 蛋白酶经由线粒体途径激活，从而抑制细胞的凋亡。因此在凋亡信号转导过程中，Bcl-2 作用在 caspase-3 的上游，通过抑制 caspase-3 激活而发挥凋亡抑制作用。Bcl-2 相对表达量降低，提示亚硒酸钠可能是通过下调 Bcl-2 表达，从而使得其阻断 caspase-3 经由线粒体途径激活，从而抑制细胞的凋亡。

亚硒酸钠是一种较为特异的肿瘤细胞毒药物，能够引发恶性转化白血病细胞的凋亡。临床研究及流行病学调查认为亚硒酸钠是一种潜在的白血病治疗临床药物。急性早幼粒白血病（APL）是一种早期致死率非常高的血液疾病。李峰（2012）通过实验证实，亚硒酸钠（20μmol/L）特异诱导白血病细胞 NB4 与 Jurkat 发生线粒体通路介导的内源性细胞凋亡。而正常人外周血单核细胞的生长与活性都未受亚硒酸钠影响。亚硒酸钠处理后，NB4 与 Jurkat 细胞中均检测到过氧化氢类 ROS 剧烈产生。白血病细胞中，亚硒酸钠通过 ROS 产生下调 RhoA 与 ROCK1 的表达与活性。

小鼠体内，亚硒酸钠对正常小鼠的毒性较小。在接种 NB4 细胞的小鼠中，亚硒酸钠抑制肿瘤生长以及脾脏与骨髓中的病灶转移。亚硒酸钠作为一种较为特异的促白血病细胞凋亡化合物，可能对 APL 临床治疗有益，是一种潜在的 APL 治疗药物。

任耘（2009）从自吞噬与凋亡的关系入手，进一步研究亚硒酸钠诱导 NB4 细胞凋亡的调控机制，从而为亚硒酸钠的临床应用提供有价值的理论依据。结果证明，亚硒酸钠可通过 PI3K/AKT 信号通路抑制 NB4 细胞的自吞噬促进细胞凋亡，并且抑制自吞噬可提高硒诱导 NB4 细胞的凋亡率。此研究为硒治疗白血病提供了新的理论依据。

12.3 硒与白血病防治

Koskelo（1990）对 24 例急性白血病或实体瘤患儿进行了为期 6 个月的血清硒浓度作为硒状态指标的研究。与实体瘤儿童相比，急性白血病儿童的血清硒值较低（$P=0.001$），在皮质类固醇治疗期间，急性白血病儿童的血清硒水平增加（平均 111%）。

研究发现（崔晶，2007）：亚硒酸钠可以逆转白血病 K562/ADR 细胞的耐药性，并通过增加细胞的凋亡率，提高其对长春新碱（VCR）的敏感性。另有研究报道（穆玉兰，2002），硒与紫杉醇、柔红霉素联合应用的抗白血病效果优于化疗药物单一应用，因此给患者补充硒可能有助于逆转细胞耐药，提高化疗效果。

Asfour 等（2009）对 25 例 AML 初诊患者接受诱导化疗前后的 Se 和 GPx 状态进行了评估，并与 15 名健康对照者进行了比较。治疗前后患者血清硒和 GPx 活性均显著低于对照组（$P<0.01$）。这与 Zuo 等（2006）的观点一致，他们认为白血病相关的血清硒浓度和血浆 GPx 活性的降低可能是由于饮食摄入量减少或疾病压力导致的硒需求增加所致。此外，硒可能被肿瘤细胞摄取。许多流行病学研究证明了硒环境和食物供应与增加癌症死亡率之间的关系（Batist，1988）。AML 患者硒水平降低和 GPx 活性降低支持癌变和血硒状态的关联。

用于化疗治疗的药物由于缺乏特异性，攻击肿瘤细胞的同时，还会损伤正常增殖组织。微量元素硒（Se）具有免疫调节和抗肿瘤功能。Vieira 等（2015）评估了 39 名接受硒（Se）补充的白血病、淋巴瘤（LL）和实体瘤（ST）化疗患者的生活质量，包括 19 名平均年龄为 8.2 岁的 LL 组患者和 20 名平均年龄为 7.4 岁的 ST 组患者。这是一项随机、双盲、交叉的研究，评估了补充硒的患者的生活质量和肝肾功能。硒的剂量与不同年龄组 DRI 推荐的儿童每日摄入量相对应并过载 80%给药，不同年龄段的硒（硒代甘氨酸）给药剂量分别为 0～6 个月 27μg、7 个月～3 岁 36μg、4～8 岁 54μg、9～13 岁 72μg 和≥14 岁 100μg。结果显示 LL 组患者无统计学意义的改变。然而，LL 组和 ST 组的疲劳和恶心评分在 30 天后确实有所下降。补充硒 1 年后，与研究开始时相比，ST 组在疲劳和恶心方面的评分下降更为明显；LL 患者也表现出疲劳评分和身体功能也有所下降。与安慰剂摄入相比，补充硒后 LL 和 ST 患者的肾功能和肝功能均有改善，其中 LL 组的改善更明显。以上说明补充硒有助于减少癌症患者的化疗副作用，特别能改善疲劳、恶心和身体功能受损的情况，肾和肝功能也有所改善。

12.4 小结

硒具有抗癌作用的证据，绝大多数来自动物实验的结果。但动物抑癌实验周期长且干扰因素多，不能很好地解释硒抗癌的机制。近十多年来，硒的体外抗癌研究颇受人们的关注。实验表明，硒对肿瘤细胞增殖具有明显抑制作用。同时，应用培养肿瘤细胞研究硒的抗癌机制也已取得了一些成果。但是，硒作为抗癌剂从实验研究到实际应用还有相当一段距离，尚存在一些问题有待进一步探讨，如进行硒的体内外药物动力学研究，结合动物抑癌实验和临床试验，为确定硒的抗癌作用剂量提供理论依据；从分子水平进一步阐明硒在生物大分子合成中的作用。此外，亚硒酸钠是目前硒抗癌的一种主要形式。有机硒易被人体吸收，且毒性较无机硒低。因此，我们应努力寻找更有效的抗癌硒化物，并通过体外系统筛选，逐步应用于人类癌症的预防和治疗。

参 考 文 献

[1] Ariumi Y, Kaida A, Lin J Y, et al. HTLV-1 tax oncoprotein represses the p53-mediated trans-activation function through coactivator CBP sequestration [J]. Oncogene, 2000, 19 (12): 1491-1499.

[2] Asfour I A, El-Kholy N M, Ayoub M S, et al. Selenium and glutathione peroxidase status in adult egyptian patients with acute myeloid leukemia [J]. Biological Trace Element Research, 2009, 132 (1-3): 85-92.

[3] Batist G. Selenium preclinical studies of anticancer therapeutic potential [J]. Biological Trace Element Research, 1988, 15 (5): 223-229.

[4] Cox R, Goorha S. A study of the mechanism of selenite-induced hypomethylated DNA and differentiation of Friend erythroleukemic cells [J]. Carcinogenesis, 1986, 7 (12): 2015-2018.

[5] Ebert P S, Malinin G I. Induction of erythroid differentiation in Friend murine erythroleukemic cells by inorganic selenium compounds [J]. Biochemical & Biophysical Research Communications, 1979, 86 (2): 340-349.

[6] Frenkel G D, Walcott A, Middleton C. Inhibition of RNA and DNA polymerases by the product of the reaction of selenite with sulfhydryl compounds [J]. Molecular Pharmacology, 1987, 31 (1): 112-116.

[7] Gamou T, Kitamura E, Hosoda F, et al. The partner gene of AML1 in t (16; 21) myeloid malignancies is a novel member of the MTG8 (ETO) family [J]. Blood, 1998, 91 (11): 4028-4037.

[8] Hiebert S W, Lutterbach B, Amann J . Role of co-repressors in transcriptional repression mediated by the t(8; 21), t(16; 21), t(12; 21), and inv (16) fusion proteins [J]. Current Opinion in Hematology, 2001, 8 (4): 197-200.

[9] Higuchi M, Tsubata C, Kondo R, et al. Cooperation of NF-κB2/p100 activation and the PDZ domain binding motif signal in human T-cell leukemia virus type 1 (HTLV-1) Tax1 but not HTLV-2 Tax2 is crucial for interleukin-2-independent growth transformation of a T-cell line [J]. Journal of Virology, 2007, 81 (21): 11900-11907.

[10] Hinuma Y, Nagata K, Hanaoka M, et al. Adult T-cell leukemia: antigen in an ATL cell line and detection of antibodies to the antigen in human sera [J]. Proceedings of the National Academy of Sciences of the United States of America, 1981, 78 (10): 6476-6480.

[11] Hisada M, Okayama A, Shioiri S, et al. Risk factors for adult T-cell leukemia among carriers of human T-lymphotropic virus type I [J]. Blood, 1998, 92 (10): 3557-3361.

[12] Jahangard-Rafsanjani Z, Gholami K, Hadjibabaie M, et al. The efficacy of selenium in prevention of oral mucositis in patients undergoing hematopoietic SCT: a randomized clinical trial [J]. Bone Marrow Transplantation, 2013, 48 (6): 832-836.

[13] Ji Y, Sakai T, Nosaka K, et al. Impaired production of naive T lymphocytes in human T-cell leukemia virus type Iinfected individuals: its implications in the immunodeficient state [J]. Blood, 2001, 97 (10): 3177-3183.

[14] Jin D Y, Spencer F, Jeang K T. Human T cell leukemia virus type 1 oncoprotein Tax targets the human mitotic checkpoint protein MAD1 [J]. Cell, 1998, 93 (1): 81-91.

[15] Jr C G. Essentiality and toxicity of selenium with respect to recommended dietary allowances and reference doses [J]. Scandinavian Journal of Work Environment and Health, 1993, 19 (S1): 119-121.

[16] Kehn K, Deng L, Fuente C D L, et al. The role of cyclin D2 and p21/waf1 in human T-cell leukemia virus type 1 infected cells [J]. Retrovirology, 2004, 1 (1): 6.

[17] Koyanagi Y, Itoyama Y, Nakamura N, et al. In vivo infection of human T-cell leukemia virus type I in non-T cells [J]. Virology, 1993, 196 (1): 25-33.

[18] Lee D K, Kim B C, Brady J N, et al. Human T-cell lymphotropic virus type 1 tax inhibits transforming growth factor-β signaling by blocking the association of smad proteins with smad-binding element [J]. Journal of Biological Chemistry, 2002, 277 (37): 33766-33775.

[19] Lin Y W, Christopher S, Zhang Z H, et al. NUP98-HOXD13 transgenic mice develop a highly penetrant, severe

myelodysplastic syndrome that progresses to acute leukemia [J]. Blood，2005，106（1）：287-295.

[20] Lucas D L，Robins R K，Knight R D，et al. Induced maturation of the human promyelocytic leukemia cell line，HL-60，by 2-β-D-ribofuranosylselenazole-4-carboxamide [J]. Biochemical and Biophysical Research Communications，1983，115（3）：971-980.

[21] Matsuoka M. Human T-cell leukemia virus type I（HTLV-I）infection and the onset of adult T-cell leukemia（ATL）[J]. Retrovirology，2005，2（1）：27.

[22] Miao Y Q，Chen Z X，He J，et al. Expression of AML1/ETO9a isoform in acute myeloid leukemia-M2 subtype [J]. Zhonghua Xue Ye Xue Za Zhi，2007，28（1）：27-29.

[23] Poiesz B J，Ruscetti F W，Gazdar A F，et al. Detection and isolation of type C retrovirus particles from fresh and cultured lymphocytes of a patient with cutaneous T-cell lymphoma [J]. Proceedings of the National Academy of Sciences，1980，77（12）：7415-7419.

[24] Portis T，Harding J C，Ratner L. The contribution of NF-κB activity to spontaneous proliferation and resistance to apoptosis in human T-cell leukemia virus type 1 Tax-induced tumors [J]. Blood，2001，98（4）：1200-1208.

[25] Stillman W S，Varella-Garcia M，Irons R D. The benzene metabolite，hydroquinone，selectively induces 5q31-and -7 in human $CD34^{+}$ $CD19^{-}$ bone marrow cells [J]. Experimental Hematology，2000，28（2）：169-176.

[26] Suzuki T，Kitao S，Matsushime H，et al. HTLV-1 Tax protein interacts with cyclin-dependent kinase inhibitor $p16^{INK4A}$ and counteracts its inhibitory activity towards CDK4 [J]. Leukemia，1997，15（7）：14-16.

[27] Suzuki T，Uchida-Toita M，Yoshida M. Tax protein of HTLV-1 inhibits CBP/p300-mediated transcription by interfering with recruitment of CBP/p300 onto DNA element of E-box or p53 binding site [J]. Oncogene，1999，18（28）：4137.

[28] Taketani T，Taki T，Shibuya N，et al. The HOXD11 gene is fused to the NUP98 gene in acute myeloid leukemia with t(2；11)（q31；p15）[J]. Cancer Research，2002，62（1）：33.

[29] Vieira M L，Fonseca F L，Costa L G，et al. Supplementation with selenium can influence nausea，fatigue，physical，renal，and liver function of children and adolescents with cancer [J]. Journal of Medicinal Food，2015，18（1）：109-117.

[30] Whysner J，Reddy M V，Ross P M，et al. Genotoxicity of benzene and its metabolites [J]. Mutat Res，2004，566（2）：99-130.

[31] Zuo X L，Chen J M，Zhou X，et al. Levels of selenium，zinc，copper，and antioxidant enzyme activity in patients with leukemia [J]. Biological Trace Element Research，2006，114（1-3）：41-53.

[32] 陈英，段志凯，徐洪兰，等．辐射诱发白血病初期过程的细胞和分子遗传学研究 [J]. 辐射研究与辐射工艺学报，2000，18（1）：1-6.

[33] 崔晶，吴轶萍，丁璟，等．亚硒酸钠对 K562/ADR 细胞系 VEGF 表达的影响 [J]. 中国实验血液学杂志，2007，（3）：474-477.

[34] 崔晶，丁璟，吴轶萍，等．亚硒酸钠对 K562/ADR 多药耐药的逆转作用及其机制 [J]. 中国实验血液学杂志，2007，15：756-761.

[35] 段婧，罗慧，史可鉴，等．亚硒酸钠通过 AMPK/mTOR 通路调控白血病 NB4 细胞凋亡 [J]. 基础医学与临床，2013，33（3）：297-302.

[36] 郭霞，李强．急性白血病发病机制研究进展 [J]. 中华实用儿科临床杂志，2005，20（7）：690-693.

[37] 贾永清，滕熔，胡慧仙．亚硒酸钠对 HL-60 细胞增殖、凋亡影响及作用机制探讨 [J]. 交通医学，2011，25（2）：121-125.

[38] 姜绪荣，林慧娴．亚硒酸钠抗白血病作用实验研究的初步探讨 [J]. 中华血液学杂志，1990，11（1）：27.

[39] 李彦毕，刘景珍．恩施地区人群 GPx1 pro200leu 多态性和缺硒在儿童急性白血病中的交互作用 [J]. 现代肿瘤医学，2016，24（6）：955-957.

[40] 穆玉兰，温泽清，汤春生，等．微量元素与肿瘤耐药性关系的研究进展 [J]. 中国癌症杂志，2002，12：184-186.

[41] 潘静波，祝寿嵩，盛红华，等．硒、环磷酰胺和白介素-2 延长荷瘤小鼠生存期试验 [J]. 同济大学学报（医学版），1996（3）：177-179.

[42] 潘勤，陈赛娟．ETO 在白血病发病机制中的研究进展 [J]. 国际遗传学杂志，2004，27（2）：85-89.

[43]　史可鉴，吴成爱，王莹，等．硒通过核内积累 IKKα 诱导 Jurkat 细胞自噬依赖的 caspase-8 激活［J］．基础医学与临床，2016，36（8）：1035-1039.

[44]　孙义民，许彩民，朱圣韬，等．亚硒酸钠诱导的人白血病耐药细胞株 MR2 的生长抑制及凋亡［J］．基础医学与临床，2002，22（1）：32-35.

[45]　谈立，张学梅，李忠忠，等．微量元素硒联合环磷酰胺抗小鼠白血病的实验研究［J］．中国医科大学学报，2010，39（10）：834-837.

[46]　夏弈明．硒的研究进展概况［J］．中华医学杂志，1993（11）：694-696.

[47]　谢根法，张强．硒抑瘤作用的实验研究［J］．癌症：英文版，1992（1）：40-43.

[48]　许京淑，朱晓健，李松．亚硒酸钠抑制 P13K/AKT/mToR 信号通路诱导白血病细胞 HL-60 凋亡的机制研究［J］．海南医学，2018，29（3）：300-304.

[49]　杨宏新，博晓真，杨勇，等．硒协同茯苓多糖抗小鼠白血病的实验研究［J］．白血病・淋巴瘤，2006，15（2）：94-95.

[50]　杨宏新，杨勇，闫晓红，等．硒协同中药多糖对白血病细胞株 P388 体外作用的实验研究［J］．内蒙古医学杂志，2008，40（2）：145-147.

[51]　杨磊，刘复强，王景文，等．亚硒酸钠对树突状细胞体外增强 CTL 杀伤 K562 细胞作用的研究［J］．首都医科大学学报，2008，（2）：137-141.

[52]　张俊德，龚颜德．硒代二半胱氨酸对白血病细胞环核苷酸及细胞周期的影响［J］．第一军医大学学报，1994，14（3）：185-186.

[53]　张俊德，郑景熙，龚颜德，等．硒代二半胱氨酸对白血病细胞系的诱导分化研究［J］．广东微量元素科学，1995，2（3）：10-12.

[54]　张俊德，郑景熙，龚颜德，等．硒代二半胱氨酸对白血病细胞系谷胱甘肽过氧化物酶的影响［J］．广东微量元素科学，1995，2（2）：12-14.

[55]　张俊德，郑景熙，黄平．硒代二半胱氨酸对白血病细胞系 cAMP、cGMP 及 Ca^{2+} 的影响［J］．中国实验血液学杂志，1994（4）：391-394.

[56]　张秀敏，徐榕，陈阳，等．富硒麦芽粉水提取物通过细胞衰老和凋亡抑制人白血病 K562 细胞的增殖［J］．老年医学与保健，2014，20（6）：376-379.

[57]　Koskelo E K．Serum selenium in children during anti-cancer chemotherapy［J］．European Journal of Clinical Nutrition，1990，44（11）：799-802.

[58]　王燕，刘复强，吴轶萍．白血病患者血清硒、VEGF 和 sFas 水平相关性的初步研究［J］．中国实验血液学杂志，2008，16（4）：759-762.

第13章 硒与其他癌

大量资料显示，全球癌症发病率、死亡率排名前十位的癌症类型均与硒存在紧密关联，硒在重大癌症疾病的预防和治疗方面前景广阔。硒与癌症的关系研究几乎涉及癌症临床的各种表型，微量元素硒在其他癌症中的作用不断见诸报道，本章综述了硒与其他十余种癌症的关联和防治情况。

13.1 卵巢癌

卵巢癌（ovarian cancer，OC）是女性生殖器官中病死率最高的恶性肿瘤。近年来中国卵巢癌发病率与病死率呈逐年上升趋势。根据 WHO 最新数据统计，全球每年至少有 23 万卵巢癌新发病例，死亡病例超过 15 万。由于卵巢癌缺乏有效的早期筛查手段，75%的患者首诊时即为Ⅲ～Ⅳ期，卵巢癌患者 5 年生存率仅为 30%～40%。卵巢癌的治疗原则是以手术为基础，联合化疗的综合治疗。大量临床数据显示：以铂类为基础的联合化疗提高了卵巢癌患者的总体反应率和临床缓解率，延长中位生存时间，初治患者缓解率可达 80%。但随着治疗的深入，临床已达完全缓解的患者中仍有 70%会复发。据统计初次复发的卵巢癌患者中约 1/4 为铂类耐药型，大部分卵巢癌患者会经历复发或进展，最终发展为铂类耐药。

20 世纪 70 年代，Burk 等的研究表明多种重金属元素包括铂，可与硒发生相互作用并形成金属-硒复合物，从而降低了重金属毒性。Baldew 等（1989）发现，在大鼠和小鼠体内，硒缺乏可增强顺铂的肾毒性。有研究也发现每轮化疗后血清硒和发硒的浓度均有所降低。Vernie 等的研究还表明，化疗可导致谷胱甘肽过氧化酶（GSH-Px）活性的降低。最理想的化疗保护因子应具备以下特性：能够减少化疗所带来的毒性；不影响抗癌作用，同时不应对患者产生毒性作用。硒可以满足以上条件。

卵巢癌患者硒含量显著低于正常人（Sundstrom et al.，1984）。临床试验表明，对接受化疗的卵巢癌患者补充硒，可以提高血清硒和发硒的水平。卵巢癌患者血清中硒的水平降低，通过补硒可以提高血清和组织中硒的水平，在实验中发现接受化疗的卵巢癌患者硒的水平稳步降低。补硒的有益效果有：①补硒能提高红细胞中 GSH-Px 的活性，在化疗过程中，对照组 GSH-Px 的活性一直维持在低水平状态并且几乎没有发生变化，而接受化疗的卵巢癌患者该酶活性降低；②丙二醛（MDA）的浓度可以指示体内脂质过氧化的进程，补硒过程中脂质过氧化产物没有发生变化；③补硒 200μg/d 3 个月后，与实验组相比，对照组中性粒细胞数目显著上升，其他生化指标未受影响，中性粒细胞数目的上升加速了白细胞系的再生。

硒在人体内以半胱氨酸的形式参与多种蛋白质及酶的组成，发挥着重要的生理作用。硒及硒化合物与肿瘤关系的研究众多，大部分研究结果表明硒具有防癌、抗癌的作用。甲基硒酸（MSA）在体细胞中通过谷胱甘肽和还原性烟酰胺腺嘌呤二核苷酸磷酸的非酶途径还原为甲基硒（methyselenol，CH_3SeH），这种单甲基形式的硒具有高效的抗肿瘤效果，提示 MSA 对多种肿瘤细胞都具有促进凋亡、增强肿瘤细胞对一线化疗药物如卡铂、紫杉醇、顺铂（DDP）的化疗敏感性的作用。且具有浓度依赖性。Azrak 等（2008）研究认为浓度为 2μmol/L MSA 能够增强卵巢癌 SKOV3 细胞对紫杉醇的敏感性。谭影（2016）的结果显示 0.5μmol/L 浓度以上的 MSA 对 SKOV3/DDP 细胞有增殖抑制作用，且抑制作用随 MSA 的浓度增大而增加。

Sundstrom 等（1989）在缺硒国家芬兰，对 41 例进行细胞毒性化疗的妇科癌症患者（包括 34 例卵巢癌）进行了 8 周补充 200μg/d 硒酸钠和维生素之后的生化反应评估。结果显示硒酸钠单独和联合维生素 E 显著提高血清硒水平和谷胱甘肽过氧化物酶活性。化疗不改变 GSH-Px 活性，而脂质过氧化物浓度降低。单独补充硒酸钠可以显著降低血小板产生血栓素 A2 的能力；增加高密度脂蛋白胆固醇水平并防止化疗相关的肌酸激酶增加。因此认为，低硒水平的卵巢癌患者进行细胞毒性化疗时，补充硒可能是有益的。

Sieja（2004）研究了补充硒如何影响接受化疗的卵巢癌患者的氧化应激（丙二醛）和谷胱甘肽过氧化物酶系统。研究组包括 31 名接受化疗的卵巢癌患者，补充硒 200μg/d 后，血硒和发硒浓度显著升高，红细胞谷胱甘肽活性明显升高，丙二醛浓度明显升高。硒给药 3 个月后，白细胞明显增加（$P<0.0001$）。服硒 2 个月后，脱发、腹胀、腹痛、虚弱，乏力，食欲不振等症状明显减少。结果表明化疗期间补硒会产生有益的影响。

胡嘉（2005）探讨了二氧化硒对体外培养的人卵巢癌细胞株 COC1 及其顺铂耐药细胞株 COC1/DDP 细胞增殖的影响。结果表明在体外，单独二氧化硒具有抑制人卵巢癌细胞株 COC1、COC1/DDP 细胞增殖的作用，二氧化硒与顺铂联合给药能明显增强人卵巢癌顺铂耐药细胞株 COC1/DDP 细胞对顺铂的敏感性。胡嘉等（2010）再次探讨 SeO_2 对体外培养的人卵巢癌顺铂耐药细胞株 COC1/DDP 细胞耐药性的影响及其可能的作用机制。结果表明 SeO_2 对 COC1/DDP 细胞的增殖抑制作用随 SeO_2 浓度升高而明显增强，其最适浓度约 10μmol/L，SeO_2 与 DDP 同时作用时增殖抑制作用明显增高。研究结论：在体外，SeO_2 可增强 COC1/DDP 细胞对 DDP 的敏感性，诱导其凋亡。其诱导凋亡机制可能与下调 Survivin 蛋白的表达水平有关。杨茗钫等（2009）探讨了二氧化硒和顺铂联合作用对人卵巢癌细胞株裸鼠皮下移植瘤生长的影响，结果表明二氧化硒可以增强顺铂对人卵巢癌移植瘤的生长抑制作用，并可以减轻顺铂的不良作用。尹春华等（2012）探讨了二氧化硒（SeO_2）联合顺铂（DDP）对裸鼠皮下耐药细胞株 SKOV3/CDDP 移植瘤的影响及其可能的作用机制。结果证明 SeO_2 和 DDP 对诱导耐药卵巢癌细胞凋亡有协同作用，SeO_2 可能通过降低肿瘤细胞 P 糖蛋白（P-gp）的阳性表达来增加耐药卵巢癌对 DDP 的敏感性。

谭影等（2016）通过用甲基硒酸（methyl seleninic acid，MSA）作用于卵巢癌顺铂（cisplatin，DDP）耐药细胞株（SKOV3/DDP），探讨其对卵巢癌耐药株耐药的逆转作用及机制。结果发现 MSA 能够逆转 SKOV3/DDP 细胞对 DDP 的耐药性，此作用可能与其降低β-catenin 表达有关。

13.2 口腔癌

口腔鳞状细胞癌（oral squamous cell carcinoma，OSCC）是口腔颌面部常见的恶性肿瘤，其严重危害患者身心健康。目前治疗方法主要是手术联合放疗、化疗的综合治疗，但治疗过程中不良反应大，患者难以耐受，常导致治疗效果不佳。

印度学者（Prasad et al.，1995）对营养素阻断口腔癌前病变的作用进行了观察。高危人群（包括有和无癌前病变者）150 例，联合使用维生素 A、核黄素、锌和硒进行干预，对照组 148 例服安慰剂。观察 1 年，结果表明，营养干预组腭部红色、白色及联合病变完全缓解者为 57%，对照组为 8%。病变进展，前者为 10%，后者为 47%。在无病变组，新病变发生率前者为 12%，后者为 38%。这说明硒有可能在预防口腔癌变中发挥作用。

氧化应激与口腔癌的发生有关，由于口腔癌患者与正常患者相比存在硒缺乏，Elango（2006）连续 6 个月给 63 例口腔癌患者补充硒胶囊（400μg/d），结果发现口腔癌患者（阳性对照组）的硒、所有非酶类抗氧化剂的浓度和酶类抗氧化剂的活性均低于正常组（$P<0.05$）。放疗组硒浓度和抗氧化状态也有相似下降（$P<0.05$）。相反，补硒组在 6 个月时的硒浓度和抗氧化状态明显高于辐射组（$P<0.05$）。说明补硒有助于提高这些患者的酶和非酶防御系统，患者的临床改善（补充硒）与其预后相关。硒可能是一种有效的抗氧化剂补充，作为放射治疗的佐剂，抑制辐射介导的副作用，硒的补充可能对保护细胞免受氧化应激有很大的影响。

周童等（2019）利用甲基硒酸作用于口腔鳞状细胞癌 Tca8113 和 KB 细胞，探讨 MSA 对口腔癌细胞的增殖、迁移、凋亡和周期的影响。结果表明 MSA 可显著抑制口腔癌细胞的增殖和迁移，作用效果随药物浓度增加而增强；MSA 可诱导口腔癌细胞体外凋亡，随着药物浓度的增加，口腔癌细胞凋亡率逐渐增加；MSA 可改变口腔癌细胞的细胞周期，将口腔癌细胞周期阻断在 G_2 期，并且减少 G_1 期和 S 期细胞的比例。因此，MSA 有望成为治疗口腔癌的一种新型药物。

13.3 舌癌

舌鳞状细胞癌（tongue squamous cell carcinoma，TSCC）是头颈部高发的恶性肿瘤之一，具有男性、年龄大者高发的特征，全世界每年新发约 300 万例，5 年生存率低于 50%，烟酒是其主要危险因素。目前，癌症的治疗方法以包括手术、放射和化学治疗的综合治疗为主，手术仍是 TSCC 治疗的基础，辅助个性化放疗和多种化疗药物的联合治疗方案，能够改善患者的生活质量，延长生命。

越来越多的流行病学证据表明，硒在人类癌症中的保护作用，而有机形式的硒较无机形式的硒降低了毒性，却保持了化学预防活性。对苯二亚甲基硒腈（1,4-phenylenebis selenocyanate，p-XSC）对乳腺、结肠癌变有化学阻断作用。李文荟等（2002）研究了对苯二亚甲基硒腈对 4NQO 诱发大鼠舌癌发生的阻断作用。研究发现，食物中加入对苯二亚甲基硒腈可显著降低舌癌发生，舌后部细胞增殖生物标记的表达显著降低，舌中谷胱甘肽 S 转移酶和 DT-黄递酶活性显著升高（$P<0.05$）。研究结论：对苯二亚甲基硒腈在舌癌发病过程中有很强的化学预防作用。

新型有机硒化合物乙烷硒啉（BBSKE）是由北京大学药学院研发的国家一类抗肿瘤新药，目前正处于临床Ⅰ期研究，其药物作用靶点为硫氧还蛋白还原酶。目前，相关研究结果显示硫氧还蛋白及其还原酶与多种肿瘤的发生与进展有关，并且在舌鳞状细胞癌组织中呈现过表达。乙烷硒啉在对肿瘤有明显生长抑制作用的同时，能够增强放射治疗的敏感性，联合用药可降低耐药性、提高药效。张蕾（2005）通过体外实验研究不同浓度的新型有机硒化合物 BBSKE 在不同作用时间对人口腔舌鳞癌细胞 Tca83 诱导凋亡的程度，以证明新型有机硒化合物 BBSKE 对舌鳞癌有明显的诱导凋亡作用，从而为体内研究和临床研究提供理论依据。体外实验表明，新型有机硒化合物 BBSKE 能够诱导舌鳞癌细胞凋亡，并且有浓度和时间依赖性，且其诱导凋亡能力高于相当浓度的 DDP 组；并且与 Bcl-2 基因有关，随浓度加大和时间延长其阳性表达下降。邢龙等（2018）研究了 BBSKE 对人舌癌 CAL27 细胞株生长和增殖的影响。结果发现 5μmol/L、10μmol/L、20μmol/L 的 BBSKE 作用 CAL27 细胞后，其增殖抑制率较对照组明显增加（$P<0.01$），且随作用时间的延长而增加。BBSKE 对 CAL27 细胞的作用机制可能是通过将细胞周期阻滞于 G_2/M 期而诱导细胞凋亡，并且抑制细胞迁移，提示 BBSKE 可作为舌鳞状细胞癌患者化疗治疗的备选药物。

Zimmermann（2005）研究发现，对于因舌根癌或口底癌接受手术的患者，在手术当天和术后 3 周内每日口服或静脉注射 1000μg 亚硒酸钠进行辅助治疗，可显著且快速地减少继发性淋巴水肿，圆周距离（从耳屏到下巴尖端）明显缩短。

13.4　鼻咽癌

鼻咽癌（nasopharyngeal carcinoma，NPC）是我国南方和东南亚地区高发的头颈部恶性肿瘤，因具有一系列特殊的病因学、流行病学及生物学特性而不同于其他头颈部肿瘤。因鼻咽部解剖位置的特殊，而不适宜手术治疗，鼻咽癌的主要疗法为放疗及针对具有局部转移情况的联合放化疗。

Buntzel（1999）报道了硒在治疗鼻咽癌（10 例）和间质淋巴水肿（20 例）中的应用。在急性干预组中，9/10 的患者从血管中消退，未见任何坏死。在晚期干预组中，有 12/20 的患者水肿减轻。15 例声门上水肿和随后出现呼吸困难的患者中有 9 例在治疗中痊愈，没有进行任何气管切开术。我国中山大学课题组（罗慧玲等，1997）研究指出亚硒酸钠能够抑制 EB 病毒转化的人 B 淋巴细胞，在 EB 病毒基因表达活跃的人群和鼻咽癌患者中，适量补硒可能有助于鼻咽癌和与 EB 病毒相关疾病的预防和治疗。低浓度的亚硒酸钠对体外培养细胞具有辐射防护作用且能显著提高患者经植物血凝素（phytohemagglutinin，PHA）诱导的淋巴细胞转化作用，提示硒在恢复放疗后鼻咽癌患者的免疫功能治疗中，可能具有一定的价值（曹弃元等，1994）。罗慧玲等（1991）还研究了亚硒酸钠对 EB 病毒抗原表达的影响来揭示该病毒与鼻咽癌之间的关系。

随着众多研究证实亚硒酸钠（sodium selenite，Na_2SeO_3）具有预防和治疗多种癌症的功效。崔仲宜（2015）探索了 Na_2SeO_3 对鼻咽癌细胞株 CNE-2 增殖、细胞周期及凋亡的作用效应及潜在机制，结果表明（5μmol/L、10μmol/L、20μmol/L）Na_2SeO_3 抑制鼻咽癌 CNE-2 细胞的增殖，引起其 S 期或 G_0/G_1 期阻滞，并通过 Bax 依赖的线粒体通路诱导其凋亡。该研究首次揭示 Na_2SeO_3 可以通过 Bcl-2 蛋白家族调节的线粒体途径以及下游 caspase-3 的激活来发挥对 CNE-2 细胞的抗癌作用，Na_2SeO_3 或可作为鼻咽癌诱导凋亡类药物。

13.5 胰腺癌

胰腺癌（pancreatic cancer，PC）是癌症致死的第八大因素，据统计，全球每年因胰腺癌死亡的人数超过 25 万。尽管诸如乳腺癌、结肠癌和前列腺癌等癌症的生存率在不断上升，但是胰腺癌患者的生存率在过去的几十年里并无明显改善。迄今为止，仍无有效的胰腺癌筛查方法，大部分胰腺癌患者在确诊时已经处于晚期，因而胰腺癌患者往往预后差、生存率低。鉴于胰腺癌发病率低，一般人群筛查试验不能有效地筛查出胰腺癌患者。因此，寻找危险因素对降低胰腺癌的发病率和死亡率至关重要。

一项纳入 27111 例的队列研究结果显示，膳食硒摄入和胰腺癌之间无相关性（Stolzenberg-Solomon，2002）。但是，该研究招募的研究对象是老年男性吸烟者，该人群本身胰腺癌患病风险高，其结果外推到一般人群尤其是非吸烟人群时需慎重。欧洲肿瘤前瞻性研究（EPIC）在英国的队列进行了 10 年随访，与对照比较，膳食硒摄入量四分位最高组硒摄入与胰腺癌存在负相关（Banim et al.，2013）。此外，一项有关维生素和生活方式的研究（VITAL）发现，硒中等水平消费组人群硒的补充和胰腺癌之间存在负相关，而硒高消费组则观察不到这一结果（Han et al.，2013）。Baghurst 等（1991）和 Gong 等（2010）的研究认为硒摄入和胰腺癌之间无关联，但 Jansen 等（2013）发现两者之间存在负相关。Wang（2016）及 Hidayat 等（2017）的 Meta 分析结果显示，硒摄入能够显著降低 24%胰腺癌的发病风险。

Kise 等（1990）用 *N*-亚硝基双(2-氧丙基)胺诱导豚鼠胰腺癌，同时在饮水中添加硒，18 周后可触及肿瘤数显著减少，而且血液中谷胱甘肽过氧化物酶活性也高于对照组。Appel 等（1996）则用重氮丝氨酸诱导大鼠胰腺癌变，添加硒则能降低诱导癌变后期大鼠的不典型腺泡细胞灶的多样性。尽管目前对硒抗肿瘤作用的具体机制尚不明确，但是硒能够使氧自由基失活、促进 DNA 修复和诱导细胞凋亡，从而起到抗肿瘤作用。某些硒蛋白（谷胱甘肽过氧化物酶和硒蛋白 P）表达异常，尤其是与清除活性氧和减少氧化损伤相关硒蛋白的异常表达，表明含硒酶的抗氧化特性与肿瘤的发生与发展关系密切（Murawaki et al.，2008）。硒的抗肿瘤作用与细胞中的硒化氢和硒代蛋氨酸的活性密切相关，通过蛋白巯基修饰和蛋氨酸拟态，使 RNA 和硫醇的甲基化效率更高（Jackson，2008）。硒同时也是金属拮抗剂，硒对减少砷、镉和铅暴露引起的氧化应激起至关重要的作用（Schrauzer，2000）。此外，硒还可通过增强 p53 的活性，帮助 DNA 修复或细胞凋亡（Smith et al.，2004）。

13.6 非霍奇金淋巴瘤

非霍奇金淋巴瘤（non-Hodgkin lymphoma，NHL）是具有很强异质性的一组独立疾病的总称，在我国也是比较常见的一种肿瘤。NHL 病变是主要发生在淋巴结、脾脏、胸腺等淋巴器官，也可发生在淋巴结外的淋巴组织和器官的淋巴造血系统的恶性肿瘤。

Last 等（2003）为了检验侵袭性 B 细胞非霍奇金淋巴瘤患者血清硒浓度与剂量递送、首次治疗反应和总生存率的相关性，选择 1986 年 7 月至 1999 年 3 月之间接受蒽环类药物为基础的化疗、放疗，或两者兼而有之的患者。血清硒浓度范围为 0.33～1.51μmol/L（平均值为 0.92μmol/L；英国成人参考范围为 1.07～1.88μmol/L）。多变量分析显示，血清硒浓度是一个预后因素，对侵袭性非霍奇金淋巴瘤的剂量递送、治疗反应和长期生存有积极的预测作用。与侵袭性非霍奇金淋巴瘤中大多数现有的预后因素不同，补充硒可能为这种经常可治愈的恶性肿瘤提供一种新的治疗策略。

Asfour（2006）研究了大剂量亚硒酸钠对非霍奇金淋巴瘤患者多形核白细胞凋亡的影响。将 30 例新诊断为非霍奇金淋巴瘤的患者随机分为两组。Ⅰ组接受化疗，Ⅱ组在化疗的基础上每天加用亚硒酸钠 0.2mg/kg。用流式细胞仪在诊断时和治疗后监测两组患者外周血中性粒细胞凋亡情况。亚硒酸钠使中性粒细胞凋亡显著减少（$P<0.05$），这与化疗后感染率的显著降低有关（$P<0.05$）。此外，观察到心脏射血分数的显著改善（$P<0.05$）。所选剂量的亚硒酸钠具有细胞保护剂作用，减轻细胞毒性化疗药物的副作用和免疫抑制作用。

Asfour（2007）再次研究了大剂量亚硒酸钠对非霍奇金淋巴瘤（NHL）患者的毒性观察以及 Bcl-2 的影响。将 50 例初诊 NHL 患者随机分为两组。Ⅰ组接受标准化疗，Ⅱ组在化疗的基础上每天加用亚硒酸钠 0.2mg/kg，每天 1 次，共 30 天。结果：亚硒酸钠治疗后，治疗后Ⅱ组患者在三个疗程后肿瘤体积（肝脏和脾脏的大小）比Ⅰ组明显缩小，Ⅱ组 Bcl-2 水平明显下降（$P<0.05$），Ⅱ组 CD4/CD8 比值明显高于Ⅰ组，且Ⅱ组完全缓解患者数月内的总生存时间明显长于Ⅰ组。这支持了硒在改变恶性细胞行为方面具有有效作用的假设。在所选择的剂量和持续时间下，亚硒酸钠作为 Bcl-2 的下调调节剂，改善了临床结果。非霍奇金淋巴瘤患者辅助性硒治疗提高了化疗的反应性，改善免疫系统，对患者的生存有积极影响。大剂量亚硒酸钠治疗 1 个月后Ⅱ组注意到出现亚硒酸钠毒性的患者包括 5 例出现呼吸大蒜味、胃炎、腹痛和腹泻的患者，5 例呼吸大蒜味和胃炎患者，5 例仅出现呼吸大蒜味的患者；10 例患者有喉咙痛、打喷嚏和呼吸大蒜味，但未发现严重毒性的体征或症状（如中枢神经系统表现异常，头发、指甲和皮肤变化等）。用亚硒酸钠治疗的患者肝酶轻度升高；然而，这种升高在统计学上并不显著，不具有临床意义。相对化疗的严重副作用，总体上来说，硒毒性在可以承受的范围之内。

Asfour（2009）之后的一项研究再次评估了大剂量硒（0.2mg/kg/d，5d）对淋巴瘤细胞凋亡的影响。随机选择 40 例新诊断的成人 NHL 患者，分为两组。Ⅰ组（$n=20$）接受化疗，Ⅱ组（$n=20$）接受化疗加亚硒酸钠形式的硒治疗。亚硒酸钠治疗组治疗后淋巴瘤细胞凋亡百分率显著增加。此外，接受亚硒酸钠治疗的患者在统计学上显示，颈部和腋窝淋巴结病变减少的百分比增加，脾脏减小，骨髓浸润百分比减少。另外发现，Ⅰ组心脏射血分数（CEF）显著降低，而在接受亚硒酸钠Ⅱ组患者中，CEF 不降低，表明硒具有保护心脏作用。因此，所选择的亚硒酸钠剂量和治疗时间对化疗诱导细胞凋亡具有协同作用，从而可以改善临床结果。

13.7　头颈部鳞状细胞癌

头颈部鳞状细胞癌（HNSCC）的发病率在全球范围内正在增加，预计每年约有 35 万例诊断患者。HNSCC 通常与烟草和酒精暴露、人乳头状瘤病毒暴露或这些因素的某种组合有关。大多数晚期或复发性头颈部鳞状细胞癌（SQCC）不能通过手术和/或放射治疗治愈，化疗通常没有明显的生存益处。

Kiremidjian-Schumacher（2000）在一项随机双盲安慰剂对照研究中，确定口服 200μg/d 亚硒酸钠（美国食品和营养委员会推荐的安全和充足的每日摄入量为 50～200μg/d）可显著增强细胞介导的免疫应答。次年 Kiremidjian-Schumacher（2001）又选择 33 名头颈部鳞状细胞癌患者每天接受 200μg 亚硒酸钠或安慰剂片剂治疗 8 周，同样从治疗的第一天开始，例如手术日、第一次放射治疗日。在治疗期间和治疗结束后，免疫反应性的增强是明显的。相反，安慰剂组的患者在治疗过程中免疫反应性下降。对注射 2000IU 白介素-2（IL-2）合并补充硒（2.00mg/kg）的 SQCC 小鼠的研究结果表明，硒显著延缓了肿瘤的临床外观，可使已建立的肿瘤和早期肿瘤的体积分别减少 50%和 72%。综合数据表明，在宿主体内用 IL-2 局部免疫治疗加硒可作为一种有效的治疗方式，显著增强细胞介导的免疫应答，预防常规治疗所致的原发肿瘤部位的复发。

Yadav 等（2002）在一项前瞻性研究中，研究了头颈癌患者的血清硒水平与肿瘤进展的相关性，以及放射治疗对血清硒水平的影响和预后意义。患者在放射治疗后随访 1 年，观察血清硒水平的变化及其与治疗结果的相关性。结果发现，与对照组相比，30 名患者的血清硒水平都明显降低，并且随着肿瘤的恶化，血清硒水平进一步降低。提出血清硒水平可作为头颈部肿瘤的有用标志物。

临床方面文献表明，包括 L-硒代蛋氨酸（SLM）在内的有机硒化合物在与同期放化疗（CRT）联合使用时可能同时具有抗肿瘤和抗毒性作用，潜在地拓宽了 HNSCC 中非常狭窄的治疗窗口，这种有希望的双重作用促进了将化疗和补充硒结合起来的人体研究。Mix 等（2015）在一项国际、随机、双盲、安慰剂对照的临床Ⅱ期试验中，评估了 L-硒代蛋氨酸（SLM）是否可以降低同时接受 CRT 治疗超过 7 周的局部晚期头颈部鳞状细胞癌（HNSCC）患者Ⅲ级或Ⅳ级黏膜炎的发生率。CRT 包括 70Gy，每次 2Gy，顺铂 $100mg/m^2$ 静脉滴注，第 1、22、43 天。SLM 以 800μg 胶囊形式服用，数量相当于 $3600\mu g/m^2$ 的剂量，在 CRT 开始前每天口服两次，为期 7 天。基于药物动力学建模，旨在开始 CRT 之前达到接近预期稳态浓度的血清水平，延长每日一次剂量为 $3600\mu g/m^2$。一旦 CRT 开始，服用 SLM/安慰剂每天一次，持续到 CRT 完成后 3 周。只有不耐受胶囊的患者才允许每天 2～3 次的剂量分配。在 CRT 期间或之后无法吞咽胶囊或需要试管喂养的患者被要求打开胶囊并将内容物添加到液体食物中。结果表明两组间黏膜炎或患者报告的副作用没有差异；在 12 个月时，总体生存率或无复发生存率没有差异。研究结论：在 CRT 中添加 SLM 治疗 HNSCC 具有良好的耐受性，但并未降低严重黏膜炎的发生率或改善生活质量或生存结果。

13.8 其他

膀胱癌（bladder cancer，BC）是泌尿系统常见的肿瘤。发达国家的发病率高于发展中国家，60 岁到 70 岁的男性发病率较高。患膀胱癌的危险因素有：吸烟，接触芳香胺、多环芳烃和血吸虫感染。有证据表明，一些膀胱癌是遗传易感性疾病的结果，但是到目前为止还没有发现膀胱癌高发的基因。一些研究表明，饮食改变可以预防膀胱癌的发生或降低复发或进展的风险。Kellen（2006）对 178 例患者和 362 例对照人群进行了人群病例-对照研究，结果表明血清硒水平与膀胱癌风险呈负相关。芬兰的一项队列研究发现（Zlowocka-Perlowska et al.，2012），硒对男性有保护作用，但对女性没有。一项美国嵌套病例对照研究观察到（Michaud，2002；2005），在女性中，硒趾甲浓度与膀胱癌风险之间存在统计学上显著的负相关，但在男性中不存在。某些数据存在冲突，未找到此关联，但是 Meta 分析（Amaral et al.，2010）总体支持膀胱癌风险与硒水平升高呈负相关。

高硒摄入量与膀胱癌风险降低相关（Bosetti，2005；Brinkman et al.，2006）。在动物模型中，已经观察到天然形式的硒代谢物（如硒代蛋氨酸、硒代半胱氨酸和硒-甲基硒代半胱氨酸）和无机硒盐（如硒酸盐和亚硒酸盐）的抗肿瘤活性（Whanger，2002）。最近的体外研究表明，硒可能是一种有效的化学预防和抗癌药物，对包括膀胱癌细胞在内的几种人类癌细胞（前列腺、结肠、膀胱、肺、肝、卵巢、白血病癌细胞）具有广谱的抗癌作用。总共有 28 种不同的硒化合物被报道具有抗癌作用、化学预防或凋亡活性（Sanmartin，2008；Brozmanova et al.，2010；Naithani，2008）。由于硒主要在尿液中排泄，它与膀胱黏膜直接和长时间接触，使其作为潜在的化学预防剂从生物学上看是合理的。三个病例对照研究报告了 BC 的风险增加与较低的血清（Kellen，2006）和趾甲（Torun，1995；Yalcin，2004）硒浓度相关。在五项观察性研究中对 BC 发病率的 Meta 分析（Helzlsouer，1989；Michaud et al.，2002 和 2005；Nomura et al.，1987；Zeegers，2002）发现，总体风险估计值为 0.67（95%CI 为 0.46～0.97），呈负相关，表明高硒水平对 BC 具有强大的保护作用（Vinceti，2018）。评估硒对 BC 风险的后续评价（Brinkman et al.，2006；Busby，2006；Altwein，2007；Grossman et al.，2008；Amaral et al.，2010）结果表明，硒可能适用于化学预防以及治疗。在比利时等非侵袭性尿路上皮癌患病率高的国家进行硒试验是有用的，因为土壤硒含量低，硒摄入量低（Kellen，2006）。硒和膀胱癌试验（SELEBLAT）（Goossens，2016）研究了每天 200μg 硒酵母，除了标准护理外，是否降低了非侵袭性尿路上皮癌患者的复发风险。结果与安慰剂相比，200μg/d 硒酵母并不能减少膀胱癌患者的复发风险。

抗氧化剂保护身体免受细胞氧化损伤，从而防止顺铂和其他细胞抑制药物引起的一些不良影响。Vernie 等（1988）对 15 例睾丸癌患者在顺铂联合治疗 4 个疗程期间，测定了全血红细胞比容和谷胱甘肽过氧化物酶活性，以及全血、红细胞和血浆硒水平。在治疗过程中没有输血的患者，红细胞比容平均降低 40%，血液中谷胱甘肽过氧化物酶活性下降，原因可能是顺铂在组织中的滞留增加以及随后硒代谢的改变导致体内硒的可用性降低。Weijl 等（1998）研究了顺铂联合化疗对 36 例癌症患者血浆抗氧化剂浓度的影响，其中包括骨肉瘤和睾丸癌患者。顺铂联合化疗导致血浆抗氧化剂水平下降，这可能反映了抗氧化性防御机制对常用抗癌药物诱导的氧化损伤的失效。这可能是由于化学诱导氧化应激引起的抗氧化剂的消耗，以及尿酸等水溶性小分子抗氧化剂的肾脏损失。

Pothier 等（1987）测定了频繁需要营养以及手术或医疗干预的 71 例上消化道和其他恶性肿瘤患者住院期间不同时间段的血浆硒水平。55 例稳定期患者的硒水平比 20 例正常对照组低 28%（平均 61.8μg/L，$P<0.0005$）。分析表明，硒水平显著降低，这可能与放疗或脓毒症、肿瘤扩散和加重以及静脉和/或肠内高营养和静脉注射脂质有关。在饮食充足或肿瘤较轻的患者中，硒水平相对较高，稳定和积极治疗或脓毒症患者中硒水平升高支持了营养与癌症患者硒水平之间关系的重要性。

Rostkowska-Nadolska（1999）对 78 例喉癌患者血清中砷、镍、铜、硒、锌、铁含量进行了检测。喉癌患者治疗前血清中砷、镍、铜浓度高于对照组，而硒、锌、铁浓度低于对照组。在治疗后的患者组中，发现铁和锌浓度最高的是手术治疗后。各组患者的硒水平均明显低于对照组。

目前较为清晰的结论是，补硒可以激活硒依赖酶谷胱甘肽过氧化物酶（GPx）的活性，从而发挥清除自由基的作用。放化疗等癌症治疗手段由于能够产生自由基而引起毒性反应，但硒在放化疗过程中的临床试验数据较少，Büntzel 等（2010）开展的小型随机临床试验显示，硒在预防头颈部癌症放疗引起的失语症（味觉丧失）和吞咽困难方面有一定作用。

13.9 小结

综上所述，虽然众多流行病学资料和细胞分子生物学研究都表明硒能够抑制众多癌症的发生，而且对其抑制肿瘤的作用机理也有了一些探讨，但含硒物质进入体内究竟是如何发挥抗肿瘤作用，它以哪种形式与哪些分子作用，以及它的药理学和毒性分析还有待进一步研究。同时，对于不同的肿瘤，不同的研究者往往采用不同的含硒化合物进行研究，即或选择无机硒化合物，或选择有机硒化合物等。然而，有机及无机硒在体内的作用方式存在差异，发挥的作用标准和统一性需要设定。因此，硒用于肿瘤防治还有很多问题有待后续深入研究。

参 考 文 献

[1] Altwein J E. Primary prevention of bladder cancer. What's new? [J]. Urol A，2007，46（6）：616-621.

[2] Amaral A F S，Cantor K P，Silverman D T，et al. Selenium and bladder cancer risk：a meta-analysis. Cancer Epidemiol Biomarkers Prev，2010，19（9）：2407-2415.

[3] Baldew G S，van den Hamer C J，Los G，et al. Selenium-induced protection against cis-diamminedichloroplatinum（Ⅱ）nephrotoxicity in mice and rats [J]. Cancer Research，1989，49（11）：3020-3023.

[4] Appel M J，Woutersen R A. Effects of dietary beta-carotene and selenium on initiation and promotion of pancreatic carcinogenesis in azaserine-treated rats [J]. Carcinogenesis，1996，17（7）：1411-1416.

[5] Asfour I A，El-Tehewi M M，Ahmed M H，et al. High-dose sodium selenite can induce apoptosis of lymphoma cells in adult patients with non-Hodgkin's lymphoma [J]. Biological Trace Element Research，2009，127（3）：200-210.

[6] Asfour I A，Fayek M，Raouf S，et al. The impact of high-dose sodium selenite therapy on Bcl-2 expression in adult non-Hodgkin's lymphoma patients：correlation with response and survival [J]. Biological Trace Element Research，2007，120（1-3）：1-10.

[7] Asfour I A，Shazly S E，Fayek M H，et al. Effect of high-dose sodium selenite therapy on polymorphonuclear leukocyte apoptosis in non-Hodgkin's lymphoma patients [J]. Biological Trace Element Research，2006，110（11）：19-32.

[8] Azrak R G，Frank C L，Ghadersohi A，et al. Silencing survivin results in synergy between methylseleninic acid and paclitaxel against skov3 ovarian cancer cells [J]. Cancer Biology & Therapy，2008，7（12）：1901-1908.

[9] Baghurst P A，Mcmichael A J，Slavotinek A H，et al. A case-control study of diet and cancer of the pancreas [J]. American Journal of Epidemiology，1991，134（2）：167-179.

[10] Banim P J，Luben R，Mctaggart A，et al. Dietary antioxidants and the aetiology of pancreatic cancer：a cohort study using data from food diaries and biomarkers [J]. Gut，2013，62（10）：1489-1496.

[11] Bosetti C，La Vecchia C. Cancer mortality in Latin America：implications for prevention [J]. Rev Panam Salud Publica，2005，18（1）：1-4.

[12] Brinkman M，Buntinx F，Muls E，et al. Use of selenium in chemoprevention of bladder cancer [J]. Lancet Oncol，2006，7（9）：766-774.

[13] Brozmanová J，Mániková D，Vlčková V，et al. Selenium：a double-edged sword for defense and offence in cancer

[J]. Arch Toxicol，2010，84（12）：919-938.

[14] Büntzel J，Riesenbeck D，Glatzel M，et al. Limited effects of selenium substitution in the prevention of radiation-associated toxicities. results of a randomized study in head and neck cancer patients [J]. Anticancer Research，2010，30（5）：1829-1832.

[15] Busby J E，Kamat A M. Chemoprevention for bladder cancer [J]. J Urol 2006，176（5）：1914-1920.

[16] Elango N，Samuel S，Chinnakkannu P. Enzymatic and non-enzymatic antioxidant status in stage（Ⅲ）human oral squamous cell carcinoma and treated with radical radio therapy：Influence of selenium supplementation [J]. Clinica Chimica Acta，2006，373（1-2）：92-98.

[17] Gong Z，Holly E A，Wang F，et al. Intake of fatty acids and antioxidants and pancreatic cancer in a large population-based case-control study in the San Francisco Bay Area [J]. International Journal of Cancer，2010，127（8）：1893-1904.

[18] Goossens M E，Zeegers M P，van Poppel H，et al. Phase Ⅲ randomised chemoprevention study with selenium on the recurrence of non-invasive urothelial carcinoma. The SELEnium and BLAdder cancer Trial [J]. Eur J Cancer. 2016，69：9-18.

[19] Grossman H B，Stenzl A，Moyad M A，et al. Bladder cancer：chemoprevention，complementary approaches and budgetary considerations [J]. Scand J Urology Nephrol Suppl，2008，42（218）：213-233.

[20] Han X，Li J，Brasky T M，et al. Antioxidant intake and pancreatic cancer risk：the vitamins and lifestyle（VITAL）study [J]. Cancer，2013，119（7）：1314-1320.

[21] Helzlsouer K J，Comstock G W，Morris J S. Selenium，lycopene，alpha-tocopherol，beta-carotene，retinol，and subsequent bladder cancer [J]. Cancer Res，1989，49（21）：6144-6148.

[22] Büntzel J. Experiences with sodium selenite in treatment of acute and late adverse effects of radiochemotherapy of head-neck carcinomas. cytoprotection working group in AK supportive measures in oncology within the scope of MASCC and DKG [J]. Medizinische Klinik，1999，94（3）：49-53.

[23] Jackson M I，Combs G F J . Selenium and anticarcinogenesis：underlying mechanisms [J]. Current Opinion in Clinical Nutrition and Metabolic Care，2008，11（6）：718-726.

[24] Jansen R J，Robinson D P，Stolzenberg-Solomon R Z，et al. Nutrients from fruit and vegetable consumption reduce the risk of pancreatic cancer [J]. J Gastrointest Cancer，2013，44（2）：152-161.

[25] Kellen E，Zeegers M，Buntinx F . Selenium is inversely associated with bladder cancer risk：A report from the Belgian case-control study on bladder cancer [J]. International journal of urology ：official journal of the Japanese Urological Association，2006，13（9）：1180-1184.

[26] Wang L，Wang J，Liu X，et al. Association between selenium intake and the risk of pancreatic cancer：a meta-analysis of observational studies [J]. Bioscience Reports，2016，36（5）：e00395.

[27] Kim W J，Kim H，Kim C H，et al. GSTT1-null genotype is a protective factor against bladder cancer [J]. Urology，2002，60（5）：913-918.

[28] Kiremidjian-Schumacher L，Roy M . Effect of selenium on the immunocompetence of patients with head and neck cancer and on adoptive immunotherapy of early and established lesions [J]. BioFactors，2001，14（1-4）：161-168.

[29] Kiremidjian-Schumacher L，Roy M，Glickman R，et al. Selenium and immunocompetence in patients with head and neck cancer [J]. Biological Trace Element Research，2000，73（2）：97-111.

[30] Kise Y，Yamamura M，Kogata M，et al. Inhibitory effect of selenium on hamster pancreatic cancer induction by N′-nitrosobis（2-oxopropyl）amine [J]. International Journal of Cancer，1990，46（1）：95-100.

[31] Last KW，Cornelius V，Delves T，et al. Presentation serum selenium predicts for overall survival，dose delivery，and first treatment response in aggressive non-Hodgkin's lymphoma [J]. J Clin Oncol 2003，21（12）：2335-2341.

[32] Michaud D S，De Vivo I，Morris J S，et al. Toenail selenium concentrations and bladder cancer risk in women and men [J]. Br J Cancer，2005，93（7）：804-806.

[33] Michaud D S，Hartman T J，Taylor P R，et al. No association between toenail selenium levels and bladder cancer risk [J]. Cancer Epidemiol Biomarkers Prev，2002，11（11）：1505-1506.

[34] Mix M，Singh A K，Tills M，et al. Randomized phase Ⅱ trial of selenomethionine as a modulator of efficacy and

toxicity of chemoradiation in squamous cell carcinoma of the head and neck [J]. World journal of clinical oncology, 2015, 6 (5): 166-173.

[35] Montserrat García-Closas, Núria Malats, Silverman D, et al. NAT2 slow acetylation, GSTM1 null genotype, and risk of bladder cancer: results from the Spanish Bladder Cancer Study and meta-analyses [J]. The Lancet, 2005, 366 (9486): 649-659.

[36] Murawaki Y, Tsuchiya H, Kanbe T, et al. Aberrant expression of selenoproteins in the progression of colorectal cancer [J]. Cancer Letters, 2008, 259 (2): 218-230.

[37] Murta-Nascimento C, Schmitz-Dräger BJ, Zeegers M P, et al. Epidemiology of urinary bladder cancer: From tumor development to patient's death [J]. World Journal of Urology, 2007, 25 (3): 285-295.

[38] Naithani R. Organoselenium compounds in cancer chemoprevention [J]. Mini Rev Med Chem, 2008, 8 (7): 657-668.

[39] Nomura A, Heilbrun L K, Morris J S, et al. Serum selenium and the risk of cancer, by specific sites: case-control analysis of prospective data [J]. J Natl Cancer Inst, 1987, 79 (1): 103-108.

[40] Pothier L, Lane W W, Bhargava A, et al. Plasma selenium levels in patients with advanced upper gastrointestinal cancer [J]. Cancer 1987, 60: 2251-2260.

[41] Prasad M P R, Mukundan M A, Krishnaswamy K. Micronuclei and carcinogen DNA adducts as intermediate end points in nutrient intervention trial of precancerous lesions in the oral cavity [J]. Eur J Cancer B Oral Oncol, 1995, 31 (3): 155-159.

[42] Zhang Qiaoli, Rami G A. The effect of methylseleninic acid on paclitaxel efficacy in A2780 ovarian cancer cells [J]. The Journal of Biomedical Research, 2009, 23 (2): 111-116.

[43] Rostkowska-Nadolska B, Pośpiech L, Bochnia M . Content of trace elements in serum of patients with carcinoma of the larynx [J]. Arch Immunol Ther Exp, 1999, 47 (5): 321-325.

[44] Sanmartin C, Plano D, Palop J A. Selenium compounds and apoptotic modulation: a new perspective in cancer therapy [J]. Mini Rev Med Chem, 2008, 8 (10): 1020-1031.

[45] Schrauzer G N . Anticarcinogenic effects of selenium [J]. Cell Mol Life Sci, 2000, 57 (13-14): 1864-1873.

[46] Sieja K, Talerczyk M . Selenium as an element in the treatment of ovarian cancer in women receiving chemotherapy [J]. Gynecologic Oncology, 2004, 93 (2): 320-327.

[47] Silvera S A N, Rohan T E . Trace elements and cancer risk: a review of the epidemiologic evidence [J]. Cancer Causes & Control, 2007, 18 (1): 7-27.

[48] Smith M L, Lancia J K, Mercer T I, et al. Selenium compounds regulate p53 by common and distinctive mechanisms [J]. Anticancer Research, 2004, 24 (3A): 1401-1408.

[49] Stolzenberg-Solomon R Z, Pietinen P, Taylor P R, Prospective study of diet and pancreatic cancer in male smokers [J]. American Journal of Epidemiology, 2002, 155 (9): 783-792.

[50] Sundstrom H, Korpela H, Sajanti E, et al. Supplementation with selenium, vitamin E and their combination in gynaecological cancer during cytotoxic chemotherapy [J]. Carcinogenesis, 1989, 10 (2): 273-278.

[51] Sundstrom H, Yrjonheikki E, Kauppila A . Serum selenium in patients with ovarian cancer during and after therapy [J]. Carcinogenesis, 1984, 5 (6): 731-734.

[52] Torun M, Aldemir H, Yardim S. Serum selenium levels in various cancer types [J]. Trace Elem Electrocytes, 1995, 12 (4): 186-190.

[53] Vernie L N, De Goeij J J M, Zegers C, et al. Cisplatin-induced changes of selenium levels and glutathione peroxidase activities in blood of testis tumor patients [J]. Cancer Letters, 1988, 40 (1): 83-91.

[54] Vinceti M, Filippini T, Del Giovane C, et al. Selenium for preventing cancer [J]. Cochrane Database Syst Rev. 2018, 29 (1): CD005195.

[55] Weijl N I, Wipkink-Bakker A, Lentjes E G W M, et al. Cisplatin combination chemotherapy induces a fall in plasma antioxidants of cancer patients [J]. Annals of Oncology, 1998, 9 (12): 1331-1337.

[56] Whanger P D. Selenocompounds in plants and animals and their biological significance [J]. J Am Coll Nutr, 2002, 21 (3): 223-232.

[57] Yadav S P S, Gera A, Singh I, et al. Serum selenium levels in patients with head and neck cancer [J]. J Otolaryngol, 2002, 31 (4): 216-219.

[58] Yalcin O, Karatas F, Erulas F A, et al. The levels of glutathione peroxidase, vitamin A, E, C and lipid peroxidation in patients with transitional cell carcinoma of the bladder [J]. BJU Int, 2004, 93 (6): 863-866.

[59] Zeegers M P, Goldbohm R A, Bode P, et al. Prediagnostic toenail selenium and risk of bladder cancer [J]. Cancer Epidemiol Biomarkers Prev, 2002, 11 (11): 1292-1297.

[60] Zimmermann T, Leonhardt H, Kersting S, et al. Reduction of postoperative lymphedema after oral tumor surgery with sodium selenite [J]. Biological Trace Element Research, 2005, 106 (3): 193-203.

[61] Zlowocka-Perlowska E, Slojewski M, Sikorski A, et al. Selenium and risk of bladder cancer [J]. Hered Cancer Clin Pract. 2012, 10 (S3): A23.

[62] 曹弃元，李永强，陈成钦，等．硒对人鼻咽癌细胞辐射效应的抑制作用 [J]. 营养学报，1994 (3)：265-268.

[63] 吃富含硒镍食物可防胰腺癌 [J]. 中外女性健康：特别健康，2012 (5)：75.

[64] 崔仲宜．亚硒酸钠（Na_2SeO_3）通过线粒体途径诱导鼻咽癌 CNE-2 细胞凋亡及其机制的初探 [D]. 湛江：广东医学院，2015.

[65] 胡嘉，刘丝荪，李云，等．SeO_2 逆转人卵巢癌耐药细胞株耐药性的研究 [J]. 现代预防医学，2010，37 (13)：2569-2571+2573.

[66] 胡嘉，刘丝荪．二氧化硒对卵巢癌细胞系 COC1、COC1/DDP 的影响 [J]. 实用临床医学，2005，6 (7)：17-19，22.

[67] 回艺，马微微，熊堃，等．戊烷硒啉与吉西他滨联合应用对胰腺癌的协同效应分析（英文）[J]. Journal of Chinese Pharmaceutical Sciences，2013 (2)：177-183.

[68] 李文荟，李文卓，周磊，等．对苯二亚甲基硒腈对大鼠舌癌的化学预防作用 [J]. 肿瘤防治研究，2002，29 (5)：386-388.

[69] Hidayat K，凌晨洁，张峥，等．硒摄入与胰腺癌风险的 Meta 分析 [J]. 生物技术进展，2017，7 (5)：526-531.

[70] 罗慧玲，吴荫棠，李满枝，等．亚硒酸钠抑制 EB 病毒转化人 B 淋巴细胞的研究 [J]. 中华预防医学杂志，1997 (4)：35-37.

[71] 罗慧玲，吴荫棠．微量元素亚硒酸钠与硫酸镍对 Epstein-Barr 病毒壳抗原表达影响的研究 [J]. 癌症，1991 (1)：4-7.

[72] 谭影，冯晴，孙信，等．甲基硒酸对人卵巢癌顺铂耐药细胞株 SKOV3/DDP 耐药的逆转作用及机制 [J]. 中南大学学报（医学版），2016，41 (12)：1305-1311.

[73] 王青，王鹏，王胜智，等．硒蛋白 P 在胰腺癌组织中的表达及其临床意义 [J]. 外科理论与实践，2012，17 (5)：455-458.

[74] 硒和镍可以降低胰腺癌风险 [J]. 中老年保健，2012 (4)：7.

[75] 向俊峰，符竣惠，钟骏桥，等．亚硒酸钠诱导胰腺癌 PANC-1 细胞凋亡 [J]. 肝胆胰外科杂志，2012，24 (3)：236-239.

[76] 向俊峰，仲晨，苏龙丰，等．亚硒酸钠对胰腺癌 PANC-1 细胞生长的影响及其机制 [J]. 中华实验外科杂志，2012，29 (1)：135.

[77] 邢龙，李杨，马小龙，等．抗肿瘤新药乙烷硒啉对人舌鳞状细胞癌细胞增殖和迁移的影响 [J]. 癌变·畸变·突变，2018，30 (4)：279-285.

[78] 杨茗钫，刘丝荪，胡嘉．二氧化硒和顺铂联合作用对于人卵巢癌裸鼠皮下移植瘤的影响 [J]. 江西医学院学报，2009，49 (5)：36-39.

[79] 尹春华，胡嘉，杨茗芳，等．二氧化硒联合顺铂对裸鼠皮下耐药细胞株 SKOV3/CDDP 移植瘤的影响及其作用机制 [J]. 山东医药，2012，52 (37)：20-22.

[80] 张蕾．新型有机硒化合物 BBSKE 诱导舌鳞癌细胞凋亡的体外研究 [D]. 锦州：锦州医学院，2005.

[81] 周童，张桐菲，张泽兵，等．甲基硒酸对口腔癌细胞增殖、迁移、凋亡和周期的作用研究 [J]. 口腔医学研究，2019，35 (6)：568-572.

第 14 章　硒与癌症干细胞

癌症干细胞（cancer stem cell，CSC），又称癌干细胞、肿瘤干细胞，是指具有干细胞（stem cell）性质的癌细胞，也就是具有“自我复制”（self-renewal）以及“多细胞分化”（differentiation）等能力。有学者认为，治疗癌症如果不把癌症干细胞彻底清除，癌症很容易复发和转移。

14.1　癌症干细胞理论

全世界的科学家们多年来一直在寻找有效的癌症治疗药物和方法，癌症治疗策略不断更新，但癌症仍然是全世界最常见的死亡原因。尽管癌症治疗手段（手术治疗、放射治疗、药物治疗和免疫治疗等）不断创新，但癌细胞代谢生态的复杂性和动态性使在增殖癌细胞和增殖正常细胞之间寻找合适的治疗窗口的难度加大。鉴于杀死大多数癌细胞的治疗策略并不成功（延续、耐药或复发），癌症干细胞理论由此诞生（Bomken et al.，2010；Cabrera et al.，2015；Visvader，2012），该理论认为“癌症干细胞”是癌细胞发展、转移和治疗后复发的根源。

与正常组织干细胞一样，CSC 具有自我更新和分化为癌症祖细胞或成熟癌细胞的能力。CSC 可以通过细胞分裂（对称或不对称）或不受控制的增殖进行无性繁殖（Eaves，2008；Li et al.，2011）。因此，人们认为 CSC 可能来自遗传或表观遗传改变的正常干细胞，或者来自获得无限制增殖潜力的癌细胞（未完全分化：癌症祖细胞）（Reya et al.，2001）。

科学家们很早之前就提出干细胞分裂是肿瘤生长所必需的，癌症干细胞能驱动肿瘤生长与转移，由此提出了将去除癌症干细胞作为癌症治疗的靶标之一。在过去的二十年里，大量血液、乳腺、胰腺、结肠、前列腺和脑的 CSC 的研究结果支持了癌症干细胞理论。然而，这些研究也存在问题。科学家通常会通过区分具有特定表面蛋白的细胞（被认为是干细胞的标志），在实体瘤中挑选出癌症干细胞。但是结果证明并非所有生成肿瘤的细胞都携带这种标记，而且构成大部分肿瘤的其他细胞有时也会携带这些表面蛋白。

目前，已经在各种组织中鉴定出了具有显著干细胞生物学特征的信号通路和基因，包括 Wnt/β-catenin、SOX2、Oct-4、Hedgehog（Hh）、Notch 和 PI3K/AKT/mTOR，它们参与自我更新和分化、凋亡细胞死亡和自噬的调节，以及上皮细胞间质转型（EMT）和其他与 CSC 相关的过程（Gao et al.，2016；Jia et al.，2017；Mao et al.，2014；Reya，2005）。其中一些信号通路在 CSC 和人类多种癌症的其他细胞群中被异常激活，从而使它们成为抗癌治疗的有吸引力的靶点。

14.2 硒的抗癌特性

硒（Se）是一种必需的微量营养元素，在正常细胞和癌细胞中起着“氧化还原守门人”和稳态因子的作用。流行病学和实验研究表明，在过去的几年中，无机和有机形式的硒都可能具有良好的健康效应。可以明确的是，硒对癌症具有预防作用，尽管有许多积极的硒抗癌作用的动物或临床试验案例，但仍不能确定硒可以治愈癌症或抑制转移扩散。一系列问题需要回答和解决，比如剂量问题、化学形式问题、多机制问题。

从作用机理来看，硒可能通过调节多种细胞功能/过程来影响癌变，这些功能/过程包括对硒蛋白表达的影响以及与细胞硫醇和活性物种的反应，影响细胞氧化还原状态，DNA 稳定性和癌基因激活，通过细胞周期和死亡检查点的信号转导，炎症途径的活性和免疫反应的其他方面，血管生成，以及药物代谢酶和其他解毒基因的表达。硒对多种癌症有抑制作用，然而，硒化合物的抗癌作用机制仍不清楚，究竟是多靶点、多途径的作用，还是作用癌症祖细胞（或干细胞），仍不清楚。

肿瘤细胞中的基因表达分析表明，硒诱导的生长抑制可以与细胞周期的调节、凋亡和信号传导相关（Redman et al.，1998），但很少有数据能够说明不同硒化合物抗肿瘤作用的确切机制和分子决定因素。硒化合物抗癌特性显示出多机制、多靶点和多途径特点，这些硒化合物具有不同的化学形式、分子机制和毒性程度，以及在不同的临床试验中显示出硒毒性或抗癌潜力。硒化合物对肿瘤干细胞生物学方面的影响涉及自我更新、分化和迁移过程。硒化合物已被证明通过硒蛋白作用于癌症干细胞的氧化还原敏感通路，并通过其对花生四烯酸衍生的生物活性代谢物的反应来干扰 CSC 的主要信号通路，包括 Wnt/β-catenin 和 PPAR-γ。因此，从癌症干细胞理论的角度看，有可能需要重新认识硒的抗癌特性。

14.3 硒与癌症干细胞调控

癌症干细胞的细胞特性侧重于氧化还原调节。CSC 可以通过自我更新和保护免受 ROS 介导的细胞杀伤。与正常干细胞相似，CSC 是休眠、静止、慢周期的细胞，细胞内 ROS 水平较低，解毒/抗氧化基因组上调，这可能是其自我更新能力和复发或对化疗或放射治疗产生抵抗力的原因。CSC 中 ROS 的较低通量可归因于解毒和抗氧化基因抑制产生和/或增强清除作用；后者包括一系列通过 NF-E2 相关因子-2（Nrf2）转录活性调节的药物代谢基因和其他应激反应元件。因此，操纵 CSC 中的 ROS 代谢和氧化还原敏感蛋白可能在干扰这些细胞特有的氧化还原信号方面具有一定的潜力，从而改善癌症治疗。

14.3.1 硒蛋白与 ROS 调控

在癌细胞中研究的不同硒蛋白中，谷胱甘肽过氧化物酶（GPx）家族已被提出影响 CSC 的一些细胞特性，如分化。在这种背景下，GPx2 是研究最多的异构体。它的表达通过细胞内硒的可获得性以及氧化剂敏感和蛋白激酶调节的转录因子的活性来调节，例如 Nrf2 信号转导及转录激活因子（STAT）家族的一些成员（Emmink et al.，2014）。在人类结肠细胞中，GPx2 的沉默增加了细胞 ROS 的流量，从而导致干细胞样癌细胞的产生。这一证据表明，GPx2 酶活性影响肿瘤发展的早期阶段，维持干细胞分化，这是由细胞氧化剂（如 H_2O_2）及其通过氧化还原敏感途径的信号转导效应以阈值效应调节的。与 GPx2 活性相关的信号也影响这些细胞凋亡和转移能力的高级步骤（Emmink et al.，2014）以及其他类型的癌细胞（Suzuki et al.，2013）。

GPx2 及其 Nrf2 依赖调节特性，以及参与 ROS 解毒和氧化还原调节过程的其他基因的特性，如 TrxRd1，突出了 Nrf2 在 CSC 中的表达和活性的重要性。与分化的癌细胞相比，Nrf2 的转录活性可能是降低这些细胞中氧化剂通量的主要因素之一。这种 CSC 的氧化还原重编程以保持较低的细胞内氧化剂水平暗示了这些细胞的特定特征，并且可能代表了它们的代谢框架的弱点，选择性地干预反应性硒化合物的巯基过氧化物酶和 ROS 产生活性。最近已经证明 GPx2 的表达降低会影响分化和衰老途径，可能与其他蛋白质（如 FOXM1）协同作用（Smirnov et al.，2016）。GPx2 mRNA 表达的降低与胚胎干细胞的分化有关（Saretzki et al.，2008），并且可能导致缺乏多系分化能力的人类结直肠癌球形模型中的干样癌细胞的发展（Speckmann et al.，2011）。相反，GPx2 过表达增加了与不同结肠系分化相关的标志物的表达，如 MUC2（杯状细胞）、FABP1（肠细胞）和 Chromogranin A（肠内分泌细胞）（Emmink et al.，2014）。氧化还原敏感的分化节点在这些 GPx2 依赖的反应中起候选作用，包括 Wnt 信号和 Notch，它们是正常肠上皮及其恶性对应物的病理生理学中的重要参与者（Pérez et al.，2017）。其他形式的 GPx 和硒蛋白可以与 GPx2 共享这些分化途径，特别是对 wnt/β-catenin 的氧化还原依赖效应，例如 GPx3 和硒蛋白 P。TrxRD 是硒化合物的另一个潜在靶点，因此值得在 CSC 中进一步研究。硒有机分子依布硒啉（ebselen）是在人乳腺癌中硒蛋白研究的有效竞争性抑制剂（Engman et al.，1997），在 CSC 对氧化剂和抗癌治疗反应中有作用。初步数据显示其作为人脂肪来源间充质干细胞原代培养的细胞活性抑制剂具有时间和剂量依赖性。ebselen 对干细胞活力的抑制活性优于 PhSeZnCl，PhSeZnCl 是一种新的硒酸盐，其在癌细胞中的硫醇过氧化物酶活性高于 ebselen（Bartolini et al.，2015）。因此，这些数据支持了 ebselen 对干细胞活力影响的选择性机制，该机制不能简单地依赖于硒化合物对细胞硫醇的一般氧化还原循环效应，可能是一种 TrxRD 依赖机制。重要的是，这些硒化合物也是谷胱甘肽 S-转移酶 π（GSTP）的不可逆抑制剂，因此它们干扰这些抗癌剂和其他细胞应激源依赖于 NRF2 的反应（Bartolini & Galli，2016）。最近，GSTP 和 TrxRD 的双重抑制已被证明在减少肿瘤质量和来自结直肠癌患者，因此，通过靶向谷胱甘肽和 TRX 依赖途径的 Se 敏感节点来阻断 CSC 的氧化还原调节，是一种非常有前景的抗癌策略。

14.3.2　硒与 Wnt/β-catenin 通路

正常成人干细胞和 CSC 之间的一些相似之处表明 Wnt 和其他参与调节体细胞干细胞特性的信号通路，如 Hedgehog 和 Notch，也参与 CSC 的调节（Takahashi-Yanaga & Kahn，2010）。Wnt/β-catenin 通路在信号转导和基因调控中普遍重要，从胚胎发育到控制正常甚至病理细胞的稳态自我更新（Luchetti et al.，2014；Murdolo et al.，2013）。重要的是，Wnt/β-catenin 在广泛的人类癌症以及 CSC 中异常激活（Cai & Zhu，2012；Cheng et al.，2013；Mao et al.，2014），推测其通过控制与多能性和肿瘤抑制途径、耐药性和 CSC 标记物表达相关的基因组，可能在自我更新和干性转换网络中发挥作用，后者涉及许多细胞表面标记物（LGR5/GPR49、CD44、CD24 和 Epcam），用于识别和分离不同组织中的肿瘤干细胞群（Takahashi-Yanaga & Kahn，2010）。值得注意的是，在分化后关闭 Wnt/β-catenin 信号转导对于防止人类胚胎干细胞的恶性转化非常重要（Blum et al.，2009）。

Wnt 信号一旦被激活，就会抑制癌基因蛋白 β-catenin 的水解降解复合物（由 Axin、糖原合成酶激酶 3β 和大肠腺瘤病蛋白组成），从而在细胞质中积累以进入细胞核，并通过与核蛋白 T 细胞因子和淋巴增强转录因子的相互作用来实现其转录反应（Grumolato et al.，2013）。这种信号转导途径的靶基因在胚胎发育和干细胞维持中起着至关重要的作用，对细胞周期进程、凋亡和增殖产生影响（Luchetti et al.，2014）。这一系列生物反应解释了 Wnt/β-catenin 通路的不适当调节和激活如何与包括癌症在内的许多疾病的致病线索相关。例如，通过 Wnt/cbp/β-catenin 调节基因 Survivin 的转录，标准 Wnt 信号传导在维持造血祖细胞以及造血过程中血系承诺中发挥重要作用（Clevers，2006；Moon et al.，2004），例如红血系与巨核细胞。Wnt/β-catenin 转录活性也影响慢性粒细胞白血病从慢性期到急变期的进展，并可能维持酪氨酸激酶抑制剂伊马替尼的耐药性（Takahashi-Yanaga & Kahn，2010）。多药耐药基因通过 MDR-1、ABCG2、ABCA3、ABCB1 和 BRCP1 介导，在来自多个成体组织的干细胞和/或祖细胞中固有表达，并可能导致恶性细胞的侧群表型。重要的是，与其他 CSC 群体一样，已发现多发性骨髓瘤 CSC 对现有化疗相对耐药，表现出多药耐药基因的高表达，如转运蛋白和细胞内解毒酶（Gao et al.，2016；Issa et al.，2017）。

对于这些特征，Wnt/β-catenin 信号通路代表了抗癌治疗的一个有吸引力的靶点。硒化合物可以影响 CSC 中的这个分子靶点，促进二级化学预防作用，提高疗效和治疗的结果。除了硒蛋白 GPx2 的作用外，据报道，其他 GPx 异构体和硒蛋白也参与了该途径的氧化还原依赖性和非依赖性控制。GPx3 基因敲除导致肠道肿瘤中 β-catenin 水平的增加（Barrett et al.，2013），并且据报道这种同工酶在其他人类癌症模型中抑制 Wnt 信号传导，例如 TPC-1 和 FTC133 甲状腺癌细胞（Zhao et al.，2015）。同时，缺硒诱导 Wnt 通路激活，并减少硒蛋白 P 增强肠道肿瘤和肠道器官模型中 Wnt 靶标和干细胞表型的表达（Barrett et al.，2015；Kipp et al.，2009）。

硒化合物在多种恶性肿瘤中的抗肿瘤活性包括作为潜在机制的 β-catenin 信号的抑制；据报道这代表硒化合物 1,4-亚苯基双(亚甲基)硒氰酸酯的作用机制（Narayanan et al.，2004；Rao et al.，2000）。癌细胞的甲基硒酸治疗还通过增加细胞质中这种癌基因蛋白的降解来抑制 β-catenin 在细胞核中的积累（Saifo et al.，2010）。此外，亚硒酸钠通过激活 JNK1

应激活的MAPK并随后抑制β-catenin信号传导和转录活性而显著抑制肠道肿瘤的形成，降低细胞增殖和诱导凋亡（Fang et al.，2010）。

Wnt途径也影响癌细胞的EMT，在这个过程中上皮细胞失去细胞黏附和尖基底极性，但也获得更多的间质和侵袭/转移表型（Yoshida，2016）。已知EMT可产生间质样癌细胞，这些癌细胞获得基质金属蛋白酶（MMPs）表达介导的细胞外基质的侵袭潜能，该表达在胃癌和肝细胞癌（HCC）中再次被证明受Wnt/β-catenin途径的转录控制（Jia et al.，2017；Yoshida，2016）。据报道，硒-L-蛋氨酸通过其代谢产物甲基硒醇的产生影响基质金属蛋白酶家族（pro-MMP-2和pro-MMP-9）以及组织抑制剂（TIMP-1和TIMP-2）的转移和抗转移基因的表达，而且导致肿瘤细胞的迁移和侵袭能力降低（Zeng et al.，2006）。Brachyury转录因子是一种改变E-cadherin和slug表达水平的必需EMT调节因子（Du et al.，2014），在进化中高度保守，通过激活AKT/mTOR信号通路促进HCC的EMT，这是几种硒化合物的主要靶点，以交替激活癌细胞的凋亡和自噬信号（Sanmartin，2012）。将对Wnt的影响与AKT/mTOR途径的报道相结合，硒化合物可能成为靶向EMT和CSC生物学的其他关键方面的有前景的药物。

14.3.3 硒与CSC花生四烯酸代谢和PPAR-γ活性

文献表明（Gandhi et al.，2014），硒化合物可以干扰白血病CSC的花生四烯酸代谢。这种分子反应使细胞发生凋亡死亡，影响硒蛋白表达，进而导致PGE2水平降低和H-PGDS衍生的环戊烯酮PG（CyPG）的产量增加（Gandhi et al.，2014；Vunta et al.，2007）。硒对花生四烯酸代谢的这种开关效应似乎是通过炎症巨噬细胞中COX-2和mPEGS1蛋白的解偶联而发生的，其最终结果是促进PD-L1介导的肿瘤细胞的抗增殖和凋亡作用。这些作用在慢性粒细胞白血病（CML）模型中进行了研究，其中白血病干细胞（LSC）也被观察到内源性产生CyPG以响应补充硒，因此，LSC中CyPG的自分泌和旁分泌（通过炎症细胞）效应都可以被提出。这些生物活性脂质作为PPAR-γ激动剂，影响LSC代谢和该核受体下游的其他转录因子，从而在硒化合物消融和治疗CML的LSC中提供选择性作用机制。事实上，这种受体的药理激动剂（Glodkowska-Mrowka et al.，2016），即格列他酮，已经被提议与蛋白酪氨酸激酶抑制剂联合用于慢性粒细胞白血病治疗，并且硒诱导的LSC中PPAR-γ的激活降低了LSC自我更新所需的STAT-5a（Prost et al.，2015）及其下游靶点CITED2和HIF2α表达，已知两者都保持LSC静止（Finch et al.，2017）。在此背景下，PPAR-γ的药理抑制阻止了CML小鼠或分离的LSCs对硒的这些PPAR-γ依赖的反应，从而导致了白血病。

14.4 小结

虽然目前的癌症治疗方法是基于杀死大多数癌细胞，但体外结果和动物研究强烈表明硒很可能作为一种有前途的抗癌剂。而且硒化合物对肿瘤干细胞生物学不同方面的影响涉及自我更新、分化和迁移过程。硒化合物已被证明通过硒蛋白作用于癌症干细胞的氧化还原敏感通路，并通过其对花生四烯酸衍生的生物活性代谢物的反应来干扰CSC的主要信号通路，包括Wnt/β-catenin和PPAR-γ。目前对硒化合物作为靶向CSC试剂治疗潜力的了解仍然非常有限，普遍的毒性和较差的作用特异性仍然是硒化合物在治疗应用时的一个问题，因此开发 CSC 特异性药物递送制剂或策略来提高硒防治癌症的有效性仍任重道远。

参 考 文 献

[1] Barrett C W, Ning W, Chen X, et al. Tumor suppressor function of the plasma glutathione peroxidase GPx3 in colitis-associated carcinoma [J]. Cancer Research, 2013, 73 (3): 1245-1255.

[2] Barrett C W, Reddy V K, Short S P, et al. Selenoprotein P influences colitis-induced tumorigenesis by mediating stemness and oxidative damage [J]. The Journal of Clinical Investigation, 2015, 125 (7): 2646-2660.

[3] Bartolini D, Galli F. The functional interactome of GSTP: A regulatory biomolecular network at the interface with the Nrf2 adaption response to oxidative stress [J]. Journal of Chromatography. B, Analytical Technologies in the Biomedical and Life Sciences, 2016, 1019: 29-44.

[4] Bartolini D, Piroddi M, Tidei C, et al. Reaction kinetics and targeting to cellular glutathione S-transferase of the glutathione peroxidase mimetic PhSeZnCl and its d, l-polylactide microparticle formulation [J]. Free Radical Biology and Medicine, 2015, 78: 56-65.

[5] Blum B, Bar-Nur O, Golan-Lev T, et al. The anti-apoptotic gene survivin contributes to teratoma formation by human embryonic stem cells [J]. Nature Biotechnology, 2009, 27 (3): 281-287.

[6] Bomken S, Fiser K, Heidenreich O, et al. Understanding the cancer stem cell [J]. British Journal of Cancer, 2010, 103 (4): 439-445.

[7] Cabrera M, Hollingsworth R, Hurt E. Cancer stem cell plasticity and tumor hierarchy [J]. World Journal of Stem Cells, 2015, 7 (1): 27-36.

[8] Cai C, Zhu X H. The Wnt/β-catenin pathway regulates self-renewal of cancer stem-like cells in human gastric cancer [J]. Molecular Medicine Reports, 2012, 5 (5): 1191-1196.

[9] Cheng Y, Cheung A K, Ko J M, et al. Physiological β-catenin signaling controls self-renewal networks and generation of stem-like cells from nasopharyngeal carcinoma [J]. BMC Cell Biology, 2013, 14: 44.

[10] Clevers H. Wnt/β-catenin signaling in development and disease [J]. Cell, 2016, 127 (3): 469-480.

[11] Du R, Wu S S, Lv X N, et al. Overexpression of brachyury contributes to tumor metastasis by inducing epithelial-mesenchymal transition in hepatocellular carcinoma [J]. Journal of Experimental & Clinical Cancer Research, 2014, 33: 105.

[12] Eaves C J. Cancer stem cells: Here, there, everywhere? [J]. Nature, 2008, 456 (7222): 581-582.

[13] Emmink B L, Laoukili J, Kipp A P, et al. GPx2 suppression of H_2O_2 stress links the formation of differentiated tumor mass to metastatic capacity in colorectal cancer [J]. Cancer Research, 2014, 74 (22): 6717-6730.

[14] Engman L, Cotgreave I, Angulo M, et al. Diaryl chalcogenides as selective inhibitors of thioredoxin reductase and potential antitumor agents [J]. Anticancer Research, 1997, 17 (6D): 4599-4605.

[15] Fang W, Han A, Bi X, et al. Tumor inhibition by sodium selenite is associated with activation of c-Jun NH_2-terminal kinase 1 and suppression of β-catenin signaling [J]. International Journal of Cancer, 2010, 127 (1): 32-42.

[16] Finch E R, Tukaramrao D B, Goodfield L L, et al. Activation of PPARγ by endogenous prostaglandin J2 mediates the antileukemic effect of selenium in murine leukemia [J]. Blood, 2017, 129 (13): 1802-1810.

[17] Gandhi U, Kaushal N, Hegde S, et al. Selenium suppresses leukemia through the action of endogenous eicosanoids [J]. Cancer Research, 2014, 74 (14): 3890-3901.

[18] Gao, M J, Kong, Y Y, Yang G, et al. Multiple myeloma cancer stem cells [J]. Oncotarget, 2016, 7 (23): 35466-35477.

[19] Glodkowska-Mrowka E, Manda-Handzlik A, Stelmaszczyk-Emmel A, et al. PPARγ ligands increase antileukemic activity of second- and third-generation tyrosine kinase inhibitors in chronic myeloid leukemia cells [J]. Blood Cancer Journal, 2016, 6: e377.

[20] Grumolato L, Liu G Z, Haremaki T, et al. β-catenin-independent activation of TCF1/LEF1 in human hematopoietic tumor cells through interaction with ATF2 transcription factors [J]. PLoS Genetics, 2013, 9 (8): e1003603.

[21] Issa M E, Cretton S, Cuendet M. Targeting multiple myeloma cancer stem cells with natural products-Lessons from

other hematological malignancies [J]. Planta Medica, 2017, 83 (9): 752-760.

[22] Jia S Q, Qu T T, Wang X H, et al. KIAA1199 promotes migration and invasion by Wnt/β-catenin pathway and MMPs mediated EMT progression and serves as a poor prognosis marker in gastric cancer [J]. PLoS One, 2017, 12 (4): e0175058.

[23] Li YY, Wicha M, Schwartz S. et al. Implications of cancer stem cell theory for cancer chemoprevention by natural dietary compounds [J]. The Journal of Nutritional Biochemistry, 2011, 22 (9): 799-806.

[24] Luchetti F, Canonico B, Bartolini D, et al. Melatonin regulates mesenchymal stem cell differentiation: A review [J]. Journal of Pineal Research, 2014, 56 (4): 382-397.

[25] Mao J, Fan S, Ma W, et al. Roles of Wnt/β-catenin signaling in the gastric cancer stem cells proliferation and salinomycin treatment [J]. Cell Death & Disease, 2014, 5: e1039.

[26] Moon R T, Kohn A D, De Ferrari G V, et al. WNT and β-catenin signalling: Diseases and therapies [J]. Nature Reviews. Genetics, 2004, 5: 691-701.

[27] Murdolo G, Bartolini D, Tortoioli C, et al. Selenium and cancer stem cells [J]. Advances in Cancer Research, 2017, 136: 235-257.

[28] Narayanan B A, Narayanan N K, Desai D, et al. Effects of a combination of docosahexaenoic acid and 1,4-phenylene bis (methylene) selenocyanate on cyclooxygenase 2, inducible nitric oxide synthase and β-catenin pathways in colon cancer cells [J]. Carcinogenesis, 2004, 25 (12), 2443-2449.

[29] Pérez S, Taléns-Visconti R, Rius-Pérez S, et al. Redox signaling in the gastrointestinal tract [J]. Free Radical Biology & Medicine, 2017, 104: 75-103.

[30] Prost S, Relouzat F, Spentchian M, et al. Erosion of the chronic myeloid leukaemia stem cell pool by PPARγ agonists [J]. Nature, 2015, 525 (7569): 380-383.

[31] Rao C V, Cooma I, Rodriguez J G R, et al. Chemoprevention of familial adenomatous polyposis development in the APC (min) mouse model by 1,4-phenylene bis (methylene) selenocyanate [J]. Carcinogenesis, 2000, 21 (4): 617-621.

[32] Redman C, Scott J, Baines A, et al. Inhibitory effect of selenomethionine on the growth of three selected human tumor cell lines [J]. Cancer Letters, 1998, 125: 103-110.

[33] Reya T, Clevers H. Wnt signalling in stem cells and cancer [J]. Nature, 2005, 434 (7035): 843-850.

[34] Reya T, Morrison S J. Clarke M F, et al. Stem cells, cancer, and cancer stem cells [J]. Nature, 2001, 414 (6859): 105-111.

[35] Saifo M S, Rempinski D R, Rustum, Y M, et al. Targeting the oncogenic protein β-catenin to enhance chemotherapy outcome against solid human cancers [J]. Molecular Cancer, 2010, 9: 310.

[36] Sanmartin C, Plano D, Sharma A, et al. Selenium compounds, apoptosis and other types of cell death: An overview for cancer therapy [J]. International Journal of Molecular Sciences, 2012, 13 (8): 9649-9672.

[37] Saretzki G, Walter T, Atkinson S, et al. Downregulation of multiple stress defense mechanisms during differentiation of human embryonic stem cells [J]. Stem Cells, 2008, 26 (2): 455-464.

[38] Smirnov A, Panatta, E, Lena A, et al. FOXM1 regulates proliferation, senescence and oxidative stress in keratinocytes and cancer cells [J]. Aging, 2016, 8 (7): 1384-1397.

[39] Speckmann B, Bidmon H J, Pinto A, et al. Induction of glutathione peroxidase 4 expression during enterocytic cell differentiation [J]. The Journal of Biological Chemistry, 2011, 286 (12): 10764-10772.

[40] Suzuki S, Pitchakarn P, Ogawa K, et al. Expression of glutathione peroxidase 2 is associated with not only early hepatocarcinogenesis but also late stage metastasis [J]. Toxicology, 2013, 311 (3): 115-123.

[41] Takahashi-Yanaga F, Kahn M (2010) . Targeting Wnt signaling: can we safely eradicate cancer stem cells? [J]. Clinical Cancer Research, 2016, 16 (12): 3153-3162.

[42] Visvader J E, Lindeman G J. Cancer stem cells: current status and evolving complexities [J]. Cell Stem Cell, 2012, 10 (6): 717-728.

[43] Vunta H, Davis F, Palempalli U D, et al. The anti-inflammatory effects of selenium are mediated through 15-deoxy-Delta12, 14-prostaglandin J2 in macrophages [J]. The Journal of Biological Chemistry, 2007, 282: 17964-17973.

[44] Yoshida G J. Emerging role of epithelial-mesenchymal transition in hepatic cancer [J]. Journal of Experimental & Clinical Cancer Research, 2016, 35: 141.

[45] Zeng H W, Briske-Anderson M, Idso J P, et al. The selenium metabolite methylselenol inhibits the migration and invasion potential of HT1080 tumor cells [J]. The Journal of Nutrition, 2006, 136 (6): 1528-1532.

[46] Zhao H, Li J, Li X, et al. Silencing GPx3 expression promotes tumor metastasis in human thyroid cancer [J]. Current Protein & Peptide Science, 2015, 16 (4): 316-321.

[47] Kipp A, Banning A, Schothorst E M V, et al. Four selenoproteins, protein biosynthesis, and Wnt signalling are particularly sensitive to limited selenium intake in mouse colon [J]. Molecular Nutrition & Food Research, 2009, 53 (12): 1561-1572.

第15章 硒与放化疗辅助

癌症患者放疗和化疗的副作用与自由基的形成和对正常细胞的氧化损伤有关。必需微量元素硒作为硒蛋白的组成部分和硒代谢物的来源参与抗氧化保护和氧化还原调节。硒作为人体最重要的内源性抗氧化系统的重要辅助因子，被肿瘤学专家认为是一种有前途的辅助治疗选择。

15.1 引言

补充必需微量元素硒越来越被肿瘤学专家认为是一种有前途的辅助治疗选择。在许多动物癌症模型和临床试验中，已经报道了补充硒的防癌和细胞保护作用。硒蛋白在氧化还原调节和抗氧化功能中起着中心作用，因此需要足够高的硒摄入量来支持硒蛋白的正常生物合成。通过氧化还原调节机制，硒蛋白保护细胞膜的完整性，有助于正常的能量代谢和防止DNA损伤。来自临床研究和人体研究的实验证据表明，低硒状态可能会增强辐射引起的损伤，而足够高的硒供应可能会起防护作用，并降低治疗性辐射暴露产生副作用的风险。由于这些和其他原因，补充硒在疾病受试者中越来越受欢迎，特别是在癌症患者中，他们希望提高自己的生活质量，减少治疗过程中的副作用，增强免疫系统并支持自身恢复。例如加拿大、英国、奥地利和德国的调查发现，4%～12%的乳腺癌和前列腺癌患者在癌症治疗期间和之后使用硒补充剂，以减轻常规治疗的不良影响，提高生活质量（Cheetham，2001；NAM，1999；Petru，2001；Sehouli，2000）。有机硒化合物（如MSC和SLM）比无机化合物（如SS）更安全，而且可能更有效，尤其在较高剂量时，似乎有更好的放化疗辅助作用，包括：正常组织的放射保护，恶性肿瘤的放射增敏，减轻放疗及术后的淋巴水肿，缓解放化疗口腔黏膜炎，降低化疗药物的骨髓抑制和肾毒性，并具有减少腹泻、听力丧失、丹毒等放化疗毒副作用的发生等。

15.2　减毒作用

用于化疗治疗的药物由于缺乏特异性，攻击肿瘤细胞的同时，还会损伤正常增殖组织。微量元素硒（Se）具有免疫调节和抗肿瘤功能。Vieira（2015）等评估了 39 名接受硒补充的白血病、淋巴瘤（LL）和实体瘤（ST）化疗患者的生活质量，补充硒 1 年后，与研究开始时相比，ST 组在疲劳和恶心方面的评分下降更为明显；LL 患者也表现出疲劳评分和身体功能下降。与安慰剂摄入相比，补充硒后 LL 和 ST 患者的肾功能和肝功能均有改善，其中 LL 组的改善更明显。以上说明补充硒有助于减少癌症患者的化疗副作用，特别能改善患者的疲劳、恶心和身体功能受损的情况，肾和肝功能也有所改善。

动物实验表明，硒可以减轻顺铂引起的肾毒性、骨髓抑制和腹泻，并能增加顺铂的 LD_{50}，但不影响药物的抗肿瘤活性。Hu 等（1997）研究了亚硒酸钠在降低癌症患者顺铂毒性中的作用。41 例癌症患者被随机分为 A 组（20 例第一周期化疗加硒，第二周期化疗不含硒作为对照）和 B 组（21 例第一周期化疗不含硒，第二周期化疗加硒）。补硒组在化疗前 4 天至化疗后 4 天给予硒代卡拉胶 4000μg/d（分成 4 次，一天 4 次），8 天一个治疗周期。结果显示，补硒组患者化疗后第 14 天外周血白细胞计数明显高于对照组（$P<0.05$），GCSF 消耗量明显低于对照组（$P<0.05$），输血量也明显少于对照组（$P<0.05$），化疗后患者尿酶 NAG、GGT、AAP 和 ALP 明显低于对照组。以上结果提示，硒可作为一种减轻顺铂所致的肾毒性和骨髓抑制的药物，可以有效降低顺铂化疗所致的白细胞减少症。Mix（2015）研究了口服 L-硒代蛋氨酸（SLM）联合同步放化疗（CCRT）对Ⅲ期非小细胞肺癌（NSCLC）的安全性和耐受性，并估计其使用是否可以降低不良事件的发生率和/或严重程度，发现对于不能手术的 NSCLC，在 CCRT 的设置中，硒有一定的保护作用，骨髓抑制的发生率降低。

总之，大量的临床和实验证据表明，硒具有放射和化学保护的功能，能够减轻肿瘤特异性化疗或放射治疗的副作用（Asfour et al.，2009；Buentzel et al.，2010；Sieja，2004）。在体外可以观察到依布硒啉（ebselen）对阿霉素诱导的大鼠心肌细胞损伤的保护作用（Kotamraju，2000）。动物研究表明，亚硒酸钠可以降低顺铂引起的大鼠和小鼠的肾毒性（Baldew，1989；Francescato，2001；Yoshida，2000）和骨髓毒性（Ohkawa，1988）。在大鼠中补充亚硒酸钠降低了多柔比星治疗后心脏对缺血的敏感性（Boucher，1995）。但是有报道 L-硒代蛋氨酸（SLM）与 125mg/m^2 伊立替康（Irinotecan）联合化疗（Fakih，2008），化疗副作用、胃肠道和骨髓毒性仍很常见。而化疗前一周给予 L-硒代蛋氨酸（SLM）或硒-甲基硒代半胱氨酸（MSC）的大鼠可以明显减少伊立替康的化疗毒性，并增强化疗效果（Cao，2004；Azrak，2007）。Asfour（2009）报道亚硒酸钠在一定剂量和治疗时间下对化疗诱导细胞凋亡具有协同作用，从而可以改善临床结果，并具有一定的心脏保护作用。

15.3　放化疗防护

放射治疗是癌症最常见和最有效的治疗方法之一。辐射通过 DNA 的直接电离和活性氧（ROS）引起的间接效应损伤癌细胞。电离辐射包括电磁辐射，如 X 射线和 γ 射线，以及粒子辐射，如电子、质子和中子。放射防护剂的使用被认为是在早期清除辐射诱导的自由基并减少辐射的影响，已经被建议作为预防正常组织中的辐射效应的一种方法。

硒缺乏几乎是癌症患者的常态（Fraunholz et al.，2008；Büntzel et al.，2000）。放射和化疗癌症患者的次优营养可能会使硒缺乏患者的情况进一步恶化，并增加治疗期间和治疗后发生辐射诱导副作用的可能性（Büntzel et al.，2008；Micke et al.，2008）。仅有少数研究报道单独或与维生素联合补充高达 2000μg/d 的硒对癌症患者来说是提高生活质量的一种方法（Micke et al.，2003）。德国一项多中心随机第三阶段研究（Mücke et al.，2008；2009）的最终结果提供了更多证据，证明在接受放射治疗的癌症患者中补充硒有好处。

由于硒的抗氧化特性，传统上认为硒具有抵御辐射的能力。自由基与来自溶质半胱氨酸或肽和含有半胱氨酸的蛋白质的巯基的反应被认为可以促进辐射防护（Weiss，2009）。最强大的含有半胱氨酸的天然抗氧化剂是谷胱甘肽。人工细胞保护剂，如氨磷汀，在最近几年已经开发出来了，也利用了 SH 基团与自由基的结合。这些药物的辐射防护作用得到了实验和临床数据的支持（Patchen，1990）。

含有硒的 GPx 有四种表现形式（Arthur，2000）。硒谷胱甘肽过氧化物酶催化谷胱甘肽氧化消除过氧化氢和有机过氧化物（R-O-OH）。它们的活性中心含有硒代半胱氨酸分子形式的共价结合的硒原子（Epp，1983）。在 GPx 活性位点用正常半胱氨酸取代硒代半胱氨酸可以显著降低 GPx 的活性。GPx1 和 GPx2 存在于细胞质中，而 GPx3 存在于血浆中，GPx4 在磷脂氢过氧化物的代谢中起着特殊的作用。过表达和敲除模型都指出了这些酶在防止氧化攻击中的重要作用（Arthur，2000）。Zhong 等（1999）已经证明胶质瘤细胞具有抗氧化酶（超氧化物歧化酶、过氧化氢酶），并且它们对谷胱甘肽修饰药物（如 BCNU）的敏感性与这些细胞中的过氧化氢酶活性相关。Mutlu-Türkoglu 及其同事（2000）证明了硒和维生素 E 对大鼠肠道的保护作用与肠道 GPx 活性的增加相关。这些结果似乎表明硒对正常组织具有辐射防护作用。Hehr 等（1999）在正常组织（成纤维细胞）中发现了硒的辐射防护作用，但在肿瘤细胞中没有发现辐射防护作用。Schleicher 等（1999）发现人内皮细胞系比宫颈鳞癌细胞具有更强的辐射防护作用。Gehrisch（2007）在小鼠口腔黏膜模型中研究了全身或局部给予亚硒酸钠对早期辐射效应（黏膜炎）的影响。他们发现，在临床相关的分割照射方案中，亚硒酸钠在初始治疗阶段具有显著的影响。因此，在临床放射治疗中，出现融合性黏膜炎的潜伏期可能会明显延长，硒明显减轻了患者的负担。Asfour 等（2006）发现亚硒酸钠对非霍奇金淋巴瘤患者具有细胞保护剂作用，减轻细胞毒性化疗药物的副作用和免疫抑制作用。由于口腔癌患者与正常患者相比存在硒缺乏，Elango（2006）研究发现，硒可能是一种有效的抗氧剂，作为放射治疗的佐剂，能抑制辐射介导的副作用，硒的补充可能对保护细胞免受氧化应激有很大的影响。Lasch（1999）研究发现，结直肠癌患者补硒后血硒水平得到改善，并伴随着 GPx 活性的增加，补硒后患者的生活质量得到改善，主观身体抱怨减少。Sundstrom 等（1989）认为低硒水平的卵巢癌患者进行细胞毒性化疗时，补充硒可能是有益的，可能与显著提高血清硒水平和谷胱甘肽过氧化物酶活性有关。

Margulies 等（2008）表明放射治疗显著减少了细胞数量；成骨细胞对辐射最不敏感，肿瘤细胞具有中等敏感性，单核细胞最敏感。亚硒酸钠保护软骨细胞和成骨细胞免受辐射的负面影响，而不保护肿瘤细胞。它对组成骨细胞提供了显著的放射防护，而对肿瘤细胞没有保护作用。最后，硒疗法通过增加未受照射和受照射的肿瘤细胞的细胞毒性，提供了除辐射防护之外的额外好处。这些实验结果可能是提高治疗率的基础。

15.4　放化疗增敏

电离辐射在医疗和工业几个用途中起着核心作用。尽管电离辐射具有有益的影响，但也存在一些与意外暴露相关的问题，这些问题可能对受辐射的人的健康构成威胁。电离辐射最常见的副作用发生在接受过放射治疗的癌症患者身上。为了彻底根除肿瘤，需要高剂量的电离辐射。然而，这些高剂量的电离辐射会导致邻近器官的严重毒性。正常组织毒性的管理可以通过调节正常和恶性细胞中的辐射反应来实现。已有研究表明，用某些辅助剂对患者进行治疗可能有助于改善放射毒性或对肿瘤细胞的增敏作用。最近几年的一些研究表明，对于意外辐射事件，硒可能是一种有用的放射增效剂，能够减轻辐射毒性。分子和细胞研究表明，硒可以保护不同的正常细胞免受辐射，同时它可能会使肿瘤细胞变得敏感。有几个实验数据说明了硒的放射增敏能力。Stewart 等（1999）发现具有催化活性的硒化合物（亚硒酸盐和硒代胱胺）可以诱导细胞凋亡，并通过产生超氧阴离子自由基发挥细胞毒性作用。超氧化物的产生被认为是硒毒性的主要机制，且已经被证明是剂量相关的，并且仅限于这些反应形成亚硒酸盐阴离子的化合物（Spallholz，1994）。这些结果已经由 Lanfear 等独立证实（Lanfear，1994）。Davis（1996）、Spallholz（1994）以及 Lu 等（1994），发现了亚硒酸盐诱导 DNA 链断裂和凋亡，并提出了它们产生的各种机制：谷胱甘肽氧化引起的氧化应激，亚硒酸盐诱导的内切酶活性。

Frisk 等（1997）只研究了低剂量亚硒酸盐对人脑胶质瘤细胞的影响，因此没有发现亚硒酸盐对放射敏感性的任何影响。亚硒酸盐在中等无毒浓度（2～3μmol/L）下，特别是在辐射剂量＞2Gy 时在照射的大鼠胶质瘤细胞中具有放射增敏作用。如果亚硒酸盐真的对中等浓度的肿瘤细胞有放射增敏作用，同时对正常组织也有放射防护作用，那么亚硒酸盐可能能够提高临床放疗的治愈率。这表明硒在正常组织（成纤维细胞）中具有辐射防护作用，但在肿瘤细胞（鳞状细胞癌）中不起作用。此外，辐射敏化或保护的问题也可能是一个浓度问题：在低浓度时通过其抗氧化特性进行保护，而在高浓度但无毒的浓度下通过产生超氧化物而产生敏化（Schüller et al.，2004）。

大多数晚期或复发性头颈部鳞状细胞癌不能通过手术和/或放射治疗治愈，化疗通常没有明显的生存益处。Kiremidjian-Schumacher（2000）的一项随机双盲安慰剂对照研究发现，在治疗过程中补充硒（Se）可显著增强细胞介导的免疫应答，表现在患者淋巴细胞对有丝分裂原刺激的反应能力，产生细胞毒性淋巴细胞和破坏肿瘤细胞的能力。在治疗期间和治疗结束后，免疫反应性的增强是明显的。相反，在研究的安慰剂组中的患者在治疗过程中表现出免疫反应性下降。数据还显示，参与研究的患者的血浆硒水平明显低于健康人，而Ⅰ或Ⅱ期患者的血浆硒水平明显高于Ⅲ或Ⅳ期患者。Kiremidjian-Schumacher（2001）进一步数据表明，在宿主体内用 IL-2 局部免疫治疗加硒可作为一种有效的治疗方式，预防常规治疗所致的原发肿瘤部位的复发。郁宝铭（1996）研究发现大肠癌患者血硒水平［(0.81±0.14)μmol/L］低于正常，补硒后血硒明显升高，与对照组差别显著（$P<0.01$）。治疗组的 CD3、CD4、CD4/CD8 及 NK、LAK 细胞活性投药后有明显升高，与对照组相比差别显著，表明适量补硒能促进人体细胞免疫功能。此外，大肠癌肿组织的硒含量为（22.13±1.76)μmol/g，明显低于周围正常大肠组织的硒含量（24.30±1.96)μmol/g（$P<0.01$），提示大肠癌可能与局部低硒以致免疫力降低有关。

Asfour 等（2007）研究了大剂量亚硒酸钠对非霍奇金淋巴瘤患者的毒性以及治疗效果。

在所选择的剂量和持续时间下，亚硒酸钠作为 Bcl-2 的下调调节剂，改善了临床结果。非霍奇金淋巴瘤患者辅助性硒治疗提高了化疗的反应性，支持免疫系统，对患者的生存有积极影响。

15.5 减轻淋巴水肿

淋巴水肿，一般定义为由于淋巴引流受损而在血管外间质空间过度积聚富含蛋白质的液体，是多种治疗方法常见但经常被忽视的副作用。它可以在外科手术和/或放射治疗介入治疗肿瘤后观察到，或者作为肿瘤压迫的结果，最常发生在乳腺癌或头颈癌的多种治疗后。其可以分为两种类型，由先天性淋巴组织缺陷引起的原发性水肿和由淋巴结部位的淋巴流阻塞或中断引起的继发性水肿。在癌症患者中，继发性淋巴水肿也可能是由于手术引起的淋巴管损伤和淋巴流阻塞（如淋巴结清扫）或放射治疗的结果。

联合或单一治疗后继发性淋巴水肿的发生率在很大范围内变化，其变化取决于部位或其来源：乳腺癌治疗后报道的手臂水肿发生率在 6%～30%，头部和颈部的发生率在 22%～56%。发生淋巴水肿的危险因素是广泛的手术干预、淋巴引流照射、高龄、感染和肥胖。

头颈部皮肤的水肿更多的是一个美学问题；四肢的淋巴水肿可能会给患者带来极大的不适，大量的液体可能会导致运动范围的限制；慢性淋巴水肿会损害组织，增加感染的风险，特别是引起丹毒。肢体水肿的标准治疗已经被确定为使用加压服装、运动以及关于淋巴水肿的皮肤护理，主要是结合物理去充血疗法。声门上区的间质黏膜水肿、肿胀甚至可能导致吸气性喘鸣和呼吸困难等危及生命的情况，经常需要气管切开术。到目前为止，还没有针对喉内水肿的病因治疗，物理治疗的价值非常有限。淋巴水肿治疗中最常用的药物是苯并吡喃类化合物和蛋白水解酶。苯并吡喃类化合物已被证明通过刺激巨噬细胞活性增加间质间隙中停滞蛋白的水解降解，从而降低真菌压力和水肿液来改善慢性淋巴水肿。虽然 Casley-Smith 等（1993）在一项随机、双盲、安慰剂对照的交叉试验中显示 5,6-苯并吡喃酮对淋巴水肿有轻微显著的作用，但在一项美国多中心研究中观察到的 6%肝毒性的不耐受率导致苯并吡喃酮制剂不被推荐用于长期治疗。

其他药物，如皮质类固醇和利尿剂，也不推荐用于治疗淋巴水肿，因为它们促进快速但非常短暂的肿胀减少并促进慢性淋巴水肿中感染的易感性，利尿剂产生液体的快速耗尽，导致水肿组织中较高的蛋白质浓度，从而促进纤维硬化过程。

继发性淋巴水肿是乳腺癌和耳鼻喉癌手术以及放射治疗后常见的并发症（Adriaenssens，2012；Pfister，2016）。患有上肢和头颈部淋巴水肿的患者会经历相当程度的功能障碍和心理疾病。腔内水肿和肿胀甚至可能导致气道阻塞，需要气管切开术。水肿的发展表现为手术或放射对淋巴系统的损害，导致液体滞留（Zimmermann，2005）。较高的间质压力会减少水肿性组织的氧气供应，而慢性炎症过程会导致小淋巴管纤维化。含高活性氧的自由基（活性氧物种）被声称在淋巴水肿的发展和维持中具有至关重要的作用。淋巴水肿治疗很少应用硒，它还没有引起足够的重视。少数临床研究表明硒对治疗不同部位的淋巴水肿有益。通过综合主观和客观标准来评价硒在治疗四肢和头颈部淋巴水肿中的作用，亚硒酸钠对术后单纯放疗或化疗引起的继发性淋巴水肿有积极作用；硒化合物可以改善稀疏灌注的水肿性组织中的氧化还原平衡，因此，硒在控制和治疗继发性淋巴水肿方面是有效的（Micke et al.，2003；Zimmermann et al.，2005）。

早期的临床研究表明，口服补硒可降低氧自由基的产生，引起淋巴水肿体积自发减少，提高物理治疗淋巴水肿的疗效，并降低不同部位慢性淋巴水肿患者丹毒感染的发生率。一项关于硒的安慰剂对照双盲研究在 179 名乳房切除术后继发性淋巴水肿患者中取得了令人满意的结果。该研究描述了手臂水肿患者水肿体积的显著减少，以及皮褶指数的改善；与安慰剂组相比，硒治疗组丹毒的发生率也降低了，这些结果鼓励使用硒治疗放射性淋巴水肿。65%的间质性Ⅲ或Ⅳ级喉内水肿患者，通常需要气管切开治疗，可以避免手术干预。

在慢性淋巴水肿患者的患肢中，由于淋巴淤血、机械组织压迫和由过多的间质蛋白和细胞碎片触发慢性炎症，自由基的产生增加，这促进了各种退化过程，恶化的淋巴淤积和组织纤维化引起炎症。硒诱导的 GPx 激活引起的自由基减少可能在这一病理过程中起着重要作用。其他临床前研究表明，硒可以通过诱导 GPx 和硫氧还蛋白还原酶来保护人内皮细胞免受氧化损伤。Kasseroller（1997）探讨亚硒酸钠治疗乳腺癌淋巴水肿的疗效及剂量。采用非输血性理疗联合亚硒酸钠（第 1 周 1000μg/d，第 2～3 周 300μg/d）的强化治疗可明显改善乳房切除术或韦特海姆手术（子宫全切除术）后肢体体积缩小及继发性淋巴水肿的病理生理改变，皮肤感染发生率明显下降。淋巴水肿的治疗应考虑抗炎作用，推荐亚硒酸钠长期日维持剂量 100μg/d。Kasseroller（1998；2002）另一项亚硒酸钠预防继发性淋巴水肿中丹毒的试验表明，采用在等渗溶液中口服亚硒酸钠，第 1 天至第 4 天口服硒剂量为 800μg/d，第 5 天至第 28 天口服剂量为 500μg/d，与安慰剂组相比，硒处理组的水肿体积以及丹毒发生率等其他参数均有显著改善。Büntzel（1999）报道了硒在治疗鼻咽癌（10 例）和间质淋巴水肿（20 例）中的应用。在急性干预组中，9/10 的患者从血管中消退，未见任何坏死。在晚期干预组中，有 12/20 的患者水肿减轻。15 例声门上水肿和随后出现呼吸困难的患者中有 9 例在治疗中痊愈，没有进行任何气管切开术。Zimmermann（2005）也进行了安慰剂对照随机双盲试验，目的是探讨血硒浓度及不同酶活性与术后淋巴水肿的关系。20 名（18 名男性，2 名女性）头颈部癌症患者接受了预定的肿瘤切除术。干预组在手术当天静脉注射亚硒酸钠 3000μg，在手术后的第 1～21 天，每日 1000μg 亚硒酸钠（静脉注射或口服）。研究发现，对于因舌根癌或口底癌接受手术的患者，在手术当天和术后 3 周内每日口服或静脉注射 1000μg 亚硒酸钠进行辅助治疗，可显著且更快速地减少继发性淋巴水肿，圆周距离（从耳屏到下巴尖端）明显缩短。Micke 等（2010）报道了口服亚硒酸钠（500μg/d，共 4～6 周）对被诊断为放射性继发性淋巴水肿的乳腺癌和头颈部癌患者有显著的积极作用，硒可以减轻四肢水肿以及放射性相关继发性淋巴水肿，包括喉内水肿。补充硒对肿瘤患者的潜在益处是不可否认的。Han（2019）对韩国首尔的 26 名Ⅱ和Ⅲ期乳腺癌患者，采取随机双盲分组，补硒干预组每天静脉输入 500μg（50mL 生理盐水）亚硒酸钠，持续 2 周，结果发现补硒对缓解淋巴水肿的临床阶段有直接好处，机理与亚硒酸钠的抗炎作用、增加免疫敏感性的氧化还原活性和/或 NK 细胞的激活有关。

15.6　减轻口腔黏膜炎

口腔黏膜炎是超过 40%接受放化疗的癌症患者的严重常见副作用（Alessandro Scardina，Pisano and Messina，2010）。在减轻口腔疼痛方面，医生的常见做法是在化疗期间暂时停止癌症治疗，或在放射治疗期间开预防性药物。治疗口腔黏膜炎，就像许多癌症治疗一样，涉及过多的主观和客观观察，如体检、血清和毒性差异、定性反馈、侵袭性和非侵袭性途径、感染和口腔卫生(Quinn et al.，2008)。沃辛顿等（2013）对化疗引起的口腔黏膜炎的治疗进行了大规模的全面回顾，得出最佳干预措施为冷冻疗法（冰片）和角质形成细胞生长因子。这也是MASCC/ISOO（2014）所建议的，以及其他基于口服或昂贵的治疗方案。然而，以口腔为基础的选择可以被视为类似于在美容水疗中心冷冻雀斑并刺激胶原蛋白。它可以减轻疼痛和炎症，但在预防和治疗浅表皮肤病方面可能作用不大。

对于癌症患者来说，当严重的炎症引起明显疼痛时，生活质量和癌症治疗就会中断(Zylicz，2013)。这种炎症通常发生在口腔和关节，是由化疗/放疗引起的毒性。硒化合物对化疗的正常组织毒性的类似保护作用已在几个临床试验中报道。

口腔黏膜炎（OM）是大剂量化疗（HDC）后造血干细胞移植（HSCT）的并发症，但很少有有效的治疗方法。硒通过谷胱甘肽过氧化物酶（GPx）产生细胞保护作用，并防止化疗引起的毒性。Jahangard-Rafsanjani（2013）进行了一项双盲、随机、安慰剂对照研究，以评估硒在77名接受异基因造血干细胞移植的白血病患者中预防OM的有效性。37例患者从HDC开始至移植后14天口服硒片（200μg/d，2次/d）。移植后按世界卫生组织口服毒性分级标准每日评估OM，连续21天。硒组重度OM（3～4级）的发生率明显低于对照组，硒组OM（2～4级）持续时间明显缩短。硒组在移植后7天和14天的血清硒水平和血浆GPx活性均较基线显著升高。研究结论为硒可以减少HDC后OM的持续时间和严重程度。

大剂量化疗（HDC）后行造血干细胞移植（HSCT）是治疗恶性血液病的有效方法。口腔黏膜炎是口腔上皮细胞损伤的结果，是此类侵袭性化疗方案的常见并发症，接受HDC的患者有大约76%的风险发生这种并发症。口腔黏膜炎通常表现为弥漫性、痛苦的溃疡性病变，通常在HDC方案后2周内发生。OM的严重后果包括疼痛、感染风险增加、营养摄入受损和住院时间延长。尽管使用了多种药物来预防OM，但它仍然是HDC后护理的主要并发症。

OM似乎是从黏膜下层开始并发展到上皮的连续生物事件的结果。这个过程可以分为五个阶段：启动、信息产生、信号和放大、溃疡、愈合。氧化应激和活性氧的产生似乎是黏膜细胞损伤的来源。另外，包括TNF-α和IL（IL-1，IL-2和IL-6）在内的促炎细胞因子的产生似乎在OM的发展中起作用，因此，抗氧化剂和消炎药可以有效地预防这种副作用。几项研究表明，这些药物在预防化疗和放疗所致的OM方面有一些好处。硒是一种必需的微量元素，既有抗氧化剂的作用，也有消炎剂的作用。它通过硒蛋白参与几个关键的代谢活动，这些活动对于防止氧化损伤是必不可少的。换句话说，硒是谷胱甘肽过氧化物酶的辅助因子，谷胱甘肽过氧化物酶是一种内源性酶系统，能够清除自由基。在这种情况下，一些动物研究已经表明，适当补充硒可以产生细胞保护作用和抗溃疡活性。一项初步调查表明，在头颈部癌症的放射化疗期间接受硒的患者中，OM的发生率和等级较低。此外，有报道称，硒的使用可用于改善除黏液病以外的化疗的一些副作用。例如，炎症、氧化应激损伤和细胞凋亡可能在顺铂所致肾毒性的发生、发展中起主要作用。一些人和动物研究表明，硒与顺铂合用可以减轻肾损伤。

15.7 缓解腹泻

Federico等（2001）在评价亚硒酸钠片（50μg/片）和锌片（7mg/片）在消化道肿瘤化

疗中的应用效果时发现，肠道癌患者无论是在化疗前还是在化疗 60 天时，都表现为营养不良。癌症患者的硒和锌浓度显著低于对照组（$P<0.01$），但是使用硒和锌的患者中 70%没有表现出营养状况的进一步恶化，并伴随着食欲和体力的增加。数据表明补充硒和锌可以改善肠道癌患者的营养状态。Sieja（2004）对 31 名接受化疗的卵巢癌患者，补充硒 200μg/d 后，发现血硒和发硒浓度显著升高，红细胞谷胱甘肽活性明显升高，丙二醛浓度明显升高。硒给药 3 个月后，白细胞明显增加（$P<0.0001$）。服硒 2 个月后，脱发、腹胀、腹痛、虚弱、乏力、食欲不振等症状明显减少。结果再次表明化疗期间补硒可能会对胃肠功能产生有益的影响。Fakih（2006）以 2200μg/d 固定剂量的硒代蛋氨酸作为毒性调节剂，来考察伊立替康的最大耐受剂量（MTD）。结果显示补硒联用化疗方案时，当伊立替康剂量水平为每周 160mg/m^2 时可出现腹泻症状；剂量水平为每周 125mg/m^2 的受试患者均无腹泻症状，且 1 例有伊立替康难治性结肠癌病史的患者病情部分缓解。结果证实，补硒可以缓解化疗药物的腹泻症状，硒代蛋氨酸合用显著降低了伊立替康胃肠毒性。

Muecke（2005）将 72 例子宫鳞状细胞癌（N12）或腺癌（N60）经根治性手术治疗后和硒缺乏（全血）患者在放射治疗前被随机分成两组。补充组患者放疗当天口服亚硒酸钠 500μg，未治疗日至放疗结束日给予亚硒酸钠 300μg。对照组给予辅助性放疗，不补充硒。结果显示在第 5/6 周补充硒的情况下，腹泻发生率显著降低，并且在补充硒的过程中没有观察到副作用。口服亚硒酸钠能显著提高接受盆腔放疗的妇科肿瘤患者的全血硒水平，并具有预防放射性腹泻的趋势。这些数据可以作为癌症患者放射治疗过程中补硒缓解腹泻的进一步证据。Muecke（2010）再次发现在放射治疗（RT）期间补充亚硒酸钠（放射当天 500μg/d，维持 300μg/d）可以有效地提高缺乏硒的宫颈癌和子宫癌患者的血液 Se 水平，并减少 RT 引起的腹泻的发作次数和严重程度。Muecke（2014）长期随访分析辅助 RT 期间补充硒的有益效果，结果显示补充硒显著增加了血液硒，2 级或更多腹泻的精算发病率显著降低（从 46.6%降至 21.0%，$P=0.039$）。补充硒对抗癌放射治疗的有效性没有影响，也不会对患者的长期生存产生负面影响，由于补硒对 RT 所致腹泻的积极作用，认为补充硒是放化疗患者一种有意义和有益的辅助治疗手段。

15.8 其他方面

补硒可以激活硒依赖酶谷胱甘肽过氧化物酶的活性，从而发挥清除自由基的作用。放化疗等癌症治疗手段能够产生自由基而引起毒性反应，但硒在放化疗过程中的临床影响数据非常有限，Büntzel（2010）将 39 名平均年龄（63.52±9.31）岁的晚期头颈癌患者（8 名女性，31 名男性）纳入一项随机临床Ⅱ期研究中，其中口腔癌 15 例，口咽癌 19 例，下咽癌 5 例，原发不明肿瘤 1 例。A 组（$n=22$）放射治疗日给予亚硒酸钠 500μg，未放疗日给予亚硒酸钠 300μg。B 组（$n=17$）照射后不进行硒补充。结果发现 A 组与 B 组均观察到了以下严重毒性：吞咽困难 22.7%对 35.3%，味觉丧失 22.7%对 47.1%，口干 22.7%对 23.5%，口腔炎 36.4%对 23.5%。其中味觉丧失的改善有一定的统计学意义，每周患者分析显示，在照射的最后一周，补硒组（A 组）的吞咽困难显著减少。这项小型随机临床试验显示，硒在预防头颈部癌症放疗引起的失语症（味觉丧失）和吞咽困难方面有一定作用。

15.9 防护机制

15.9.1 硒影响细胞周期和基因表达

放射治疗响应于电离辐射引起的DNA损伤和攻击DNA造成的自由基的产生，以依赖于p53的方式诱导G_1、S和G_2停滞。已经报道了米托蒽醌和紫杉烷的类似作用，它们基于对细胞骨架装置的抑制而导致有丝分裂停滞。然而，硒在体外对前列腺癌细胞的生物学效应可能因硒的形式而异。

高剂量亚硒酸钠可导致DNA断裂，导致DNA合成减少和细胞死亡。亚硒酸盐暴露还可导致caspase非依赖性凋亡DNA片段化，与G_1期细胞周期蛋白依赖性抑制剂$p27^{Kip1}$和$p21^{WAF1}$表达降低相关。还观察到AKT、JNK1/2和p38MAPK的信号转导增加的磷酸化。

癌症患者补充抗氧化剂包括L-硒代蛋氨酸（SLM）、硒-甲基硒代半胱氨酸（MSC）和甲基硒酸（MSA）。这些均已被证明在体外抑制前列腺癌细胞（例如LNCaP，PC-3和DU-145细胞）的生长，并以p53依赖的方式将细胞阻滞在G_1/S和G_2/M期。这伴随着CDK抑制剂如$p27^{Kip1}$和$p21^{WAF1}$的表达增加。另外，硒代蛋氨酸处理与CDC2的磷酸化和细胞周期蛋白D1的表达降低有关。这些关于生长抑制的数据得到了cDNA微阵列分析的支持，其中一些细胞周期调控基因（例如GADD153，Chk2，$p21^{WAF}$，cyclin A，CDK1）。因此，硒代谢库很可能以多种分子途径为靶标，在癌症化学治疗过程中介导肿瘤细胞停滞和/或死亡，这些途径与放疗/化疗对细胞周期和细胞死亡的影响恰好重叠。

15.9.2 硒参与DNA修复

从理论上讲，摄入硒的患者可以改变放疗/化疗后DNA断裂的相对诱导和修复。使用抗氧化剂治疗降低肿瘤细胞内的DNA损伤可以导致细胞破坏的减少，同时伴随着放疗后局部或全身肿瘤控制的减少。硒代蛋氨酸处理后抑制DU145细胞的生长和诱导DNA损伤在正常的二倍体成纤维细胞中产生的这种影响较小。然而，目前尚不清楚硒是否影响由电离辐射引起的放疗诱导的断裂或由化疗引起的特定损伤期间的DNA反应。由相互作用的蛋白质和特定的途径来修复病变，这对于每种类型的DNA损伤都是确定的。DNA双链断裂（DNA-DSB）通过同源或非同源重组修复，DNA碱基损伤或错配通过碱基切除修复（BER）或错配修复（MMR）蛋白修复，而DNA链内交联可通过核苷酸切除修复（NER）修复。

放射治疗过程中的DNA损伤和信号转导涉及p53肿瘤抑制蛋白。根据细胞类型和条件，p53可以激活多达100个参与DNA修复、细胞死亡或细胞周期检查点的基因。Smith（2004）定义了硒代蛋氨酸暴露与紫外线照射（UV）后核苷酸切除修复（NER）与p53基因的关系。硒代蛋氨酸辐射保护正常成纤维细胞免受紫外线诱导的DNA损伤，最近的研究表明p53可能是区分正常细胞和癌细胞的重要遗传决定因素。通过p53依赖机制发挥作用的组合化疗药物可能通过增加将癌细胞与正常细胞区分开的化疗窗口来增强化疗疗效。然而，这种保护作用在缺乏p53蛋白和/或功能的肿瘤细胞中丧失。此外，硒代蛋氨酸不能提高缺陷细胞中的存活率，这表明保护作用需要该途径特异的DNA修复蛋白的存在。如果是真的，这可能表明硒代蛋氨酸可以保护正常细胞不受放疗或化疗的影响，但在肿瘤细胞中（其中许多细胞缺乏 p53 功能）将没有保护作用，从而导致肿瘤细胞毒性增加。实验证实硒（*dl*-硒代蛋氨酸）与放射治疗（放射剂量：4Gy）相结合确实会增加前列腺癌细胞的杀伤力（Kennedy，2004）。

尽管受体外系统的限制，数据表明硒代蛋氨酸可以通过在治疗过程中阻止这些细胞并增强 DNA 修复过程来放射或化学保护正常组织。如果通过人体临床试验证明，这将导致在化疗或放疗过程中使用硒来提高治疗比例。然而，进一步的体外和体内工作需要 DNA 修复途径（DNA-DSB、BER、MMR 等），与每种细胞毒剂所造成的 DNA 损伤相关，以验证这种效应可以推广到所有前列腺癌患者。

15.9.3 硒抑制肿瘤进展

在放射治疗过程中使用硒是否会给肿瘤细胞带来生长优势的危险？体内实验研究表明，在实验性异种移植模型中补充硒（200μg *dl*-硒代蛋氨酸）可抑制激素难治性前列腺癌的进展。在 6 周龄雄性裸鼠前列腺中建立了原位 PC-3 肿瘤模型，并喂养基础硒补充饮食（0.07×10^{-6} mg/L），在饮用水中以 2 种不同浓度（0.3×10^{-6} mg/L 和 3×10^{-6} mg/L）补充不同形式的硒（硒酸钠、硒代蛋氨酸、甲基硒代半胱氨酸和硒化酵母）。结果表明，无机硒（硒酸钠）显著延缓了原发性前列腺肿瘤的生长，防止了腹膜后淋巴结转移的发展。

15.9.4 硒的氧化还原调节

放化疗等癌症治疗手段能够产生自由基而引起毒性反应。暴露于电离辐射下会在组织环境中产生 ROS，包括羟基自由基（最具破坏性）、超氧阴离子自由基和其他氧化剂（如过氧化氢）。虽然放射治疗可以有效地杀死癌细胞，但放射治疗过程中产生的活性氧可能会威胁周围正常细胞的完整性和存活，并可能导致放射治疗的晚期副作用。放射防护剂的目的也是在早期清除辐射诱导的自由基并减少辐射的氧化损伤，目前已被建议作为预防正常组织中辐射效应的一种方法。化学防护剂有几个标准，主要是抗氧化剂作用，被认为是从清除活性氧物种的角度考虑的，否则会引起 DNA 损伤和突变，导致细胞致癌。

硒是人体中的一种微量元素，多年来一直显示出强大的抗氧化和辐射防护作用。在许多动物癌症模型和临床试验中，已经报道了补充硒的防癌和细胞保护作用。硒能有效地刺激细胞的抗氧化防御，特别是通过上调谷胱甘肽（GSH）水平和谷胱甘肽过氧化物酶（GPx）活性。补硒可以激活硒依赖酶谷胱甘肽过氧化物酶的活性，从而发挥清除自由基的作用。因此需要足够高的硒摄入量来支持硒蛋白的正常生物合成，从而发挥硒蛋白在氧化还原调节和抗氧化功能中的中心作用。另据报道，其他抗氧化剂，如维生素 E、β-胡萝卜素、番茄红素与硒联合使用可以减低前列腺癌患病风险。硒目前正在被评估作为前列腺癌预防剂的可能。

15.10 小结

综上所述，硒在防癌、抑癌以及癌症放化疗辅助方面具有独特的作用，然而，目前还没有关于放化疗治疗中补充硒的指导方针，缺少补硒所适用的癌症类型、纳入和排除标准、硒的化学形式、补充剂量、补充持续时间以及可能出现的副作用等方面的标准和规范。显然进一步的临床评估是必要的，然而在进行大规模临床试验以评估硒调节抗癌治疗疗效和毒性能力之前，当务之急还需要更多的研究来确定用于癌症患者最安全和最有效的硒化合物种类以及剂量。

参 考 文 献

[1] Arthur J R. The glutathione peroxidases [J]. Cell Mol Life Sci，2000，57：1825-1835.

[2] Asfour I A，El-Kholy N M，Ayoub M S，et al. Selenium and glutathione peroxidase status in adult egyptian patients with acute myeloid leukemia [J]. Biological Trace Element Research，2009，132 (1-3)：85-92.

[3] Asfour I A，El-Tehewi M M，Ahmed M H，et al. High-dose sodium selenite can induce apoptosis of lymphoma cells in adult patients with non-Hodgkin' s lymphoma [J]. Biological Trace Element Research，2009，127 (3)：200-210.

[4] Asfour I A，Fayek M，Raouf S，et al. The impact of High-dose sodium selenite therapy on Bcl-2 expression in adult non-Hodgkin' s lymphoma patients：correlation with response and survival [J]. Biological Trace Element Research，2007，120 (1-3)：1-10.

[5] Asfour I A，Shazly S E，Fayek M H，et al. Effect of high-dose sodium selenite therapy on polymorphonuclear leukocyte apoptosis in non-Hodgkin's lymphoma patients [J]. Biological Trace Element Research，2006，110 (1)：19-32.

[6] Smith M L，Lancia J K，Mercer T I，et al. Selenium compounds regulate p53 by common and distinctive mechanisms [J]. Anticancer Research，2004，24 (3a)：1401-1408.

[7] Azrak R G，Cao S，Pendyala L，et al. Efficacy of increasing the therapeutic index of irinotecan，plasma and tissue selenium concentrations is methylselenocysteine dose dependent [J]. Biochemical Pharmacology，2007，73 (9)：1280-1287.

[8] Batist G. Selenium. Preclinical studies of anticancer therapeutic potential [J]. Biological Trace Element Research，1988，15 (5)：223-229.

[9] Bleys J，Navas-Acie A，Guallar E. Serum selenium levels and all cause，cancer，and cardiovascular mortality among US adults [J]. Arch Intern Med，2008，168：404-410.

[10] Brenke R，Siems W，Grune T. Measures for therapy optimization in chronic lymphedema [J]. Z Lymphol，1997，21：1-29.

[11] Bruns F，Büntzel J，Mücke R，et al. Selenium in the treatment of head and neck lymphedema [J]. Med Princ Prac，2004，13：185-190.

[12] Buentzel J，Micke O，Glatzel M，et al. Selenium substitution during radiotherapy in head and neck cancer [J]. Trace Elem Electrolytes，2010，27：235-239.

[13] Büntzel J，Riesenbeck D，Glatzel M，et al. Limited effects of selenium substitution in the prevention of radiation-associated toxicities. results of a randomized study in head and neck cancer patients [J]. Anticancer Research，2010，30 (5)：1829-1832.

[14] Büntzel J，Glatzel M，Bruns F，et al. Selenium supplementation in head and neck surgery [J]. Trace Elem Electrolytes，2008，25：221.

[15] Büntzel J，Mücke R，Micke O. Mineral status and enzymatic antioxidative capacities during radiochemotherapy in patients with advanced head and neck cancer [J]. Trace Elem Electrolytes，2000，18：98.

[16] Kennedy A R，Ware J H，Guan J，et al. Selenomethionine protects against adverse biological effects induced by space radiation [J]. Free Radical Biology & Medicine，2004，36 (2)：259-266.

[17] Cao S. Selective modulation of the therapeutic efficacy of anticancer drugs by selenium containing compounds against human tumor xenografts [J]. Clinical Cancer Research，2004，10 (7)：2561-2569.

[18] Clark L C，Combs G F，Turnbull B W，et al. Effects of selenium supplementation for cancer prevention in patients with carcinoma of the skin. A randomized controlled trial. Nutritional Prevention of Cancer Study Group [J]. JAMA，1996，276：1957-1963.

[19] Combs G F. Selenium in global food systems [J]. Br J Nutr, 2001, 85: 517-547.

[20] Davis R L, Spallholz J E. Inhibition of selenite-catalyzed superoxide generation and formation of elemental selenium (Se^0) by copper, zinc, and aurintricarboxylic acid (ATA) [J]. Biochem Pharmacol, 1996, 51 (8): 1015-1020.

[21] Dennert G, Horneber M. Selenium for alleviating the side effects of chemotherapy, radiotherapy and surgery in cancer patients [J]. Cochrane Database Syst Rev, 2006, 3: CD005037.

[22] Dörr W. Effects of selenium on radiation responses of tumor cells and tissue [J]. Strahlenther Onkol, 2006, 182: 693-695.

[23] Drake E N. Cancer chemoprevention: Selenium as a prooxidant, not an antioxidant [J]. Med Hypotheses, 2006, 67: 318-322.

[24] El-Bayoumy K. The negative results of the SELECT study do not necessarily discredit the selenium-cancer prevention hypothesis [J]. Nutr Cancer, 2009, 61: 285-286.

[25] Epp O, Ladenstein R, Wendel A. The refined structure of the selenoenzyme glutathione peroxidase at 0. 2 nm resolution [J]. Eur J Biochem, 1983, 133 (1): 51-69.

[26] Fakih M G, Pendyala L, Brady W, et al. A Phase I and pharmacokinetic study of selenomethionine in combination with a fixed dose of irinotecan in solid tumors [J]. Cancer Chemother Pharmacol, 2008, 62: 499-508.

[27] Fakih M G. A phase I and pharmacokinetic study of fixed-dose selenomethionine and irinotecan in solid tumors [J]. Clinical Cancer Research, 2006, 12 (4): 1237-1244.

[28] Federico A, Iodice P, Federico P, et al. Effects of selenium and zinc supplementation on nutritional status in patients with cancer of digestive tract [J]. European Journal Of Clinical Nutrition, 2001, 55 (4): 293-297.

[29] Fraunholz I, Eberlein K, Schopohl B, et al. Selenium levels during the course of radiotherapy. No influence of irradiation on blood selenium concentration [J]. Strahlenther Onkol, 2008, 184 (8): 411-415.

[30] Frisk P, Saetre A, Couze B, et al. Effects of Pb^{2+}, Ni^{2+}, Hg^{2+} and Se^{4+} on cultured cells: Analysis of uptake, toxicity and influence on radiosensitivity [J]. BioMetals, 1997, 10: 263-270.

[31] Gann P H. Randomized trials of antioxidant supplementation for cancer prevention: First bias, now chance - next, cause [J]. JAMA, 2009, 301: 102-103.

[32] Gehrisch A, Dörr W. Effects of systemic or topical administration of sodium selenite on early radiation effects in mouse oral mucosa [J]. Strahlenther Onkol, 2007, 183: 36-42.

[33] Han H W, Yang E J, Lee S M. Sodium selenite alleviates breast cancer-related lymphedema independent of antioxidant defense system [J]. Nutrients. 2019, 11 (5): 1020-1034.

[34] Hatfield D L, Gladyshev V N. The outcome of selenium and vitamin E cancer prevention trial (SELECT) reveals the need for better understanding of selenium biology [J]. Mol Interv, 2009, 1: 18-21.

[35] Hehr T, Bamberg M, Rodemann H P. Relevanz der radioprotektiven Wirkung von Natriumselenit [J]. Info Onkologie, 1999, 2 (Suppl 2): 25-29.

[36] Hu Y J, Chen Y, Zhang Y Q, et al. The protective role of selenium on the toxicity of cisplatin-contained chemotherapy regimen in cancer patients [J]. Biological Trace Element Research, 1997, 56 (3): 331-341.

[37] Büntzel J. Experiences with sodium selenite in treatment of acute and late adverse effects of radiochemotherapy of head-neck carcinomas. Cytoprotection Working Group in AK Supportive Measures in Oncology Within the scope of MASCC and DKG [J]. Medizinische Klinik, 1999, 94 (3): 49-53.

[38] Jahangard-Rafsanjani Z, Gholami K, Hadjibabaie M, et al. The efficacy of selenium in prevention of oral mucositis in patients undergoing hematopoietic SCT: a randomized clinical trial [J]. Bone Marrow Transplantation, 2013, 48 (6): 832-836.

[39] Adriaenssens N, Verbelen H, Lievens P, et al. Lymphedema of the operated and irradiated breast in breast cancer patients following breast conserving surgery and radiotherapy [J]. 2012, 45 (4): 154-164.

[40] Karita K, Hamada G S, Tsugane S. Comparison of selenium status between Japanese living in Tokyo and Japanese brazilians in São Paulo, Brazil [J]. Asia Pac J Clin Nutr, 2001, 10: 197-199.

[41] Kasseroller R. Sodium selenite as prophylaxis against erysipelas in secondary lymphedema [J]. Anticancer Research, 1998, 18 (3C): 2227-2230.

[42] Kasseroller R G , Schrauzer G N . Treatment of secondary lymphedema of the arm with physical decongestive therapy and sodium selenite: a review [J]. American Journal of Therapeutics, 2000, 7 (4): 273-279.
[43] Kasseroller R. Administration of selenium in lymphedema [J]. Medizinische Klinik, 1997, 92 (Suppl 3): 50-51.
[44] Pfister C , Dawzcynski H , Schingale F J . Sodium selenite and cancer related lymphedema: Biological and pharmacological effects [J]. Journal of Trace Elements in Medicine and Biology, 2016, 37: 111-116.
[45] Kiremidjian-Schumacher L , Roy M . Effect of selenium on the immunocompetence of patients with head and neck cancer and on adoptive immunotherapy of early and established lesions [J]. BioFactors, 2001, 14 (1-4): 161-168.
[46] Kiremidjian-Schumacher L, Roy M, Glickman R, et al. Selenium and immunocompetence in patients with head and neck cancer [J]. Biological Trace Element Research, 2000, 73 (2): 97-111.
[47] Lanfear J, Fleming J, Wu L, et al. The selenium metabolite selenoglutathione induces p53 and apoptosis: relevance to the chemoprotective effects of selenium? [J]. Carcinogenesis, 1994, 15 (7): 1387-1392.
[48] Lasch K , Bräsel C, Jahn H . Selenium therapy in colorectal tumors? [J]. Medizinische Klinik, 1999, 94 (S3): 97-100.
[49] Last K, Maharaj L, Perry J, et al. The activity of methylated and non-methylated selenium species in lymphoma cell lines and primary tumours [J]. Ann Oncol, 2006, 17: 773-779.
[50] Last KW, Cornelius V, Delves T, et al. Presentation serum selenium predicts for overall survival, dose delivery, and first treatment response in aggressive non-Hodgkin' s lymphoma [J]. J Clin Oncol, 2003, 21: 2335-2341.
[51] Last K, Maharaj L, Perry J, et al. The activity of methylated and non-methylated selenium species in lymphoma cell lines and primary tumours [J]. Ann Oncol, 2006, 17: 773-779.
[52] Lippman S M, Klein E A, Goodman P J, et al. Effect of selenium and vitamin E on risk of prostate cancer and other cancers: The selenium and vitamin E cancer prevention trial (SELECT) [J]. JAMA, 2009, 301: 39-51.
[53] Lu J X, Kaeck M, Jiang C, et al. Selenite induction of DNA strand breaks and apoptosis in mouse leukemic L1210 cells [J]. Biochem Pharmacol, 1994, 47 (9): 1531-1535.
[54] Margulies B S, Damron T A, Allen M J. The differential effects of the radioprotectant drugs amifostine and sodium selenite treatment in combination with radiation therapy on constituent bone cells, Ewing's sarcoma of bone tumor cells, and rhabdomyosarcoma tumor cells in vitro [J]. J Orthop Res, 2008, 26 (11), 1512-1519.
[55] Micke O, Buentzel L S, Kisters K, et al. Selenium in oncology - an update [J]. Trace Elements and Electrolytes, 2010, 27 (4): 250-257.
[56] Micke O, Bruns F, Mücke R, et al. Selenium in the treatment of radiation-associated secondary lymphedema [J]. Int J Radiat Oncol Biol Phys, 2003, 56 (1): 40-49.
[57] Micke O, Büntzel J, Bruns F, et al. Clinical elementology in oncology: experiences and proposals from Germany [J]. Trace Elem Electrolytes, 2008, 25: 221.
[58] Miller S, Walker S W, Arthur J R, et al. Selenite protects human endothelial cells from oxidative damage and induces thioredoxin reductase [J]. Clin Sci, 2001, 100: 543-550.
[59] Mix M , Ramnath N , Gomez J , et al. Effects of selenomethionine on acute toxicities from concurrent chemoradiation for inoperable stage Ⅲ non-small cell lung cancer [J]. World Journal of Clinical Oncology, 2015, 6 (5): 156-165.
[60] Mix M , Singh A K , Tills M , et al. Randomized phase Ⅱ trial of selenomethionine as a modulator of efficacy and toxicity of chemoradiation in squamous cell carcinoma of the head and neck [J]. World Journal of Clinical Oncology, 2015, 6 (5): 166-173.
[61] Mix M, Ramnath N, Gomez J, et al. Effects of selenomethionine on acute toxicities from concurrent chemoradiation for inoperable stage Ⅲ non-small cell lung cancer [J]. World J Clin Oncol, 2015, 6: 156-165.
[62] Moyad M A. Selenium and vitamin E supplements for prostate cancer: Evidence or embellishment? [J]. Urology, 2002, 59: 9-19.
[63] Mück R, Büntzel J, Glatzel M, et al. Postoperative serum and whole blood selenium levels in patients with squamous cell and adenocarcinomas of the uterus after curative surgical treatment [J]. Trace Elem Electrolytes, 2009, 26 (2): 78-82.

[64] Mücke R, Glatzel M, Bernd-Skorka R, et al. Multicenter, phase-Ⅲ study comparing selenium supplementation with observation in gynecologic radiation oncology [J]. J Clin Oncol, 2008, 26: 9539.

[65] Muecke R , Schomburg L , Glatzel M , et al. Multicenter, Phase 3 trial comparing selenium supplementation with observation in gynecologic radiation oncology [J]. Integrative Cancer Therapies, 2010, 78 (3): 828-835.

[66] Muecke R, Glatzel M , Bernd-Skorka R , et al. Adjuvant treatment with sodium selenite in gynecologic radiation oncology: first results of a phase Ⅲ study [J]. International Journal of Radiation Oncology Biology Physics, 2005, 63 (S1): S218-S219.

[67] Muecke R, Micke O, Schomburg L, et al. Multicenter, phase Ⅲ trial comparing selenium supplementation with observation in gynecologic radiation oncology: follow-up analysis of the survival data 6 years after cessation of randomization [J]. Integr Cancer Ther, 2014, 13 (6): 463-467.

[68] Mutlu-Türkoglu Ü, Erbil Y, Öztezcan S, et al. The effect of selenium and/or vitamin E treatments on radiation-induced intestinal injury in rats [J]. Life Sciences, 2000, 66 (20): 1905-1913.

[69] Papp L V, Lu J, Holmgren A, et. al. From selenium to selenoproteins: synthesis, identity, and their role in human health [J]. Antioxid Redox Signal, 2007, 9: 775-806.

[70] Patchen M L, MacVittie T J, Weiss J F. Combined modality radioprotection: The use of glucan and selenium with WR-2721 [J]. Int J Radiat Oncol Biol Phys, 1990, 18: 1069-1075.

[71] Rajpathak S, Rimm E, Morris J S, et al. Toenail selenium and cardiovascular disease in men with diabetes [J]. J Am Coll Nutr, 2005, 24: 250-256.

[72] Rayman M P. The importance of selenium to human health [J]. Lancet, 2000, 356: 233-241.

[73] Rodemann H P, Hehr T, Bamberg M. Relevance of the radioprotective effect of sodium selenite [J]. Med Klin (Munich), 1999, 94 (Suppl 3): 39-41.

[74] Schleicher U M, Lopez Cotarelo C, Andreopoulos D, et al. Radioprotection of human endothelial cells by sodium selenite [J]. Med Klin, (Munich), 1999, 94 (Suppl 3): 35-38.

[75] Schomburg L, Koehrle J. Selenium: benefits and risks [J]. MMW Fortschr Med, 2007, 149: 34-36.

[76] Schomburg L, Schweizer U Hierarchical regulation of selenoprotein expression and sex-specific effects of selenium [J]. Biochim Biophys. Acta, 2009, 1790 (11): 1453-1462.

[77] Burk R F, Hill K E, Motley A K. Plasma selenium in specific and non-specific forms [J]. Biofactors, 2001, 14: 107-114.

[78] Schrauzer G N. Lessons from the selenium and vitamin E cancer prevention trial (SELECT) [J]. Crit Rev Biotechnol, 2009, 29: 81.

[79] Margulies B S, Damron T A, Allen M J. The differential effects of the radioprotectant drugs amifostine and sodium selenite treatment in combination with radiation therapy on constituent bone cells, ewing's sarcoma of bone tumor cells, and rhabdomyosarcoma tumor cells in vitro [J]. Journal of Orthopaedic Research, 2008, 26 (11): 1512-1519.

[80] Schrauzer G N. Selenium in the therapy of chronic lymphedema - mechanistic perspectives and practical applications [J]. Z Lymphol, 1997, 21: 16-19.

[81] Schüller P, Püttmann S, Micke O, et al. Selenium: A novel radiosensitizer [J]. Trace Elem Electrolytes, 2005, 22: 201-206.

[82] Schüller P, Püttmann S, Micke O, et al. Selenium influences the radiation sensitivity of C6 rat glioma cells [J]. Anticancer Res, 2004, 24: 2913-2917.

[83] Shamberger R J, Frost D V. Possible protective effect of selenium against human cancer [J]. Can Med Assoc J, 1969, 100: 682.

[84] Sieja K , Talerczyk M . Selenium as an element in the treatment of ovarian cancer in women receiving chemotherapy [J]. Gynecologic Oncology, 2004, 93 (2): 320-327.

[85] Casley—Smith J R , Morgan R G , Piller N B . Treatment of Lymphedema of the Arms and Legs with 5, 6-Benzo-[alpha] -pyrone [J]. New England Journal of Medicine, 1993, 329 (16): 1158-1163.

[86] Spallholz J E. On the nature of selenium toxicity and carcinostatic activity [J]. Free Radic Biol Med, 1994, 17 (1):

45-64.

[87] Stewart M S, Spallholz J E, Neldner K H, et al. Selenium compounds have disparate abilities to impose oxidative stress and include apoptosis [J]. Free Radic Biol Med, 1999, 26 (1-2): 42-48.

[88] Stranges S, Marshall J R, Natarajan R, et al. Effects of long-term selenium supplementation on the incidence of type 2 diabetes: a randomized trial [J], Ann Intern Med, 2007, 147: 217-223.

[89] Sundstrom H , Korpela H , Sajanti E , et al. Supplementation with selenium, vitamin E and their combination in gynaecological cancer during cytotoxic chemotherapy [J]. Carcinogenesis, 1989, 10 (2): 273-278.

[90] Elango N, Samuel S, Chinnakkannu P. Enzymatic and non-enzymatic antioxidant status in stage (Ⅲ) human oral squamous cell carcinoma and treated with radical radio therapy: Influence of selenium supplementation [J]. Clinica Chimica Acta, 2006, 373 (1-2): 92-98.

[91] Vieira M L D S , Fonseca F L A , Costa L G , et al. Supplementation with selenium can influence nausea, fatigue, physical, renal, and liver function of children and adolescents with cancer [J]. Journal of Medicinal Food, 2015, 18 (1): 109-117.

[92] Walker C H, Klein F. Selenium——Its therapeutic value, especially in cancer [J]. Am Med J, 1915: 628-629.

[93] Wassermann A V, Keysser F, Wassermann M. Beiträge zum Problem: Geschwülste von der Blutbahn aus therapeutisch zu beeinflussen [J]. Dtsch Med Wschr, 1911, 37: 2389-2391.

[94] Watson-Williams E. The treatment of inoperable cancer with selenium [J]. Brit J Surg, 1920, 8: 50-58.

[95] Weiss J F, Landauer M R. History and development of radiation-protective agents [J]. Int J Radiat Biol, 2009, 85: 539-573.

[96] Weissberger A S, Suhrland L G. Studies on analogues of L-cysteine and L-cystine. Ⅲ. The effect of selenium cystine on leukemia [J]. Blood, 1956, 11: 19-30.

[97] Xia Y, Hill K E, Byrne D W, et al. Effectiveness of selenium supplements in a low-selenium area of China [J]. Am J Clin Nutr, 2005, 8: 829-834.

[98] Yu S Y, Zhu Y J, Li W G, et al. A preliminary report on the intervention trials of primary liver cancer in high—risk populations with nutritional supplementation of selenium in China [J]. Biol Trace Elem Res, 1991, 29: 289-294.

[99] Zhong W X, Yan T, Lim R, et al. Expression of superoxide dismutases, catalase, and glutathione peroxidase in glioma cells [J]. Free Radic Biol Med, 1999, 27 (11-12): 1334-1345.

[100] Zimmermann T , Leonhardt H , Kersting S , et al. Reduction of postoperative lymphedema after oral tumor surgery with sodium selenite [J]. Biological Trace Element Research, 2005, 106 (3): 193-203.

[101] Zuo X L, Chen J M, Zhou X, et al. Levels of selenium, zinc, copper, and antioxidant enzyme activity in patients with leukemia [J]. Biological Trace Element Research, 2006, 114 (1-3): 41-53.

[102] 郁宝铭，王敏，许叔祥，等. 大肠癌患者硒与免疫功能关系的研究 [J]. 中华外科杂志，1996，34 (1): 50-53.

第 16 章　硒的毒性与剂量

硒水平状态与健康呈 U 型关系，低硒状态可能导致疾病发生，高硒状态也可能导致硒毒性反应。硒水平状态的差异受个体差异影响，也可能与 2 型糖尿病、非黑色素瘤皮肤癌以及前列腺癌有一定关联。硒的日常膳食剂量为标准推荐剂量，癌症补硒剂量标准未定，耐受范围较宽。

16.1　硒的毒性

由于硒的地球化学分布的不均匀性，硒的日常膳食摄入量在全球范围内变化极大，低硒和高硒状态在人群中均有存在。众所周知的是低硒状态会对人体健康产生不利影响，导致如克山病、大骨节病、病毒毒力增加、免疫功能低下、生育/生殖问题、甲状腺自身免疫病、认知减退/痴呆、2 型糖尿病、前列腺癌及女性大肠癌等疾病的发生（Rayman，2019）。然而，对高硒状态对人体健康的影响的研究还停留在对硒中毒的描述方面，即引起指甲、头发和眉毛脱落、皮肤和牙齿健康状况恶化、神经系统紊乱等症状。近些年来也有报道认为高硒状态还有可能使非黑色素瘤皮肤癌、2 型糖尿病、前列腺癌患病风险增加，虽然意见不统一，但总体上认为利大于弊。

16.1.1　硒的个体化差异

尽管一些疾病和健康问题与低硒和高硒状态密切相关，但某些人和人群似乎更能忍受低硒或高硒状态，Rayman（2019）分析认为，首先这可能与基因多态性有关，某些基因提高了处理低硒或高硒摄入的能力；其次高硒人群有可能过多接触重金属等有毒元素，这些有毒元素容易和硒形成复合物，从而抵消了硒毒性；再次，硒的化学形态和剂量决定了硒的中毒阈值和有效浓度；例如硒的蓄积毒性问题，随着硒摄入量的增加，特别是硒代蛋氨酸

(SeMet)或硒酵母(由 SeMet 和 SS 构成，其中 60%成分是 SeMet)形态的硒源，一部分 SeMet 将取代体内蛋白质中的蛋氨酸，掺入蛋白合成，而 SeMet 的周转非常缓慢(全身周转周期 363 天)，不易代谢。当然，SeMet 也可以代谢成硒化物，作为硒蛋白的来源。然而，高剂量 SeMet 具有通过代谢介导的毒性作用，使硒醇/硒醇酸盐发生氧化还原循环，产生超氧自由基，并与硫醇/二硒醚反应生成硒基硫化物/二硫化物。后者可导致蛋白质聚集，转录因子失活，氧化还原调节的细胞信号中断，以及内质网(ER)应激。而亚硒酸钠(SS)形态的硒，将被代谢为硒化氢，用于产生硒蛋白或排泄，并且不会以与 SeMet 相同的方式在体内积累。另一种常见的有机硒的化学形式是硒-甲基硒代半胱氨酸(MSC)，由于其是通过β-分解酶的降解直接转变成甲基硒化物，而不像 SeMet，不能非特异性地掺入蛋白。因此，MSC 与 SeMet 相比具有更高的食用安全性。最后，从出生时或很小的时候高硒摄入可能会改变肠道微生物系的组成，使过量的硒更容易排出，从而降低其毒性。以上解释了低硒和高硒状态的个体化差异原因。

硒代蛋氨酸(SeMet)是谷物和富硒酵母中硒的主要形式，而硒-甲基硒代半胱氨酸(MSC)是富硒植物和一些具有重要经济价值的植物(如黄芪、大蒜和花椰菜)中硒的主要形式，两者均为有机硒。亚硒酸钠为无机硒。硒酵母(Selennium-enriched yeast，SeY)是介于无机硒和有机硒之间的混合物，其中以 SeMet 为主，也含有少量的 MSC，硒酵母的成分变化与生产工艺有关。离子形态的亚硒酸钠具有易吸收、可注射给药的特点；硒代蛋氨酸具有生物利用度高的特点，易被组织吸收利用掺入蛋白质。硒酵母和亚硒酸钠是人体试验中广泛应用的硒的主要形式，在这些试验中硒被证明可以降低肿瘤的发病率。在乳腺肿瘤模型中对硒的几种不同形态的对比试验研究发现，硒-甲基硒代半胱氨酸被证明是迄今为止发现的最有效地抗癌硒化合物，但是具有一定的选择性，例如它可能不是最有效地减少结肠肿瘤的硒化合物。相对于无机硒而言，有机硒的吸收效果更佳，其应用范围也更为广阔，然而硒元素的安全剂量区间较为有限，所以补充的过程中一定要谨慎，尤其在硒水平充足的地区给予补硒治疗时更加值得关注，补硒的具体用药剂量及补硒治疗的血清硒浓度应参考适宜范围，必要时需做好血硒浓度监测。

16.1.2 硒与 2 型糖尿病

胰岛素抵抗、糖耐量受损和 2 型糖尿病都与氧化应激有关，这也可能是糖尿病与心血管疾病常常关联的致病基础(Ceriello，2004)。观察性流行病学研究表明，补充抗氧剂对 2 型糖尿病的发展有保护作用(Mayer-Davis，2002；Montonen，2004)。来自动物模型的实验证据表明，补充低剂量的抗氧化剂硒可能会对葡萄糖代谢产生有益的影响，可能是通过许多胰岛素样作用，并可能延缓糖尿病的并发症。然而，高剂量硒补充剂的效果不太清楚(Stapleton，2001；Sheng，2004；Mueller，2006；Satyanarayana，2006)。对糖尿病患者的一些研究表明，补硒可能有助于预防血管并发症(Faure，2004)，糖尿病患者可能比健康人缺乏硒(Rajpathak，2005)。相反，补充抗氧剂维生素和矿物质研究(Czernichow，2006)的研究表明，经过 7.5 年的随访，补充包括硒(100μg/d)在内的抗氧化剂组合对空腹血糖水平没有任何影响。

Kljai 等(2001)进行的病例对照研究显示，体内硒含量高的人，糖尿病患病率低。但是在美国进行的一个国民健康与营养关系的调查研究却显示，血清硒浓度高的人，其糖尿病患病率反而相对较高。在美国进行的另一个癌症的营养预防研究，对美国东南部的1312个受访者平均长达7.7年的随访显示，那些食用含硒酵母的受访者发生2型糖尿病的风险却相对较高（Stranges，2007）。Czernichow等（2006）在法国的调查研究也显示，血浆硒浓度高的人，其空腹血糖浓度相对较高。而又与前两者都不同的是，在美国进行的一个关于硒和维生素E与癌症关系的研究中，对35533个受访者平均长达5.5年的随访显示，补硒对2型糖尿病的发生没有显著影响（Renko，2009）。

对于以上研究结果之间的矛盾和争论，有分析认为：①可能因为其他因素造成了血浆/血清硒浓度的改变，例如因全身炎症反应而产生的细胞因子会抑制SEPP1的表达从而降低血浆/血清硒浓度（Renko，2009）；②氧化损伤会引起胰岛素抵抗，硒的抗氧化作用可以减轻这种抵抗（Akbaraly，2010）。但是过高的硒浓度却可减弱胰岛素的信号转导（Steinbrenner，2011）。例如Chen等（2003）的研究显示GPx1在小鼠体内过度表达会加重胰岛素抵抗、高血糖症和高胰岛素血症。SEPP1也与糖尿病有关，浓度过高的SEPP1可以降低胰岛素的活性并减少胰岛B细胞对胰岛素的分泌（Misu H，2010）。Yang等（2011）的研究就显示2型糖尿病患者血清SEPP1浓度显著高于对葡萄糖耐受性正常的人，SEPP1在肥胖受试者体内的含量高于瘦的测试者。Labunskyy等（2011）的研究也显示硒含量过高与过低都会增加胰岛素抵抗与高血糖症的风险。分析认为，适度的硒含量才能预防2型糖尿病的发生，反之则不能。

仍然有大量数据显示，糖尿病患者血硒水平较正常者低，缺硒是糖尿病发生和发展的重要因素，适当补充硒有助于改善胰岛自由基防御系统和内分泌细胞的代谢功能，对防治糖尿病可发挥积极作用。糖尿病患者是否可以补硒一直犹豫不决，急需进一步澄清，注意到Jacobs（2019）最新报道的一项400人参与的对大肠腺瘤性息肉每天200μg硒的随机安慰剂对照试验，经过平均2.9年的研究，发现硒组和安慰剂组的胰岛β细胞功能和胰岛素敏感性没有显著性差异，且安慰剂组受试者的空腹血糖水平明显高于硒组，实验结果不支持每日补充200μg硒会对胰岛β细胞功能或胰岛素敏感性产生不良影响的结论。该项研究对硒毒性持乐观态度。

16.1.3 硒与非黑色素瘤皮肤癌

黑色素瘤和非黑色素瘤皮肤癌（nonmelanoma skin cancer，NMSC）起源于皮肤上皮层的正常细胞。皮肤癌的危险因素是复杂的，涉及许多遗传、环境和生物因素，包括参与皮肤对紫外线诱导的氧化应激反应的硒蛋白。膳食、环境和补充硒来源的流行病学研究结果表明，在某些情况下，硒降低了人类患皮肤癌的风险，但在其他情况下却增加了。在硒摄入量和皮肤癌风险方面，似乎存在U型曲线，在缺硒（每天＜20μg）和超营养水平的情况下，风险都是最高的。亚利桑那州大学Clark博士（1996）进行的一项随机双盲大规模硒营养预防实验中，1312例患有基底细胞皮肤癌或鳞状细胞皮肤癌的患者，每天给予200μg硒的观察结果显示给药组和安慰组在皮肤癌的发生率和死亡率方面无显著性差异。这项实验未能减少皮肤癌的发生。之后，Duffield Lillico等（2003）开展了不同剂量的硒摄入（200μg/d和400μg/d硒酵母）对非黑色素瘤皮肤癌发生率的影响，结果显示在这两个剂量下均不会增加或减少非黑色素瘤皮肤癌的发生风险，200μg/d剂量和400μg/d的保护作用相当。美国癌症防治中心所开展的一项平均7.9年随访的高危人群NMSC的硒防护实验表明，硒摄入与非黑色素瘤肿瘤发生之间的正相关关系持续存在，鳞状细胞癌和非黑色素瘤皮肤癌总发生率分别增加了25%和17%。该实验没有发现血硒水平与NMSC的保护关系，也推翻了之前动物实验中日粮或皮肤局部使用硒对紫外线的防护作用的研究。体外研究表明，有机硒化合物（20～200nmol/L）和无机硒化合物（1～100nmol/L）能保护紫外线辐射的角质形成细胞、梅拉诺细胞和成纤维细胞。亚硒酸钠（1～50nmol/L）和硒代蛋氨酸（50～200nmol/L）改变小鼠角质形成细胞的免疫功能，阻止紫外线诱导促进炎症损害以及抑制细胞免疫的细胞因子（如白细胞介素-6和白细胞介素-8）的释放。显然，硒对非黑色素瘤皮肤癌的保护作用在人类临床试验和动物实验中的结果不完全一致。临床研究者分析认为受试对象处于高危环境，过度的日光暴晒和接触有机砷农药也会抵消硒的保护作用。总之，硒对皮肤癌的预防作用在动物实验中取得了较为积极的效果，但临床试验方面尚未有明确的积极结论。

16.1.4 硒与前列腺癌

鉴于前列腺癌在发病率和死亡率方面的重要性，许多研究试图找出前列腺癌发展的危险因素，以预防和控制前列腺癌。硒是关注较多的微量元素之一。虽然许多研究对硒与前列腺癌的关系进行了研究，但尚无共识，研究结果也存在不一致之处。Virtamo等（1987）的研究发现血清硒水平与潜在的癌症风险之间没有关联。Klein等（2000年）的一项研究表明，硒单独或联合维生素E并不能预防前列腺癌。一项使用趾甲样本的队列研究证实了硒在前列腺癌中的保护作用（Brandt et al.，2003）。在血浆硒水平较高的情况下，侵袭性疾病的出现略有增加。在一项关于意大利北部自来水含硒量异常高的地区癌症死亡率的队列研究中，没有找到有力的结果来支持硒补充剂对癌症死亡率的保护作用，而且认为饮用无机六价硒水平接近欧洲标准10μg/L的水可能会对癌症发病率产生不利影响（Vinceti，2018）。硒和维生素E癌症预防试验（SELECT）的初步报告发现（Klein，2000），硒或维生素E补充剂没有降低患前列腺癌的风险，但对选择的参与者进行长期随访显示（Klein，2011），接受现代社区筛查和活检标准的患有前列腺癌的健康男性，如果服用普通剂量的维生素E制剂（每天400IU），患前列腺癌的风险显著增加。观察到前列腺癌发病率增加了17%，这表明维生素等看似无害但具有生物活性的物质有可能造成伤害。鉴于维生素E和硒联合治疗前列腺癌无统计学意义，提示硒通过抑制维生素E相关风险的增加而发挥保护作用。Meta分析是解决争议的有力工具，最近的一项分析结论倾向于硒对前列腺癌有保护作用，尤其对晚期前列腺癌患者的效果明显（Sayehmiri K，2018）。另一项关于血浆/血清硒与前列腺癌的关系Meta分析（Hurst R，2012）显示，血浆/血清硒增加到170ng/mL时，前列腺癌风险降低。趾甲硒浓度为0.85～0.94μg/g时，前列腺癌风险降低。更早些时候的一项关于硒补充剂量的分层Meta分析研究表明（Etminan M，2005），补硒可以降低前列腺癌患病风险。也有分析认为，硒与前列腺癌的负面结论可能受被测试者的血硒状态以及遗传变异等因素影响，而且补硒的化学形式（例如亚硒酸钠、硒酵母或硒代蛋氨酸）的不同也造成数据之间缺乏可比性。所以，对于硒与前列腺癌之间的关系，大多数研究是积极乐观的。

16.2 硒的剂量问题

16.2.1 推荐剂量

英国成人硒的推荐摄入量（RNI）为：男性75μg/d，女性60μg/d；美国硒的成人（男女）每日建议摄取量（RDA）为 55μg/d。欧洲食品安全局将硒的每日适量摄入量设定为 70μg/d。据报道饱和血硒水平约为 125μg/L，指甲硒水平约为 0.74μg/g。美国血硒浓度的中位数为 78.21μg/L，在男性和女性中分别为 81.37μg/L、75.05μg/L，两者之间无差异。血硒与年龄呈负相关，根据相关资料显示，当全血硒浓度大于 100 μg/L 时，血浆含硒酶已达饱和，即已满足生理需要。按照血清硒为全血硒的 80%计算，当血清硒大于 80 μg/L 时即已满足生理需要。我国营养学和流行病学专家提出，成人每天合理摄取的硒应该控制在 30～100μg，国内成人日均推荐摄入量则对应为 50～100μg，贫硒地区居民最大安全摄入量推荐值为 400μg（以亚硒酸钠计）。硒酵母目前推荐的每日剂量为 200μg，该剂量有较好的耐受性，并且在效果及安全方面有较多的研究资料支持。每一个国家因为区域和饮食结构区别，在此方面的营养情况同样表现出较大的区别，但总体而言硒的摄入量应该保持于 76～125μg/L。但是，对于癌症治疗或辅助放化疗的患者，剂量的使用范围更加宽泛，在一些硒辅助放化疗的临床试验中，硒代卡拉胶的使用剂量高达 4000μg/d，连续口服 4 天（Hu et al.,1997）；亚硒酸钠化疗当日给予高达 500μg/d 的剂量（Muecke et al.,2010；2014；Büntzel et al.，2010）；硒代蛋氨酸剂量高达 7200μg/d，分两次服用，连续 1 周（Fakih et al.,2008）。关于补硒剂量的研究表明：目前推荐补硒剂量为 55～75μg/d 能使 GPx 达到最高活性，每日摄入 200μg 的抗癌作用突出。按照世界卫生组织规范，估计每日摄入大于 39μg 硒才能达到 GPx 三分之二的活性，而血浆 GPx 最大活性需每日摄入硒的上限估计是 90μg。对于甲状腺疾病来说，每日 200μg 硒可以产生足够量的血硒浓度。

硒的有益剂量和毒性剂量范围极其狭窄，稍微超过营养必需的水平就表现出毒性。人每日摄取硒的量为 200～300μg 时，有明显的癌症预防作用，然而每日摄入硒剂量等于或高于 800μg 时，敏感患者表现硒中毒现象。Reid 等（2004）实验发现患者连续 12 个月日摄入 1600μg 富硒酵母没有明显的中毒现象，但日摄入 3200μg 时就表现出中毒现象。这个实验因为患者已经出现硒中毒症状而被勒令停止，虽然这个实验暗示硒的有益剂量和毒性剂量的范围比以前想象的要宽，但是硒范围仍然是值得关注的。“第一届硒在生物和医学中的作用国际学术讨论会上，推荐成人每日硒的最低需要量为 60μg。硒摄入量的研究是我国科技工作者做出的重要贡献之一，并已被 FAO、WHO、IAEA 3 个国际组织所采用，具体指标是：①最低需要量（以预防克山病发生为界限）17μg/d（全血硒约 0.05μg/mL）；②生理需要量（以 GPx 达到饱和为正常生理功能指标）40μg/d（全血硒 0.1μg/mL）；③界限中毒剂量（指甲变形）800μg/d（全血硒 1.0μg/mL）；④膳食硒供给量 50～250 μg/d（全血硒 0.1～0.4μg/mL）；⑤膳食硒最高安全摄入量 400μg/d（全血硒 0.6μg/mL）。中国营养学会推荐每日膳食营养供给量，7 岁以上的人群均为 50μg/d，平均需要量 41μg/d。

对于日常补硒来说，L-硒-甲基硒代半胱氨酸、硒代蛋氨酸和亚硒酸钠为硒补充的常见形式，其每日摄入量为 100～200μg/d，硒摄入量上限为 800μg/d。现认为硒安全摄入量低于 400μg/d 不会导致非常严重的副作用，大于 800μg/d 则可能中毒，尤其对于摄入无机形态的亚硒酸钠来说，由于其有效剂量及安全范围较狭窄，亚硒酸钠的补充须严格地控制在一定范围内，因此，在治疗前可通过测量患者血液中的硒含量，根据其血液中的硒含量制订补硒方案。在硒治疗期间，患者需定期随访。对于有机形态的 L-硒-甲基硒代半胱氨酸以及硒代蛋氨酸来说，其安全摄入量可以大于 800μg/d，对于癌症辅助治疗的剂量甚至可以更高（达到毫克级）。

16.2.2 癌症用药的剂量研究

癌症患者往往具有较低的血硒水平，而且随着放化疗等治疗手段以及癌症病程的进展，血硒水平有可能会进一步下降，因此癌症患者的补硒剂量往往需要高于推荐膳食补充剂量的许多倍，才能将血硒水平升高到治疗水平。因此，硒在癌症患者放化疗辅助和联合用药中的剂量往往较高。

例如 Fakih（2006）开展的实体瘤患者的Ⅰ期药动学研究，以 2200μg/d 固定剂量的硒代蛋氨酸作为毒性调节剂，来考察伊立替康的最大耐受剂量（MTD）。结果发现，硒代蛋氨酸合用显著降低了伊立替康胃肠毒性。该研究认为 2200μg/d 蛋氨酸的摄入量是安全的。Fakih（2008）进行了更高抗癌剂量的Ⅰ期临床研究，以确定不同剂量的 L-硒蛋氨酸（SLM）与 $125mg/m^2$ 伊立替康（Irinotecan）联合使用的临床反应和血硒水平。31 例患者分组接受 7 个剂量水平的联合化疗观察，结果发现剂量水平 1（化疗前 1 周内负荷剂量 3200μg/d，之后维持剂量 2800μg/d）和 7（负荷和维持剂量 7200μg/d）的 6 名患者中有 1 例出现限量性腹泻并发脓毒症。剂量水平大于或等于 5（4800μg/d/剂量负荷维持）导致第 8 天硒浓度大于 15μmol/L，而剂量水平 7（7200μg/d/剂量负荷和维持）导致第 8 天硒浓度大于 20μmol/L。治疗的第 1 周和第 4 周之间，SN-38 或胆汁指数没有明显变化。尽管达到了目标硒浓度，但化疗副作用胃肠道和骨髓毒性仍很常见。硒代蛋氨酸可安全升级至 7200μg 一日两次、1 周，然后与伊立替康标准剂量联合使用 7200μg 一天一次维持。但是没有发现对化疗药物伊立替康的毒性的明显保护，这与之前所报道的临床前大鼠体内实验结果不符。有报道化疗前一周给予大鼠 L-硒代蛋氨酸（SLM）或硒-甲基硒代半胱氨酸（MSC）可以明显减少伊立替康的化疗毒性，并增强化疗效果（Cao，2004；Azrak el al.,2007）。推测可能与硒代蛋氨酸在大鼠和人类体内的代谢机制不同有关。

Evans（2019）在临床Ⅰ期随机双盲研究中，对比研究了亚硒酸钠（SS）、硒-甲基硒代半胱氨酸（MSC）和 L-硒代蛋氨酸（SLM）在慢性淋巴细胞白血病患者和一群实体恶性肿瘤患者中的安全性、耐受性和药动学（PK）。24 例患者接受 400μg 元素硒以 SS、MSC 或 SLM 治疗 8 周。所有硒化合物均无明显毒性，SLM 的血浆总硒 AUC 比 MSC 和 SS 明显升高。DNA 损伤评估显示可忽略不计的遗传毒性，并且观察到淋巴细胞计数轻微降低。在使用的剂量水平上，三种硒化合物都具有良好的耐受性和非遗传毒性。

随着大量临床试验的开展和大剂量硒补充剂的使用，对硒的大剂量使用问题有了越来越清晰的认识。大量证据表明，与硒酸钠等无机形式硒相比，补充有机形式的硒，如硒-甲基硒代半胱氨酸（MSC）和 L-硒代蛋氨酸（SLM）后血清硒水平升高在停药后可以维持更长的时间，这是由于 SLM 和硒酸钠在人体中的全身半衰期分别为 252 天和 102 天（Thomson et al.,1993），掺入蛋白的 SLM 可以被再次周转分解利用，因此，在硒缺乏期间，补充含有 SLM 的食品或补充剂比无机硒形式的食品或补充剂能使硒酶的活性持续更长时间。

动物实验研究表明，有机形式的硒比常用的无机形式如亚硒酸钠（SS）更有效和更安全，后者的毒性更大（Valdiglesias，2010）。大鼠半数致死量（LD_{50}）的测定发现，SS 静脉给药的毒性是 SLM 的四倍，口服给药的毒性是硒酵母的三倍（Rayman，2008）。人类缺乏有效的安全数据，未观察到人体内硒作用剂量（NOAEL）为 400～850μg/d（Reid et al.，2004；Aguilar et al.,2009），有报道在 2400～3000μg/d 长期摄入（数月至数年）后，预计会出现慢性硒毒性，但这是可逆的（Vinceti et al.,2001）。可能的毒性症状包括头发和指甲易碎及脱落、胃肠紊乱、皮疹、大蒜味口气（由挥发性硒化合物引起）、疲劳、易怒和神经系统异常等，自然杀伤细胞活性受损和内分泌紊乱也可能发生（Vinceti et al.,2001）。

MSC、SLM和SS这三种主要形式的硒是临床前和临床研究中最为常见的化学形式。有机硒化合物MSC是一种水溶性氨基酸，可被哺乳动物从胃肠道吸收，并具有良好的耐受性（Ip，1998）。它通过一次β-裂解酶转化，很容易转化为甲基硒醇活性部分，与其他形式相比，它具有更好的抗癌效果和生物利用度（Bhattacharya.,2011）。甲基硒醇可以去甲基化转化成硒化氢；或甲基化转化成二甲基硒醚，然后在呼吸中释放；再次甲基化，转化成三甲基硒，在尿液中排泄（Marshall et al., 2011）。

在对MSC临床Ⅰ期单剂量和剂量递增研究中，对15名受试者评估了骨髓基质细胞毒性和PK分布，口服400μg、800μg、1200μg MSC后测量血浆和尿硒水平。结果显示400和800μg剂量水平没有明显的临床或实验毒性，药动学（PK）参数没有差异（Marshall et al.,2011）。

SLM在人体内耐受性很好，当剂量为7200μg（或相当剂量为3600μg/m^2）、每天两次、连续7天，然后每天一次的维持剂量，持续10周（Mix et al.,2015；Fakih et al.,2008）后，SLM表现出的唯一毒性特征是呼吸和尿液中有类似大蒜的气味，这种气味在第一周中更常见，随着治疗时间的延长，这种气味会消失。所有患者每天两次给予4800μg SLM使血浆硒水平达到15μmol/L以上，该浓度在临床前动物模型中已得到证实，是可以降低化疗药物的毒性并增强抗肿瘤疗效所需的硒浓度（Cao，2004）。持续补硒到第28天，此时的血浆硒水平已超过30μmol/L，说明在临床上使用大剂量的SLM也是可行的。在另一项大剂量长期补硒研究中，对16名前列腺癌患者进行了每天3200μg剂量的硒化酵母治疗，持续时间长达24个月，其中只有5名患者报告了轻微的毒性，包括大蒜呼吸气味，易碎的指甲或头发，胃不适或头晕，并且这些症状与血浆硒水平没有任何相关性（Reid et al.,2004）；所有患者都没有周围神经病变的症状。

在最近的临床Ⅰ期评估试验中，确定无机化合物硒酸钠（体内代谢为亚硒酸钠）对转移性去势抵抗前列腺癌患者的最大耐受量（MTD）为每天口服60000μg（Corcoran et al.,2010）。疲劳和腹泻的限制性毒性剂量为90000μg，不良反应包括指甲问题、肌肉痉挛、脱发和恶心。一部分毒性反应归因于亚硒酸盐的积累，因为亚硒酸盐是硒酸钠的主要代谢物。该实验中也观察到PSA速度减慢，1例患者血清PSA下降大于50%。在另一项对淋巴癌患者化疗中添加SS 200μg/kg/d（相当于70kg成人每天14000μg的超大剂量）的临床试验报告表明，与单独化疗相比，联合治疗的毒性更小，单独化疗的毒性还包括感染和心功能下降（Asfour et al.,2007），这在大剂量硒联合化疗方案中得到改善。

关于癌症辅助治疗可能产生的高硒副作用问题，有人认为即便硒中毒的早期症状有呼气有大蒜气味，头发和指甲出现干枯等变化；慢性硒病会出现明显的胃肠炎、皮炎、头发和指甲改变和神经综合征，如肢端感觉异常，意识功能减退等问题，但这些高硒副作用症状可以通过停药后恢复，而且相对于放化疗等严重副作用来说，也具有一定的比较优势和治疗意义。总之，硒的剂量问题在癌症防治中将会有越来越多的研究和关注，大剂量使用的安全性评估资料会越来越多。

16.3 小结

现阶段，放化疗治疗方法仍是对抗恶性肿瘤的重要手段。癌症患者接受放化疗后所显现的毒副作用也比较普遍，主要表现为白细胞大量减少，面色苍白，出现恶心、呕吐、肠胃功能紊乱，食欲减退、脱发严重、体质下降、免疫力和抗病力进一步削弱等，严重影响癌症的治疗效果和患者预后。硒作为可防癌抗癌的化学保护剂，可有效缓解癌症患者放化疗治疗的毒副作用，其对抗机制具有多环节、多靶点、多样性等特点，可贯穿放化疗疗程始终，且长期服用几乎无毒副作用，是一种理想的肿瘤放化疗治疗"伴侣"。可以说，硒的放化疗辅助功效具有更加直接、明确的短期可观测治疗效果和有益结果，但其有益的防癌抑癌功效往往需要耗费数年甚至数十年的长期临床试验观察才能获得。因此，癌症患者，尤其是接受放化疗治疗的癌症患者，补充硒是值得推荐的十分有益的辅助治疗手段对于硒的补充形式，建议以剂量明确的有机硒补充剂作为首选，其次是亚硒酸钠。

参 考 文 献

[1] Aguilar F，Charrondiere U R，Dusemund B，et al. Scientific opinion of the panel on food additives and nutrient sources added to food. L-selenomethionine as a source of selenium added for nutritional purposes to food supplements [J]. Efsa Journal，2009，7 (7)：1-23.

[2] Akbaraly T N，Arnaud J，Rayman M P，et al. Plasma selenium and risk of dysglycemia in an elderly French population：results from the prospective epidemiology of vascular ageing study [J]. Nutr Metab (Lond)，2010，7：21.

[3] Asfour I A，Fayek M，Raouf S，et al. The impact of high-dose sodium selenite therapy on Bcl-2 expression in adult non-Hodgkin's lymphoma patients：correlation with response and survival [J]. Biological Trace Element Research，2007，120 (1-3)：1-10.

[4] Azrak R G ，Cao S ，Pendyala L ，et al. Efficacy of increasing the therapeutic index of irinotecan，plasma and tissue selenium concentrations is methylselenocysteine dose dependent [J]. Biochemical Pharmacology，2007，73 (9)：1280-1287.

[5] Bhattacharya A. Methylselenocysteine：a promising antiangiogenic agent for overcoming drug delivery barriers in solid malignancies for therapeutic synergy with anticancer drugs [J]. Expert Opin Drug Deliv，2011，8 (6)：749-763.

[6] Brandt P A，Zeegers M P，Bode P，et al. Toenail selenium levels and the subsequent risk of prostate cancer：a prospective cohort study [J]. Cancer epidemiology，biomarkers and prevention ：a publication of the American Association for Cancer Research，cosponsored by the American Society of Preventive Oncology，2003，12 (9)：866-871.

[7] Büntzel J，Riesenbeck D，Glatzel M，et al. Limited effects of selenium substitution in the prevention of radiation-associated toxicities. results of a randomized study in head and neck cancer patients [J]. Anticancer Research，2010，30 (5)：1829-1832.

[8] Cao S，Durrani F A，Rustum Y M. Selective modulation of the therapeutic efficacy of anticancer drugs by selenium containing compounds against human tumor xenografts [J]. Clinical Cancer Research，2004，10 (7)：2561-2569.

[9] Vinceti M，Vicentini M，Wise L A，et al. Cancer incidence following long-term consumption of drinking water with high inorganic selenium content [J]. Science of The Total Environment，2018，635：390-396.

[10] Chen X，Scholl T O，Leskiw M J，et al. Association of glutathione peroxidase activity with insulin resistance and dietary fat intake during normal pregnancy [J]. J Clin Endocrinol Metab，2003，88 (12)：5963-5968.

[11] Clark L C，Combs G F，Turnbull BW，et al. Effects of selenium supplementation for cancer prevention in patients with carcinoma of the skin. A randommed controlled trial. Nutritional Prevention of Cancer Study Group [J]. JAMA，1996，276 (24)：1957-1963.

[12] Corcoran N M，Hovens C M，Michael M，et al. Open-label，phase I dose-escalation study of sodium selenate，a novel activator of PP2A，in patients with castration-resistant prostate cancer [J]. British Journal of Cancer，2010，103 (4)：462-468.

[13] Czernichow S，Couthouis A，Bertrais S，et al. Antioxidant supplementation does not affect fasting plasma glucose in the Supplementation with Antioxidant Vitamins and Minerals (SU. VI. MAX) study in France：association with dietary intake and plasma concentrations [J]. Am J Clin Nutr，2006，84 (2)：395-399.

[14] Duffield-Lillico A J, Slate E H, Reid M E, et al. Selenium supplementation and secondary prevention of nonmelanoma skin cancer in a randomized trial [J]. J Natl Cancer Inst, 2003, 95 (19): 1477-1481.

[15] Etminan M, Fitzgerald J M, Gleave M, et al. Intake of selenium in the prevention of prostate cancer: a systematic review and meta-analysis [J]. Cancer Causes and Control Ccc, 2005, 16 (9): 1125-1131.

[16] Evans S O, Jacobson G M, Goodman H J B, et al. Comparative safety and pharmacokinetic evaluation of three oral selenium compounds in cancer patients [J]. Biol Trace Elem Res, 2019, 189 (2): 395-404.

[17] Fakih M G , Pendyala L , Brady W , et al. A phase I and pharmacokinetic study of selenomethionine in combination with a fixed dose of irinotecan in solid tumors [J]. Cancer Chemotherapy and Pharmacology, 2008, 62 (3): 499-508.

[18] Fakih M G, Pendyala L, Smith P F, et al. A phase I and pharmacokinetic study of fixed-dose selenomethionine and irinotecan in solid tumors [J]. Clinical Cancer Research, 2006, 12 (4): 1237-1244.

[19] Hu Y J , Chen Y , Zhang Y Q , et al. The protective role of selenium on the toxicity of cisplatin-contained chemotherapy regimen in cancer patients [J]. Biological Trace Element Research, 1997, 56: 331-341.

[20] Hurst R, Hooper L, Norat T, et al. Selenium and prostate cancer: systematic review and meta-analysis [J]. American Journal of Clinical Nutrition, 2012, 96 (1): 111-122.

[21] Ip C. Lessons from basic research in selenium and cancer prevention [J]. The Journal of Nutrition, 1998, 128 (11): 1845-1854.

[22] Jacobs E T, Lance P, Mandarino L J, et al. Selenium supplementation and insulin resistance in a randomized, clinical trial [J]. BMJ Open Diabetes Res Care, 2019, 7 (1): e000613.

[23] Klein E A , Thompson I M , Lippman S M , et al. Select: the selenium and vitamin E cancer prevention trial: rationale and design [J]. Prostate Cancer and Prostatic Diseases, 2000, 3 (3): 145-151.

[24] Klein E A , Thompson I M , Tangen C M , et al. Vitamin E and the risk of prostate cancer: updated results of the selenium and vitamin E cancer prevention trial (SELECT) [J]. JAMA, 2011, 306 (14): 1549-1556.

[25] Kljai K, Runje R. Selenium and glycogen levels in diabetic patients [J]. Biol Trace Elem Res, 2001, 83 (3): 223-229.

[26] Labunskyy V M, Lee B C, Handy D E, et al. Both maximal expression of selenoproteins and selenoprotein deficiency can promote development of type 2 diabetes-like phenotype in mice [J]. Antioxid Redox Signal, 2011, 14 (12): 2327-2336.

[27] Marshall J R, Ip C, Romano K, et al. Methyl selenocysteine: single-dose pharmacokinetics in men [J]. Cancer Prevention Research, 2011, 4 (11): 1938-1944.

[28] Misu H, Takamura T, Takayama H, et al. A liver-derived secretory protein, selenoprotein P, causes insulin resistance [J]. Cell Metab, 2010, 12 (5): 483-495.

[29] Mix M, Singh A K, Tills M, et al. Randomized phase Ⅱ trial of selenomethionine as a modulator of efficacy and toxicity of chemoradiation in squamous cell carcinoma of the head and neck [J]. World Journal of Clinical Oncology, 2015, 6 (5): 166-173.

[30] Muecke R , Schomburg L , Glatzel M , et al. Multicenter, phase 3 trial comparing selenium supplementation with observation in gynecologic radiation oncology [J]. Integrative Cancer Therapies, 2010, 78 (3): 828-835.

[31] Muecke R, Micke O, Schomburg L, et al. Selenium supplementation in radiotherapy patients: do we need to measure selenium levels in serum or blood regularly prior radiotherapy? [J]. Radiation Oncology, 2014, 9 (1): 1-2.

[32] Rayman M P. Food-chain selenium and human health: emphasis on intake [J]. British Journal of Nutrition, 2008, 100 (02): 254-268.

[33] Rayman M P. Selenium intake, status, and health: a complex relationship [J]. Hormones (Athens), 2020, 19 (1): 9-14.

[34] Reid M E, Stratton M S, Lillico A J, et al. A report of high-dose selenium supplementation: response and toxicities [J]. Alternative Medicine Review, 2004, 18 (1): 69-74.

[35] Renko K, Hofmann P J, Stoedter M, et al. Down-regulation of the hepatic selenoprotein biosynthesis machinery impairs selenium metabolism during the acute phase response in mice [J]. FASEB J, 2009, 23 (6): 1758-1765.

[36] Sayehmiri K, Azami M, Mohammadi Y, et al. The association between selenium and prostate cancer: a systematic review and meta-analysis [J]. Asian Pacific journal of cancer prevention: APJCP, 2018, 19 (6): 1431-1437.

[37] Steinbrenner H, Speckmann B, Pinto A, et al. High selenium intake and increased diabetes risk: experimental evidence for interplay between selenium and carbohydrate metabolism [J]. J Clin Biochem Nutr, 2011, 48 (1): 40-45.

[38] Stranges S, Marshall J R, Natarajan R, et al. Effects of long-term selenium supplementation on the incidence of type 2 diabetes: a randomized trial [J]. Ann Intern Med, 2007, 147 (4): 217-223.

[39] Thomson C D, Robinson M F, Butler J A, et al. Long-term supplementation with selenate and selenomethionine: Selenium and glutathione peroxidase (EC 1. 11. 1. 9) in blood components of New Zealand women [J]. Br J Nutr, 1993, 69 (2): 577-588.

[40] Valdiglesias V, Pasaro E J, Laffon B. In vitro evaluation of selenium genotoxic, cytotoxic, and protective effects: a review [J]. Archives of Toxicology, 2010, 84 (5): 337-351.

[41] Vinceti M, Wei E T, Malagoli C, et al. Adverse health effects of selenium in humans [J]. Rev Environ Health, 2001, 16 (4): 233-252.

[42] Virtamo J, Valkeila E, Alfthan G, et al. Serum selenium and risk of cancer. A prospective follow-up of nine years [J]. Cancer, 1987, 60 (2): 145-148.

[43] Yang S J, Hwang S Y, Choi H Y, et al. Serum selenoprotein P levels in patients with type 2 diabetes and prediabetes: implications for insulin resistance, inflammation, and atherosclerosis [J]. J Clin Endocrinol Metab, 2011, 96 (8): E1325-1329.

[44] Zhou J, Huang K, Lei X G. Selenium and diabetes——Evidence from animal studies [J]. Free Radical Biology and Medicine, 2013, 65: 1548-1556.

[45] Montonen J, Knekt P, Jarvinen R, et al. Dietary antioxidant intake and risk of type 2 diabetes [J]. Diabetes Care, 2004, 27 (2): 362-366.

[46] Mayer-Davis E J, Costacou T, King I, et al. Plasma and dietary vitamin E in relation to incidence of type 2 diabetes: the insulin resistance and atherosclerosis study (IRAS) [J]. Diabetes Care, 2002, 25 (12): 2172-2177.

[47] Satyanarayana S, Sekhar J R, Kumar K E, et al. Influence of selenium (antioxidant) on gliclazide induced hypoglycaemia/anti hyperglycaemia in normal/alloxan-induced diabetic rats [J]. Molecular and Cellular Biochemistry, 2006, 283 (1-2): 123-127.

[48] Mueller A S, Pallauf J. Compendium of the antidiabetic effects of supranutritional selenate doses. In vivo and in vitro investigations with type II diabetic db/db mice [J]. Journal of Nutritional Biochemistry, 2006, 17 (8): 548-560.

[49] Stapleton S R. Selenium: an insulin mimetic [J]. Cellular and Molecular Life Sciences Cmls, 2001, 57 (13-14): 1874-1879.

[50] Sheng X Q, Huang K X, Xu H B. New experimental observation on the relationship of selenium and diabetes mellitus [J]. Biological Trace Element Research, 2004, 99 (1-3): 241-253.

[51] Ceriello A, Motz E. Is oxidative stress the pathogenic mechanism underlying insulin resistance, diabetes, and cardiovascular disease? The common soil hypothesis revisited [J]. Arteriosclerosis Thrombosis and Vascular Biology, 2004, 24 (5): 816-823.

[52] Faure P, Ramon O, Favier A, et al. Selenium supplementation decreases nuclear factor-κB activity in peripheral blood mononuclear cells from type 2 diabetic patients [J]. Eur J Clin Invest, 2004, 34 (7): 475-481.

[53] Rajpathak S, Rimm E, Morris J S, et al. Toenail selenium and cardiovascular disease in men with diabetes [J]. Journal of the American College of Nutrition, 2005, 24 (4): 250-256.

第17章　抗癌含硒化合物

抗癌含硒化合物按照化学形式可以分为无机硒、有机硒和纳米硒。常见的含硒化合物有亚硒酸钠、硒代蛋氨酸、硒-甲基硒代半胱氨酸、甲基硒酸等。近年来，新的化学形式不断出现，极大丰富了抗癌含硒化合物的种类和范畴。

17.1　概述

硒与人体的健康密切相关，是人体必需的微量元素之一。硒能清除血液中的脂质过氧化物，有效预防心肌梗死。同时，硒也依靠其强大的抗氧化功能，调节体内胆固醇及甘油三酯，降低血液黏度，及时地清除体内的有害自由基，防止人体血管老化，预防心血管病的发生。硒在预防肝纤维化、改善糖尿病、解毒排毒等方面均发挥重要的作用。

此外，研究报道，硒具有较好的抗肿瘤效果，对大多数的肿瘤包括肝癌、乳腺癌、肺癌、胃癌、前列腺癌、皮肤癌和卵巢癌等均具有较好的效果。大量文献表明，硒及其化合物不仅对肿瘤的发生具有化学预防作用，而且对肿瘤的增殖、演进和转移都具有显著的抑制作用。硒之所以具有防癌抑癌作用，是因为癌细胞和正常细胞对硒诱导凋亡的敏感性不同。硒发挥抗肿瘤效果主要是依赖于甲基硒的生成。而甲基硒是由硒-甲基硒代半胱氨酸在β-裂解酶的作用下直接分解而成的，能不断地为机体提供甲基硒。

不同来源的硒的化学形态不同，其生物活性有很大的差异。具有很高的抗癌活性的硒-甲基硒代半胱氨酸（MSC）主要存在于植物性来源的食品中。微生物或动物性来源的硒，如富硒酵母和富硒肉类主要以硒代蛋氨酸的形态存在，进入人体后能非特异性地和体蛋白结合构成白蛋白和血红蛋白，容易在体内蓄积，造成毒性。无机硒盐具有较高的抗癌活性，但其代谢产物硒化氢能杀死癌细胞，也能使正常细胞坏死。通过土壤施用硒肥生产的富硒甘蓝、大蒜、洋葱具有防癌的功效。膳食添加硒能有效地降低各种化学或病毒诱导的肿瘤和癌症的发生率，“硒化学预防”已成为世界许多科学家研究的焦点。

硒也是一种优良的放化疗辅助剂。肿瘤患者在放化疗期间适当补充硒可以起到多方面的作用。首先，补硒不但可减少放化疗引起的恶心、呕吐、肠胃功能紊乱、食欲减退等毒副反应，还可减轻化疗引起的白细胞的下降程度。其次，放化疗引起的骨髓毒副反应主要是使细胞脂质氧化，引起基质细胞的损伤，从而导致骨髓损伤。而硒强大的抗氧化功能可以清除自由基和修复细胞损伤，增强免疫功能。临床研究表明，化疗前服用适量的硒能一定程度地缓解放化疗引起的白细胞总数及中性粒细胞数的下降。此外，补硒能预防放化疗时出现耐药性。肿瘤的耐药是肿瘤治疗失败的重要原因之一，而放化疗过程中极易产生耐药性，使放化疗的效果下降。放化疗的同时适当地补充硒，不仅可以显著降低肿瘤细胞对放化疗药物的耐药性，也能使肿瘤细胞对放化疗保持敏感。

硒按化学形态可分为有无机硒和有机硒两种形式。无机硒主要有人工合成的亚硒酸钠（sodium selenite，SS）和硒酸钠（Na_2SeO_4），植物组织吸收土壤中的硒后也残留有少量的SS和 Na_2SeO_4。有机硒来源也可分为人工合成和天然来源。人工合成的主要有硒代蛋氨酸（selenomethionine，SeMet），硒代半胱氨酸（selenocysteine，Sec），硒代胱氨酸（selenocystine，SeCys）等含硒氨基酸。天然来源的食物或饲料中有机硒可分为植物、动物和微生物等几种来源形式。植物来源的硒化学形态丰富，目前已知的有机硒有 SeMet、Sec、硒-甲基硒代半胱氨酸（Se-methylselenocysteine，MSC）、γ-谷氨酰胱硒醚（γ-glutamyl-selenocystathionine）、硒代蛋氨酸硒亚砜（selenomethionine selenoxide）、γ-谷氨酰-硒-甲基硒代半胱氨酸（γ-glutamyl-Se-methylselenocysteine）、硒半胱氨亚硒酸（selenocysteineselenic acid）、硒-甲基硒代蛋氨酸（Se-methylselenomethionine，MSC）和胱硒醚（selenocystathionine）等形式。因 S 与 Se 有相似的外层电子结构和原子直径而使得两者有相似的键能、电子亲和力，植物中大部分的硒是 Se 替代 S 后形成的有机物。小麦、水稻、大豆和玉米等作物中大部分的硒是 SeMet。此外富硒螺旋藻中 18%的硒是以蛋白结合形式存在的 SeMet，其他绝大多数是两种分子量分别为 20～30kDa 和 80kDa 的含硒蛋白。富硒大蒜（garlic）和富硒绿花椰菜（broccoli）中硒的主要形式是 MSC。

动物体内的硒主要有 Sec 和 SeMet 两种形式，其中大部分以蛋白形式存在，故动物性来源的食品或饲料中的硒主要是 Sec 和 SeMet。鱼粉中硒的含量虽很高，但其生物效价却很低，这可能是其加工处理过程对 SeMet 或 Sec 的结合形式有所改变而影响了硒的吸收。

酵母是应用最广泛的富集硒微生物载体，工业生产中将 SS 加入酵母培养液中经转化形成的硒酵母（selenium-enriched yeast，SeY）是当今食品和饲料工业中应用最广泛的有机硒。硒酵母中硒的化学形态丰富，各种形态硒的含量与生产工艺紧密相关。多数研究表明 SeY 中 70.90%的硒是 SeMet，但也有低至 20.50%的报道。除了 SeMet，其他的可能是 Sec、MSC 以及少量未代谢转化的 SS。

人们对硒与癌症之间关系的认识已经有几十年的历史。1969 年，Shamberger 等首次报道了几种消化道癌症与膳食硒含量之间的关系。1977 年，Schrauzer 等研究了 27 个国家和地区的直肠癌、前列腺癌、血癌、子宫癌和乳腺癌的发生率与膳食硒水平的关系后，得出人体内硒的摄入量与癌症之间存在负相关的结论。目前，已有大量文献报道了硒化合物具有良好的抗肿瘤活性。最初，科研工作者将二氧化硒和亚硒酸盐应用于肿瘤化学预防研究。Song 等（2009）发现了亚硒酸钠能诱导小鼠黑色素瘤细胞的细胞周期阻滞和细胞凋亡，但无机硒在使用剂量上难以控制，容易引发机体中毒或遗传毒性病。为了寻找低毒的化合物，研究者合成了大量具有抗癌活性的有机硒，例如：硒醚、二硒醚、硒氰以及硒杂环化合物。

最近几年，随着纳米技术的不断发展、多学科之间的交叉渗透以及新型硒制剂纳米硒生物活性的发现，纳米硒的研究以及在生物医学领域中广泛的应用前景引起了各领域科研人员的高度重视。纳米硒可以明显抑制多种肿瘤细胞的增殖，能诱导前列腺癌细胞通过 AKT/MDM2/AR 介导的信号通路发生凋亡。几类纳米硒体系，如唾液酸-纳米硒、裙带菜多糖-纳米硒和螺旋藻多糖-纳米硒等均被证实是通过诱导细胞凋亡途径来抑制肿瘤细胞的增殖，而对正常细胞的细胞毒性明显更低。对于硒化合物抗肿瘤的作用机理，相关研究工作人员提出了多种理论和假说：诱导肿瘤细胞周期阻滞或细胞凋亡；调节胞内硫氧还蛋白还原酶和谷胱甘肽过氧化酶活性，维持胞内活性氧自由基处于平衡状态；抑制肿瘤新生血管分化；激活肿瘤坏死因子，提高 DNA 修复能力；提高机体免疫力等。这些途径并非单一存在，往往是形成一个庞大的网络结构，互相影响。

目前普遍认为诱导肿瘤细胞凋亡是硒化合物治疗肿瘤最为关键的作用机制。研究表明，抑癌基因 p53 参与了硒杂环化合物、亚硒酸钠、硒代半胱氨酸、硒代蛋氨酸以及甲基硒酸的肿瘤防治作用。研究发现，硒代蛋氨酸通过抑癌基因 p53 介导的碱基剪切修复（BER）方式预防肿瘤的发生，在 AOM/DSS 实验模型中，硒代蛋氨酸能同时提高 p53 和 Gadd45a 的表达。深入研究不同硒化合物及纳米硒的作用机制，结果表明硒化合物能有效诱导肿瘤细胞凋亡，且作用机制非常复杂，例如在 MCF-7 细胞中，硒代胱氨酸诱导细胞 S 期阻滞，caspase 介导的细胞凋亡，同时 p53、AKT 和 ERK 的磷酸化蛋白的表达在细胞凋亡过程中也发生了明显变化。纳米硒还能负载肿瘤靶向分子如转铁蛋白，制备出肿瘤靶向运输载体。这些研究结果对于阐述硒化合物的抗肿瘤机制具有重要意义，为硒在抗肿瘤医药领域的应用提供了重要的理论依据。

17.2 抗癌含硒化合物

17.2.1 亚硒酸钠

近年来，人们在硒元素防治癌症方面做了深入的探索，临床试验表明硒的介入治疗能降低癌症的发生率和死亡率，尤其对肝癌、肺癌、前列腺癌、血癌、结肠直肠癌具有很明显的作用，并且没有明显的副作用（Klein，2004；Margaret，2005）。埃及科学家已将亚硒酸钠作为一种抗癌药物，临床治疗非霍奇金淋巴瘤，并且取得了良好的效果（Asfour，2007）。

活性氧产生试剂，包括氧化还原活性硒化合物，构成了一类针对癌细胞中调节氧化还原稳态的新型癌症治疗药物。具体地说，高剂量的亚硒酸钠表现出有希望的抗肿瘤活性，许多临床前研究在体外和体内都证明了这一点。药效学数据表明，亚硒酸盐靶向几个关键的癌症相关信号通路，并诱导多模态调节的细胞死亡通路。一些研究报告了亚硒酸盐在一定剂量下相对于正常增殖细胞来说，对肿瘤细胞具有更高的细胞毒性，从而提供了一个合理的治疗窗口。以前已经证明，在体外和可移植的动物模型中，耐药癌细胞对亚硒酸盐比它们的药物敏感变体更敏感。在实验致癌和可移植肿瘤模型中，高剂量的亚硒酸盐可以阻止肿瘤的发生和既定肿瘤的进展。总而言之，亚硒酸盐对靶癌细胞的特异性，特别是抗药性变异体的特异性突出了亚硒酸盐作为一种强有力的抗癌剂的关键特性。

尽管在大多数临床前研究中发现了有希望的结果，但还没有进行系统的临床研究来评估这种化合物在癌症患者中的治疗潜力。20 世纪早期的两项独立研究报道了在静脉注射胶体硒后，部分无法手术的癌症患者的主观改善、延长寿命和无病生存（Watson-Williams，

1919）。到目前为止，亚硒酸钠药效学数据仅适用于既没有增加急性毒性症状发生率，也没有增加不良事件发生率的脓毒症患者，在给药时，给药剂量为 2.0mg，然后每天持续输注 1.6mg，持续 10 天（Todd，1934；Manzanares et al.，2011）。另一项研究报道了在脓毒症患者静脉注射相当剂量的亚硒酸钠后不良事件发生率方面的类似发现（Forceville et al.，2007）。然而，在剂量递增研究中缺乏相关的药代动力学和安全性数据，并且认为亚硒酸钠作为无机硒对人类具有很高的毒性，这限制了其作为癌症治疗的潜在应用。

由于高剂量亚硒酸钠在多种临床前恶性肿瘤模型中发挥抗肿瘤作用并提高细胞抑制药物的疗效，Ola 等（2015）在临床 I 期试验中评估了静脉注射亚硒酸钠治疗癌症患者对细胞抑制药物难治性的安全性和有效性。患者在亚硒酸钠治疗后接受一线化疗，以调查对这些药物的敏感性改变，并初步评估临床益处。通过对 34 例不同耐药肿瘤患者每天静脉注射亚硒酸钠（中等身材的瑞典患者折合约 900μg），连续 5 天，共 2 周或 4 周。主要终点是安全性，剂量限制毒性效应和亚硒酸钠的 MTD；次要终点是主要反应评估。亚硒酸钠的 MTD 确定为 10.2 mg/m^2，计算的血浆半衰期中位数为 18.25h，单剂量亚硒酸盐的最大血浆硒浓度呈非线性增加。最常见的不良反应是疲劳，恶心，手指和腿部抽筋。DLTS 为急性的，持续时间短，具有可逆性。器官功能的生物标志物显示没有严重的全身毒性。在该方案下，对于末期癌症患者而言，亚硒酸钠的用量高达 10.2mg/m^2 是安全和可耐受的。这项研究的进一步发展正在进行中，以确定延长输液是否可能是一种更有效的治疗策略。

总之，亚硒酸钠可能是一种有益的癌症治疗方法，可用于某些肿瘤的治疗，也可能是细胞抑制方案的有效补充。MTD、安全性、药代动力学和临床表现的结果为进一步评价亚硒酸钠治疗癌症的效果研究提供了必要的信息。研究还表明，亚硒酸钠可能以三种方式起作用：自身作用，与化疗药物协同，以及作为对抗化疗毒性的药物。然而，还需要进一步的研究来确定它是否在临床上有价值，以及哪种方式可能代表最好的治疗方法。但首先，需要进一步研究来找到最佳的治疗方案。

17.2.2 硒-二谷胱甘肽

硒-二谷胱甘肽（selenodiglutathione，SDG）已被认为是细胞毒性的重要分子。T Tobe 等（2015）提出了 SDG 强效细胞毒性的基本机制：细胞摄入、还原代谢、产生活性氧物种、对 DNA 的氧化损伤、凋亡诱导。SDG 降低细胞活力并诱导细胞凋亡伴随着细胞内 Se 含量的增加。因此，SDG 特异性细胞毒性可归因于其优选掺入。在细胞死亡之前发生基因组 DNA 中的碱基氧化和链断裂，表明氧化应激（包括 DNA 损伤）对于 SDG 细胞毒性是至关重要的。纯化 DNA 的链断裂是由 SDG 和硫醇（GSH、半胱氨酸、高半胱氨酸）共存引起的。这意味着细胞内硫醇在硒毒性机制中的重要作用。L Wu 等（1995）发现，SDG 在体外通过抑制抗氧化物酶的活性和在转录后实现对乳腺细胞系 C57 细胞氧化防御的抑制，并且 SDG 可以通过这种机制诱导出一种促氧化态，SDG 显示可诱导细胞凋亡。SDG 被发现诱导 560kb DNA 片段的形成，而 SDG 导致了 50kb 的 DNA 片段进一步分裂。这强烈表明可能发生细胞凋亡。然而，未观察到凋亡细胞的形态特征，尤其是染色质凝聚和核分裂。研究表明，细胞核在细胞凋亡过程中的形态学表现反映了 DNA 在高分子量片段中的分裂还需要进一步研究来确定由 SDG 诱导的细胞死亡的分子机制。

17.2.3 硒代蛋氨酸

对于硒的缺乏，国内普遍利用无机盐亚硒酸钠片或亚硒酸钠强化食品来补充；国外则主要利用有机硒化合物来补充。研究发现，硒代蛋氨酸（selenomethionine，SeMet）是人工生产的富硒天然食品（如富硒蛋白、富硒鸡蛋、富硒茶叶、富硒大蒜等）中有机硒的存在形式之一。生产这些富硒天然食品常常受到条件的限制，而利用化学方法合成硒代蛋氨酸则不受自然条件的限制，是生产补硒产品的有效途径。

目前，获取硒代蛋氨酸的方法有两种，即生物发酵法和化学合成法。前者主要是以无机硒（亚硒酸钠）为原料，通过生物发酵，将无机硒转化为硒代蛋氨酸，该方法存在的主要问题是在发酵过程中无机硒转化率低，大量无机硒以废水形式排出，造成严重环境污染，同时产品的形态、纯度不稳定，质量很难得到保证。国际上最新的关于硒代蛋氨酸合成工艺的研究即从蛋氨酸出发经过 7 步反应得到目标化合物，总收率不到 30%；国内也有人对硒代蛋氨酸的合成工艺进行了研究，即从 γ-丁内酯出发，经过溴化、氨代加成等 5 步，总收率约 33%。总之，现有的合成工艺均存在工艺路线复杂，总效率低，而且设备投资大，很难实现工业化生产。

经腹腔注射给予大鼠硒代蛋氨酸，其半数致死量为 4.25mg/kg，这与硒酸钠和亚硒酸钠的半数致死量相当。小鼠静脉注射 *dl*-硒代蛋氨酸的半数致死量为 4.0mg/kg。硒代蛋氨酸的慢性毒性要低于亚硒酸钠。L-硒代蛋氨酸和 D-硒代蛋氨酸对大鼠的毒性相似，除了给予 L-硒代蛋氨酸大鼠血浆硒水平较低外，这两种同型异构体在骨骼肌、心脏、肝脏和红细胞中的硒贮存程度相似。然而，对于雄性小野鸭来说，L-硒代蛋氨酸的毒性明显高于 D-硒代蛋氨酸。在培养的大鼠和人的淋巴细胞中，*dl*-硒代蛋氨酸的细胞毒性仅为 L-硒代蛋氨酸的一半，且只有 L-硒代蛋氨酸是 S-腺苷蛋氨酸合成酶的合适底物。有转硫过程缺陷的成淋巴细胞对 *dl*-硒代蛋氨酸的代谢能力差，尽管这些细胞能同正常细胞一样有效地利用亚硒代酸盐和硒代半胱氨酸。正常细胞对 L-硒代蛋氨酸和 D-硒代蛋氨酸产生的不同反应主要归因于在硒代蛋氨酸代谢的起始步骤中有立体特异性转硫酶的参与。根据上述结果，人类补硒时宜采用 L-硒代蛋氨酸；对于大鼠，可采用 *dl*-硒代蛋氨酸。蛋白分解代谢过程中所释放出来的硒代蛋氨酸不会导致硒中毒，因为在分解代谢时不存在选择性释放硒代蛋氨酸的机制。

17.2.4 硒-甲基硒代半胱氨酸

硒-甲基硒代半胱氨酸（Se-methylselenocysteine，MSC），分子量为 182.08，外观为白色晶体粉末，具有蒜样气味，易溶于水，微溶于甲醇、乙醇，熔点为 174～176℃。

硒-甲基硒代半胱氨酸是一种新型硒源类的食品营养强化剂，1960 年被美国科学家从美国黄芪中首次分离，2002 年被美国 FDA 认定为最新一代硒源类饮食补充剂。硒-甲基硒代半胱氨酸是有机硒的一种，自然环境中主要存在于植物和酵母中。相对无机硒而言，它具有低毒的优点；与硒代蛋氨酸相比，它更容易被机体吸收，且不容易在体内大量蓄积而导致中毒，食用安全性更高。天然硒-甲基硒代半胱氨酸为 L 型含硒氨基酸，是第 21 种人体必需氨基酸，是硒代半胱氨酸的甲基化衍生物，有人将此种形式的硒定义为第三代硒，它有别于此前第一代的亚硒酸盐，加入保健食品中或饲料中而生成的产品。新型食品营养强化剂甲基硒代半胱氨酸具有安全、吸收率高的特点。卫生部 2009 年颁布的公告（2009 年第 11 号），

MSC 作为营养强化剂给予了详细的标准：把 L-硒-甲基硒代半胱氨酸（L-Se-methylselenocysteine）列为新型食品营养强化剂，用于中老年奶粉，使用量为 140～280μg/kg（以元素硒计）。

目前，硒-甲基硒代半胱氨酸的来源主要有以下几个方面。

（1）天然来源

天然 L- MSC 多来源于大蒜、洋葱、椰菜富硒植物以及富硒酵母中。天然来源的富硒产品主要存在于富硒地区，而全球范围内富硒地区较少故而产量有限。

（2）人工转化

硒-甲基硒代半胱氨酸的需求已经迅速增长，单纯天然来源的硒已远远不能满足需求，人工转化也是目前较为成熟的获得硒的有效途径。人工转化硒就是利用生物将无机硒转化为有机硒，以供人体摄入。目前较为成熟的方法有微生物转化法、植物转化法和动物转化法。人工转化生成的硒相对天然来源的硒具有较好的生理活性与吸收率，且毒性低，有利于人体吸收。

① 微生物转化法。微生物转化法即通过利用无机硒培养微生物，将其转化为硒-甲基硒代半胱氨酸。目前，方法主要有富硒真菌和富硒酵母。富硒真菌主要是富硒食用菌，即将无机硒亚硒酸钠等作为添加剂加入其培养基，生成硒-甲基硒代半胱氨酸。富硒酵母即在酵母的培养液中添加无机硒，利用酵母将无机硒转化为硒-甲基硒代半胱氨酸。富硒酵母食用安全，生物利用度高，可有效提高动物或者人体内血液中硒的含量。

② 植物转化法。上文中也提到在富硒地区生长的植物也含有一定的硒-甲基硒代半胱氨酸，利用植物转化也是一种可以将无机硒转化为硒-甲基硒代半胱氨酸的有效途径。植物转化法即通过给植物施硒肥以提高植物中的硒含量，然后利用酶将植物水解，来提取硒-甲基硒代半胱氨酸。文献报道，利用含硒培养液培养的胡萝卜中硒的含量比正常培养液培养的显著增高，且总硒中硒代半胱氨酸、硒代氨酸和硒-甲基硒代半胱氨酸的含量高达 95%。目前最成熟的有机硒是麦芽硒，即将麦类用一定浓度的亚硒酸钠溶液培养后发芽，麦芽在培养过程中通过吸收转化作用，使硒富集在麦芽所含的氨基酸、蛋白质等分子中形成硒麦芽，再将其磨成粉，作为食品添加剂和药用产品，满足人体对硒的需求。研究表明硒麦芽食用安全、无毒副作用、吸收利用率高、营养价值高，是补硒的最佳选择。

③ 动物转化法　动物转化法即在动物的饲料中添加一定量的无机硒，提高动物产品中的硒-甲基硒代半胱氨酸。目前使用该法可生产富硒肉、蛋、奶、蜂蜜产品等。文献报道，富硒乳制品较常规的乳制品更容易被机体吸收，且其对人体的免疫功能的调节作用更为明显。

（3）人工合成

化学合成的方法是根据硒-甲基硒代半胱氨酸的化学结构进行人工合成。目前，硒-甲基硒代半胱氨酸的人工合成工艺主要有以下几种：氯丙氨酸二硒化钠法、叔丁氧基酰基保护丝氨酸法、甲硒醇钠取代氯丙氨酸法、α-氨基丙烯酸衍生物法以及利用酶法拆分法。以上这些方法成本高，产率较低。以 *N*-乙酰基-3-氯-L-丝氨酸甲酯为起始原料的合成路线，具有合成路线简单、产率高和成本低等优点，所采用的溶剂诱导结晶拆分法（姚一等，2018），比酶法拆分效率更高，光学纯度可达 99.6%（旋光度－14°），具有操作方便、成本较低的优点，适合工业化生产。

硒-甲基硒代半胱氨酸在体内更好的活性与其在体内的代谢途径密切相关。硒-甲基硒代

半胱氨酸在 β-裂解酶的作用下分解为甲基硒化物，而甲基硒化物可以非特异性地掺入蛋白，故其一般不会引起较大的累积毒性。硒-甲基硒代半胱氨酸在体内有两条不同的代谢途径。一条是生成硒磷酸进而合成各种人体所需硒蛋白贮存在人体，发挥各种活性作用。硒-甲基硒代半胱氨酸进入体内后转化为硒化氢，作为各种含硒蛋白的前体，以硒代半胱氨酸的形式嵌入各种含硒蛋白如含硒谷胱甘肽过氧化物酶，进而发挥各种生物功能。此外，硒-甲基硒代半胱氨酸可以在体内生成甲基硒醇和二甲基硒醚，通过呼吸和尿、粪便排出体外。这条代谢途径主要是在人体内硒含量较高时发挥作用。

硒-甲基硒代半胱氨酸具有补硒、防癌、抗氧化、抗衰老、治疗心脑血管疾病等作用，特别是其抗癌和化学预防癌症作用得到国内外的广泛关注。日本的 Suzuki 等研究认为甲基硒代半胱氨酸与硒代蛋氨酸相比或许是更好的硒来源，而且在提供甲基硒方面也比硒代蛋氨酸和亚硒酸钠更有效，是具有更高生物活性的一种小分子有机含硒化合物。

MSC 抗癌作用主要表现为：

① 抑制细胞增殖。MSC 作为有机硒，是一种有效的细胞生长抑制剂。研究发现 MSC 对多种鼠乳腺肿瘤细胞系具有抑制增殖作用。Ip 等（1990）比较不同的硒化合物的抗癌活性后发现，硒化合物对鼠乳腺癌的生长抑制作用由强到弱分别为：MSC＞亚硒酸盐＞硒代蛋氨酸。美国一项研究显示 MSC 与他莫昔芬结合通过提高凋亡，减少血管生成，抑制裸鼠体内 MCF-7 乳腺癌移植。在乳腺癌的大鼠实验模型中，将硒-甲基硒代半胱氨酸（MSC）与其他几种使用过的硒化合物相比较，MSC 作为化学预防剂具有更明显抑制细胞增殖的效果。王娟（2007）研究发现，MSC 对人乳腺癌 MDA-MB-231 细胞的增殖有明显抑制作用，细胞出现 S 期阻滞和凋亡，而且呈时间和浓度依赖性。对乳腺癌细胞的研究表明，MSC 对肿瘤细胞的抑制作用与诱导其凋亡有关。

② 诱导细胞凋亡。MSC 能够有效抑制肿瘤细胞的增殖，诱导其凋亡，并能抑制多种癌基因的表达。Thompson 和 Sinha 发现使用 MSC 作用细胞后，细胞频繁凋亡。在 MSC 诱导肝癌 HepG2 细胞凋亡的研究中，魏振利等（2006）证实 MSC 对 HepG2 细胞的生长呈现时间和浓度依赖性的抑制作用，MSC 诱导 HepG2 细胞凋亡与 caspase-3 的活性有关。一项 MSC 对人食管癌 EC109 细胞的研究显示，MSC 可通过调节 Bcl-2/Bax 基因的表达而影响细胞凋亡。J K Yeo 等（2002）研究发现，MCS 能够抑制卵巢癌 SKOV-3 细胞增殖，并诱导其凋亡，其抗癌作用与 caspase-3 酶的活性、Survivin 基因以及 bax 基因的表达有关。

③ 抗氧化作用：谷胱甘肽过氧化物酶（GPx）是公认的具有抗氧化作用的体内含硒酶，GPx 可控制引起蛋白质、细胞和细胞膜及 DNA 损伤的过氧化氢和氧自由基的水平，从而起到抑制肿瘤发生的作用。L-硒-甲基硒代半胱氨酸可提高 GPx 含量，增强抗氧化作用，从而起到防治癌症作用。

17.2.5　甲基硒酸

甲基硒酸（methyl seleninic acid，MSA）是第 2 代有机硒小分子化合物，它对人体正常细胞影响很小，却能高效地、选择性地抑制前列腺癌、胰腺癌、乳腺癌等多种肿瘤细胞的增殖。进一步研究（Wu et al.，2012）还发现 MSA 和化疗药物联用还能够提高化疗药物对肿瘤细胞的杀伤作用，具有明显的化疗增敏甚至逆转耐药的作用。Zhang 等（2014）研究认为 MSA 联合 DDP 后通过增强 DDP 对 DNA 的损伤作用，协同诱导乳腺癌细胞的凋亡。Saifo 等（2010）研究发现，MSA 发挥的化疗增敏的机制可能是通过与其下调化疗耐药关键蛋白 β-catenin 的水平相关。

甲基硒酸作为最具潜力的硒化合物抗癌制剂，自被合成以来受到了广泛的关注和研究。甲基硒酸抗肿瘤的分子机制至少包括以下几方面的作用。

（1）阻滞细胞周期

小剂量 MSA 对包括乳腺癌、前列腺癌、肺癌细胞株具有体外抑制增殖、阻滞细胞周期的作用，生长周期主要被阻滞于 G_0/G_1-S 期，但也可能是多水平、多阶段的完全阻滞。Cyclin、CDCs、CDKs、p21 和 GADD 等细胞周期调控蛋白可能在该生长阻滞效应中发挥了较为关键的作用。

（2）诱导细胞凋亡

MSA 可以诱导前列腺癌细胞株 DU-145 和 LNCaP、乳腺癌前细胞株 MCF10AT1 和 MCF10AT3B 的凋亡。MSA 诱导凋亡的主要分子机制是以 capase-8 为核心的 caspase 级联反应实现的。caspase-8 作为凋亡反应的上游调控蛋白，起着最为关键和核心的作用。其下游的 caspase-9、caspase-3、caspase-7 等均受其调控。caspase-8 的抑制剂可完全阻断 caspase 级联的凋亡反应。

（3）抑制性激素敏感细胞株生长

对于性激素敏感的肿瘤而言，肿瘤细胞通过细胞膜上的性激素受体与配体结合以达到细胞增殖和抑制凋亡的效应。MSA 可阻断性激素对肿瘤细胞的促进增殖和抑制凋亡的作用，是 MSA 抗癌机制中的一个重要组成部分。MSA 对于性激素敏感的前列腺癌细胞株和乳腺癌细胞株具有抑制生长、诱导凋亡的作用。性激素受体水平的下调及其下游的一系列基因表达水平的调控在 MSA 抑制肿瘤生长的分子机制中占据了重要的地位。

（4）抗血管生成

2000 年，Chen 等在研究 MSA 对于人前列腺癌细胞株 DU-145 和人乳腺癌细胞株 MCF-7 和 MDA-MB-468 的生长抑制作用时，发现 MSA 均可显著降低肿瘤细胞表达 VEGF 的水平，且该效应独立于 MSA 介导的 MAPK 1/2 途径和凋亡途径。2002 年，Dong 等在 MSA 诱导人前列腺癌细胞株 PC-3 凋亡的研究中再次证明了 VEGF-C 的下调。

MSA 的抗肿瘤血管生成作用，是通过一方面降低肿瘤细胞表达 VEGF 的水平，另一方面以 p38 MAPK 激酶为主的途径诱导血管内皮细胞进入 caspase 级联的凋亡通路而实现的。

综上所述，硒作为人体必需的微量元素，在抗氧化、调节机体免疫、延缓衰老、排除体内重金属及黄曲霉素 B1 毒素等方面发挥着重要的作用。硒化合物作为一种防癌抑癌制剂越来越受到人们的关注。在众多的硒化合物中，自然界天然存在的硒-甲基硒代半胱氨酸和人工合成的甲基硒酸（MSA）对于转化为体内活性抗癌成分甲基硒具有最高的转化效率。

硒化合物及甲基硒酸可通过增强机体抗氧化反应，改变致癌物在机体内的代谢及增强机体免疫功能等方面达到防癌效果。此外，众多文献已在体外实验中证明甲基硒酸对包括人前列腺癌细胞株、人乳腺癌细胞株和人肺癌细胞株在内的多个细胞株具有抑制生长、促进凋亡的抗癌效应。其分子机制包括：阻滞细胞周期，诱导 Caspase 级联的凋亡程序启动，失巢凋亡，对性激素依赖的肿瘤的抗癌作用，抗肿瘤血管生成及抑制肿瘤侵袭转移能力等。然而，对于甲基硒酸抗肿瘤的机制远未完全明了，今后的研究方向不仅要深入探讨甲基硒酸抗癌的分子机制，还需运用动物实验和临床试验进一步验证甲基硒酸的抗肿瘤效应及其机制。

Zhu 等（2002）在研究 MSA 对乳腺上皮肿瘤细胞（TM6）进行处理的实验中发现，MSA 诱导细胞周期 G_1 阶段的同步细胞快速停止，且伴随着细胞周期蛋白 D1 的总细胞水平的降低。虽然 MSA 对细胞周期依赖性激酶（CDK）4 的总水平没有影响，但在 MSA 处理的细胞中，CDK4 与细胞周期蛋白 D1 的免疫共沉淀的数量与免疫沉淀复合物的激酶活性降低。同时发现 MSA 的治疗抑制了视网膜母细胞瘤（Rb）的高磷酸化形式，低磷酸化的形式也有相应的增加，与 Rb 结合的 E2F-1 水平也升高。MSA 降低了胰岛素样生长因子-I 受体和磷酸化 AKT 的水平。结论：MSA 在细胞周期中诱导 G_1 停止。MSA 通过调节胰岛素样生长因子-1 介导的信号转导，抑制 AKT 的激活，抑制 Rb 的细胞周期蛋白 D1-CDK4 介导的磷酸化。U Singh 等也发现，MSA 可抑制 Rb 细胞增殖，MSA 处理 Rb 后发现，CDK2 活性降低，并且与 CDK2 相关的 p27 水平升高，低磷酰化形式的相对增加相关，细胞中 Egr1 升高。同时，MSA 导致了几种蛋白丝氨酸/苏氨酸激酶、蛋白酪氨酸激酶和蛋白-苏氨酸/酪氨酸激酶的差异表达。这些实验的结果将具有重要意义，因为已知这些激酶参与肿瘤细胞的存活和/或凋亡通路。

MSA 可促使 HepG2 细胞的凋亡，可能与诱导细胞色素 c 释放和 caspase 活化有关，并且发现 GSH 浓度较高的 HepG2 细胞对 MSA 的敏感性较高。众所周知，癌细胞或组织总比正常细胞或邻近的非癌组织含有更高浓度的 GSH。GSH 对 MSA 诱导的细胞凋亡的独特作用可以帮助我们了解 MSA 的致癌活性，并支持其作为抗癌药物的潜在应用。耐药癌细胞的 GSH 浓度甚至比敏感的细胞高。MSA 对那些 GSH 浓度较高的癌细胞的选择性作用表明 MSA 在癌症治疗和控制方面的潜在作用。

食管鳞状细胞癌（ESCC）在中国某些地区的发病率非常高。有越来越多的证据表明，硒可以作为一种潜在的抗食管癌的药物，但具体的机制仍未被完全了解。甲基硒酸（MSA）作为一种有效的第二代硒化合物，是一种很有前途的化学试剂。先前的研究表明，类似 kelch 的 ECH 相关蛋白 1（Keap1）/核因子 E2 相关因子 2（Nrf2）系统在癌症预防中起着至关重要的作用，但对于它与 ESCC 细胞中 MSA 的相关性却知之甚少。M Liu 等（2015）观察到 MSA 处理 ESCC 细胞能显著下调 Keap1，引起 Nrf2 的核积累，增强 ESCC 细胞的抗氧化反应元素（ARE）启动子活性。MSA 还可显著诱导 miR-200a 的表达，并直接抑制 Keap1。拮抗 miR-200a 可减弱 MSA 治疗诱导的 ESCC 细胞的 Keap1 下调。此外，MSA 诱导的 miR-200a 表达依赖于 krupple 因子 4（KLF4）的介导。这些结果证实了 MSA 作为一种化学试剂的潜在作用，对 ESCC 细胞中 KLF4/miR-200a/Keap1/Nrf2 轴进行调控。MSA 通过 miR-200a 抑制 Keap1 表达，并诱导 Nrf2 蛋白在 ESCC 细胞中表达和细胞核聚集。此外，Keap1/Nrf2 系统是上消化道癌变的重要防御机制。这些数据支持了 MSA 在食管癌发生过程中的化学作用可能依赖于 Keap1/Nrf2 通路激活的观点。

17.2.6 硒代胱氨酸

硒代胱氨酸（selenocystine，SeCys）是一种含硒的氨基酸，从自然可获取，具有如抗氧化、免疫调节、抗炎等硒化合物一般特性的小分子有机硒化合物，具有广谱的抗肿瘤活性。

(1) 硒代胱氨酸的吸收与代谢

反向转运蛋白系统 Xc-将氨基酸胱氨酸（氧化形式的半胱氨酸）与谷氨酸以 1∶1 反向

转运到细胞中，减少细胞内的半胱氨酸，合成抗氧化剂谷胱甘肽（GSH）。它由轻链 xCT 和重链 4F2（4F2hc）组成，因此属于异二聚氨基酸转运蛋白家族。半胱氨酸是 GSH 的限速底物，并且与胱氨酸一起，它本身也形成关键的氧化还原对。由系统 Xc-吸收的半胱氨酸合成的 GSH 部分从细胞中输出，从而可以通过与胱氨酸的二硫化物交换来调节细胞外半胱氨酸水平，导致 GSH-半胱氨酰二硫和半胱氨酸的形成或通过 GGT 和 GSH 分解代谢为 GSH 二肽酶。然而，成纤维细胞的早期证据表明，通过系统 Xc-吸收细胞并立即还原成半胱氨酸的胱氨酸可能直接通过系统 ASC 输出，导致细胞外半胱氨酸浓度增加，而没有 GSH 合成的中间步骤。根据这一观察结果，Anderson 等（2007）证明细胞外胱氨酸/半胱氨酸氧化还原对的调节独立于 GSH 合成、输出和细胞外 GSH 氧化还原调节。有趣的是，Banjac（2008）在实验中发现，在 Burkitt 淋巴瘤细胞系 HH514 BL 中 xCT 的过表达不改变细胞内 GSH 库，而是增加细胞外半胱氨酸浓度。这些发现表明，通过系统 Xc-进入胱氨酸，细胞内还原以及随后释放半胱氨酸可能是细胞修饰细胞外胱氨酸/半胱氨酸氧化还原对的氧化还原状态的机制。总之，通过系统 Xc-进入细胞内的胱氨酸的作用有：参与 GSH 合成，从而增强细胞内防御氧化应激的能力；细胞外氧化还原环境的改变；细胞外谷氨酸水平的调节。硒化合物主要通过其代谢产物发挥作用。硒化物是硒代胱氨酸的关键代谢物，它由无机亚硒酸钠或 SDG 直接形成，通过被硫醇还原。它也可以通过去甲基化形成甲基硒醇（CH_3SeH）通过甲基转移酶或通过 β-裂解酶被释放。哺乳动物硫氧还蛋白还原酶（TrxR）是具有催化硒代半胱氨酸残基的硒蛋白，其在氧化酶中形成硒化烯基硫醚，在还原酶中以硒醇硫醇形式存在，因此，含硒化合物大多呈现氧化-还原可逆的双重调节作用。硒化合物如亚硒酸盐、硒代谷胱甘肽和硒代胱氨酸是具有低 K_m 值的酶的底物，并且该酶通过产生用于硒蛋白合成的硒而还原同化硒。通过 TrxR 和还原的硫氧还蛋白（Trx），这些硒化合物与氧的还原代谢物的氧化还原循环将氧化 NADPH，并在高浓度下产生诱导细胞凋亡的活性氧物质，从而解释亚硒酸盐毒性。

（2）硒代胱氨酸抗乳腺癌作用与机制

三阴性乳腺癌是一种侵袭性、局部复发率和远处转移风险均较高的乳腺恶性肿瘤，因为此类乳腺癌缺乏内分泌及抗 HER2 治疗的靶点，所以全身化疗是患者唯一的治疗方法。虽然化疗初始患者有着较好的反应率，但随着耐药性等的影响，患者预后仍较其他类型的乳腺癌差。Long 等（2015）研究发现，SeCys 可呈浓度依赖性和时间依赖性地抑制人类三阴性乳腺癌细胞系的生长，并可呈浓度依赖性地诱导癌细胞凋亡及使细胞周期阻滞于 S 期。

根据沃伯格效应，大多数癌细胞更喜欢有氧糖酵解代替线粒体呼吸，加速糖酵解，癌细胞被更高水平的活性氧物质（ROS）包围，同时，癌细胞会发展抗氧化防御作为补偿机制抵消增加的基础 ROS，这使得它们在氧化应激时更容易受到应激。因此，可以特异性地抵抗癌细胞的氧化应激能力的抗氧化试剂已经上升为有希望的抗癌剂。

硫氧还蛋白（Trx）系统在细胞内氧化还原平衡和各种信号通路调控中发挥重要作用。细胞内 Trx 系统可以通过抵消过量的 ROS 来调节 DNA 和蛋白质的合成，修复和平衡氧化还原系统。过量的细胞内 ROS 可能攻击细胞膜、蛋白质和 DNA 等脂质，并引起氧化损伤。Liu 等（2013）研究发现 SeC ys 和金诺芬（auranofin，一种金属膦配合物）协同诱导细胞内 ROS 的产生及积累，且与 Trx 和硫氧还蛋白还原酶的变化一致。此外，用 ROS 清除剂（NAC 和 GSH）预处理细胞几乎完全阻断下游凋亡信号，表明 ROS 是调节由 SeC ys 和 AF 诱导的细胞凋亡的关键因子。此外，他们还发现，SeC ys 可通过 ERK 和 AKT 的去磷酸化引起细胞凋亡。ERK 和 AKT 抑制剂显著增强了 SeC ys 和 AF 诱导的 MCF-7 细胞凋亡，表明 ERK 和 AKT 在介导 SeC ys 和 AF 诱导的生长抑制中发挥了关键的作用。Chen 等（2012）的研究同样验证了 SeC ys 通过细胞内 ROS 的过量产生触发癌细胞凋亡，随后导致激活 DNA 损伤介导的 p53 磷酸化和 ERK 和 AKT 信号转导的失活以及通过诱导细胞凋亡显示出有效的体内抗癌活性。

（3）硒代胱氨酸抗肝癌作用与机制

肝细胞癌（HCC）是世界上第五大常见癌症，也是癌症死亡的第三大常见原因，它们本质上是多药耐药（MDR）基因过度表达的化疗耐药肿瘤。到目前为止，该病仍缺乏有效的全身治疗。HCC 中 MDR 转运蛋白的高表达导致细胞药物外流增加，药物输送不良和剂量限制，这是临床肿瘤学治疗 HCC 最具挑战性的问题。因此，开发能够通过克服 MDR 选择性杀伤 HCC 细胞的新型有效药物是当务之急。Su 等（2013）研究发现，SeC ys 在天然冰片（一种单萜类化合物）的协同作用下，在肝癌细胞中的浓度增加，随后增强细胞内 ROS 和 DNA 的氧化产物的产生，DNA 损伤激活 p53 通路，通过 AKT 和 ERK 的激活导致肝癌细胞凋亡。Fan 等（2014）研究发现，SeCys 可以使 HepG2 细胞内阿霉素浓度增加，在协同作用下，抑制细胞增殖，使细胞周期阻滞于 G_2/M 期，并诱导凋亡。机理研究表明，SeC ys 对阿霉素的这种致敏作用是通过激活 ROS 过量产生引起 ERK 和 AKT 失活、DNA 损伤来实现的。

（4）硒代胱氨酸的应用前景及存在问题

SeC ys 对人正常细胞表现出较低的细胞毒性，但对多种肿瘤具有诱导凋亡的作用，由于其活性高、毒性低、稳定性好，已在肿瘤、白内障、感染损伤等的预防和治疗中广泛应用，在医药方面具有巨大的应用潜力。然而，SeC ys 的低稳定性和低溶解性阻碍了其通过细胞膜的能力进一步发展为抗癌药物。所以，提升细胞对 SeC ys 摄取可能是一种高效的实现方式。

17.2.7 硒氰酸

（1）硒氰酸的来源与性质

有机硒氰基化合物是一类重要的化学预防剂，具有抗氧化、抗突变和癌症化学预防特性，是抗肿瘤药物研发的热点之一，对苯二亚甲基硒腈［1,4-phenylenebis（methylene）seleno-cyanate，p-XSC］是首个被发现具有抗口腔癌细胞活性的有机硒氰酸。此外，苯烷基异硒氰酸酯（phenylalkyl isoselenocyanates）对乳腺癌、结直肠癌、前列腺癌等恶性肿瘤在体内外都具有较好的抑制作用，而其对肿瘤的抑制效果与侧链的长度有关。

硒氰是硒化合物的一类，最早的硒氰为 4-亚苯基双（亚甲基）硒代氰酸酯（p-XSC）。Facompre（2010）研究发现 p-XSC 可诱发癌细胞凋亡，抑制 AR 表达和减少 AKT 的磷酸化。在发现第一个硒氰后，不断有硒氰化合物涌现。Sharma（2009）研究得出天然产生的苯基硒氰，可以诱导癌细胞的凋亡抑制肿瘤的生长。并且在构效关系研究得出增加烷基链长度 $n=4$，达到最好的抗肿瘤活性，命名为 ISC-4。2011 年，Sharma 又研究了 ISC-4 能激活前列腺凋亡反应蛋白 4，从而可以很好地抑制前列腺癌细胞的繁殖，为治疗前列腺癌提供了一种新的可能性。作为延续苯基硒氰，Roy 在 2010 年合成了取代萘酰亚胺硒氰，并且在烷基链长度为 $n=5$，硒形式的毒性较低，对小鼠的体重，肝毒性和肾毒很少，但却保留了硒对癌细胞的毒副作用。

（2）硒氰酸的吸收与代谢

Sohn 等（2005）在大鼠和小鼠中检测 p-XSC 在体内的排泄、组织分布和代谢情况，结果发现，在口服 p-XSC（50μmol/kg，以体重计）后，粪便中的硒排泄量与小鼠尿中的排泄量相当，但在大鼠中，粪便是排泄的主要途径。四硒代环孢素（TSC）是在小鼠和大鼠粪便中检测到的主要代谢物。在这两种物种中，呼出气中的硒含量都可以忽略不计。在终止时，小鼠胃具有最高的硒含量，其次是肝脏和血液，但肺和肾含有可忽略的硒水平；在大鼠中，肝脏中的硒水平最高，其次是肾脏、胃、血液和肺。在两个物种中 TSC 作为粪便代谢物的鉴定，让我们假设以下代谢途径：p-XSC→谷胱甘肽偶联物（p-XSeSG）→硒醇（p-XSeH）→TSC。由于谷胱甘肽结合物似乎是硒代谢产物的近端前体，可能是癌症化学预防的重要中间体，他们首次报道了 *p*-XSeSG 及其他潜在代谢物的合成，即半胱氨酸和 *N*-乙酰半胱氨酸 p-XSC 的共轭物。尿液和胆汁的 HPLC 分析显示 p-XSC 的一些代谢物，其中没有一个用上述合成标准物洗脱。当使用大鼠盲肠微生物群在体外检测 p-XSC 和 p-XSeSG 的转化时，TSC 由 p-XSeSG 形成，但不是从 p-XSC 形成。在体内但不在体外形成来自 p-XSC 的 TSC 表明，p-XSC 需要被代谢成 p-XSeSG 或源自其进一步代谢的中间体。因此，对大鼠口服 p-XSeSG，结果显示 p-XSeSG 处理后的硒排泄模式与 p-XSC 相似；TSC 也被确定为 p-XSeSG 的粪便代谢物。可能是 p-XSeSG 向 TSC 的转化比较容易，或者 p-XSC 与谷胱甘肽的偶联不会在大鼠和小鼠中发生。

（3）硒氰酸抗乳腺癌作用与机制

硒氰酸在乳腺癌中的研究可以追溯到 1994 年，Thompson 等在一项研究中，将 p-XSC 对小鼠乳腺癌细胞系的作用与亚硒酸钠的作用进行比较，结果发现，p-XSC 和亚硒酸钠对癌细胞的生长表现出抑制作用。然而，p-XSC 细胞组癌细胞内硒的含量比同等用量的亚硒酸盐组高 3 至 6 倍，并且细胞能够更好地耐受来自 p-XSC 的更高细胞水平的硒。p-XSC 对细胞凋亡的影响也比亚硒酸盐更为明显。Lp C 等（1994）的实验进一步验证了 p-XSC 良好的抗肿瘤作用，在用 DMBA 诱导小鼠乳腺癌生成时，发现在启动阶段和启动后阶段 p-XSC 分别抑制 80%和 52%的总乳腺肿瘤产量。当 p-XSC 以 5μg /g 的水平给药时，总肿瘤产量减少了一半，而该剂量为最大可耐受剂量的 1/4。这些观察表明 p-XSC 具有更好的临床应用价值。

（4）硒氰酸的应用前景及存在问题

苄基硒氰化合物是一类低毒、抗癌的有机硒化合物，急性 LD_{50} 较其他已证实具有抗癌作用的硒化合物都高，化学预防指数要高出 2～3 倍，是一类很有前途的肿瘤抑制化合物。然而，目前关于硒氰酸在肿瘤方面应用的研究较少，具体抗癌机制尚未明确，有待进一步研究。

17.2.8 依布硒啉

硒杂环化合物最早要数依布硒啉（ebselen），它是由 Lesser 等于 1924 年首次合成，随后合成方法得到不断改进和优化。1984 年，Mueller 等发现依布硒啉具有很好的抗氧化活性，可以明显抑制维生素 C/GSH-Fe^{2+} 诱导裸鼠微粒体脂质过氧化反应，同时表现出对正常组织的低毒性。依布硒啉被认为是最成功模拟谷胱甘肽过氧化物酶的小分子化合物，现已经进入Ⅲ期临床研究。1987 年 Cotgreave 等研究发现，依布硒啉可以通过抑制靶酶-硫氧环蛋白还原酶的活性并调节其下游信号传导通路而实现抗肿瘤作用。曾慧慧课题组（邓声菊，2003）对 ebselen 的结构进行修饰和改造，合成了一系列依布硒啉衍生物，并研究了其抗肿瘤活性，得出新型硒化合物乙烷硒啉 BBSKE 是一种很有潜力的抗癌硒杂环化合物。2009 年张华等以依布硒啉和邻氯硒基苯甲酰氯为基础，合成了 4 个有机硒化合物，经抗肿瘤生物活性体外筛选实验表明，其中两个具有明显的抗肿瘤活性。2011 年史艳萍等也以依布硒啉为基础，在苯并异硒唑-3(2*H*)-酮的有机硒分子中引入取代的 1,3,4-噻二唑，设计、合成 10 个依布硒啉衍生物，并地研究了他们对 MCF-7、SSMC-7721 和 A549 三种癌细胞的抗肿瘤活性。发现大部分依布硒啉衍生物对三种癌细胞有不同程度的增殖抑制作用，其中部分化合物的增殖抑制作用优于对照物依布硒啉，其中异丙基和正丁基取代基的抗癌活性最好，且对三种癌细胞的增殖抑制作用表现出一定的选择性。依布硒啉（ebselen），因其具有模拟谷胱甘肽过氧化物酶的作用，所以可作用于机体的各种细胞。研究发现，依布硒啉不仅具有清除体内自由基的作用；还能够模拟锂离子，有一定的抗狂躁作用；其也与胰岛素的分泌失调有关；Okoh 等（2013）也证实了依布硒啉可抑制 4-羟基雌二醇诱导的乳腺上皮细胞癌变；而较高浓度的依布硒啉对一些肿瘤细胞还具有杀伤作用。冯书晓等（2018）近些年来围绕依布硒啉的结构修饰和改造，开展了大量合成工作，并基于活泼 Se-N 共价键，相继合成了一系列具有新颖结构的新型依布硒啉开环化合物，例如丙酮硒化合物（Feng，2019），初步活性测试显示对食管癌、肺癌、胃癌、乳腺癌等具有较好的抑制活性。

17.2.9　硒唑呋喃

大量文献报道表明，硒唑呋喃（selenazofurin）是一种高效抗病毒、抗肿瘤药物，对 P3-38、L1210 、B16 及 Lewis 肺癌的活性比其 S 类似物硒唑呋喃高 3～10 倍，而后者毒性至少比 selenazofurin 高 4 倍。

硒唑作为硒杂环化合物的重要组成部分，其生物活性得到广泛的关注。它们具有较好的抗癌活性，许多硒唑化合物在临床上取得了很好的效果，其中最具代表性的药物硒唑呋喃是由 Srivastava 等首先合成。药理实验研究发现，硒唑呋喃对小鼠 H1210 白血病具有明显的抑制作用，硒唑呋喃也进入了 I 期临床的研究。Plano 课题组（2010）对硒二唑合成有很好的基础，他们合成了几个系列几十个硒二唑化合物，并对他们的抗癌活性进行了研究，得出其中有七个化合物对 MCF-7 人乳腺癌细胞表现出很好的抑制作用，更有两个化合物 IC_{50} 值达到了纳摩尔范围。Viktor Milata 也合成了一系列的硒二唑化合物，遗憾的是他没有对这些硒二唑化合物进行生物活性的研究。

周阳亮等（2014）合成了一系列具有良好生物活性的硒杂环化合物，并对所合成的硒杂环化合物进行体外抗肿瘤与分子机理的研究。Chen 等（2012）先后对合成的硒二唑化合物 SPO、ASDO 的抗肿瘤活性进行了研究，发现它们分别对 A375 黑色素瘤细胞和 MCF-7 人体乳腺癌细胞具有选择性地抑制增殖作用。进一步抗肿瘤活性机理研究发现 SPO 诱导 A375 细胞凋亡的途径是通过调节促凋亡蛋白家族 Bcl-2，而 ASDO 则是通过上调 p53 蛋白和它的靶点基因 p21 使 MCF-7 细胞发生凋亡。罗懿等（2012）合成了一系列的苯并硒二唑衍生物，合成的 BSBD 能高选择性地抑制多种癌细胞的繁殖，其抑制机理主要为通过激活细胞中活性氧的累积，从而激活 p53 信号通路，进而触发内源性和外源性凋亡通路。王弋等以 4-（苯并硒二唑-6-基）苯-1,2-二氨基（BSBD）为母环结构，引入不同的取代基，合成了一系列的结构新颖的有机硒化合物，其体外抗肿瘤活性显著高于 BSBD、亚硒酸钠和硒代胱氨酸，而对人体正常细胞，如人脐静脉血管内皮细胞（HUVEC）和人肾近曲小管上皮细胞（HK-2）的毒性则明显下降。更重要的，该类有机硒化合物能高效地抑制 TrxR 的活性，并可能通过调控 TrxR 下游的信号通路而诱导肿瘤细胞凋亡。

17.2.10 纳米硒

相对于无机硒和有机硒化合物，纳米硒（SeNPs）作为潜在的抗癌药物和药物载体引起了大量的关注，作为一种特殊的硒物种，纳米硒具有更好的生物相容性、生物利用度、低毒性、抗氧化活性和疾病预防效果，但是纳米硒缺乏靶向性不可避免地引起毒性和副作用（Weekley，2012；Wang，2007）。生物体内自由基能对细胞造成氧化损伤，纳米硒清除自由基的同时可以通过提高含硒酶的活性来保护细胞免受损伤。

Liu（2012）等研究了 5-氟尿嘧啶修饰的纳米硒。在稳定剂 5-氟尿嘧啶的稳定作用下，制得的纳米硒平均粒径为 70nm，且分散性好，能长期保存；而被称为经典抗癌药物 5-氟尿嘧啶修饰后，制得的纳米硒通过激活 caspase 通路、线粒体跨膜电位的消散和细胞氧化损伤而导致人体黑色素瘤细胞凋亡。Huang（2013）等制备了转铁蛋白（Tf）偶合的纳米硒，该纳米硒通过转铁蛋白靶向定位癌细胞，增加它们的在癌细胞和正常细胞之间的选择性，其中转铁蛋白作为靶向抗癌药物可增强细胞吸收和抗癌功效。转铁蛋白偶合的纳米硒通过内在和外在的参与途径诱导细胞凋亡，内化 Tf-SeNPs 触发细胞内 ROS 生产过剩，从而激活 p53 基因和 MAPKs 信号通路途径促进细胞凋亡。裸鼠异种移植实验中，Tf-SeNPs 通过诱导调控 p53 显著抑制肿瘤的生长而引起细胞凋亡。Pi（2013）等发现叶酸修饰的纳米硒通过提高细胞活性氧水平，诱导 MCF-7 细胞的凋亡。

17.2.11 其他

有机硒药物对机体免疫的激活作用比无机硒显著，而且其毒性低、副作用小，因此受到了研究者的广泛关注。早期的有机硒抗癌药物主要是硒代氨基酸、硒代嘌呤、硒代核苷等硒代抗代谢物。由于 O、S、Se 为电子等排物，因而在设计有机硒抗癌新药时常利用电子等排原理，将有效的 S、O 抗癌药物换成 Se 类似物，以期在增强活性或减少毒性方面得到更为满意的结果，如氨基硒吩、硒唑及有机硒烷化剂等。

另外，目前采用半合成方法修饰的含硒天然活性成分也时有报道，包括硒代卡拉胶、硒化硫酸软骨素（SeCHS）、硒化亚油酸（Se-LA）、硒酸酯多糖与复方硒酸酯多糖、硒化枸杞多糖、硒化香菇多糖、硒化昆布多糖、硒化壳聚糖等，种类繁多，均具有一定的生物活性。例如动物实验表明，硒可以减轻顺铂引起的肾毒性、骨髓抑制和腹泻，并能增加顺铂的 LD_{50}，但不影响药物的抗肿瘤活性。

17.3 硒的代谢

硒的抗癌活性与其化学形式和代谢密切相关。研究结果表明，硒的甲基化程度是影响硒的抗癌活性的重要因素。从硒化氢（H_2Se）到多种甲基化形式（如二甲基化硒和三甲基化硒）的转化是一个与肿瘤发展有关的重要代谢途径。因此，了解硒的代谢途径对寻找抗癌活性较好的硒化合物具有重要的意义。

17.3.1　硒代谢的概况

硒的代谢一方面依生物物种的不同有所不同，另一方面和硒的化学形式关系极大。无机硒化合物和有机硒化合物的代谢各不相同，硒化合物在哺乳动物体内的代谢最终和其生物利用度密切相关。在动植物和微生物的硒代谢中，研究哺乳动物的硒代谢最为重要，因为它的研究结果将对探讨人类的硒代谢有指导意义。

（1）哺乳动物对硒的吸收

目前关于哺乳动物对不同形式硒的吸收的研究结果稍有出入，但总的来说，可溶性无机含硒盐和硒代氨基酸最易吸收；而硒化合物和一些有机硒则吸收缓慢；单质硒几乎完全不吸收。用^{75}Se进行的研究表明，在生理水平上，哺乳动物十二指肠是吸收硒的主要部位，其吸收程度取决于硒的化学形式和摄入量，并和动物种类有关。单胃动物较反刍动物有更高的肠吸收，可能是亚硒酸盐在反刍动物的瘤胃中被瘤胃细菌还原为不溶性化合物而影响了肠的吸收。其他研究亦证实瘤胃细菌能将无机硒转化为其他形式或结合于自身的蛋白质中。

（2）硒在哺乳动物体内的分布

硒存在于所有细胞和组织中，其分布水平视组织及饮食硒水平而异，一般说来，动物肾（特别是肾皮质）、肝、胰腺、垂体以及毛发含硒量较高，肌肉、骨骼和血相对较低，脂肪组织最低。肌肉组织中心肌硒的含量总是高于骨骼肌。值得指出的是，动物肝中硒含量对饮食中硒水平的改变十分敏感，在非常低的水平摄入时，肌肉和肝的硒浓度远低于肾，随饮食硒水平提高，肝中硒浓度升高快于肾，至中等硒水平摄入时肝硒浓度可能超过肾，而肌肉中的硒浓度却仍低于肾。基于此，人们提出肝脏（或者肝和肾）中硒浓度可看作机体硒营养状况的灵敏指标，能提供有价值的诊断信息。硒在动物细胞内的分布随组织与硒水平不同而变化。鼠注射^{75}Se后，^{75}Se很快与肝、肾细胞中大量的蛋白质相结合，微粒体似乎是首先将硒结合于蛋白质的部位。分布于动物体内的硒的化学形式是多种多样的，Ganther（1999）曾提出，硒酸盐和亚硒酸盐能在动物体内还原形成硒代氨基酸并结合于蛋白质，动物具有将亚硒酸盐和硒酸盐还原为Se^{2-}的能力，注射$^{75}Se^{2-}$亚硒酸盐的狗，肝蛋白质水解产物中有放射性硒代半胱氨酸和硒代蛋氨酸存在；谷胱甘肽过氧化物酶含有 4 个硒代半胱氨酸残基；注射放射性硒酸盐的动物可由肺部排出放射性的二甲基硒化合物。总之，众多实验事实证明了硒化合物在动物体内的还原性以及存在形式的多样性。当然，硒在体内的价态变化及与蛋白质结合的形式仍是一个吸引人而又有争议的问题，是硒代谢研究中的重要课题。

（3）硒的排泄

动物体内的硒可经粪、尿和呼吸排出体外，硒的排泄量及其在粪、尿和呼气中的比例取决于硒的化学形式、摄入水平和方式，并受物种差别与饮食中其他因素的影响。在正常情况下，动物粪、尿是硒排泄的主要途径。对缺硒的动物，可观察到它们对补充的硒较不缺硒动物往往有更大的保留，这种现象可能反映了缺硒动物对硒有较大的组织需求，亦可能缺硒影响了硒的排泄方式所致。硒的排泄与饮食中硒的化学形式有关，饮食中的硒代蛋氨酸在羊羔体内的保留大于亚硒酸盐，其原因不在于二者吸收的差异（硒代蛋氨酸和亚硒酸盐的吸收基本相等），而在于亚硒酸盐经尿排泄高于硒代蛋氨酸。此外，鉴于硒和硫在化学上的相似性，硫对硒排泄的影响也必须重视。饮食中给予硫酸盐，可使鼠对非经肠方式给予的硒酸钠的尿排泄增加 3 倍，当将 2%的硫酸钠加入含硒酸盐 5μg/g 的饮食中，16 天内硒的尿排泄占摄入硒的 68%，而未加硒酸钠的仅占 51%。但是硫酸盐对以亚硒酸盐形式服用的硒的排泄仅有轻微影响，对含硒谷物的影响也很小。这种拮抗效应与植物中所观察到的相一致。

（4）硒的生物利用度

硒化合物的代谢和其生物利用度密切相关。早在 1958 年，Schwarz 和 Foltz 通过观察不同种类硒化合物对大鼠肝坏死的防治效果就开始了对硒的生物利用度的研究，大鼠体内硒的生物利用度变化很大，这取决于硒被摄入时的化学形式。膳食中硒的利用是一些生理及代谢过程的结果。在该过程中，一部分摄入的硒被转化成某种形式，如含硒氨基酸、硒蛋白等，它们对维持正常的生理功能是很重要的。同时，另一部分摄入的硒以硒蛋白及无机硒化合物形式存在，这部分硒很容易发生潜在的丢失，即在小肠腔内不易溶解的硒化物以及难于消化的含硒蛋白将从动物的粪便排出。在正常情况下，吸收的硒经过一个小的肝肠循环，粪便硒仅代表那些被摄入而没有被吸收的硒。通常的含硒氨基酸如 SeCys、SeMet 以及植物中的硒有较高的生物利用度；大多数动物性产品中的硒，生物利用度较低或中等；而还原性较强的（或不溶性的）无机化合物形式的硒，生物利用度非常低。

17.3.2 哺乳动物体内硒代谢的主要途径

硒在动物体内的代谢会受到硫的影响，硫对硒的代谢可能从吸收、保留与排泄几个环节上施加影响，硒硫拮抗效应与它们的化学形式有关。从还原途径上考察，可以发现硒与硫在动物体内氧化还原性有明显的区别，亚硫酸盐在体内不能还原为硫化物，还原态硫通常成为氨基酸中的巯基形式，而且下一步的代谢将是氧化性的；而亚硒酸盐可在体内还原为硒化物，动物体内可能存在着一条不同于硫代谢的亚硒酸盐还原途径。以下我们讨论几种重要的硒的代谢途径。

（1）甲基化代谢产物

动物体内硒的甲基化代谢产物包括挥发性甲基化合物和尿甲基化合物。给予无机硒盐的动物能产生甲基化硒化物，并由肺排出。挥发性硒的形成有赖于所给予的硒化合物的形式，其中亚硒酸钠较硒酸钠和硒代蛋氨酸更易转化为挥发性的硒，挥发性硒可因饮食中诸如高蛋白质水平、补充蛋氨酸等而增加，也受到动物种系差别的影响。通常认为，硒的甲基化是动物的高效解毒机制之一。挥发性硒的生物合成可能是一个酶促过程，甲基供体可能是 S-腺苷-L-蛋氨酸。挥发性硒的生物合成对 GSH 有特异性的需要，对此 Ganther 提出一条哺乳动物体内可能的反应途径，其中谷胱甘肽硒代三硫化物可被 NADPH 经谷胱甘肽还原酶还原或与过量的 GSH 反应产生谷胱甘肽硒代过硫化物，产生的硒代过硫化物使硒化氢增加，后者可被 S-腺苷蛋氨酸甲基化形成二甲基硒化物。Ganther 提出的这个机理与 Challenger 曾提出的生物甲基化机理完全不同，Ganther 的机理中，直至硒被还原为－2 价之前无甲基化发生，而 Challenger 的机理中包括交替进行的甲基化和还原步骤，由于观察到某些含－2 价硒的化合物易被鼠肝线粒体系统甲基化，以及在哺乳动物体内不大可能出现＋4 到＋6 的价态变化，看来对于哺乳动物还是 Ganther 提出的机理较为合理。Diplock 等提出，在 Ganther 机理中有可能是硒代过硫化物直接作为甲基受体而不必先转化为高度毒性的硒化氢后再接受甲基。动物尿中的主要硒代谢产物为（$(CH_3)_3Se^+$，实验结果表明，$(CH_3)_3Se^+$是硒在大鼠体内代谢的通常排泄产物。三甲基硒没有营养方面的生物作用，它对预防因缺硒引起的动物肝坏死几乎没有效果，和二甲基硒化物一样，它可能是一种解毒产物，不过，它也具有与砷的协同毒性作用。甲基化程度对硒化物的抗肿瘤活性是十分重要的影响因素，完全甲基化的如三甲基硒是没有活性的。在硒代谢中，甲基化和去甲基化是常常发生的。

（2）硒代过硫化物

硒代过硫化物是亚硒酸盐代谢过程中较早形成的。硒代硫化物可能在动物体内发挥电子传递体作用的观点，是基于硒能催化细胞色素中心金属离子被硫醇还原，而且能将电子从硫醇传送到一些受体上而提出的。饮食硒似乎对于由硫化物或某些巯基化合物如半胱氨酸所引起的线粒体肿胀有明显的促进作用，从鼠制备的肝线粒体（缺硒线粒体）若体外加入亚硒酸钠也能增加半胱氨酸引起的肿胀。甚至硒化合物也能加快缺硒线粒体由半胱氨酸或GSH引起的肿胀，其活性顺序为：亚硒酸钠、硒代胱氨酸、硒酸钠或者硒代蛋氨酸。硒化合物的这种作用是特殊的，因为广泛的氧化型阴离子或阳离子都没有这种作用。二硫醇抑制剂如亚砷酸盐、碘乙酸盐、Hg^{2-}、Cd^{2-}和*N*-乙基马来酰亚胺，能抑制硒和GSH引起的缺硒线粒体的肿胀；而二硝基苯酚和二香豆醇（氧化磷酸化的去耦联剂）对这种肿胀几乎没有影响，安密妥（amytal）和抗生素A（呼吸抑制剂）有部分抑制作用。尤其是氰化物能完全阻止这种肿胀，表明这种肿胀的原因至少部分是由于细胞色素的变化。亚硒酸钠也能催化模拟体系中硫醇还原细胞色素c的反应，其他硒化合物也有催化能力，其活性顺序与前类似，即亚硒酸钠、硒代胱氨酸、硒酸钠，硒代蛋氨酸无效，硒代氰酸钠催化作用较差。而且Cd^{2+}和Hg^{2-}可以完全抑制该反应，氰化物也有50%的抑制作用，所不同的是亚砷酸盐几乎没有抑制作用。

综合以上的研究结果，Ganther提出了一种可能的机理，认为亚硒酸钠首先与GSH形成GSH硒代过硫化物衍生物，然后硒代过硫化物衍生物促使细胞色素c还原。氢化物有抑制作用的原因是破坏有催化活性的硒代过硫化物的前体——硒代三硫化物并形成相对无活性的硒代氰酸盐。以上机制虽是针对细胞色素c还原而提出的，但可能与硒与GSH引起线粒体肿胀在某种程度上有关。与此有关的另一项研究是Rhead和Schrauzer对硒催化硫醇还原亚甲蓝的观察。他们发现，当［RS^-］＞［Se］时，硒代过硫化物可进一步与RS^-作用，使RS^-上的电子转移到Se原子上，形成二硒化物的类似物，然后Se^{2-}将电子传递给亚甲蓝而使亚甲蓝还原。类似于细胞色素c被还原的情况，他们发现硒催化的亚甲蓝还原也能被Cd^{2+}、Hg^{2+}和氰化物所抑制，而线粒体的肿胀则可被亚砷酸钠所抑制。这说明由亚硒酸钠和GSH引起的线粒体肿胀可能不是由细胞色素c被还原而直接引起的，可能还有一个二巯基基团起着中间电子载体的作用。

（3）硒代氨基酸的代谢

外源性硒代蛋氨酸和蛋氨酸之间的关系引起了人们的广泛注意，当给予大剂量硒时，硒可能与硫在代谢途径上同路，而给予较小的生理剂量时，硒则有其独立与硫的代谢途径，这方面还需进一步研究。硒代蛋氨酸在兔肝ATP：L-蛋氨酸-S-腺苷转移酶（EC2.5.1.6）的作用下转换成Se-腺苷硒代蛋氨酸，此化合物在鼠肝、猪肝和大鼠前列腺等组织中可作为有效的甲基供体，其结果是Se-腺苷硒代蛋氨酸变成Se-腺苷硒代同型半胱氨酸，它由S-腺苷同型半胱氨酸异构酶（EC3.3.1.1）的作用分解成硒代同型半胱氨酸。硒代同型半胱氨酸变成硒代半胱氨酸的代谢途径有两种考虑，途径之一是和硫转移途径相当，从L-丝氨酸和L-

硒代同型半胱氨酸经 L-硒代胱硫醚生成 L-硒代半胱氨酸；另一个途径则相当于胱硫醚-β-连接酶的副反应，丝氨酸硫化氢解酶的反应，从 L-丝氨酸和硒化氢直接合成 L-硒代半胱氨酸。由于在谷胱甘肽及 NADPH 存在下，谷胱甘肽还原酶催化亚硒酸盐生成硒化氢的反应已被证明，因此，要充分考虑从亚硒酸盐的丝氨酸合成硒代半胱氨酸的可能性。第一途径的反应已被研究，分离反应生成物通过 GC-MS 法进行表征，证明了第一途径的存在。第二途径所表示的从丝氨酸和硒化氢合成硒代半胱氨酸也已得到证明。

人们对硒代半胱氨酸的酶也进行了研究，如把从鼠肝精制得的胱硫醚-β-连接酶和胱硫醚-γ-裂解酶混合进行反应，可从硒代高半胱氨酸和丝氨酸经过硒代胱硫醚合成硒代半胱氨酸。虽然用鼠肝粗酶液也能合成硒代半胱氨酸，但与用精制酶液相比生成量极少。这是因为存在特异性的分解硒代半胱氨酸的酶——硒代半胱氨酸裂解酶，该酶在二硫苏糖醇等还原剂存在下可从 L-硒代半胱氨酸生成 L-丙氨酸和硒化氢。这种酶广泛地分布于各种动物的脏器内，尤其在肝脏和胰腺中显示高活性，不过在血液和脂肪中未发现活性，据从猪肝精制所得该酶的研究表明，该酶分子量为 85000，以磷酸吡哆醛为辅酶，特异的作用于硒代半胱氨酸，不能作用于 L-半胱氨酸、L-硒代同型半胱氨酸、L-硒代胱胺酸、L-丝氨酸、*S*-甲基-L-半胱氨酸、*S*-己基-*dl*-硒代半胱氨酸等。该酶的特点是可完全识别硒和硫，对半胱氨酸等含硫氨基酸完全不起作用。

（4）ebselen 的代谢物

ebselen 是一种有机硒杂环化合物，α-苯基-1,2-苯并异硒唑-3(2*H*)-酮的简称，又叫 PZ51。ebselen 具有类似含硒酶 GPx 的抗氧化活性，被喻为一种“小分子硒酶”。^{75}Se 标记的 ebselen 灌注大鼠肝后测定胆汁中 ^{75}Se 组分，发现 ebselen 开环甲基化产物是其主要代谢产物。可见 ebselen 中硒原子与苯环上碳相连的 Se-C 键并不像经典的硒代谢途径那样发生断裂放出 HSe^- 进入无机硒库参与 GPx 的合成。正因为如此，实验动物口服或注射 ebselen 后，其组织中 GPx 活性并未变化。而且 ebselen 在代谢中并不释放 $^-SeCH_3$，而这可能正是它的毒性及抗肿瘤活性均低下的化学基础。至于它的抗氧化作用，正如其催化作用机理所示，它能有效地消除各类氢过氧化物，加上毒性很低，且对胃肠黏膜无副作用，所以以 ebselen 为主要成分治疗各种疾病的药物有广阔的前途。

17.3.3　硒化合物的代谢和抗癌活性

硒的代谢复杂，在相关酶和蛋白质参与下，可以发生一连串的级联反应，并产生一系列代谢产物。亚硒酸盐是自然界最丰富的无机硒化合物，首先由肠道吸收进入血液，与谷胱甘肽结合生成硒氧谷胱甘肽及硒化氢，硒化氢是关键的一种中间代谢产物，硒化氢磷酸化后可形成硒代半胱氨酸而成为多种硒蛋白的活化中心，也可代谢成一、二、三甲基硒化物；在微生物、植物和动物中，甲基化是硒的主要代谢途径，硒主要以三甲基硒化物形式由肾脏或肺脏排出体外。但动物体内还可通过脱甲基化再次将有机硒转化为无机硒。硒的甲基化程度是硒的抗癌活性的重要因素：完全甲基化的硒，如三甲基硒（$TMSe^+$），活性相对较低，而一甲基硒活性较高。在哺乳动物体内，硒作为必需的微量元素，其功能主要由硒蛋白发挥。所有的硒蛋白均含有硒代半胱氨酸，硒代半胱氨酸通过独特的方式与蛋白质特异性结合，而硒与蛋白质的非特异性结合则是通过硒代蛋氨酸取代蛋白质分子中蛋氨酸而实现的。

不同硒类化合物之间的代谢途径显著不同，因此可以产生各种硒代谢产物。这与硒类化合物治疗各种疾病的疗效密切相关，因为硒化合物的生物活性主要是通过其代谢产物发挥作用的。膳食类硒类补充剂，包括硒酸钠、亚硒酸钠、硒蛋氨酸、硒代胱氨酸、硒-甲基硒代半胱氨酸等。除了自然界中存在的形态以外，补充剂中还存在若干合成形态（例如 MSA）。硒醚是其主要代谢物，因为能够直接或间接形成所有膳食类硒化合物，有能力直接或间接地形成常见的硒的中间体。硒中间体可以由无机亚硒酸或 SDG 通过硫醇还原反应直接生成。也可以通过甲基转移酶介导甲硒醇（CH_3SeH）的脱甲基作用形成或 Sec 通过 β-裂解酶释放而成。GSH、Trx 或 Grx 方法都能促使硒酸钠、亚硒酸钠和 SDG 发生还原反应。值得注意的是，将硒原子嵌入分子产生 GS-Se-SG（或 SDG）时会导致氧化谷胱甘肽（GSSG）的化学性质改变。一般情况下，GSSG 不适合作哺乳动物 TrxR 的基质，而 SDG 已被证明是优秀的基质。甚至 SDG 被 Trx 还原比 GSSG 的变化更明显。此外，即使 GSH 能够还原三种硒的形态（硒酸钠、亚硒酸钠和 SDG），向反应混合物添加 Grx 可能大大促进了反应速率。硒蛋白合成也需要硒醚。硒醚形成于代谢过程，然后可能会进一步转化为硒磷酸，进而能够生成 Sec-结合 tRNA，从中得到能够嵌入分子的 Sec。Sec 嵌入到硒蛋白中是由 UGA codon 决定的，而且需要存在若干特定的元素，即 Sec 嵌入序列，而不是终止翻译。SeMet、Sec 和 CH_3SeH 也可以参与代谢，用于硒蛋白合成。为了达到这个目的，SeMet 需要通过转硒作用变成 Sec（类似于转硫作用）。可以通过上述途径或直接从膳食中摄入的途径获得 Sec，也可以被 β-裂解酶转换为硒化物，或者通过 TrxR、Trx 与 Grx 系统的基质硒代胱氨酸的还原反应生成。甲基硒醇可以在平衡反应中被脱甲基化，进一步转化为硒磷酸盐。SeMet 在体外、γ-裂解酶的催化作用下，进行甲基化生成甲基硒醇，但在体内未发现上述反应。因此，SeMet 很可能几乎完全合成硒蛋白，而可选择的 γ-裂解酶途径所起作用不大。反言之，硒代半胱氨酸-Se-结合 β-裂解酶通过 MSC 裂解的方式或通过 MSA 的还原反应形成甲基硒醇（或通过其他 Sec-轭合物）。过量的硒化物或甲基硒醇对细胞是有害的，因为这些形式容易氧化，会导致超氧化物和其他活性氧的产生，增加了毒性作用。重要的是，单甲基硒化合物，是假定的活性抗癌代谢物甲基硒酸的直接前体。在开发新硒化合物治疗癌症的过程中，应该很容易地考虑到产生这种代谢物相应的能力。尽管体外研究显示 MSA 比 SeMet 和 MSC 具有更高的抗增殖活性，但前者在体内仍保留了与 MSC 相似的疗效。然而，MSC 的疗效完全由器官/组织中差异程度较大的 β-裂解酶的活性决定，为了生成有效的甲硒醇代谢物，硒有两种截然不同的排泄途径：一种途径是通过硒糖化物，另一种途径是通过尿液排泄，或者通过甲基化途径，即当呼吸时，CH_3SeH 发生甲基化作用，呼出二甲基硒醚，而三甲基硒阳离子则在尿液中排泄。硒糖化物的生物相关性尚未清楚，但甲基化被认为是一种解毒途径。最近有报道称，最近已经在人体血液中发现新的硒化合物，其中包括最初在鱼类中发现的硒酸盐及其新甲基化代谢物 Se-methylselenoneine。鉴于新的硒涉及抗癌制剂，不仅仅是从药理学的角度来看，为了掌握活性代谢物的前景，其聚积部位与如何分泌/解毒，而去说明代谢突进，变得至关重要。

通常，无机硒化合物如硒酸钠和亚硒酸钠可产生细胞毒性，所以并不经常作为药用，尤其不能高剂量使用。无机硒的细胞毒性作用可能来自它的氧化性质。亚硒酸钠是一种含硒的无机化合物，有报道显示它可以引起 DNA 的损伤，破坏 DNA 双链，并影响碱基配对谷胱甘肽过氧化物酶的活性。也有研究发现，亚硒酸钠可以诱导超氧化物的产生，引起 p53 蛋白 15 位上的丝氨酸磷酸化、诱导 Bax 的增加并促进其转位至线粒体，提示亚硒酸钠可以通过活化线粒体通路来诱导细胞凋亡。

与无机硒化合物相比，有机硒化合物有较好的耐受性，但其发挥作用也是依赖于浓度的。基础抗氧化浓度介于纳摩尔每升与微摩尔每升之间，一旦超过硒蛋白合成所需的最大剂量时，就会成为促氧化剂而引起细胞毒性。硒代谢的单甲基的中间体甲基硒醇被认为是其抗肿瘤作用的关键物质。甲基硒醇是非常活泼的物质，极不稳定。能够产生甲基硒醇的稳定前体有硒-甲基硒代半胱氨酸（methylselenocysteine，MSC）、甲基硒酸（methylseleninic acid，MSA）及硒代蛋氨酸等（Ip et al.，2000），它们都是甲基硒醇非常好的前体，可以在体内转化为甲基硒醇，并作为活泼的硒代谢物发挥抗肿瘤作用（Ip，1998）。

Ip 和 Ganther（1990）对用二甲基苯蒽（DMBA）诱发雌性 Sprague-Danley（SD）大鼠乳腺癌的动物模型进行化学防癌实验，研究了硒化合物的代谢途径、化学形式与抗癌活性的关系。我们知道，要使硒化合物发挥抗肿瘤的活性，首先硒必须进入生物体，经过代谢，形成某种中间化合物，才能发挥其作用，由于各种硒化合物的代谢途径有差异，因而其抗癌活性也不尽相同。Ip（1991；2000）和 Ganther（1999；2001）对各种能直接进入硒代谢过程不同阶段的硒化合物如 Na_2SeO_3（SS）、$(CH_3)_2Se^+CH_2COOH$、$(CH_3)_2Se^+CH_2COCH_3$、$CH_3SeCH_2CH(NH_2)COOH$、$[\text{-Se-}CH_2\text{-}CH(NH_2)COOH]_2$、$CH_3SeOCH_3$、$(CH_3)_3Se^+$、ebselen 等的抗肿瘤活性进行了比较系统的研究。结果表明，$(CH_3)_2Se^+CH_2COOH$、$(CH_3)_2Se^+CH_2COCH_3$ 和 $CH_3SeCH_2CH(NH_2)COOH$(MSC)都具有很强的抗肿瘤活性，甚至比 Na_2SeO_3 更好。其他四个硒化合物的抗癌活性顺序为：$Na_2SeO_3>[\text{-Se-}CH_2\text{-}CH(NH_2)COOH]_2>CH_3SeOCH_3>(CH_3)_3Se^+$，所有这些化合物都呈现剂量-效应关系，而 ebselen 在上述实验中均无抗肿瘤活性，这是因为 ebselen 在代谢过程中并不释放硒到无机硒库或甲硒醇库中。就抗肿瘤活性而言，硒必须被转化为某种活性形式，其中甲基化程度是影响硒化合物抗肿瘤活性的一个重要因素。

Foster 等（2010）利用 ^{14}C、^{75}Se 双标记方法发现，$(CH_3)_2Se^+CH_2COOH$ 在体内代谢时首先是失去甲基，然后 $CH_3Se^+CH_2COOH$ 键断裂产生甲硒醇，而它的甲酯化合物 $(CH_3)_2Se^+COOCH_3$ 主要是发生在 $(CH_3)_2Se\text{-}COOCH_3$ 键断裂，产生二甲基硒醚。Se-甲基硒代半胱氨酸在体内代谢时主要也产生甲基硒化合物。这些硒化合物，例如 $CH_3SeCH_2CH(NH_2)COOH$、$(CH_3)_2Se^+CH_2COOH$、$(CH_3)_2Se^+CH_2COOCH_3$ 比无甲基的 Na_2SeO_3 活性还高，硒代蛋氨酸和硒代胱氨酸与亚硒酸盐比较，两者的活性都较差，因为硒代蛋氨酸在蛋氨酸的位置优先掺入蛋白质，硒代胱氨酸可能存在类似硒代蛋氨酸的那种“非化学计量”掺入蛋白质的“逃逸”途径，因此，降低了它们的抗癌潜力。完全甲基化的硒，如 $(CH_3)_3Se^+$，相对来说，活性比较低，大概是因为它能迅速地被排泄出体外。

基于目前研究所获得的信息，我们可以在硒化合物中寻找出具有良好抗肿瘤潜能的特征物质。那些能够在代谢过程中稳定地产生甲基化代谢物，特别是产生一甲基的硒化合物，可能有较好的抗肿瘤潜能；那些“非化学计量”掺入蛋白质的“逃逸”途径的硒化合物应该避免选择；能够迅速地在代谢过程中转化为二甲基硒化合物和三甲基硒，并迅速排泄的硒化合物，可能有较低的抗癌活性；甲硒醇可能是具有抗肿瘤活性的代谢中间体。

虽然，众多流行病学资料和细胞分子生物学研究都表明，硒能够抑制一些肿瘤的发生，而且，其抑制肿瘤的作用机理也有了一些探讨，但含硒物质进入体内究竟是如何发挥抗肿瘤作用，它以哪种形式与哪些分子作用，以及它的药理学和毒性分析还有待于进一步研究。同时，对于不同的肿瘤，不同的研究者往往采用不同的含硒化合物进行研究，即或选择无机硒化合物，或选择有机硒化合物等。然而，有机及无机硒在体内的作用方式存在的差异，发挥的作用标准和统一性也需要设定。因此，硒用于肿瘤防治还有很多问题有待后续的深入研究。

参 考 文 献

[1] An J J, Shi K J, Wei W, et al. The ROS/JNK/ATF2 pathway mediates selenite-induced leukemia NB4 cell cycle arrest and apoptosis in vitro and in vivo [J]. Cell Death and Disease, 2013, 4 (12): e973.

[2] Benstoem C, Goetzenich A, Kraemer S, et al. Selenium and its supplementation in cardiovascular disease——what do we know? [J]. Nutrients, 2015, 7 (5): 3094-3118.

[3] Bhattacharya A. Methylselenocysteine: a promising antiangiogenic agent for overcoming drug delivery barriers in solid malignancies for therapeutic synergy with anticancer drugs [J]. Expert opinion on drug delivery, 2011, 8 (6): 749-763.

[4] Björnstedt M, Kumar S, Holmgren A, Selenodiglutathione is a highly efficient oxidant of reduced thioredoxin and a substrate for mammalian thioredoxin reductase [J]. J Biol Chem, 1992, 267: 8030-8034.

[5] Broome C S, McArdle F, Kyle J A, et al. An increase in selenium intake improves immune function andpoliovirus handling in adults with marginal selenium status [J]. Clin Nutr, 2004, 80 (1): 154-162.

[6] Chen T, Wong Y S. Selenocystine induces S-phase arrest and apoptosis in human breast adenocarcinoma MCF-7 cells by modulating ERK and Akt phosphorylation [J]. J Agric Food Chem, 2008, 56 (22): 10574-10581.

[7] Chen X J, Duan F D, Zhang H H, et al. Sodium selenite-induced apoptosis mediated by ROS attack in human osteosarcoma U2OS cells [J]. Biological Trace Element Research, 2012, 145 (1): 1-9.

[8] Dong Y, Ip C, Ganther H. Evidence of a field effect associated with mammary cancer chemoprevention by methylseleninic acid [J]. Anticancer Research, 2002, 22 (1A): 27-32.

[9] Dong T, Ying T, Li T, et al. Comparative proteomic analysis of apoptosis induced by sodium selenite in human acute promyelocytic leukemia NB4 cells [J]. Journal of cellular biochemistry, 2006, 98 (6): 1495-1506.

[10] Klein E A. Selenium : epidimiology and basic science [J]. The Journal of Urology, 2004, 171 (2): 50-53.

[11] Etminan M , Fitzgerald J M , Gleave M , et al. Intake of selenium in the prevention of prostate cancer: a systematic review and meta-analysis* [J]. Cancer Causes & Control, 2005, 16 (9): 1125-1131.

[12] Fakih M G , Pendyala L , Brady W , et al. A Phase I and pharmacokinetic study of selenomethionine in combination with a fixed dose of irinotecan in solid tumors [J]. Cancer Chemotherapy and Pharmacology, 2008, 62 (3): 499-508.

[13] Fan C, Zheng W, Fu X, et al. Strategy to enhance the therapeutic effect of doxorubicin in human hepatocellular carcinoma by selenocystine, a synergistic agent that regulates the ROS-mediated signaling [J]. Oncotarget, 2014, 5 (9): 2853-2863.

[14] Feng S X, Wang J L, Ma J Y, et al. Crystal Structure, molecular docking of a novel 4- (2-acetonyl-selanyl- benzamido) benzoic acid as potential anti-ischemic stroke candidate [J]. Chinese J Struct Chem, 2019, 38 (8): 1392-1397.

[15] Fernandes A P, Gandin V. Selenium compounds as therapeutic agents in cancer [J]. Biochim Biophys Acta, 2015, 1850 (8): 1642-1660.

[16] Forceville X, Laviolle B, Annane D, et al. Effects of high doses of selenium, as sodium selenite, in septic shock: a placebo-controlled, randomized, double-blind, phase Ⅱ study [J]. Critical Care, 2007, 11 (4): R73.

[17] Foster S J, Kraus R J, Ganther H E. Generation of [^{75}Se] dimethyl selenide and the synthesis of [^{75}Se] dimethyleselenonium compounds [J]. Journal of Labelled Compounds & Radiopharmaceuticals, 2010, 22 (4): 301-311.

[18] Ganther H E . Selenium metabolism, selenoproteins and mechanisms of cancer prevention: Complexities with thioredoxin reductase [J]. Carcinogenesis, 1999, 20 (9): 1657-1666.

[19] Ganther H E. Selenium metabolism and mechanisms of cancer prevention [J]. Advances in Experimental Medicine & Biology, 2001, 492 (2): 119-130.

[20] Gorozhanskaya E G, Sviridova S P, Dobrovolskaya M M, et al. [Selenium and oxidative stress in cancer patients] [J]. Biomeditsinskaia Khimiia, 2013, 59 (5): 550-562.

[21] Guerin P J, Gauthier E R. Induction of cellular necrosis by the glutathione peroxidase mimetic ebselen [J]. J Cell Biochem,

2003, 89 (1) : 203-211.

[22] Hazanepuch F, Arnaud J, Trocmé C, et al. Sodium selenite decreased HDAC activity, cell proliferation and induced apoptosis in three human glioblastoma cells [J]. Anticancer Agents Med Chem, 2016, 16 (4): 490-500.

[23] Hosking L K, Whelan R D, Shellard S A, et al. An evaluation of the role of glutathione and its associated enzymes in the expression of differential sensitivities to antitumour agents shown by a range of human tumour cell lines [J]. Biochemical pharmacology, 1990, 40 (8): 1833-1842.

[24] Huang Y, He L, Liu W. Selective cellular uptake and induction of apoptosis of cancer-targeted selenium nanoparticles [J]. Biomaterials, 2013, 34 (29): 7106-7116.

[25] Hurst R , Hooper L , Norat T , et al. Selenium and prostate cancer: systematic review and meta-analysis [J]. American Journal of Clinical Nutrition, 2012, 96 (1): 111-122.

[26] Asfour I A, Fayek M, Raouf S. The impact of high-dose sodium selenite therapy on Bcl-2 expression in adult non-Hodgkin's lymphoma patients: correlation with response and survival [J]. Biol Trace Elem Res, 2007, 120: 1-10.

[27] Ip C , Ganther H E . Activity of methylated forms of selenium in cancer prevention1 [J]. Cancer Research, 1990, 50 (4): 1206-1211.

[28] Ip C , Hayes C , Budnick R M , et al. Chemical form of selenium, critical metabolites, and cancer prevention1 [J]. Cancer Research, 1991, 51 (2): 595.

[29] Ip C, El-Bayoumy K, Upadhyaya P, et al. Comparative effect of inorganic and organic selenocyanate derivatives in mammary cancer chemoprevention [J]. Carcinogenesis, 1994, 15 (2): 187-192.

[30] Ip C, Thompson H J, Zhu Z, et al. In vitro and in vivo studies of methylseleninic acid: evidence that a monomethylated selenium metabolite is critical for cancer chemoprevention [J]. Cancer Research, 2000, 60 (11): 2882-2886.

[31] Ivanenkov YA, Veselov M S, Rezekin I G, et al. Synthesis, isomerization and biological activity of novel 2-selenohydantoin derivatives [J]. Bioorg Med Chem, 2016, 24 (4): 802-811.

[32] Jiang C, Wang Z, Ganther H, et al. Caspases as key executors of methyl selenium-induced apoptosis (anoikis) of DU-145 prostate cancer cells [J]. Cancer research, 2001, 61 (7): 3062-3070.

[33] Jiang Q, Li F, Shi K, et al. Involvement of p38 in signal switching from autophagy to apoptosis via the PERK/eIF2α/ATF4 axis in selenite-treated NB4 cells [J]. Cell Death Dis, 2014, 5 (5): e1270.

[34] Jiang Q, Wang Y, Li T, et al. Heat shock protein 90-mediated inactivation of nuclear factor-κB switches autophagy to apoptosis through becn1 transcriptional inhibition in selenite-induced NB4 cells. [J]. Molecular Biology of the Cell, 2011, 22 (8): 1167-1180.

[35] Joseph J, Loscalzo J. Selenistasis: Epistatic effects of selenium on cardiovascular phenotype [J]. Nutrients, 2013, 5 (2): 340-358.

[36] Kurokawa S, Berry M J. Selenium. Role of the essential metalloid in health [J]. Met Ions Life Sci, 2013, 13: 499-534.

[37] Lee Y K , Park S Y , Kim Y M , et al. Suppression of mTOR via Akt-dependent and -independent mechanisms in selenium-treated colon cancer cells: involvement of AMPK α 1 [J]. Carcinogenesis, 2010, 31 (6): 1092-1099.

[38] Ip C, Lisk D J, Ganther H E. Activities of structurally-related lipophilic selenium compounds as cancer chemopre-ventive agent [J]. Anticancer research, 1998, 18 (6A): 4019-4025.

[39] Lewerenz J, Hewett S J, Huang Y, et al. The cystine/glutamate antiporter system X_c (—) in health and disease: from molecular mechanisms to novel therapeutic opportunities [J]. Antioxid Redox Signal, 2013, 10, 18 (5): 522-555.

[40] Li Z , Meng J , Xu T J , et al. Sodium selenite induces apoptosis in colon cancer cells via Bax-dependent mitochondrial pathway [J]. European review for medical and pharmacological sciences, 2013, 17 (16): 2166-2171.

[41] Lill R , Hoffmann B , Molik S , et al. The role of mitochondria in cellular iron-sulfur protein biogenesis and iron metabolism [J]. Biochimica et Biophysica Acta, 2012, 1823 (9): 1491-1508.

[42] Liu C, Liu Z, Li M, et al. Enhancement of auranofin-induced apoptosis in MCF-7 human breast cells by selenocystine, a synergistic inhibitor of thioredoxin reductase [J]. PLoS One, 2013, 8 (1): e53945.

[43] Liu J, Li J, Zhang J F, et al. Combination of fenretinide and selenite inhibits proliferation and induces apoptosis in ovarian-cancer cells [J]. Int J Mol Sci, 2013, 14 (1 1): 21790-21804.

[44] Liu M, Hu C, Xu Q, et al. Methylseleninic acid activates Keap1/Nrf2 pathway via up-regulating miR-200a in human oeso-

phageal squamous cell carcinoma cells [J]. Bioscience reports, 2015, 35 (5): e00256.

[45] Liu Q, Kong B, Li G, et al. Hepatoprotective and antioxidant effects of porcine plasma protein hydrolysates on carbon tetrachloride-induced liver damage in rats [J]. Food Chem Toxicol, 2011, 49 (6): 1316-1321.

[46] Liu S, Shia D, Liu G, et al. Roles of Se and NO in apoptosis of hepatom's cells [J]. Life Seiences, 2000, 68 (6): 603-610.

[47] Liu W, Li X, Wong Y-S. Selenium nanoparticles as a carrier of 5-fluorouracil to achieve anticancer synergism [J]. Acs Nano, 2012, 6 (8): 6578-6591.

[48] Long M, Wu J, Hao J, et al. Selenocystine-induced cell apoptosis and S-phase arrest inhibit human triple-negative breast cancer cell proliferation [J]. In Vitro Cellular & Developmental Biology - Animal, 2015, 51 (10): 1077-1084.

[49] Lu J, Berndt C, Holmgren A. Metabolism of selenium compounds catalyzed by the mammalian selenoprotein thioredoxin reductase [J]. Biochim Biophys Acta, 2009, 1790 (11): 1513-1519.

[50] Lynch ED, Gu R, Pierce C, et al. Combined oral delivery of ebselen and allopurinol reduces multiple cisplatin toxicities in rat breast and ovarian cancer models while enhancing anti-tumor activity [J]. An -ticancer Drugs, 2005, 16 (5): 569-579.

[51] Wallenberg M, Olm E, Hebert C, et al. Selenium compounds are substrates for glutaredoxins: a novel pathway for selenium metabolism and a potential mechanism for selenium-mediated cytotoxicity [J]. Biochem J, 2010, 429: 85-93.

[52] Manzanares W, Biestro A, Torre M H, et al. High-dose selenium reduces ventilator-associated pneumonia and illness severity in critically ill patients with systemic inflammation [J]. Intensive Care Med, 2011, 37: 1120-1127.

[53] Margaret P. Rayman. Selenium in cancer prevention: a review of the evidence and mechanism of action [J]. Proceedings of the Nutrition Society, 2005, 64 (4): 527-542.

[54] Navarro-Alarcon M, Lopez-Martinez M C. Essentiality of selenium in the human body: Relationship with different diseases [J]. Sci Total Environ, 2000, 249 (1-3): 347-371.

[55] Ohkoshi A, Suzuki T, Ono M, et al. Roles of Keap1-Nrf2 system in upper aerodigestive tract carcinogenesis [J]. Cancer Prev Res, 2013, 6: 149-159.

[56] Okoh V O, Felty Q, Parkash J, et al. Reactive oxygen species via red-ox signaling to PI3K / AKT path -way contribute to the malignant growth of 4-hydroxy estradiol-transformed mammary epithelial cells [J]. Plos One, 2013, 8 (2): e54206.

[57] Okuno T, Honda E, Arakawa T, et al. Glutathione-dependent cell cycle G_1 arrest and apoptosis induction in human lung cancer A549 cells caused by methylseleninic acid: comparison with sodium selenite [J]. Biol Phann Bull, 2014, 37 (11): 1831-1837.

[58] Ola B , Staffan E , Marita W , et al. Pharmacokinetics and toxicity of sodium selenite in the treatment of patients with carcinoma in a phase I clinical trial: the SECAR study [J]. Nutrients, 2015, 7 (6): 4978-4994.

[59] Pan C, Huang K, ZhaoY, et al. Effect of selenium source and level in Hen, s diet on tissu selenium deposition and egg selenium concentrations [J]. Journal of Agricultural and Food Chemistry, 2007, 55 (3): 1027-1032.

[60] Park H S, Park E, Kim M S, et al. Selenite negatively regulates Caspase-3 through a redox mechanism [J]. J Biol Chem, 2000, 275: 8487-8491.

[61] Park J M, Kim D H, Na H K, et al. Methylseleninic acid induces NAD (P) H: quinone oxidoreductase-1 expression through activation of NF-E2-related factor 2 in Chang liver cells [J]. Oncotarget, 2018, 9 (3): 3014-3028.

[62] Pi J, Jin H, Liu R. Pathway of cytotoxicity induced by folic acid modified selenium nanoparticles in MCF-7 cells [J]. Appl Microbiol Biotechnol, 2013, 97 (3): 1051-1062.

[63] Pillai S S, Sugathan J K, Indira M. Selenium downregulates RAGE and NFrd3 expression in diabetic rats [J]. Biol Trace Elem Res, 2012, 149 (1): 71-77.

[64] Daniel P, Ylenia B , Ibánez Elena, et al. Antioxidant-prooxidant properties of a new organoselenium compound library [J]. Molecules, 2010, 15 (10): 7292-7312.

[65] Qi Y, Fu X, Xiong Z, et al. Methylseleninic acid enhances paclitaxel efficacy for the treatment of triple-negative breast cancer [J]. Plos One, 2012, 7 (2): e31539.

[66] Rao M , Rao M N A . Protective effects of selenomethionine against cisplatin-induced renal toxicity in mice and rats [J]. Journal of Pharmacy and Pharmacology, 2011, 50 (6): 687-691.

[67] Saifo M S, Jr R D, Rustum Y M, et al. Targeting the oncogenic protein β-catenin to enhance chemotherapy outcome against

solid human cancers [J]. Molecular Cancer, 2010, 9 (1): 310.

[68] Sang-Oh Y, Moon-Moo K, Soo-Jin P, et al. Selenite suppresses hydrogen peroxide-induced cell apoptosis through inhibition of ASK1/JNK and activation of PI3 K/Akt pathways [J]. Faseb Journal Official Publication of the Federation of American Societies for Experimental Biology, 2002, 16 (1): 111-113.

[69] Schomburg L, Schweizer U, Kohrle J. Selenium and selenoproteins in mammals: extraordinary, essential, enigmatic [J]. Cell Mol Life Sci, 2004, 61 (16): 1988-1995.

[70] Rayman M P. The importance of selenium to human health [J]. Lancet, 2000, 356 (9225): 233-241.

[71] Schrauzer G N, White D A, Schneider C J. Cancer mortality correlation studies—Ⅲ: statistical associations with dietary selenium intakes [J]. Bioinorganic Chemistry, 1977, 7 (1): 23-34.

[72] Shamberger R J, Frost D V. Possible protective effect of selenium against human cancer [J]. Can Med Assoc J, 1969, 100 (14): 682.

[73] Shen H M, Ding W X, Ong C N. Intracellular glutathione is a cofactor in methylseleninic acid-induced apoptotic cell death of human hepatoma HEPG (2) cells [J]. Free radical biology & medicine, 2002, 33 (4): 552-561.

[74] Singh U, Null K, Sinha R. In vitro growth inhibition of mouse mammary epithelial tumor cells by methylseleninic acid: involvement of protein kinases [J]. Molecular nutrition & food research, 2008, 52 (11): 1281-1288.

[75] Sinha R, Medina D. Inhibition of CDK2 kinase activity by methylselenocysteine in synchronized mouse mammary epithelial tumor cells [J]. Carcinogenesis, 1997, 18 (8): 1541-1547.

[76] Sohn O S, Desai D H, Das A, et al. Comparative excretion and tissue distribution of selenium in mice and rats following treatment with the chemopreventive agent 1, 4-phenylenebis (methylene) selenocyanate [J]. Chem Biol Interact, 2005, 151 (3): 193-202.

[77] Song H, Indo H, Hyun-Jin P, et al. Selenium inhibits metastasis of murine melanoma cells through the induction of cell cycle arrest and cell death [J]. Immune Netw, 2009, 9 (6): 236-242.

[78] Stapleton S R, Garlock G L, Foellmi-Adams L, et al. Selenium: potent stimulator of tyrosyl phosphorylation and activator of MAP kinase [J]. Biochim Biophys Acta, 1997, 1355: 259-269.

[79] Su J, Lai H, Chen J, et al. Natural borneol, a monoterpenoid compound, potentiates selenocystine-induced apoptosis in human hepatocellular carcinoma cells by enhancement of cellular uptake and activation of ROS-mediated DNA damage [J]. Plos One, 2013, 8 (5): e63502.

[80] Sun L H, Li J G, Zhao H, et al. Porcine serum can be biofortified with selenium to inhibit proliferation of three types of humancancer cells [J]. Nutrients, 2013, 5 (5): 1734-1756.

[81] Suzuki K T, Doi C, Suzuki N. Metabolism of ^{76}Se-methylselenocysteine compared with that of ^{77}Se-selenomethionine and ^{82}Se-selenite [J]. Toxicol Appl Pharmacol, 2006, 217 (2): 185-195.

[82] Tak J K, Park J W. The use of ebselen for radioprotection in cultured cells and mice [J]. Free Radic Biol Med, 2009, 46 (8): 1177-1185.

[83] Thompson H J, Wilson A, Lu J, et al. Comparison of the effects of an organic and an inorganic form of selenium on a mammary carcinoma cell line [J]. Carcinogenesis, 1994, 15 (2): 183-186.

[84] Tobe T, Ueda K, Ando M, et al. Thiol-mediated multiple mechanisms centered on selenodiglutathione determine selenium cytotoxicity against MCF-7 cancer cells [J]. JBIC : a publication of the Society of Biological Inorganic Chemistry, 2015, 20 (4): 687-694.

[85] Todd A T. The selenide treatment of cancer [J]. Br J Surg, 1934, 21: 619-631.

[86] Trelease S F, Di Somma A A, Jacobs A L, et al. Seleno-amino acid found in astragalus bisulcatus [J]. Science, 1960, 132: 618.

[87] Tripathi D N, Jena G B. Ebselen attenuates cyclophosphamide-in-duced oxidative stress and DNA dam -age in mice [J]. Free Radic Res, 2008, 42 (11/12): 966-977.

[88] Tsukamoto T , Hama S , Kogure K , et al. Selenate induces epithelial-mesenchymal transition in a colorectal carcinoma cell line by AKT activation [J]. Experimental Cell Research, 2013, 319 (13): 1913-1921.

[89] Unni E , Singh U , Ganther H E , et al. Se-methylselenocysteine activates Caspase-3 in mouse mammary epithelial tumor cells in vitro [J]. BioFactors, 2001, 14 (1-4): 169-177.

[90] Wallenberg M，Olm E，Hebert C，et al. Selenium compounds are substrates for glutaredoxins：a novel pathway for selenium metabolism and a potential mechanism for selenium-mediated cytotoxicity [J]. Biochem J，2010，429 (1)：85-93.

[91] Wang H，Zhang J，Yu H. Elemental selenium at nano size possesses lower toxicity without compromising the fundamental effect on selenoenzymes：comparison with selenomethionine in mice [J]. Free Radical Biology and Medicine，2007，42 (10)：1524-1533.

[92] Watson-Williams E. A preliminary note on the treatment of inoperable carcinoma with selenium [J]. Br Med J，1919，2：463-464.

[93] Weekley C M，Aitken J B，Musgrave I F. Methylselenocysteine treatment leads to diselenide formation in human cancer cells：evidence from x-ray absorption spectroscopy studies [J]. Biochemistry，2012，51 (3)：736-738.

[94] Wu L，Lanfear J，Harrison P R. The selenium metabolite selenodiglutathione induces cell death by a mechanism distinct from H_2O_2 toxicity [J]. Carcinogenesis，1995，16 (7)：1579-1584.

[95] Wu Q，Huang K，Xu H. Effects of long-term selenium deficiency on glutathione peroxidase and thioredoxin reductase activities and expressions in rat aorta [J] . Journal of Inorganic Biochemistry，2003，94 (4)：30 1-306.

[96] Wu S，Bao Y，Ma D，et al. Sodium selenite inhibits leukemia HL-60 cell proliferation and induces cell apoptosis by enhancing the phosphorylation of JNK1 and increasing the expression of p21 and p27 [J]. International Journal of Molecular Medicine，2014，34 (4)：1175-1179.

[97] Wu X，Zhang Y，Pei Z，et al. Methylseleninic acid restricts tumor growth in nude mice model of metastatic breast cancer probably via inhibiting angiopoietin-2 [J]. Bmc Cancer，2012，12 (1)：192.

[98] Yang C F，Shen H M，Ong C N. Ebselen induces apoptosis in HepG (2) cells through rapid depletion of intracellular thiols [J]. Arch Biochem Biophys，2000，374 (2)：142-152.

[99] Yeo J K，Cha S D，Cho C H，et al. Se-methylselenocysteine induces apoptosis through Caspase activation and Bax cleavage mediated by calpain in SKOV-3 ovarian cancer cells [J]. Cancer Letters，2002，182 (1)：83-92.

[100] Zhu Z，Jiang W，Ganther H E，et al. Mechanisms of cell cycle arrest by methylseleninic acid [J]. Cancer Research，2002，62 (1)：156-164.

[101] Zeng M S，Li X，Liu Y，et al. A high-selenium diet induces insulin resistance in gestating rats and their offspring [J]. Free Radical Biology & Medicine，2012，52 (8)：1335-1342.

[102] Zhang S，Peng X，Fang J，et al. Effects of aflatoxin B1 exposure and sodium selenite supplementation on the histology，cell proliferation，and cell cycle of jejunum in broilers [J]. Biological Trace Element Research，2014，160 (1)：32-40.

[103] Zhang W，Zhang R，Wang T，et al. Selenium inhibits LPS-induced pro-inflammatory gene expression by modulating MAPK and NF-κB signaling pathways in mouse mammary epithelial cells in primary culture [J]. Inflammation，2014，37 (2)：478-485.

[104] Zhang Y，Zheng S，Zheng J S，et al. Synergistic induction of apoptosis by methylseleninic acid and cisplatin，the role of ROS-ERK/AKT-p53 pathway [J]. Mol Pharm，2014，11 (4)：1282-1293.

[105] Schwarz K，Foltz C M. Factor 3 activity of selenium com-pounds [J]. J Biol Chem，1958，233 (1)：245-251.

[106] 冯书晓，杨春梅，王俊岭，等. 2-(4′-羧基苯基)-1,2-苯并异硒唑-3(H)-酮的合成与晶体结构及抑菌活性 [J]. 化学研究与应用，2018，30 (5)：840-845.

[107] 付作昌，牛莉莉. 硒营养微量元素与人体健康 [J]. 赤峰学院学报（自然科学版），2007，23 (2)；111-112.

[108] 李方正，吴方，徐进宜. 有机硒化合物及其生物学活性的研究进展 [J]. 药学与临床研究，2016 (2)：139-144.

[109] 刘超美，朱雨秋，吴秋业，等. 有机硒氰类化合物的合成及其对肿瘤的化学抑制作用 [J]. 中国现代应用药学，1999，16 (6)：30-31.

[110] 刘建群，刘芳，张小平，等. 硒-甲基硒代半胱氨酸的合成与拆分研究 [J] . 化学研究与应用，2008 (11)：1498-1501.

[111] 刘洁薇. 甲基硒酸对人高转移大细胞肺癌细胞株 L9981 凋亡和体外侵袭的影响及分子机制研究 [D] . 四川大学，2006.

[112] 罗懿，陈填烽，黄晓纯，等. 具有抗癌活性的新型硒杂环化合物的合成及其与牛血清蛋白的相互作用 [J]. 化学学报，2012，70 (11)：1295-1303.

[113] 宁力. 硒蛋白 P 凋亡功能结构域的确定及其突变体诱导人肝癌细胞 BEL-7204 凋亡的初步研究 [D] . 西安：第四军

医大学，2004.

[114] 裴小娟，苏敏，田东萍．硒-甲基硒代半胱氨酸对人食管癌 EC109 细胞 Ki-67 及 Bcl-2/Bax 蛋白表达的影响 [J]. 汕头大学医学院学报，2004 (2)：65-67.

[115] 王娟．硒-甲基硒代半胱氨酸对乳腺癌 MDA-MB-231 细胞生物学行为及 MMP-2 和骨桥蛋白表达的影响 [D]．南京：东南大学，2007.

[116] 王智．硒-甲基硒代半胱氨酸诱导肝癌 SMMC-7721 细胞株的凋亡及机制探讨 [J]. 江苏医药，2012 (11)：1263-1266.

[117] 魏振利，戴灵．硒-甲基硒代半胱氨酸诱导肝癌 HepG2 细胞凋亡作用 [J]. 中国肿瘤，2006 (6)：409-411.

[118] 辛笑笑．甲状腺体积和结节与硒营养状况的相关性研究 [D]．山西医科大学，2017.

[119] 姚一，姚永强，李金，等．一种制备光学纯 L-硒代氨基酸的方法 201810896133. X [P]，2018-11-30.

[120] 姚一，姚永强，姚品，等．一种制备光学纯 L 型硒-甲基硒代半胱氨酸的方法 201810896158. X [P]．2018-12-07.

[121] 姚昭，张小平，邓泽元，等．L-硒-甲基硒代半胱氨酸的化学合成方法代谢途径及其生物活性的研究进展 [J]. 农产品加工（学刊），2012 (11)：122-125+135.

[122] 余光辉，张磊，何树悠．广州市不同人群硒摄入量研究 [J]．环境科学学报，2007，27 (6)：1043-1047.

[123] 周海燕，孟志云，窦桂芳，等．液相色谱-串联质谱法分析抗肿瘤新药乙烷硒啉在大鼠体内的代谢产物 [J]. 药学学报，2010，45 (5)：627-631.

[124] 周阳亮．硒二唑衍生物的设计、合成及抗肿瘤机制研究 [D]．暨南大学，2014.

[125] Anderson C L，Iyer S S，Ziegler T R，et al. Control of extracellular cysteine/cystine redox state by HT-29 cells is independent of cellular glutathione [J]. Am J Physiol Integr Comp Physiol，2007，293 (3)：1069-1075.

[126] Banjac A，Perisic T，Sato H，et al. The cystine/cysteine cycle：a redox cycle regulating susceptibility versus resistance to cell death [J]. Oncogene，2008，27 (11)：1618-1628.

[127] Facompre N，Sinha I，Pinto J，et al. 1,4-phenylenebis (methylene) selenocyanate (p-XSC) inhibits mammalian target of rapamycin complex 2 (mTORC2) signaling in prostate cancer cells [J]. Cancer Research，2010，70 (S8)：574.

[128] Sharma A，Sharma A K，Madhunapantula S V，et al. Targeting Akt3 signaling in malignant melanoma using isoselenocyanates [J]. Clinical Cancer Research，2009，15 (5)：1674-1685.

[129] Sharma A K，Kline C L，Berg A，et al. The Akt inhibitor ISC-4 activates prostate apoptosis response protein-4 and reduces colon tumor growth in a nude mouse model [J]. Clinical Cancer Research，2011，17 (13)：4474-4483.

[130] 史艳萍，陈宝泉，麻静，等．2-(2-取代-1,3,4-噻二唑-5-基)-苯并异硒唑-3(2*H*)-酮衍生物的合成及体外抗癌活性 [J]. 化学学报，2011，69 (21)：2561-2566.

[131] 张华，张锦胜，王晗．4 种有机硒衍生物的合成与活性研究 [J]. 化学试剂，2009 (7)：504-506.

[132] 邓声菊，况斌，周鑫，等．1,2-[二(1,2-苯并异硒唑-3(2*H*)-酮)]乙烷的体外抗肿瘤活性 [J]. 北京大学学报（医学版），2003，35 (1)：108-109.

[133] Cotgreave I A，Sandy M S，Berggren M，et al. N-acetylcysteine and glutathione-dependent protective effect of PZ51 (ebselen) against diquat-induced cytotoxicity in isolated hepatocytes [J]. Biochemical Pharmacology，1987，36 (18)：2899-2904.

[134] Lesser R，Weiss R. Über selenhaltige aromatische verbindungen (Ⅵ) [J]. Chem Berchte，1924，57：1077.

[135] Müller A，Gabriel H，Sies H，et al. A novel biologically active selenooorganic compound (Ⅶ) [J]. Biochemical Pharmacology，1984，33 (20)：3235-3239.